肾藏精藏象研究丛书

『与肾相关疾病』的基础与临床研究

主 编 王拥军 吕爱平 张长城

中国中医药出版社

·北 京·

U0346070

图书在版编目（CIP）数据

"与肾相关疾病"的基础与临床研究 / 王拥军，吕爱平，张长城主编 . —北京：中国中医药出版社，2017.9

（肾藏精藏象研究丛书）

ISBN 978 – 7 – 5132 – 3857 – 1

Ⅰ.①与… Ⅱ.①王… ②吕… ③张… Ⅲ.①肾病（中医）—研究 Ⅳ.① R256.5

中国版本图书馆 CIP 数据核字（2016）第 307741 号

中国中医药出版社出版

北京市朝阳区北三环东路 28 号易亨大厦 16 层

邮政编码 100013

传真 010 64405750

河北新华第二印刷有限责任公司印刷

各地新华书店经销

开本 880×1230 1/32 印张 13 字数 361 千字

2017 年 9 月第 1 版 2017 年 9 月第 1 次印刷

书号 ISBN 978 – 7 – 5132 – 3857 – 1

定价 49.00 元

网址 www.cptcm.com

社 长 热 线 010–64405720

购 书 热 线 010–89535836

维 权 打 假 010–64405753

微信服务号 zgzyycbs

微商城网址 https://kdt.im/LIdUGr

官 方 微 博 http://e.weibo.com/cptcm

天猫旗舰店网址 https://zgzyycbs.tmall.com

如有印装质量问题请与本社出版部联系（010–64405510）

《肾藏精藏象研究丛书》

由国家重点基础研究发展计划（973 计划）中医理论基础研究专项资助。

是"基于'肾藏精'的藏象理论基础研究"项目的阶段性成果。

编写说明

1959 年，沈自尹院士带领的中西医结合基础研究团队，开展了中医"肾本质"的研究，由此开启了中医藏象学说研究的新篇章。沈院士用现代科学方法，通过异病同治的规律，逐步证实不同疾病的肾阳虚患者具有下丘脑－垂体－肾上腺皮质系统不同部位、不同程度功能紊乱的结论，将其结论运用于临床后也取得了疗效，由此进一步认识了中医学"肾"的本质内涵。

本团队在沈院士研究的基础上，准确把握中医藏象理论的实质与精髓，申请并顺利完成了国家重点基础研究发展计划项目（国家"973"计划）——基于"肾藏精"藏象理论的基础研究。本研究采用现代生物学（特别是采用干细胞和神经－免疫－循环网络相关研究方法和技术）、化学物理学、生物信息学等方法，在对中医学和现代医学文献理论、基础实验和临床研究深入审视的基础上，提出科学假说，围绕假说开展深入的探索和验证，从而得出科学的认识和结论。

通过研究发现，众多机体组织脏器的功能异常与中医"肾"的功能失调具有相关性。在现代医学全然不同的多个系统疾病（骨质疏松症、老年性痴呆、再生障碍性贫血、抑郁症、骨髓抑制综合征、不育不孕症等），在病因病机、证候等方面有着与"肾"相关的因素，因此必然存在着一定的共同物质基础。从目前的研究结果来看，

主要体现于下丘脑 – 垂体 – 三个靶腺（肾上腺、甲状腺、性腺）轴上，因为在这些与"肾"相关疾病的发生发展中，都存在着下丘脑 – 垂体 – 三个靶腺的功能异常。

本书是在前期研究基础上的总结，主要包括肾藏象理论的基础研究、肾藏象理论的临床研究、中医藏象理论研究的思路和方法学探讨，共 3 章 8 节。本书特色：其一，溯本求源，古为今用，以中医基础理论为出发点，探讨中医药临床疗效研究；其二，对"与肾相关"疾病的发病机制、治则治法、基础研究进行全面系统的论述；其三，运用多学科交叉研究的方法探究中医药疗效机制的生物学基础。

本书在编写过程中，始终得到中国中医药出版社及上海中医药大学、辽宁中医药大学、复旦大学、成都中医药大学、天津中医药大学、北京中医药大学、中国中医科学院广安门医院、湖南中医药大学团队成员的大力支持，在此深表谢意。由于本书的编写时间较为仓促，且作者的知识和水平有限，书中可能存在疏漏和缺点，敬希广大读者提出批评意见，以待再版时修正。

编委会

2017 年 1 月

目　录

第一章

肾藏象理论的基础研究

第一节　肾藏象理论文献研究

藏象理论是中医基础理论的核心，肾藏象理论是藏象理论的重要组成部分，肾为先天之本、生命之源，在人体的生命活动中发挥着重要的作用。

"肾藏精"理论又是中医肾藏象理论的重要组成部分，经历代医家、学者不断研究与发展，日益完善，在临床实践中起着重要的指导作用，临床各科疾病均可"从肾论治"。本章重点对肾藏象的主要功能以及肾阴、肾阳等进行文献研究与阐述。

一、肾藏精理论文献研究

藏精是肾最主要的生理功能，是指肾具有贮藏和调控精气的功能。即一方面肾贮藏精气，以藏为主，包括先天之精、后天水谷之精，以及各脏腑之精；另一方面，肾调控精气，藏中有泻，肾将所藏之精供给机体脏腑、形体、官窍，以发挥滋养濡润作用，并根据机体内外环境、应急状态等而满足机体需求。自《黄帝内经》提出"肾藏精"理论后，历代医家开展了多方面的研究。本文从精的源流及哲学、医学含义的演变、历代医家对精的有关概念及其内涵、肾藏精理论、肾精功能的本质四方面的文献研究加以概述。

（一）精的源流及精在古代哲学和《黄帝内经》中的含义演变

提到肾藏精，首先必须明确"精"字的本义源流及演变。"精"字有本义、引申义，以及哲学上的精和中医学中的精等多重含义。"精"字为形声字，篆文从米、青声，隶变后楷书写作精。《说文·米部》断注："精，择米也。从米，青声。"本义为上等细米，与粗所表示的糙米相对应。由精的本义引申，凡物之纯净无杂质者皆为精；其后又演变出10余种引申义，如精华、精神、精液、精良、精细等含义。

有关"精"的概念，在古代哲学著作中论述颇多。《易传·系辞上》曰"精气为物"，《管子·心术下》谓："一气能变曰精。"可见，精是宇宙万物所生成的原始物质，又称精气，是指充斥于宇宙之间，运动不息且无形可见的精微物质，与"气"同义。《管子·内业》曰："精也者，气之精者也。"在某些情况下，精则又专指"气"中的精粹部分。在当时，精、精气、气的含义基本相同。精气学说认为，气（精气）是物质，是构成天地万物的本原。

有的学者主张，古代哲学中精的概念源于"水地说"，并受到中医学中有关生殖之精的启发而有所发展。古人在观察自然界万物的发生和发展过程中，认识到自然界万物都来源于水或土地中，并依靠水、地的滋养而成长、变化，因而把水、地共同视为万物生成之本原。如《尚书·洪范》曰："天一生水。"水为至阴，为生命之源，万物之母。《管子·水地》曰："地者，万物之本原，诸生之根菀也。"又说："水者，何也？万物之本原也，诸生之宗室也。"地之所以能生万物，关键在于地中有水，水才是万物得以产生的本原，所以，在讲了地为万物之本原之后，接着写道："水者，地之血气，如筋脉之通流者也，故曰：水，具材也。"水是构成万物的原始材料，为万物之本原。而人类自身的繁衍，是男女生殖之精相结合而成，也可认为是水凝聚而成。《管子·水地》曰："人，水也。男女精气合，而水流形。"水，即精，凝聚相合而成为人。对精的重视直接来自对生命现象的观察与体验，所指之"精"就是生殖之精。自然界的水即天地之精，是万物赖以生长发育的基本条件，因而在"水地说"的基础上引申出"精"的概念，嬗变为精为万物之原。

"精气学说"是中医学的哲学基础。《黄帝内经》是中医学理论体系形成的标志。其成书时期正是精气学说风靡社会的时代，因此，精气学说的思想也体现在中医学理论体系中。《黄帝内经》中多次出现"精"或"精气"一词，含义多解，用法颇多，有人对《黄帝内经》提到"精"字的频次做过统计，总共 171 次，其中《素问》116 处，《灵枢》55 处；根据"精"的概念含义属性的不同划分为人体结构概念、生命物质概念、藏象学概念、因机病证概念和养生概念五大范畴。

功能	内涵	文献
精是万物的物质本原，是指存在于宇宙中运行不息的极细微物质	此精或精气的概念继承了古代哲学的思想，是极为抽象的，是精气理论结构的最高层次	《素问·五运行大论》曰："虚者，所以列应天之精气也。"《素问·阴阳应象大论》曰："天有精，地有形。""东方阳也，阳者其精并于上……西方阴也，阴者其精并于下。"
精是体内一切有用的生命物质	禀受于父母的先天之精和后天获得的水谷之精，精是生命之源，是维持生命活动的物质基础，是维持人体生命活动的最基本物质	《素问·生气通天论》曰："阴平阳秘，精神乃治；阴阳离决，精气乃绝。"《素问·汤液醪醴论》曰："精神不进……志意不治……精坏神去……精气弛坏……故神去之而病不愈也。"《素问·玉机真脏论》曰："故邪气胜者，精气衰也。"《素问·通评虚实论》曰："邪气盛则实，精气多则虚。"《素问·疏五过论》曰："身体日减，气虚无精。"

续表

功能	内涵	文献
精是生殖之精，是人类生殖、延续生命的原始物质	精是形成胚胎，构成人形的原始物质，是生殖之精。说明精也指生殖之精，是生殖、延续生命的原始物质	《灵枢·决气》曰："两神相搏，合而成形，常先身生，是谓精。"《灵枢·经脉》曰："人始生，先成精，精成而脑髓生，骨为干，脉为营，筋为刚，肉为墙，皮肤坚而毛发长。"《素问·上古天真论》曰："醉以入房，以欲竭其精，以耗散其真。""二八天癸至，精气溢泻。""七八……天癸竭，精少。"
精是脏腑之精，是藏于脏腑内的精华物质	即脏腑之精。主要来源于脾胃化生的水谷精微，并受肾所藏的先天之精的资助，发生于脏腑而又贮存并营养于脏腑	《素问·五脏别论》曰："所谓五脏者，藏精气而不泻也，故满而不能实。"《灵枢·大惑论》曰："五脏六腑之精气皆上注于目而为精。"《素问·上古天真论》曰："肾者主水，受五脏六腑之精而藏之。"《灵枢·本神》曰："是故五脏，主藏精者也，不可伤，伤则失守而阴虚，阴虚则无气，无气则死矣。"
精也是水谷之精	人体从饮食物中摄取的精微物质，由脾胃化水谷而生，并赖脾的转输功能布散各脏腑而化为脏腑之精	《素问·阴阳应象大论》曰："味归形，形归气，气归精，精归化……精化为气，气伤于味。""形不足者，温之以气，精不足者，补之以味。"《素问·经脉别论》曰："食气入胃，散精于肝，淫气于筋……食气入胃，浊气归心，淫精于脉……输精于皮毛，毛脉合精。"
精指人体的正气	指人体的正气发挥抵御外邪、推动人体生长、发育以及日常活动等，是构成人体和维持人体生命活动的基本物质之一	《素问·玉机真脏论》曰："故邪气盛者，精气衰也。"《素问·通评虚实论》曰："邪气盛则实，精气夺则虚。"

功能	内涵	文献
精是人体之气中的精华部分	气是人体内活力很强、运行不息的极精微物质。气运行不息，推动和调控人体内的新陈代谢，维系着人体的生命进程	《素问·痹论》曰："营者，水谷之精气也，和调于五脏，洒陈于六腑……"《灵枢·营卫生会》曰："营卫者，精气也；血者，神气也，故血之与气，异名同类焉。"

（二）历代医家对精（肾精）的概念及其内涵的文献研究

"精"这个名词，在古代是指代一切物质结构的基本单位的总称，属于我国古代朴素唯物主义"精气"学说的哲学范畴。精气学说认为整个物质世界，包括天地万物和人体，无一不是由"精"构成的。

中医"精"的概念，产生于先秦时期，受古代哲学"水地说"的影响。"水地说"认为万物以水、地为本原，地为生命的基础，而水在地中流动，构成了万物的形态与功能。而后结合道家气为构成万物之精微物质的学说，将精与气的概念结合，将精的内涵发展为无形之抽象概念，为构成万物之要素。两汉时期与元气概念合而为"气一元论"，因此精之哲学概念的内涵为精气，是构成万物之本原。由哲学思想构成万物之本原发展为中医思想构成人体生命活动之原。

人体之精，实际上包括了承受于父母的构成各器官组织的生命物质和来自饮食物的各种营养物质，也就是说包含了两种来源、性能不同的物质。古人把它们统称为精。换言之，精是构成人体的基本物质，也是人体各种技能活动的物质基础。

对于中医"精"的概念内涵，历代文献研究颇多，随着时代的不同、医家的不同，而又有不同的观点。但这些观点都是在《黄帝内经》的基础上，对精的性质进行的多方位研究。肾精的概念大致可分为以下数个阶段：萌芽阶段、产生阶段、发展阶段、丰富阶段、发扬阶段、当代研究阶段。"精""肾精""肾藏精"等概念的历史源流，总结如下。

发展阶段	内涵	文献
萌芽阶段：始于先秦的"水地说"	"水地说"认为万物由水与地为本原，地为萌生生命之基础，而水在地中流动，构成了万物的形态与功能。水即为精，男女之精合而为人	《管子·水地》："凝塞而为人，而九窍、五虑出焉，此乃其精也。"因而精之内涵为水，为万物之本原。道家认为气为构成万物之精微物质，将精与气的概念结合，推动了精、气概念的一体化。两汉时期与元气概念合而为"气一元论"，即精气是构成万物之本原
产生阶段：战国至两汉时期，中医"精"的概念开始形成	"精"字主要有精华之意，在人体表达多种含义：①精为生命之本；②先天之精，禀受于父母；③后天水谷之精；④生殖之精；⑤脏腑之精。精藏于五脏六腑，由先后天之精气所形成，构成五脏六腑的功能活动	已有明确的"肾藏精"概念。《灵枢·本神》《灵枢·九针》及《素问·六节藏象论》，指肾为封藏、蛰藏精气之处。《素问·六节藏象论》曰："肾者，主蛰，封藏之本，精之处也。"《素问·上古天真论》曰："肾者主水，受五脏六腑之精而藏之。"
发展阶段：两汉之后至隋唐时期	这个时期，"精"的含义更为多样化，包括：精为精气；精为血化；精为津液；精为精微物质；男精女血；精气成于胞里	随着中医"精"这一概念的产生与明确，此阶段的医家开始对中医肾藏象理论进行思考与研究，关于精的性质有了不同的观点

发展阶段	内涵	文献
丰富阶段：隋唐后至宋金元时期	对精、气、神之关系有所发明，如宋金时代的刘完素认为精生气，而气生神。对于精的损耗与补益有了更深刻的认识；元代以朱丹溪为代表的滋阴派认为人体"阳常有余，阴常不足"，将广义的人身之精称为阴精，认为阴精常不足	《素问玄机原病式·火类》曰："是以精中生气，气中生神，神能御其形也，由是精为神气之本。"一方面精之难成，另一方面精易耗损。而对于阴精的补益，朱丹溪解读了《素问·阴阳应象大论》补精以味的观点，认为气味浓厚的药物可温补精气
发扬阶段：明清时期	延续前代精化气的理论，认为精与气为互生关系，明代李中梓的《内经知要·道生》曰："气为水之母，气足则精自旺也。"也提出精血互生，从脏腑来讲，肝藏血，肾藏精，肝肾同为相火，且水为木之源。明代李中梓的《医宗必读·乙癸同源论》中明确指出"乙癸同源"。后天之精与血均来源于水谷。精与血同源互资，血随精脱。《医宗必读·赤白浊》曰："少年天癸未至，强力行房，所泄半精半血，少年施泄无度，亦多精血杂出。"	提出先天之精气为真阴，明代张景岳认为先天之精为真阴，即元阴元阳，又称真精真气。明代赵献可认为人之两肾之间为命门，为一身之太极，有质无形，为人体生成之本，人始生先有命门，而后再生成五脏。命门左右各有一窍，为先天之水火，滋润并推动人体各脏腑气血运行。提出精气互生，精与气的关系，明清时期有一定争议
当代研究阶段	肾精的当代研究在临床研究和实验研究这两部分进行详细叙述	

（三）历代医家对肾藏精理论的文献研究

历代文献对中医"肾藏精"中精的概念研究颇多，在不同时期有不同的观点。对肾藏精理论的研究，也很丰富，而且不同时期，随历代医家不同，观点也不同。概述如下：

"肾藏精"一词最早见于《黄帝内经》。其中《灵枢·本神》《灵枢·九针》及《素问·六节藏象论》等篇都有论述，如《灵枢·本神》曰："肾藏精，精舍志。"《灵枢·九针》亦称："肾藏精志也。""肾藏精"最早的含义为肾有封藏之性，为精气潜藏之处，如《素问·六节藏象论》曰："肾者，主蛰，封藏之本，精之处也。"《难经·三十六难》等篇认为：右肾为命门，命门亦为藏精之处。隋代杨上善提出，左肾藏志，右肾命门藏精的观点。刘完素认为左肾属水，主藏精。明清时期，张景岳认为两肾总号命门，精由两肾命门所藏。具体分述如下：

"肾藏精"的理论源自肾的藏象理论。肾者，北方水，有封藏之性，因此不仅藏本脏之精，五脏六腑之精也藏于此；肾藏精，精满而泻，不断输送到全身脏腑以及肾所主之形体官窍液等起到濡润滋养的作用。因此，"肾藏精"概念在《黄帝内经》中已经形成。"肾藏精"理论在《难经》中得到了进一步的发挥，肯定了肾藏精志的生理功能。《难经·三十四难》曰："故肝藏魂，肺藏魄，心藏神，脾藏意与智，肾藏精与志也。"《难经·三十六难》又提出了"右肾为命门"的观点，与《黄帝内经》命门为目不同，认为："肾两者，非皆肾也，其左者为肾，右者为命门。命门者，诸神精之所舍，原气之所系也，故男子以藏精，女子以系胞。"认为命门亦为藏精之所。《难经·十四难》载："损其肾者，益其精。"因肾藏精，补益精气可治疗肾虚之证。汉代华佗的《中藏经·论肾脏虚实寒热生死逆顺脉证之法》谓："肾者，精神之舍，性命之根，外通于耳，男以闭精，女以包血，与膀胱为表里，足少阴、太阳是其经也。"此段关于肾的功能描述与《难经》中描述的命门功能相差无几。可见，《难经》的命门也属于肾的范畴，皆属于肾系统。

晋隋唐时期延续了先秦至两汉时期"肾藏精"概念的理论，并深一步阐释与应用。突出体现在《针灸甲乙经》《重广补注黄帝内经素问》等文献中。

关于"肾藏精"概念，晋代皇甫谧的《针灸甲乙经·精神五脏论》

中指出："肾藏精，精舍气。"隋代杨上善继承了《难经》关于左肾、右命门的说法，杨氏对"肾藏精与志"进行了进一步分析，《黄帝内经太素·脏腑气液》谓："肾有二枚：左箱为肾，藏志也；在右为命门，藏精也。"《黄帝内经太素·虚实补泄》谓："命门藏精，故曰肾藏精者也。"因此认为志藏于左肾，而精藏于右肾命门。唐代孙思邈的《备急千金要方·卷十九》中指出："肾主精。肾者，生来精灵之本也……故生之来谓之精，精者，肾之藏也。"唐代王冰在《重广补注黄帝内经素问·六节藏象论》中注曰："地户封闭，蛰虫深藏，肾又主水，受五脏六腑之精而藏之，故曰肾者主蛰封藏之本，精之处也。"解释了肾藏精的原理，即肾通于冬气，万物闭藏，又具备主水的生理功能，受五脏六腑之精而藏之，为封藏之本，精之处。

宋金元时期，随着金元四大家对中医理论的发挥，肾藏精理论也得到了发展。首先，医家对左肾、右命门的认识发生了一些变化，将左右肾划分水火阴阳，左肾属水，右肾为命门属火，相当于如今肾阴与肾阳的概念。此外，对肾藏精的概念也有了不同的见解。重点体现在《太平圣惠方》以及金元四大医家的学术著作中。

如《太平圣惠方·卷七》曰："骨髓之液谓之精……生性之本，元气之根，神精所舍，故曰精志也。"主张精可生髓、养骨。宋金元时期的医家多认为左右肾分别属水与火。如刘完素的代表作《素问病机气宜保命集·病机论》中指出："故左肾属水，男子以藏精，女子以系胞；右肾属火，游行三焦。兴衰之道由于此。"左肾属水，水者主封藏，藏精、系胞的功能在左肾；而右肾命门为火，火性升散、温煦，因而游行三焦，推动三焦的脏腑气血运行。李东垣在《脾胃论·阴阳寿夭论》中指出："脾主五脏之气，肾主五脏之精，皆上奉于天。二者俱主生化，以奉升浮。"肾主五脏之精，源于先天。而《圣济总录纂要·虚劳门》谓："夫肾藏精，以悭为事，志意内治，则精全而啬出。"肾藏精而主志，人之意志对于肾对精的固摄作用有着一定的影响。

明清时期的温补医家，非常重视脾肾两脏的功能，对肾藏精理论的研究有了突出的创新——提出了肾藏精于两肾的新观点。重点体现在张介宾、赵献可等温补学派的文献中。

明清时期，命门学说盛行，此时的命门脱离了左、右肾的划分方法，成为总领两肾的功能单位，因此，两肾总于命门。很多医家认为，人体之精藏于肾，生成并非由肾所独生，而是靠五脏六腑所化生。

如张景岳认为精为五脏六腑所化，而由肾所藏，非独肾所生。《景岳全书·传忠录》曰："且精以至阴之液，本于十二脏之生化，不过藏之于肾，原非独出于肾也。"此为对《素问·上古天真论》中有关肾受五脏六腑之精以藏的体会。并且强调藏精之处在两肾，即命门。如《类经图翼·类经附翼》中指出："命门总乎两肾，两肾皆属于命门。"命门为肾之精室，藏精于命门，两肾皆为藏精之所。赵献可继承张景岳的观点，在《医贯·内经十二官论》中提到："肾有二，精所舍也。"明代孙一奎在《医旨绪余·命门图说》中解释道："肾属于水，先生左肾，象北方大渊之源；次生右肾，内有真精，主五行之正气。越人故曰原气之所系。"明代章潢的《图书编·养肾法言》载："肾在诸脏为最下，属水藏精。盖天一生水，乃人生身之本，立命之根。"

清代徐灵胎的《医学源流论·经络脏腑》谓："肾中有藏精之处，充满不缺，如井中之水，日夜充盈，此长存者也。其欲动交媾所出之精，及有病而滑脱之精，乃日生者也。"清代许豫和的《怡堂散记》谓："肾者，主受五脏六腑之精而藏之，故五脏盛乃能泄，是精藏于肾而非生于肾也。五脏六腑之精，肾实藏而司其输泄，输泄以时，则五脏六腑之精相续不绝。"可见，肾中有藏精之处，不断贮藏精气且又溢泻精气，化生殖之精。此外，还对肾藏精的内涵提出了新的观点，即肾藏精不是仅藏而不泄，而是藏中有泄，泄而又藏，循环往复，生生不息。

综上，对肾藏精的文献研究进行了综述，下面就肾精的功能做以归纳。

肾精的功能	内涵	文献
肾精主生长发育与生殖：以男女年龄节段为纲，以齿、发、筋骨、天癸和生殖能力等状况为主要标志，具体描述了机体生、长、壮、老、已等不同生命阶段与肾气盛衰同步变化的规律，充分论证了肾中精气与发育和生殖密切相关的特性	"肾藏精"是"肾主生殖"的基础。肾所藏之精包括先天之精和后天之精。先天之精，禀受于父母，与生俱来，构成人体的原始物质。"人始生，先成精"（《灵枢·经脉》）。"两神相搏，合而成形，常先身生，是谓精"（《灵枢·决气》）。对此，《诸病源候论》曰："肾气虚弱，故精溢也。见闻感触，则劳肾气，肾藏精，令肾弱不能制于精，故因见闻而精溢出也。"《曹仁伯医案》曰："肾者主蛰，封藏之本，精之所以能安其处者，全在肾气之封藏不失其职，虚者反之。"金元时期的养阴派代表医家朱丹溪在《格致余论》中指出："主闭藏者，肾也；司疏泄者，肝也。二脏皆有相火，而其系上属于心。心，君火也，为物所感则易动，心动则相火亦动，动则精自走，相火翕然而起，虽不交会，亦暗流而疏泄矣。"表明生殖功能正常与否，与肝、肾、心都有关系。"精合而形始成，此形即精也，精即形也"（《景岳全书·小儿补肾论》）。如肾精亏，肾气虚则引起生殖病变	《素问·上古天真论》曰："女子七岁，肾气盛，齿更发长；二七而天癸至，任脉通，太冲脉盛，月事以时下，故有子；三七，肾气平均，故真牙生而长极；四七，筋骨坚，发长极，身体盛壮；五七，阳明脉衰，面始焦，发始堕；六七，三阳脉衰于上，面皆焦，发始白；七七，任脉虚，太冲脉衰少，天癸竭，地道不通，故形坏而无子也。丈夫八岁，肾气实，发长齿更；二八，肾气盛，天癸至，精气溢泻，阴阳和，故能有子；三八，肾气平均，筋骨劲强，故真牙生而长极；四八，筋骨隆盛，肌肉满壮；五八，肾气衰，发堕齿槁；六八，阳气衰竭于上，面焦，发鬓颁白；七八，肝气衰，筋不能动，天癸竭，精少，肾藏衰，形体皆极；八八，则齿发去。肾者主水，受五脏六腑之精而藏之，故五脏盛，乃能泻。"《灵枢·经脉》曰："人始生，先成精，精成而脑髓生，骨为干，脉为营，筋为刚，肉为墙，皮肤坚而毛发长，谷入于胃，脉道以通，血气乃行。"

肾精的功能	内涵	文献
肾藏精与五脏藏精：精既藏于肾，同时也藏于五脏六腑	肾藏精之精为肾精，为肾所贮存之精，由先后天之精共同组成，并根据"肾藏精"理论，肾主封藏，因此其他五脏六腑之精也贮藏于肾。因此肾精的盛衰可反映一身之精得以产生。《黄帝内经》之后，医学著作的不断完善，中医理论体系得以建立，"肾藏精"理论已得到广泛认可，并指导临床治疗	《灵枢·本神》曰："是故五脏，主藏精者也。"《黄帝内经》中还有肾主蛰，有封藏之性，藏五脏六腑之精，如《素问·六节藏象论》曰："肾者，主蛰，封藏之本，精之处也。"《素问·上古天真论》曰："肾者主水，受五脏六腑之精而藏之。"《难经·十四难》载："损其肾者，益其精。"因肾藏精，补益精气可治疗肾虚之证。人体之精的生理功能已从理论指导医疗实践，表明精之概念已经日趋明确。但是精的化生又不仅仅在于肾，如《杏轩医案》指出："经云：'肾者主水，受五脏六腑之精而藏之'，是精藏于肾，非精生于肾也。譬诸钱粮，虽储库中，然非库中自出。"
肾精化神：肾是人体生命的原动力和生命活动的中枢	神由肾中精气所化，肾精充足，心血得肾精肾水滋养，心肾相交，水火既济，则人神明出，智慧生	陈士择的《辨证录》指出："人之聪明非生于心肾，而生于心肾之交也。肾水资于心，则智慧生生不息；心火资于肾，则智慧亦生生无穷。能深谋远虑，巧妙处理事物，称之为智。"《灵枢·本神》谓："恐惧而不解则伤精，精伤则骨酸痿厥，精时自下。"

肾精的功能	内涵	文献
肾精主骨生髓化血，即肾主骨生髓。中医学认为，在骨和骨髓与脏腑的关系中，与肾的关系最为密切，均由肾精所生，肾在体为骨	《黄帝内经》中有"肾主骨""肾生骨髓""其充在骨"的条文。在生理上，骨与骨髓的生长、发育、修复等均有赖于肾中精气的滋养。病理上，肾虚精亏，多可累及于骨。如小儿囟门迟闭、骨软无力或骨脆易折或骨折后不易愈合等，为肾中精气渐亏之象。肾虚精亏，髓衰骨弱，则支撑人体的能力减退，势必出现腰膝酸软无力，不耐久行久立等症。据上述认识，临床对骨软无力、腰膝酸软或骨脆易折，或骨折后难以愈合者的中医治疗，多从补肾填精为主或为佐入手。骨的营养在于髓，而髓之化生依赖肾精	《黄帝内经》中对此提到肾与骨、髓的关系。如"肾主骨""在体为骨，主骨生髓"；但《素问·阴阳应象大论》说"肾生骨髓"，《素问·六节藏象论》说肾"其充在骨"，故又说"肾藏精，精能生髓，髓以养骨"，精亏则髓海不足，出现"精脱者，耳聋"（《灵枢·决气》）"髓海不足，则脑转耳鸣"（《灵枢·海论》）的病理变化。此外，肾精有化生血液的功能。《黄帝内经》提出了精和血的关系。如《素问·生气通天论》认为"骨髓坚固，气血皆从"，表明肾精可生骨髓，进而化为血液。《诸病源候论》也云："肾藏精，精者，血之所成也。"由此可见，肾精是化生血液的基本物质。《张氏医通》则认为"精不泄，归精于肝而化精血"，表明肾精输于肝，在肝的作用下化为血液，但"精不泄"是前提和基础

肾精的功能	内涵	文献
肾精调节全身阴阳：肾是生命之本，五脏六腑之根，水火之宅，寓真阴（命门之水）而涵真阳（命门之火）	五脏六腑之阴，非肾阴不能滋养；五脏六腑之阳，非肾阳不能温煦。肾之阴阳，又名元阴元阳。肾阴，又称元阴、真阴、真水、命门之水，为人体阴液之根本，对全身各脏腑组织起着滋养和濡润作用。肾阳，又称元阳、真阳、真火、命门之火，为人体阳气之根本，对全身各脏腑组织起着推动和温煦作用。肾阴和肾阳，二者相互制约，相互依存，相互为用，维持着人体生理上的动态平衡。肾阴肾阳为脏腑阴阳之根。肾阴充则全身各脏腑之阴亦充；肾阳旺则全身各脏腑之阳亦旺	《素问·金匮真言论》曰："夫精者，身之本也。"明代张景岳指出："所谓真阴之用也，凡水火之功，缺一不可。命门之火，谓之元气，命门之水，谓之元精。五液充，则形体赖以强壮；五气治，则营卫赖以和调。此命门之水火即十二脏之化源，故心赖之，则君主以明；肺赖之，则治节以行；脾胃赖之，济仓廪之富；肝胆赖之，资谋虑之本；膀胱赖之，则三焦气化；大肠赖之，则传导自令。"（《类经附翼·三卷》）阐明了肾阴肾阳具有调节人体代谢和生命活动的作用，诸脏功能依赖于肾阴肾阳的调节
肾精起亟维持机体平衡：起亟即起而应付紧急或急切的需要，相当于应变、应激功能	精是起亟的基础，肾藏精以激发元阳之气应变，方能主外。《素问·金匮真言论》谓："藏于精者，春不病温。""冬不藏精，春必病温。"肾藏精治于里而主外，精盈神旺则能起亟应变，调节机体与外界环境之间的平衡，防御外邪，维护机体健康	《素问·生气通天论》说："阴者藏精而起亟也，阳者卫外而为固也。"程士德曰："亟，急也。又频数也。《黄帝内经太素》'起亟'作'极起'。"极和亟，古代通用。阴精为阳气的物质基础，阴精不断充养表阳，是谓"阴者藏精而起亟"

（四）中医肾藏精本质评述与展望

藏象学说是中医理论体系的核心和基础，"肾藏精"是肾藏象理论的重要组成部分，是肾脏的主要生理功能。其理论形成于《黄帝内经》，是中医系统解释肾在人体生、长、壮、老、已过程中所发挥的主要生理作用、病理变化，并应用于许多疾病的临床诊断、治疗以及养生、康复等方面。

1. 中医肾藏精本质述评

肾藏精理论是中医学藏象学说的重要组成部分，具有巨大的临床指导意义。其核心理论是肾藏先天之精和后天之精。其中，所藏的先天之精，受到后天水谷精气的滋养，化生为生殖之精，藏于肾中，为肾主生殖之根本和基础。肾精化生肾气，肾气包含肾阴（气）和肾阳（气）两个方面。"肾精""肾气""肾阴"和"肾阳"共同构成肾中精、气，四者相互作用于人体生、长、壮、老、已的生命过程，在人体生长、发育和生殖功能方面发挥着重要作用。

（1）肾藏精字义述评　肾藏精的概念，出自《灵枢·本神》谓："肾藏精，精舍志。"《素问·六节藏象论》进一步指出："肾者，主蛰，封藏之本，精之处也。"说明肾为藏精之处，封藏精气。

《素问·脉要经微论》说："腰者，肾之府。"此处的肾，是位于腰部脊柱两旁左右各一的器官。《中藏经·卷中》谓："肾者，精神之舍，性命之根，外通于耳，男以闭精，女以包血，与膀胱为表里，足少阴、太阳是其经也。"肾的含义外延，是指与肾相关的系统联系。因为中医理论在阐述人体器官和系统时常常不强调概念与功能的区分，有时一个名词就包括器官、系统和功能。肾藏精之"肾"这一器官名称代替了精以及现代医学中脑的部分功能。

需要指出的是，肾藏精为肾的重要生理功能，包含对肾精的调节作用，一方面具有贮藏先后天之精气的作用，另一方面有着起亟之应变调节之功。这里的"藏"字，不应该是简单的贮藏，而应该理解为主宰，以往的教材主要讲精的作用，最新的研究表明，肾藏精应该理解为肾主宰精的代谢。包括生精、藏精、化精、泄精四方面，即肾对精起着主持与调节的作用。有些人称其为"肾主精"的作用。

"精"字本义为择选上等的米，后引申为精华、精微。有关哲学上"精"的概念，在相关著作中论述颇多。《易传·系辞上》云"精气为物"，《管子·心术下》云"一气能变曰精"。可见，精是宇宙万物所生成的原始物质，又称精气，是指充斥于宇宙之间、运动不息且无形可见的精微物质，与"气"同义。中医学中的精有多重含义：①构成人体和维持生命活动的基本物质。《灵枢·决气》曰："两神相搏，合而成形，常先身生，是谓精。"《素问·金匮真言论》曰："夫精者，身之本也。"②具有生殖功能的物质：《素问·上古天真论》曰："丈夫，二八肾气盛，天癸至，精气溢泻，阴阳和，故能有子；七八肝气衰，筋不能动，天癸竭，精少，肾藏衰，形体皆极。"③脏腑之精。《素问·上古天真论》曰："肾者主水，受五脏六腑之精而藏之。"④水谷精微。《素问·经脉别论》曰："食入于胃，散精于肝，淫气于筋。"《灵枢·营气》曰："谷入于胃，乃传之肺，流溢于中，布散于外，精专者行于经隧。"总之，中医理论认为精（精气），是构成人体和维持人体生命活动的精微物质。

中医学有关精的认识，受到古代哲学中精气学说的影响，如《易传·系辞下》曰："男女媾精，万物化生。"其始于对生殖繁衍过程的观察，将本为人体男女生殖之精相结合形成胚胎的过程，进一步推理为雌雄两性生殖之精相结合而使万物化生的过程。如此，把具体的生殖之精抽象为无形的天地之精，从而就符合了"有形生于无形"之一哲学假说，完成了哲学概念的升华。

对肾精的概念解释，教材一致的认识是，肾精即藏于肾脏之精，包括先天之精和后天之精。肾精是人体生命活动最为重要的物质基础，机体的生殖繁衍、生长发育、各个脏腑组织生理功能的发挥与维持，都无一不是依靠肾精作为物质基础，都无一不是肾精生理效应的体现。随着对肾精研究的深入，有人认为肾精是繁衍后代、构成人体和维持人体生命活动的基本物质，是有形之物。也有人指出，精液排出后，肾精之浊者上行，复能液化，而肾精亦可化为气。有人认为"肾精"中包含"肾阴"和"肾阳"两部分，"精液"只是"肾阴"的重要组成部分。也有学者对比了"肾精"与"生殖之精"，认为二者是两个既相互联系又相互区别的概念，联系密切却又不尽相同。在化生肾精的物质基础方面，传统观点认为，肾精是由禀赋于父母的先天之精和来自脾胃的水谷之精所化生。而易氏等提出，化生肾精的物质基础应包括自然界之清气，因肾有摄纳肺所吸入的清气并将其转化为肾中精气的作用，从而使化生肾精的物质基础增加了新的内容。还有人认为，肾藏精的"肾精"内涵大体上包括：①受之于父母的先天之精；②机体发育成熟后形成的生殖之精；③受于水谷，通过脏腑生理活动而生成的后天之精。

判断肾精盛衰的客观标志应体现在肾精盛衰的外在征象方面。根据《素问·上古天真论》中的论述，主要体现在齿、发和骨的变化上，随着研究的深入，有人将判断肾精盛衰的标志进行了研究，提出了将人体的生长发育、生殖状况；骨与齿的发育、坚固度及齿的光泽度；发的浓密度与色泽；腰膝与足跟是否强健灵活；面部颧与颐、颏的色泽；尺脉是否沉而有力；耳、二阴与瞳孔的形态与功能；舌根的颜色、荣润度及舌苔状况；血液、唾液、尿液的生成与代谢；肾的纳气功能以及智力、意志、情绪及记忆力状况等作为判断的标志。

（2）中医肾藏精理论述评 肾作为人体最为重要的脏腑之一，被历代医家称为先天之本、生命之根。肾之所以重要是因为肾所化生的与闭藏之物——肾精，是人体生命活动最为重要的物质基础，机体的生殖繁衍、生长发育、各个脏腑组织生理功能的发挥与维持，都无不依靠肾精作为物质基础，都无一不是肾精生理效应的体现。

长期以来，对于肾藏精理论的阐述，现行教材、辞典等大多集中表述肾精对机体生命活动的重要作用，仅仅局限于肾对肾精的贮存与闭藏方面。实际上对"肾藏精"应从更高的角度，即肾主精的角度、肾对肾精的主持与调节的角度进行理解。现对肾藏精的本质探讨如下：

①肾藏精，以藏为主。肾主封藏，为精之处，受五脏六腑之精藏之，《灵枢·本神》谓："肾藏精，精舍志。"肾藏精即肾对肾精的贮存与闭藏作用，肾精被化生以后，便在肾的封藏作用下，贮存闭藏于下焦肾系，并使其不断充足盈满，而不无故流失与过多耗泄，从而为肾精在

体内发挥生理效应创造良好的条件，进而促进机体的生长、发育和生殖能力。肾气的这种潜摄作用表现是多方面的，不仅能藏精，尚能纳气，上纳清气下固元气，同时控摄二便。故只有当肾气充旺，能够摄纳潜藏时，肾精才能丰足盈满，若肾气亏虚不固，则易导致肾失封藏，而致肾精走泄流失。

肾藏精理论的基础包含两方面：第一，肾五行主水，有封藏之特性，通于冬气，有着如冬日虫类蛰伏之性，贮藏一身精气的生理功能。《素问·六节藏象论》谓："肾者，主蛰，封藏之本，精之处也。"第二，精为身之本，受五脏所藏。精为身之本，禀受于父母，充于水谷，是人体生命活动的本原物质。五脏皆藏精气，《素问·五脏别论》谓："所谓五脏者，藏精气而不泻也，故满而不能实。"肾受五脏六腑之精而藏之。因此，肾藏一身之精，包括肾中先天之精，以及后天水谷之精，以及其他脏腑之精，各脏腑之精除满足自身功能需求外，还输入肾中贮藏，因此，五脏六腑的精气充盛与肾精的充盈密切相关。五脏的共同生理特点，是化生和贮藏精气，但肾所藏之精又不同于其他脏腑所生化之精。马氏等强调肾所藏之精与其他脏腑所藏之精不同，特别是生殖之精，是肾藏精的立论依据。各脏腑之精通过代谢平衡后将剩余部分藏之于肾，成为"肾精"的重要来源，即"受五脏六腑"之精而藏之之义。同时指出，肾精和五脏六腑之精在贮藏、转输、相互调节方面是动态的、多向性的，有赖于此既保障了肾所藏之精的充足，又促进了全身各脏腑之精的贮藏和调节，所以才有"五脏之虚，穷必及肾"和"肾虚必及全身"的观点。

肾藏精与五脏藏精的关系，从肾精与五脏之精相互的关联性和特殊性上来看，肾藏精与五脏的关系有二：一方面，五脏六腑之精对肾精的动态调节是肾精充足的前提，各脏腑之精由经脉的转运而藏之于肾，从而保证肾精的充足；另一方面，肾藏精与五脏藏精之区别主要体现于肾的主生殖以及纳藏功能。王氏等从肾精与五脏之精相互的关联性和特殊性对肾藏精与五脏藏精的关系进行论述。一方面，各脏腑之精由经脉的转运而藏于肾，五脏六腑之精与肾精的动态调节和富余是肾精充足的前提；另一方面，肾藏精有着与五脏藏精相区别的特殊性，主要体现在肾的主生殖以及纳藏功能上。李氏认为五行学说赋予肾"主蛰，封藏之本"的内涵，精水合一，肾主水藏精为生命之本。藏精和主水这两种与生命密切相关的重要生理功能在中国传统哲学思想的撮合下得到协调统一，并且在临床实践中不断丰富和充实，可以说这是医学与传统文化在中医学中的完美结合。现代研究表明，"肾藏精应冬"的调控机制是通过肾中两类不同调节物质的自稳调节来实现的，即促进生殖之精和抑制生殖之精的物质的节律性变化。马氏等人的研究证明了这种节律性变化与"肾藏精应冬"的联系。刘晓燕等通过对性腺轴褪黑素受体的季节性变化的研究，找出了松果腺的高位调节机制在"肾藏精应冬"的调节中的重要作用。此项研究充分证明了"肾藏精"与"天人相应"的密切相关性，为四时养生提供了可靠的依据。

　　需要指出的是，肾在藏精的同时，也参与了精的化生。"精"在中医学中有着非常广泛的含义。广义的"精"，即是指对人体有用的自然精微物质以及人体内精专有用的生命物质，如自然清气、水谷精微、气、血、津液等都可称作精气。而狭义的"肾精"，则专指由肾的气化所产生的，对机体的生殖繁衍、生长发育以及整个人体的生命运动起关键作用的这一部分精。因为它由肾的气化功能所产生，并由肾的封藏作用闭藏于体内，故称其为"肾精"。根据传统中医理论对肾精生理效应的认识，即认为肾精主持人体的生长发育与生殖，主持人体的气化功能，因此肾精不应该只是一种物质，而应该是一类与其生理作用相关联的生命物质。关于这类物质的来源，有人提出其来源除包括经典的来自先天的父母生殖之精和来自后天饮食水谷中的精微物质，同时尚应包括自然之清气。作为肾精物质来源之一的"先天之精"，由于来自先天，所以在人体出生以后就应该断了来源，而机体自身的肾精却要源源不断地化生与消耗，所以对于"先天之精"，不能当做一般意义上的"物质"而论，它除了含有"实在的物质"之义以外，更多的应该把它理解为一种传递禀赋的物质信息，一种从父母那里遗传下来的、带有个性特征的、可不断复制与转换的"物质信息"。

传统观点认为：肾精的化生，以来源于父母的先天生殖之精和从脾胃获取的后天水谷之精为主要物质基础（同时还包含其他脏腑充养、贮存于肾的精气），通过肾的气化成形作用，将以上几者有机结合起来而变生转化成为肾精。对此，有人提出了新的观点，即化生肾精的物质基础除以上提到的之外，还应包括自然界之清气。在生理上，肾有纳气作用，即摄纳肺所吸入的清气，对肺而言，以防呼吸衰竭而保持足够的深度，对自身言，有将自然界的清气转化为肾中精气的作用。

②肾藏精，藏中有泻。肾为五脏之一，五脏皆藏精气；肾属水，有封藏之性，为精之处。这种特性决定了肾与其他脏腑不同，肾不仅藏自身之精，五脏六腑之精气除满足自身需求外，皆与肾相通，藏于其中。因此，肾为一身精气之所。精藏于肾，以藏为主；精气盈满，还不断溢泻为人体所用，即藏中有泻，肾藏精，并溢泻精气，满足人体的需要。值得注意的是：肾对精的"泻"不应该简单地理解为生殖的泄精，而应该从更宽广的角度去理解。

③气化为其他物质化生为生殖之精。人体生长发育到一定阶段，由肾精充盈而产生天癸物质，天癸是肾中精气发展到一定年龄阶段，衍化而成的一种精微物质。《素问·上古天真论》记载女子七岁，肾气盛，齿更发长；二七而天癸至，任脉通，太冲脉盛，月事以时下，故有子；三七肾气平均，故真牙生而长极；四七，筋骨坚，发长极，身体盛壮。丈夫八岁，肾气实，发长齿更；二八肾气盛，天癸至，精气溢泻，阴阳和，故能有子；三八肾气平均，筋骨强劲，故真牙生而长极；四八筋骨隆盛，肌肉满壮；五八肾气衰，发堕齿槁；八八同时并举齿发去。可见天癸的作用：一是激发人的体格发育，使人体具有明显的性别特征；二是促进冲任二脉发育。人体在 14～16 岁时，在天癸的促进作用下，形成男女生殖之精，精气溢泻，于是，男子排精，女子排卵，生殖繁衍，生生不息；至 49～56 岁，女子经闭，男子精少，则丧失生殖功能。

化生生殖之精，是肾精藏中有泄的主要形式之一：即肾的泄精，是指通过肾气的推动、肾阳的激励，以开启精关，促使肾精向外排泄的作用。泄精是机体生殖生理的一种基本现象，机体通过两性交合而泄精排卵，才能完成生殖繁衍。因此，肾的泄精作用是保证机体能够正常生殖繁衍的基本条件。肾的泄精，是肾的封藏固摄与激励推动作用矛盾运动的结果。

④化生为元气。是指肾阳将肾精蒸腾气化为肾气与元气的过程。肾气与元气本为一体，均根于肾精，精有形而气无形。经肾中真火之蒸腾气化，有形之精则化为无形之气。肾精化生肾气，肾精与肾气二者关系密切。肾中精气划分肾阴、肾阳两种功能属性。此气若作用于肾本脏，则为肾气；若经三焦升腾布达全身，则为元气。全身脏腑组织器官正是在肾精化生的元气的激发推动作用下，产生相应的生理功能；新陈代谢、思维活动等一切内在和外在的生命活动均须得到元气的维持和发动。只有肾精充足盈满，肾阳蒸腾气化有度，元气才能充足，而生命力旺盛，体格强壮，思维敏捷，运动灵活。反之，若肾精不足，化气不够，则元气必然衰少，元气衰弱则生命力低下，体弱多病，思维迟钝，运动笨拙。

⑤化生为血液。《黄帝内经素问集注·上古天真论》云："肾为水脏，受五脏六腑之精而藏之。"肾之精液，入心化赤为血。《本草述钩元·卷九》云："盖人身水谷所化之精微，其和调洒陈于脏腑之液，复归于肾，合和为膏，已填骨空。"《素问·生气通天论》云："骨髓坚固，气血皆从。"明确说明肾精入心化赤为血，或肾藏精、精生髓、髓化血的生理过程。

⑥充养形体、官窍和骨髓、脑髓。肾藏精，精生髓，髓充于骨，脑为髓海。《素问·平人气象论》云："藏真下于肾，肾藏骨髓之气也。"《灵枢·经脉》云："人始生，先成精，精成而脑髓生。"肾为作强之官，骨髓充盈，则体力壮实，骨骼强健，动作敏捷，运动有力；脑髓充盈，则精力充沛，思维灵活，志意专直，寤寐如常。

肾主骨生髓，髓生血，主腰脚，其华在发，在液为唾，开窍于耳及二阴。因此，与肾有关的形体官窍都由肾精所充养。肾精足则形态与功能正常，而肾精亏虚则失于濡养，影响其形态与功能活动，如《世医得效方·口齿兼咽喉科》云："肾衰则齿豁，精盛则齿坚。"《景岳全书·杂证谟·血证》云："血即精之属也。"《诸病源候论·虚劳病诸候》云："肾主精髓，开窍于阴。今阴虚阳弱，血气不能相荣，故使阴冷也；久不已，则阴萎弱。"

⑦濡养机体内外。肾藏精的作用不仅表现在肾藏本脏之精，全身脏腑之精都输送于肾，而且肾精又源源不断输送至全身脏腑以维持其功用。这表示肾所藏之精，对于维持全身脏腑的功能活动都有作用，与"阴者藏精起亟"之调节应急作用相对应。此外，阴精化生阳气固护体表，故《灵枢·五癃津液别》谓之："肾为之主外。"

在内滋润脏腑：五脏六腑之精的充盈，藏之于肾；肾精又输泻于五脏六腑，发挥濡养作用。《名医类案》论述王九峰医案：肾受五脏六腑之精而藏之，源源能来，用宜有节。精固则生化出于自然，脏腑皆赖其营养；精亏则五内相互克制，诸病之所由生也。如此可知，肾和五脏六腑之精在贮藏、转输、相互调节方面是动态的、向性的，如此才能保障肾所藏之精的充足及其对全身各脏腑之精的贮藏和调节。

在外润泽体表：《黄帝内经素问集注·上古天真论》云："肾为水脏，受五脏六腑之精而藏之，流溢于冲任，为经血之海，养肌肉，生毫毛，所谓流溢于中，布散于外者是也。肾之精，溢于冲脉，生霭须。"肾所藏之精，流溢于经脉，则濡养肌肉腠理，生发皮肤毫毛，荣润髯须头发。

总之，对肾藏精的功能要辩证地去理解。肾性潜纳固蛰，聚精而藏之，精气宜于盈满，而不宜过多耗泄。若肾气固密，则精关稳固，精不走泄。但另一方面，机体生殖繁衍的完成，必须依赖肾精外泄而两精交融，故肾中阳气的激励与推动，又使肾能适时、适度地开启精关而外泄肾精，以行生殖之功。《素问·灵兰秘典论》说："肾者，作强之官，伎巧出焉。""作强"之意，就含有肾气充实，能作力兴阳，机体方能交媾而泄精生殖之意思。故在正常的生理条件下，肾的封藏固摄与激励推动作用相反相成，在平时以固摄藏闭作用为主，精不外泄；而在二性交合时，又以激荡推动为主，使精能适度排泄，表现为女子有规律的每月一次排卵，男子在交合时排精。在病理情况下，若肾精不足，肾阳亏虚，则性事淡漠，男子阳痿不举，更不能排精生殖，女子则月经回绝，宫寒不孕；而当肾气不固，不主封藏固摄，则又可表现为滑精、早泄、滑胎等精关不固之候。

应该指出，机体的泄精作用，除与肾的作用有关以外，还和心、肝等脏腑的功能活动密不可分。

2. 中医肾藏精本质研究展望

自 20 世纪 50 年代以来，国内医学界运用现代医学科技方法对中医学肾藏精理论进行了研究，取得令人瞩目的研究成果。结果显示，中医学肾藏精功能与现代医学所论述的内分泌系统、免疫系统、生殖系统、遗传系统等都密切相关。中医要发展必须有创新的理论，肾藏精理论的创新，需要结合现代医学的手段进行其科学实质的探讨，以适应当前医学各学科、医学和其他学科之间出现的交叉、整合与重新构建的趋势。应时代的要求，医学的研究内容与方式更加强调综合与交叉渗透，向系统科学、整体研究发展。对"肾藏精"理论的深入研究，将促进中医基础理论与现代医学两大医疗体系的实质性交叉渗透、相互融合。

（1）精确阐明"肾藏精"理论相关概念的内涵　肾藏精理论涉及的概念很多，包括肾、精、肾藏精、肾气、肾阴、肾阳等，经过古代和现代的研究，有的概念初步阐明，有的概念还存在着内涵和外延不清的问题。虽然"肾藏精"理论的渊源和内涵已经得到了一定程度的阐明，但是距离科学系统地揭示"肾藏精"理论的概念、内涵和外延、"肾藏精"的功能定位还相差甚远。

例如，肾藏精包含了肾脏和精气的实体及功能系统。随着对"肾"本质研究的深入，使"肾"和"精"的概念在器官与系统功能方面有了各自的内涵，将"肾"作为宏观的脏器，把"精"看做是微观的系统网络功能态。就精的概念而言，它是一个物质的概念，包含了气、血、津、精等生命物质，既指有形之精如汗液、胃液、肠液、泪液、血液等；又包括无形之精如激素、抗体、神经系统所构筑的网络功能态。中医的"肾"和包括现代医学内、外分泌腺功能的"精"，从分子水平上与整体水平上、在宏观与微观上有一个结合点，通过下一步的研究，我们期待着两者在更高层次上进行整合、归纳，在此基础上探索肾藏精功能失常导致的疾病类型、演变的细胞分子生物学机制、形成证候及病机现代化理论的科学基础，最终揭示其本质特征，从而使肾虚与精亏的概念更加完善和准确。

交叉研究是21世纪医学的特点，迄今为止对肾藏精理论的研究也体现了这一点。"肾藏精"是中医藏象理论的重要内容，对其研究更是从广度和深度上不断推陈出新。首先，"肾藏精"理论与中国传统文化有着密切的联系，古代哲学的阴阳学说、五行学说、精气学说及"天人相应"观对"肾藏精"理论的影响，是毋庸置疑的。因此，有学者已从中国传统文化入手梳理出"肾藏精"的源流，探讨其深厚的哲学基础。其次，随着现代医学的发展，利用既成的医学实验方法，通过动物造模，从微观研究"精"的物质基础，得出"精"与干细胞的联系，探究"肾藏精"与骨质疏松症及脑疾病的相关性。在临床研究中，尤其注重用补肾填精法治疗精髓不足之老年痴呆症，在骨质疏松症、贫血症、男子不育、女子不孕等的治疗中也取得了良好的效果，在对免疫功能障碍性疾病及衰老与肿瘤的研究中也获得长足的进展。

需要注意的是，随着现代科技的发展，我们认识世界的方法也呈现出多样性，而哲学方法始终傲然立于各种方法论的最高点。因此，研究肾藏精相关概念的基本内涵，一定要基于对中国古代哲学的研究。部分学者已提出了"象思维"在中医理论体系形成中的地位。因此，如何能将蕴含着丰富哲学思想的"象思维"诠释清楚，并且用"象思维"阐述"肾藏精"理论的科学内涵，已成为当今思维学的前沿——原创思维的命题。另一种哲学思维，即诞生于 20 世纪的复杂性科学为我们提供了崭新的思维模式，钱学森院士结合中医研究的实际提出了中医要想创新就要用包含中医整体思维的系统思维，既做到整体与部分的统一，又做到宏观与微观的统一。因此，应用系统思维探讨"肾藏精"概念的科学内涵是丰富中医藏象学理论的必由之路。

文献整理研究是概念内涵研究的一种基础方法。只有在准确继承中医学理论肾藏精概念传统内涵的基础上，才能利用现代先进的科学技术手段创新和发扬中医学肾藏精理论。因此随着医家们不断地整理、汲取各种研究成果，建立新的科学假说，将有助于更科学、客观地揭示中医肾藏精相关概念的科学内涵。同时借鉴多学科研究成果，从更宽的视角开展中医肾藏精概念的研究，一定会为肾藏精理论的深入研究奠定坚实的基础。

（2）全面揭示"肾藏精"理论的科学内涵 肾藏精功能是肾生理功能的核心和基础。在藏象本质的研究中，对肾本质的研究开展最早，始于 20 世纪 50 年代末。诸多学者做了大量有益的探索工作，为肾藏象的实验研究工作积累了科学数据，奠定了基础，并丰富和发展了中医肾藏象学说。而在肾本质的研究中，肾藏精的生理作用及其机制研究起步较早、研究思路比较集中，取得了阶段性的成果。肾藏精理论有着丰富的内涵，以往单一的研究方法不能深入挖掘，需要引进现代科技手段。因为只有明确了肾藏精的基本内涵，才能认识肾藏精的生理功能，解析其生物学基础，阐释其病理变化及其证候规律，增强对临床实践的指导作用。要想揭示"肾藏精"的生物学机制，必须采取多学科相结合的手段，分别从组织发生学、生理学、生物化学、免疫学和分子调控网络及三大组学（代谢、蛋白、基因），参考临床疾病证候转归与治疗的反应来进行。目前对肾藏精纵向研究较多的重点领域，诸如基因组和蛋白质组等更深层次的实验研究，以期从更高层次上揭示肾藏精理论的科学内涵。

学术界对肾藏精促进人体生长发育和生殖功能进行了动物实验和临

床实验研究，主要根据脏腑辨证从肾虚证候的病理实质、方剂辨证中补肾中药的影响两个方面开展了研究工作。通过病理反推生理和以药测证等方法来推断肾藏精主生长发育和生殖功能的现代生物学内涵，得到了"肾气盛，天癸至"到"天癸竭，肾脏衰"的生理变化记载，研究了中老年人由此出现更年期症状或妇女绝经后冠心病患病率比绝经前明显上升的原因。中老年男性出现雄激素缺乏，经补肾益精治疗后激素水平得到改善，症状减轻并恢复正常，反映出精与生殖系统的某类物质量的相关性。填精类药物作用于机体是多系统、多靶点、多层次的，通过药物使精亏的状态得到改善，从而维持机体正常功能的结论。

广州中医药大学的"基于干细胞的肾藏精的基础与应用研究"课题，是关于人体生长、发育、衰老基本生命过程的重要理论。研究表明，干细胞在人体生长发育过程中受自身基因属性和局部微环境影响，并受神经内分泌物质的远程调控。将干细胞的特性与中医理论中的精学说进行比较分析，并在前期提出了先天之精现代科学实质的新理论"干细胞具先天之精属性，是先天之精在细胞层次的存在形式"，由此又进一步提出肾藏精的现代科学内涵新理论："肾藏精的现代实质在于局部微环境依赖的干细胞自我调控系统，受以性激素系统为中心的全身神经内分泌系统调控"。相信根据此新理论，可以研究中药通过全身神经内分泌系统、局部微环境中细胞因子与生长因子等途径影响干细胞的增殖、分化、损伤修复等机制，定能研究出以干细胞及其调控系统为中心的中药药理药效学理论，这将成为中药新药开发研究的一个新突破口。

综上，当前对肾藏精纵向研究进行的较多，期望通过基因组和蛋白质组等更深层次的实验研究，从更高层次上揭示肾藏精理论的科学内涵。期待通过与其他四脏进行横向比较研究，并通过多单位、多次数不断地重复研究，筛选出比较客观、可信、科学、稳定的结论，进一步抽象肾藏精相关理论的现代科学内涵，并在临床研究中加以验证。

（3）探讨"肾藏精"功能失调导致病证的科学指标　肾藏精理论的另一个内容，就是其中包含的肾精失调所出现的病理证候的研究。以肾藏精这一生理功能失调引发的肾精不足及髓海空虚等一系列证候概念来说，欲揭示其理论的深层内涵，首先要从理论上进行准确的区分并进行规范化研究，将证候的描述由定性变为定量，探讨在微观层次上精亏的量能变化与证候的动态变化之间的关联以及导致疾病中间环节的病理机制，制定出可计量、可重复和可操作的标准，为证候研究和中药疗效评估提供依据。由于"精"维持着机体多层次的功能网络系统平衡，因此不应把它定位在解剖学上的相应组织器官，而应在基因组、蛋白质组、代谢产物组、细胞组等层次上寻找其具体的功能网络，如此方能全面反映肾藏精的本质。在后基因组时代，通过功能基因组和蛋白质组研究，在从微观机制角度阐述和发现中医理论内涵的基础上，将会对中药复方在分子水平的作用机理有所揭示。肾藏精的功能与作用，涉及了从遗传信息到整体功能实现中的分子－细胞－器官－整体多个层面，通过进一步的研究，分析肾与精在基因表达谱和表达产物的差比性，将会揭示精气不足，髓海空虚与肾虚证候的发生和发展在分子水平的调控规律，进而揭示填精补髓类中药复方与补肾类中药复方作用的靶点、作用环节和作用过程，从而阐明其各自的作用机理。运用多学科开展综合研究"肾藏精"客观物质基础，相信对"肾藏精"和"肾不藏精"证候属性的物质基础和肾脏生理功能正常与异常情况下机体相关的病理生理学指标变化进行系统观察，将为临床疾病客观辨证、转归预测和疗效标准的制定提供实验依据。

总之，通过临床、理论，再临床、再理论的方式，更广泛地积累和总结"异病同治"的成果，并利用现代先进的临床科研方法进一步开展肾证候临床诊断标准和疗效评价标准研究。通过临床观察，不断地积累和总结"异病同治"的成果，不断地提出新的问题，建立新的假说。再通过随机对照试验等现代先进的临床科研方法，肯定疗效及疗效机制。并建立起诊断标准和疗效评价标准，推动中医肾证候本质的研究。

（4）阐明"补肾生精"治则的科学内涵　肾藏精理论指导下的从肾论治疾病种类多，其中涉及治疗原则最多的是补肾生精法。现代研究表明，"补肾生精"调控脏腑组织生长发育或再生修复具有多靶点、多途径、多层次、多环节、多时限整体调控的作用机制，具有不可替代的潜在优势，但给研究又带来难以克服的困难。因此，应从临床确有疗效的难治性疾病入手，加强临床"从肾论治"疾病的疗效与作用机制研究，揭示"肾藏精"的生物学途径以及药物发挥调节作用的效应机制，既可获得制定临床辨证用药标准的理论依据，又能创新临床难治性疾病治疗的理论应用途径。

方法学创新是关键，纵观以往有关"补肾生精"的研究虽取得了若干进展并积累了大量的资料，但资料不系统、公认的结论或成果较少，甚至受到质疑和非议。采用系统生物学方法研究"补肾生精"的科学内涵将是主要发展趋势。因为系统生物学可以将孤立在基因水平、蛋白质水平、代谢水平的各种信息的相互作用，将各种代谢途径、调控途径、基因、蛋白质和代谢网络，所有的功能模块和系统都偶联整合起来，用以说明生物整体，致力于探索信息整合、计算建模再到产生假设、观测验证的"补肾生精"调控脏腑组织生长发育或再生修复的新研究模式，在方法上强调理论与临床、计算与实验的互动与结合。期待着今后通过在大规模数据整合基础上建立计算系统模型，突出计算模型对于"补肾生精"治疗法则研究的指导作用。在实验方面，强调基于计算系统模型的预测与假设，从而形成深入"补肾生精"治疗法则内涵、计算与实验的交融。如此有望突破既往研究中直觉假设、实验、数据分析这一研究模式的局限。在海量数据基础上，针对"补肾生精"治疗法则的系统内涵，通过"计算"产生假设，通过"实验"验证假设，则一方面能够弥补单纯实验观测方法的不足，降低单纯实验研究的消耗；另一方面，又能够促使系统科学、复杂性科学的理念与方法论深入到"补肾生精"治疗法则研究的具体实践中去，最终可以获得"补肾生精"治疗法则的相关病理生理过程的基因表达调控图、全局信号网络图和标志性代谢图的总体规划等系统生物学结果。

二、肾阴肾阳理论文献研究

肾阴、肾阳二词在《黄帝内经》中并未提及。肾阳是后世逐渐发展起来的一个理论概念，并与命门学说的发展密不可分。

在《内经》中，只是有肾为"水脏""牝脏""至阴之脏"的说法，而对肾阳、肾火的论述并未见到，如《素问·至真要大论》曰"诸寒收引，皆属于肾"。但《难经》又提出"左肾右命门"之说，命门藏精，系原气。仲景《金匮要略》中以阴阳并重创制了肾气丸，为现代治疗肾气虚弱、命门火衰之代表方剂。《金匮要论·消渴小便利淋病脉证》："男子消渴，小便反多，以饮一斗，小便一斗，肾气丸主之，方见脚气中。"因此，先秦至两汉可称之为肾阳概念形成的萌芽时期。

《内经》并没有"肾阴""肾阳"的概念，而是将肾的生理病理总括归属于"肾"或"肾气"，但在分析肾病病机时肾阴肾阳互用之理已蕴含其中。如《灵枢·本脏》指出"肾脆则善病消瘅易伤"，认为肾阴不足，虚火内炽，消烁肾精易患消瘅病。《素问·至真要大论》"诸寒收引，皆属于肾"即指肾阳内虚，外寒袭体就可产生形体拘挛之证。更引人注目的是《内经》对发热恶寒的病证，常根据肾气盛衰立论，以阴阳胜负进行分析，"阳气衰于下，则为寒厥，阴气衰于下，则为热厥"（《素问·厥论》）。再如《素问·逆调论》曰："人身有寒，汤火不能热，厚衣不能温……是人者，素肾气盛，以水为事，太阳气衰。"《内经》"肾气"的概念，一直沿用于《金匮要略》《诸病源候论》《备急千金要方》《圣济总录》等之中，这些著作中均没有提出"肾阴"的专门术语。《难经》提出的左肾右命门说隐含了阴阳对峙之理，但没有明确提出肾阴、肾阳。张仲景继承《内经》学术思想，将后世的肾阴、肾阳合称为"肾气"，如其创制的肾气丸，虽然肾气当分阴阳之经旨奥义愈加昭彰，但仍没有直接肾阴、肾阳的命名。肾气丸在《金匮要略》中只用于"虚劳腰痛""消渴""转胞不得尿"等病证。

至晋隋唐时期，隋代杨上善《黄帝内经太素·五脏脉诊》中记载有

"肾阳"一词，"诊得石脉急甚者，是谓寒气乘肾阳气走骨而上，上实下虚，故骨癫也"，但剖析此中含义，仅为与寒气相对的概念，指阳气的温煦上腾之意，并未形成"肾阳"的概念内涵。对肾阳、肾阴有简单划分含义的论述出现在唐代孙思邈的《备急千金要方·肾脏方》中，将左肾右命门分为壬与癸，壬癸皆为水，而壬为阳水，癸为阴水。因此，在后世相当长的一段时间里，肾阳的概念并未形成。

把肾阴、肾阳统称为"肾气"的局面一直延续到宋代初期。宋代中晚期始将肾气初步分为"真阴""真阳"两方面，最先发展起来的概念是肾阳，如王焘在《外台秘要》中，根据《易》理，对肺肾关系进行了发挥："肺为五脏之华盖，若下有暖气，蒸即肺润。若下冷极，即阳气不能升，故肺干则热。《周易》有否卦，乾上坤下，阳阻阴而不降，阴无阳而不升，上下不交，故成否也。"

因此，可以说宋金元时期，是肾阳概念的形成时期。张元素的《脏腑标本寒热虚实用药式·命门》曰："命门，为相火之原，天地之始，藏精生血。"肾阳的概念为右肾命门火。宋代许叔微在《普济本事方》中论述"二神丸"（破故纸、肉豆蔻）的治疗作用时，才有将肾气比做"火力"的论述，认为肾内存在着"釜底之火"，参与饮食物的腐熟消化，较明确地指出了肾阳的生理功能。宋代严用和作《济生方》，更发展了许氏之论，出现了"坎火""真阳""真火"的概念，虽未明确提出"肾阳"的名称，但已奠定了其理论基础。元代朱丹溪认为相火在肝肾，相火妄动易煎熬真阴。因此，人体中火多水少，即"阳常有余，阴常不足"。

金元时期也是肾阴肾阳理论发展的关键时期。张元素在《脏腑标本药式》中首次指出了肾是阴水阳火的统一体："肾为水脏，而真阳居于其中，水亏则真阳失其窟宅""肾火与水并处，水不足，火乃有余。"并且金代医家发展了《难经》左肾右命门学说。在肾命学说的发展过程中，"相火"与肾命理论的结合具有重要的意义。"相火"一词最早见于《素问·天元纪大论》："君火以名，相火以位。"金代的刘完素发挥了相火理论，倡导"命门相火说"。他认为："左肾属水，男子以藏精，女子以系胞，右肾属火，游行三焦，兴衰之道由于此。故七节之旁，中有小心，是言命门相火也。"从此以后，右肾命门便被赋予了属火、属阳的特性。朱丹溪在师承了寒凉派刘完素火热病机的基础上，又参之以"太极"之理，进一步加以阐发和补充而发展起来相火、肾阴虚火旺的学说，对肾阴虚概念的形成起到了关键作用。首先，他说"天主生物，故恒于动"，"人有此生，亦恒于动"，认为天地万物，都是恒动的，而"凡动皆属火"。火有君火、相火之分。丹溪说："心，君火也。"《内经》云"心主神明"，可见，君火主持人身的思维活动。关于相火，丹溪说："生于虚无，守位禀命，因其动而可见。"又说："天非此火不能生物，人非此火不能有生。"可见相火指推动人身生生不息的原动力，又指出肝、肾、胆、三焦为相火的根源，主要发源于肾，君火、相火只有互相配合，才能温养脏腑，推动人身的各种功能活动，所以丹溪说："彼五火之动皆中节，相火惟有裨补造化，以为生生不息之运用耳。"但是，相火之性易起，若五志之火变动反常，则"五性厥阳之火相煽"，相火就会妄动，产生病理性的变化，以致"火起于妄，变化莫测，无时不有，煎熬其阴，阴虚则病，阴绝则死"。可以看出，相火既有推动人身生命活动的一面，如果反常妄动，又有"煎熬真阴"而使人生病的一面。在"相火论"的基础上，丹溪又于"阳有余阴不足论"中创立"阳常有余，阴常不足"之说。他说"男子六十四而精绝，女子四十九而经断"，可见阴气之难于成，且人的情欲无限，此难成易亏的阴气，自然更不足了。丹溪提出"节饮食""节情欲""夫妇之间，成之以礼，接之以时"，如"殉情纵欲，惟恐不及"，又用燥毒药品以助之，难免阴气虚耗，身亦憔悴，所以要"节情欲"。在临床治疗中，丹溪强调"滋阴降火"。

至明清时期，由于命门学说的兴起和发展，肾阳的概念有了新的发展，摆脱了《难经》"左肾右命门"的说法，形成了真阴、真阳为全身阴阳之本的理论。其中，贡献最大的当属明代医学大家张景岳，他在

《景岳全书·传忠录》中说:"命门为元气之根,为水火之宅,五脏之阴气,非此不能滋;五脏之阳气,非此不能发。"后世由此分离出了肾阴和肾阳的概念。肾阴和肾阳都是肾中精气的一部分,也就是说肾精是由阴精和阳精两部分物质构成,属于阴的那部分肾精即为肾阴,又称元阴、真阴,起滋养濡润的作用;属于阳的那部分肾精即为肾阳,又称元阳、真阳,起温煦蒸化的作用。

明代医家已明确认识到补肾当有滋肾阴温肾阳的区别。如李时珍指出:"虽云补肾,不分水火,未免误认。"张介宾指出:"阴阳者,一分为二也。"他深究阴阳互损之理,并发挥王冰"益水之源,以消阴翳;壮水之主,以制阳光",主张"阳非有余,阴常不足",补肾要求"阴中求阳""阳中求阴",在六味丸、八味丸的启发下,创制左归、右归大补肾阴肾阳。到此,肾虚的理论体系已经较为完整。

在历代医家著作论述中,有关肾阳与他脏关系的论述颇多。肾阳几乎与人体所有脏腑的生理功能有密切的关系。肾脏主水的各个环节都依赖于肾阳的温煦与气化来实现,故在水肿病的治疗中,温肾行水是重要治则。脾胃为仓廪之官,脾胃的消化、吸收、转输功能均依赖肾阳的温煦。若肾阳不足,不能蒸蕴脾土,则可致脾失健运,四神丸治疗脾肾阳虚的"五更泻"是依此而来。大肠传导糟粕、吸收水分的功能也须依赖肾阳的温煦才能完成。由于肾阳不足而出现大便秘结的"冷秘",其治疗当用温肾阳之济川煎。膀胱贮存、排泄尿液的功能也离不开肾阳的温煦气化作用。肾阳不足,气化失司导致的小便清长、遗尿等症,治疗以温肾阳为要。因此,在临床应用与研究当中,肾阳虚证及补肾阳法所涉及的现代疾病病种多且疗效较为显著,较能体现中医"异病同治"的特色。

三、肾主水理论文献研究

肾主水是中医肾藏象理论的重要观点之一。中医学关于水的概念,既有立足于人体赖以发挥生理作用的物质基础之义,即精、气、血、津液层面的物质基础；又有立足于人体生命起源层面的生命根本之义。关于肾主水这一功能的归纳在《内经》中已经明确提出。如《素问·上古天真论》曰："肾者主水。"《素问·逆调论》有："肾者水脏，主津液。"但关于为什么肾主水，或者说"肾主水"这一功能是如何产生的？对此，《内经》已经明确作为一个问题提出。《素问·水热穴论》云："肾何以主水？岐伯对曰：肾者至阴也，至阴者盛水也，肺者太阴也，少阴者冬脉也，故其本在肾，其末在肺，皆积水也。"关于肾主水的发生学问题，"肾主水"理论出自《内经》的解剖生理学观察，其具体的发生学途径是以膀胱的解剖生理为基础，以"肾合膀胱"理论为中介，由腑及脏推衍出"肾主水"的功能。即肾主水理论形成的直接解剖学知识是源于对膀胱的解剖。确立古代解剖学方法在肾主水理论形成中的奠基作用固然十分重要，但是解剖知识只是"肾主水"理论形成的基础。

肾主水理论演化的影响因素

1. 哲学影响

在中国古代哲学思想中，水为万化之源，水生万物，水为生命之本，水生人的观点，在当时的条件下，在古人的意识中是根深蒂固的。以"水生万物""水生人"为基础，遵循着古人"互渗""同一"的思维推演，对于人的单个生命体而言，由"肾主水""水生人"，则有了"肾生人""肾为先天之本""肾为先天立命之基"（《活人书·脾肾》）的中医学肾发生学观点的产生。可见，"肾主水"理论成为"水生万物"向"肾生人"及"肾为先天之本"理论过渡的中介之一。至此，解剖学意义上的肾主水功能得到了传统文化的认同和支持。

2. 类比思维

中医学肾主水理论的演化过程，正是体现了这一类比思维的指导意义。基于解剖知识的肾主水功能形成之后，通过五行学说的参与，沿着类比的思路，则有肾主水而归属于五行水。可见，肾与水行的固定对应源于肾主水这一功能与"水"行特性的直接类比。而这一解剖基础上的肾主水功能，不但突出了肾在水液代谢中的重要作用，在接受了哲学五行思想和类比思维的改造之后具有了重要的理论意义。肾配五行属水，而"水曰润下"，有滋润、下行、寒凉、闭藏的特性，由此推演出肾应冬、肾主蛰的理论，更有意义的是"将肾藏精的功能也很好地概括在水的特性中。因此，肾主水，指肾为水脏，有藏精和主持水液代谢的作用"。

3. 精水合一

"水是万物之源""精是万物之源"的理论与中医学"水是生命之本"和"精是生命之源"的理论在形成过程中是具有互动性的。精水合一是肾主水功能演化的指归。《灵枢·刺节真邪》云："茎垂者，身中之机，阴精之候，津液之道也。"明确指出：茎垂既是津液排泄之道，又是泄精之道，实际是"合二为一"。肾主水，合膀胱，开窍于前阴，溺由前阴出，精亦由前阴出，从而推知前阴溢泻之精（生殖之精）亦为肾主，故曰"肾藏精"。可见，肾藏精的最初含义，即是指肾藏生殖之精。而男性精道与津液之道合二为一，提示了精水合一的可能。肾主水的精水合一的意义开端于《内经》。《素问·上古天真论》有"肾者主水，受五脏六腑之精而藏之，故五脏盛，乃能泻。"关于肾主水的精水合一的内涵，历代多有表述。"精者属癸，阴水也，静而不走，为肾之体；溺者属壬，阳水也，动而不居，为肾之用。是以肾主五液，若阴水不守，则真水不足；阳水不流，则邪水泛行。"（《医宗金鉴·删补名医方论》）王氏则认为，肾主水有体用之别："静而不走"之阴水，是肾所藏之"精"，即人体生理所需之"水"，为构成脏腑的物质基础，"乃肾之体"；"动而不居"之阳水，是肾下输膀胱之"溺"，即人体内多余之"水"，为人体代谢过程中，肾功能活动输泻的废弃之物，"乃肾之用"。根据功能而把"水"分为"内藏之水"和"输泻之水"，两者皆由肾主，有着不可分割的联系。所谓"内藏之水"，指肾脏所藏之精，肾为封藏之本，一身之精藏于此。所谓"输泻之水"，是指津液而言，因肾主津液的输布与排泄，故有"水脏"之称。"内藏之水"与"输泻之水"皆属水类，"内藏之水"宜静而守于内，为肾之体，故属阴，是肾脏各种功能活动的物质基础。"输泻之水"宜动而行于外，为肾之用，故属阳，是肾脏气化功能的主要体现。两者同由肾主，可分而不可离。肾主水具有精水合一的意义，肾主水以精水合一为物质基础，肾主水包括藏精和主持水液代谢两大主要功能，因此，精水合一是肾主水的内涵。精水合一将"水是生命之源"与"精是生命本源"很好地结合在肾，这一在现代医学被视为无法理解的理论在中医学中自然而然地产生了，从而确立了肾为人体生命之本的地位。这一认识，使中医学对肾的认识提高到了一个新的水平，使肾在五脏中的作用得到深刻的阐述。

肾主水，指肾气具有主司和调节全身津液代谢的功能。《素问·上古天真论》曰："肾者主水。"《素问·逆调论》说："肾者，水脏，主津液。"机体水液代谢是一个复杂的生理过程，它在肺、脾、胃、肾、肠、膀胱、三焦等脏腑的综合作用下完成，其中肾起着主宰作用。肾主水的功能通过肾的气化作用而实现，具体表现在三个方面：

（1）肾的气化功能是津液代谢的动力　《素问·水热穴论》曰："肾者，牝脏也，地气上者属于肾，而生水液也。"肾位于下焦，接纳肺通调水道输送来的津液，将清者蒸腾于上，再输送到肺及全身，发挥其滋养濡润作用；浊者下输膀胱，化为尿液排出体外。

（2）肾气对参与津液代谢脏腑的促进作用　水饮入胃，在胃主腐熟、小肠主液、大肠主津的作用下，经脾气运化，津液或上输于肺，或"灌四傍"，从而发挥其滋养濡润作用。经脏腑形体官窍代谢后所产生的津浊液，或通过肺气宣发化为汗液排泄；或通过肺气肃降输送至膀胱化为尿液排泄。可见，机体津液的输布与排泄，是在肺、脾、肾、胃、大肠、小肠、三焦、膀胱等脏腑的共同参与下完成的，各脏腑功能的正常发挥有赖于肾气、肾阴肾阳的资助与调控。换言之，肾气及肾阴肾阳通过对各脏腑之气及其阴阳的资助和调控，主司和调节着机体津液代谢的各个环节。

（3）肾气的生尿和排尿作用　尿液的生成和排泄是津液代谢的一个重要环节。津液代谢过程中，各脏腑形体官窍代谢后产生的浊液，以及胃肠道中的部分津液，通过三焦水道下输于膀胱，在肾气的蒸化作用下，其清者经脾达肺，重新参与津液代谢；浊者留而为尿。尿液的排泄，主要是膀胱的生理功能，但依赖于肾阴抑制与肾阳推动作用的平衡，肾气蒸化与固摄作用的协调。肾阳虚衰，激发和推动作用减弱，可致津液不化而为尿少水肿；肾阴不足，相火偏亢，抑制作用减退，可见虚火内炎的尿频而数。肾气虚衰而失其固摄，则见尿失禁。《素问·水热穴论》说："肾者，胃之关也，关门不利，故聚水而从其类也，上下溢于皮肤，故为胕肿。胕肿者，聚水而生病也。"

肾是调节尿液排泄，维持机体津液代谢平衡的重要器官。正常情况下，机体津液排泄正常与否是决定津液代谢是否平衡、协调的关键因素。津液排泄主要有呼吸、汗液分泌、排尿三条途径，与肺肾相关。《灵枢·五癃津液别》曰："天暑衣厚则腠理开，故汗出……天寒则腠理闭，气湿不行，水下留于膀胱，则为溺与气。"尿液排泄作为机体津液排泄的主要途径，在维持津液代谢平衡中起着极其关键的作用。尿液生成与排泄均有赖肾的气化作用调控。人体排尿，一是排除机体必须清除的废浊之液；二是排除人体剩余水液。后者是肾调节、维持体内津液平衡的功能体现。当机体摄水量多或天冷无汗、少汗致体内剩余津液增加时，肾通过气化作用，将多余的水分输注膀胱，与废浊之液一道排出体外，此时尿多色淡；当机体摄水减少或天暑多汗时，肾有效地控制津液排泄，故此时表现为尿少色浓。肾的这一作用不仅能维持体内津液的代谢平衡，而且在一定程度上能够有效缓解因汗、吐、泻等因素造成的津液丧失过多导致的不良影响。由此，前人有"肾主津液""肾主开合"之说。

病理情况下，肾中精气虚衰，气化功能失常，不仅可影响肺、脾、三焦等脏腑的气化功能，而且可直接导致肾对津液调控功能发生障碍或紊乱，表现为开合失调。如既可出现尿少、尿闭，又可出现尿多、尿清长。故《素问·水热穴论》指出："肾者，胃之关也，关门不利，故聚水而从其类也。"

四、肾主纳气理论文献研究

肾主纳气，指肾气摄纳肺所吸入的自然界清气，保持吸气的深度，防止呼吸表浅的功能。肺司呼吸，呼气赖肺气宣发，吸气赖肺气肃降。但吸气维持一定的深度，除肺气肃降作用外，还有赖于肾气的摄纳潜藏。

"肾主纳气"的理论渊源，最早可追溯到《黄帝内经》。《素问·逆调论》指出："肾者……主卧与喘。"认为咳、喘等症与肾有关。《难经·四难》曰："呼出心与肺，吸入肝与肾。"阐明呼吸功能与心、肺、肝、肾有关，而肾与气的吸入有关。张仲景继承了这一学术思想，将补肾法用于呼吸异常的治疗。《金匮要略·痰饮咳嗽病脉证并治》指出："夫短气有微饮，当从小便去之，苓桂术甘汤主之；肾气丸亦主之。"南宋杨士瀛在前人的基础上，明确提出"肾主纳气"一说。其《仁斋直指方论·附补遗·咳嗽》曰："肺出气也，肾纳气也，肺为气之主，肾为气之藏。凡咳嗽暴重，动引百骸，自觉气从脐下逆奔而上者，此肾虚不能收气归元也，当以补骨脂、安肾丸主之，毋徒从事于宁肺。"杨氏此论一出，对明清医家影响颇大。林珮琴的《类证治裁·喘症》中进一步阐发道："肺为气之主，肾为气之根。肺主出气，肾主纳气，阴阳相交，呼吸乃和。若出纳升降失常，斯喘作矣。"

（一）有关肾主纳气内涵的研究

肾主纳气是指肾具有收受、闭藏"气"的生理作用。肾中所纳之"气"，一者，自然界清气，人的呼吸运动，虽由肺所主，但必须依赖肾的摄纳作用，才能使吸入的清气下行，以保证呼吸的深度，防止呼吸表浅。如果肾的摄纳作用减退，吸入的清气不能下纳，就会出现动辄气喘、呼多吸少等"不纳气"的表现。清代何梦瑶在《医碥》中对肾摄纳清气的作用做了精辟说明："气根于肾，亦归于肾，故曰肾纳气，其息深深。"二者，肺气。清代名医张聿青在论及喘证病机时指出："肺在上主气之出，肾在下主气之纳。惟下虚斯肾虚，不能仰吸肺气下行，气至中途，即行返出，此其所以为喘也。"(《张聿青医案》)他认为肺气下行有赖于肾的摄纳作用，肾虚摄纳失司不能吸纳肺气，使肺气下降不能则转而上逆，发为喘证。三者，五脏六腑之精气。肾为封藏之本，"受五脏六腑之精而藏之"，有学者指出，肾对精气的闭藏作用，即是肾主纳气功能的体现。通过肾对五脏六腑精气的下纳，以充养肾中精气，保持肾精充沛。

（二）肾主纳气的原理

1. 肺肾气机升降相因

《素问·阴阳应象大论》曰："清阳为天，浊阴为地，地气上为云，天气下为雨。雨出地气，云出天气。"说明自然界存在着天地、上下交感的趋势。"人与天地相参"，因此可认为人体气机也有类似特点，即"位于上者，以下降为顺；位于下者，以上升为和"。肺肾两脏，类似人体"天地"。肺位在上宜降，故吸入的清气须下纳于肾；肾位在下宜升，故肾中的精气须上济于肺。只有肺肾二脏气机升降相因，才能维持其功能协调。如孙一奎在《医旨绪余》中指出："呼在肺而吸在肾者，盖肺高肾下，犹天地也。"清代何梦瑶说："肺司呼吸，气之出入于是乎主之，且气上升至肺而极，升极则降，由肺而降，故曰肺为气主。肾主纳气，故丹田为下之气海，肺为气主，故胸中为上气海。肾水为坎中之阳所蒸，则成气上腾至肺，所谓精化为气，地气上为云也，气归于肺，复化为水，肺布水精，下输膀胱，五经并行。"

2. 肺肾两脏经脉相连

经络是人体运行气血、联络沟通的通道。《灵枢·本枢》指出："少阴属肾，肾上连肺，故将两藏。"《灵枢·经脉》说："肾足少阴之脉，起于小指之下……入肺中……咳唾则有血，喝喝而喘。"明示肾通过经脉与肺相连，若肾有病变可通过经脉影响到肺，出现呼吸异常的表现。可见，肺肾两脏经脉相连，为其生理病理上的关系提供了结构基础。

3.肺肾两脏相互滋生

肺属金，肾属水，按照五行相生规律，肺金能够滋生肾水；而肾水作为五脏阴阳之本，对肺金也有滋养作用。明代赵献可的《医贯》中说："世人皆说金生水，而余独曰水生金。盖肺气夜卧则归藏于肾水之中，肾中火炎则金为火刑而不能归，无火则水冷金寒亦不能归……或壮水之主，或益火之源，金自水中生矣。""金水相生"，小而言之，概括了肺肾阴液相互滋生的关系；大而言之，则概括了肺肾间生理上的密切关系，表现在：肺肾共主呼吸，肺肾共主水液，肺肾阴液相互滋生等。若一脏失调，久则必累及另一脏，终致肺肾同病。如喘证初病在肺，痰多喘满，形气壅实，久则病及于肾，渐至气短不续，呼多吸少，即是金不生水、肺肾同病。肾具潜藏之性，肾性潜藏，主藏先后天之精。《素问·六节藏象论》曰："肾者主蛰，封藏之本，精之处也……"肾的潜藏特性决定了肾具有将五脏六腑之精收受、摄纳的作用。肾主纳气即是这一特性的具体体现。

（三）肾主纳气的发生学思考

1."肾主纳气"基于长期实践而产生

临床观察、经验积累是其形成的主要认识来源，以药测证是这一理论得以提炼总结的重要手段。《内经》就注意到呼吸异常与肾有关，《素问·逆调论》"肾者水脏……主卧与喘也"及《素问·经脉别论》"是以夜行则喘出于肾"皆证实了这一点。东汉张仲景以肾气丸主治肾阳不足、水饮上泛所致的短气微饮，开创了补肾治喘之先河。南宋杨士瀛进一步认识到"肾虚不能收气归元"是喘证形成的病机，治疗上主张"凡咳嗽暴重，动引百骸，自觉气从脐下逆奔而上者，此肾虚不能收气归元也，当以补骨脂、安肾丸主之，勿徒从事于宁肺"。他从理论上对肺肾共主呼吸予以明确阐释，在《仁斋直指方论》中提出"肺出气也，肾纳气也，肺为气之主，肾为气之藏"。为后世以"肾不纳气"解释咳喘病机及采用补肾法治疗喘咳病证提供了重要启示。临床观察所见，肾与喘证的发生确有密切关系。很多喘证患者，幼年发病，至发育期，随着肾气渐充,疾病可自愈。而与其相反的是,很多慢性咳嗽病例,在老年肾气渐衰时,易于发生喘证。足见喘证的发生、转归与肾中精气的盛衰有密切关系,也提示肾虚不能纳气是喘证发病的内在因素。通过补肾调节体质,可对喘证的控制起到积极作用。当今中医工作者根据"肺肾共主呼吸""肾主纳气"理论,将补肾法用于慢性喘咳的治疗。主张缓解期通过补肾、健脾、益肺来改善体质,预防喘证发作;发作期除祛邪外,仍酌加少量补肾药物以图固本祛邪,经临床验证,疗效较为满意。现代研究也证实,补肾药物确能多环节、多途径调整喘证患者的神经、内分泌、免疫系统,改善其肺功能,降低气道高反应性,由此达到预防、减轻或中止哮喘季节性发作的目的。

2. 肾主纳气的形成可能受到古代导引术的启发

古之"导引"即今之气功,它作为养生保健的手段之一,有着悠久的历史。气功修炼时,讲究丹田呼吸(即腹式呼吸),认为在入境状态,呼吸的支点不在肺而在丹田。气息出入完全由丹田的开合所控制,与肺的舒缩无关。此时,习练者可体会到气息经口鼻直出直入于丹田,中间并无阻碍,似乎肺已不再舒缩、不再活动,它的工作完全由丹田所替代。若从呼吸出入与丹田开合的运动中体验,丹田部位实际上就是腹部膨胀后向内回缩时,四周的力向内最集中的一点,此时可感知呼吸操作的中心就是丹田。丹田位于脐下、小腹,即道家所谓的"下丹田"。道家理论认为它是人体聚气贮气的部位,也是元精、元气、元神所居之所。通过导引使气归纳于丹田,有助于修炼精气神,特别是充养元气,对养生保健大有裨益,故为历代养生家所推崇。由此推测,古代医学家可能正是通过导引过程中丹田呼吸的体验联想到呼吸宜深入,清气宜下行,才能使呼吸的作用发挥到极致,达到充养元气的目的。由于肾为先天之本,内藏元精元气,和道家对"丹田"的认识较为相似,由此联想到人体五脏当中对呼吸发挥主导作用的是肾,继而衍生了"肾主纳气"的观点。

肾不纳气形成具有明确含义的证候术语,大约始于宋、倡于明、盛于清，但它的理论根据和历史背景非常悠久。辽宁中医药大学的史永常教授，南京中医药大学的李文博士、吴承玉教授对肾不纳气有详细的论述。

（1）春秋战国时期 《内经》没有肾主纳气或者肾不纳气的相关论述，但是多次论及肾与呼吸有关。如《素问·经脉别论》曰："度水跌仆，喘出于肾与骨。"《素问·逆调论》曰："肾者水脏，主津液，主卧与喘也。"《素问·水热穴论》曰："故水病下为胕肿大腹，上为喘呼，不得卧者，标本俱病，故肺为喘呼，肾为水肿，肺为逆不得卧，分为相输，俱受者水气之所留也。"《素问·示从容论》曰："咳嗽烦冤者，是肾气之逆也。"在肾不纳气的历史之中，《难经》是一部不得不提的著作，《难经·四难》指出："呼出心与肺，吸入肾与肝。"这似乎是目前最早提出肾与吸气相关的文献，虽没有明言肾主纳气，但已经相当接近了。

（2）秦汉时期 医学代表著作为《伤寒论》与《金匮要略》，其中的治法可以认为是开创了补肾纳气法治疗咳喘的先河。《伤寒论》中以真武汤治水气病："少阴病，二三日不已，至四五日，腹痛，小便不利，四肢沉重疼痛，自下利者，此为有水气。其人或咳，或小便利，或下利，或呕者，真武汤主之。"可见其病位在肾无疑。《金匮要略》认为："夫短气有微饮，当从小便去之，苓桂术甘汤主之，肾气丸亦主之。"

（3）宋金元时期 第一次有人明确提出肾主纳气理论。宋代杨士瀛《仁斋直指方论》的第四篇"血营气卫论"中如是说："心为血之主，肝为血之脏，肺为气之主，肾为气之脏，诚哉是言也！学人苟知血之出于心，而不知血之纳于肝；知气之出于肺，而不知气之纳于肾。用药模棱，往往南辕而北辙矣。"杨士瀛第一次明确提出了肾主纳气的理论，是该理论成型的一个里程碑。

（4）明清时期 肾主纳气的理论趋向成熟。温补学派的代表人物赵献可在其《医贯》中论述："真元耗损，喘出于肾气之上奔。其人平日若无病，但觉气喘，非气喘也，乃气不归元也。"而且赵献可对此还有明确的治法："且先以八味九安肾丸、养正丹之类，煎人参生脉散送下，觉气若稍定，然后以大剂参补剂加破故纸、阿胶、牛膝等，以镇于下。又以八味九加河车为丸，日夜遇饥则吞服方可，然犹未也。须远房帷，绝色欲。经年积月，方可保全。"至清代，华岫云在《临证指南医案》中总结喘证论治："喘症之因，在肺为实，在肾为虚，先生揭此二语为提纲……虚者，有精伤气脱之分。填精以浓厚之剂，必兼镇摄，肾气加沉香，都气入青铅，从阴从阳之异也；气脱则根浮，吸伤元海，危亡可立而待。"林珮琴的《类证治裁》在其论述"喘证"的章节中如是说："肺为气之主，肾为气之根，肺主出气，肾主纳气，阴阳相交，呼吸乃和。若出纳升降失常，斯喘作焉。"明清时期是该理论成熟的时期，理论完备，方法成熟，方药明确。代表医家有赵献可、叶天士、林珮琴等。

五、肾本质理论文献研究

中医肾的形态，《难经·四十二难》曰："肾有两枚，重一斤一两，主藏志。"根据度量现代解剖学描述，肾脏位于腹膜后脊柱两旁，左右各 1 个，形似蚕豆。从形的层次看，中医对肾的认识基本正确，只是描述得较为粗糙。中医认为肾位于腰部，脊柱两侧，左右各一，并已认识到尿是在肾内生成的，如"肾为水脏，体内津液浊者化为尿液下注膀胱"。《医贯·玄元肤论》曰："肾有二，形如豇豆，相并而曲，附于脊。外有黄脂包裹，里白外黑，各有带两条，上条系于心包，下条过屏翳穴，后趋脊骨。"胡剑北据现代解剖学认识，认为中医的肾包括了人体解剖上的肾实体，肾的命名正是基于肾实质脏器。上条可能指的是进出肾门的血管，其在肾盂、输尿管上方，通过腹主动脉与心脏相联系，故为上条系于心包；垂下的肾盂、输尿管为下条，其下行至外生殖器后方直肠前方（屏翳穴深面），向后朝向脊骨方向。由于古人未能仔细观察，对下条（输尿管）与膀胱相连的解剖关系未能发现。古今比较，可以说古人对肾的形态认识基本准确。其以人体同名肾脏作为结构主体，合之肾上腺、生殖性腺组成。尽管最终建立起来的肾藏象学说根本不以肾器官的解剖形态学为指归，但其理论的构建却以这一初始解剖概念为起点。

夏文芳等对中医所指的肾提出了"泌尿肾"和"内分泌肾"的假说，认为中医的肾虽源于实体，但其后的发展使其逐渐演变成解剖属性、非解剖属性兼具的"混合体"，故中医肾的大部分内涵超越了实体。其涉及多系统、多器官，肾所藏"先天之精"是人体生长、发育的根本，所藏"后天之精"是维持生命的物质基础。肾精所化之气为肾气，主要生理作用在于促进机体的生长、发育和具备生殖能力。

作为人体重要的内分泌器官之一的肾上腺组织，通过合成、分泌、释放肾上腺皮质激素（糖皮质激素、盐皮质激素、部分性激素）调控着个体生长发育及新陈代谢过程，并协同下丘脑–垂体–性腺轴决定着个体生殖功能的实现。此外，肾上腺髓质激素（儿茶酚胺）又在调控机体水盐代谢和个体应激反应方面举足轻重。肾上腺所具有的上述功能在与传统中医对肾脏功能，特别是在和"藏精肾"功能的对比认识上确有异曲同工并互为借鉴之处。

中医肾藏理论发端于古代解剖学对肾脏的认识，因而肾藏的功能与现代医学指的肾脏有一定交叉。但肾脏不能解释肾藏的所有功能，田进文等认为，肾藏理论中的非解剖学内容是其本质和精华之所在，如肾藏主生长、发育、生殖，肾藏为先天之本，肾阴肾阳为五脏及全身阴阳之根本等。肾藏是生命活动的信息、物质、能量的发源地，是一个过程、一种功能，它没有具体的解剖结构，它存在于机体每一个细胞当中。在多细胞生物中，全部细胞中的中心法则的实现过程总体上构成肾藏，每个细胞中的中心法则过程是肾藏的功能单元。肾藏精，主生长发育与生殖，机体的生长、发育、生殖都需要核酸、蛋白质的合成和细胞的分裂、分化。而中心法则的实现过程正是蛋白质的合成和遗传物质的倍增、传递过程。因此，中医"肾藏精，主生长发育与生殖"理论是以宏观方法揭示出来的"中心法则"。

第二节 "肾藏精本质"现代科学实质研究

一、肾精的物质与功能基础

（一）概述

"肾精"在中医藏象理论中至关重要。肾精不仅构成机体发育的原始物质，而且能"藏精起亟"，在人体功能的壮盛、衰退中发挥重要作用。这也就决定了肾精在防病治病上有重要意义，如《金匮真言论》谓："藏于精者，春不病温。"又如《冯氏锦囊秘录》谓："足于精者，百疾不生；穷于精者，万邪蜂起。"肾精的重要性主要反映在它作为某种本源的特性，根据中医学理论，肾气、肾阴、肾阳、五脏等都可以认为由肾精演化而来。肾精概念是和其他诸多概念相互关联的，在这个概念之网中，无论对于纯粹的中医学，还是中医学的现代研究，都还有很多有待进一步澄清和探索的课题。肾精、肾气、肾阴、肾阳等概念的分界，从古至今虽然不断地有所论述，但仍有需要梳理之处；中医学中不仅有肾精的提法，也有五脏精的提法，两者有着区别与联系，值得研究；肾精与先天之精、后天之精、生殖之精等概念的关系，也还有诸多需要澄清之处。

（二）实验研究

1. 从细胞水平对"肾精"实质的研究

干细胞的文献及实验研究成果表明，在细胞及分子层次，"肾藏精"主要或部分体现为干细胞及微环境的调和状态。"肾藏精"与在 NEI 网络整体调控下的内源性干细胞"沉默"休眠、"唤醒"激活、增殖分化以及多种内在机制和微环境因素密切相关。干细胞既可以定向分化为神经细胞、胰岛 β 细胞、免疫细胞等，又具有神经－内分泌－免疫网络作用的分子基础。干细胞在人体生长发育过程中受自身基因属性和局部微环境影响，并受神经内分泌物质的远程调控。因而肾藏精的现代实质在于局部微环境依赖的干细胞自我调控系统，受以性激素系统为中心的全身神经内分泌系统调控。

中医学认为肾中所藏的先天之精，主机体生长发育与生殖，而现代医学认为干细胞的自我更新与增殖分化和跨胚层转分化，揭示了生物体生长发育与生殖的基本生命规律，二者具有很大的相关性，干细胞与肾精无论在来源或功能上均十分相似。

（1）先天之精与干细胞来源相同　先天之精源于父母，《灵枢·决气》谓："两神相搏，合而成形，常先身生，是谓精。"父母生殖之精相结合，便形成先天之精，是构成人体胚胎的原始物质，且主藏于肾。因此，肾所藏之精可相应于胚胎干细胞及其所分化为各种组织器官的成体干细胞。

来自父母精子与卵子结合而成的受精卵，即为全能干细胞，它含有分化成新个体的全部遗传物质。在其发育过程中，相关基因表达按一定的顺序启动和关闭，这种启动与关闭机制是整个发育过程的核心，故可以说"先天之精"来自于全能干细胞，其内涵包括干细胞内的全部遗传物质及其蕴藏的种属特异发育信息。

（2）先天之精与干细胞皆分布于全身各脏腑组织　中医学认为，先天之精在人体出生之后，分布于全身各脏腑，主要纳藏于肾。《素问·上古天真论》谓："肾者主水，受五脏六腑之精而藏之，故五脏盛，乃能泻。"先天之精能够化生元气，元气通过三焦布散全身，内至脏腑经络，外达肢节皮毛，维持各脏腑组织的正常结构并激发推动其功能活动。从干细胞角度来看，成年个体的几乎所有组织均存在成体干细胞，是胚胎发育过程中全能干细胞在分化到一定阶段时所停留在组织中的，具有维持机体组织正常结构与功能的作用。可见，中医的肾精-元气与现代医学的全能干细胞-成体干细胞之间存在某种平行关系。干细胞分布于全身的各种组织器官，依存于它们所处微环境的不同而分化成为不同的细胞和组织，而能同时激活干细胞和发挥微环境作用的中医药可设想为温补命门之火的药物。

（3）先天之精与干细胞有相似的功能　肾中所藏的先天之精主要具有促进生长发育、生殖，以及化血的功能，而这些功能干细胞皆具有。

①促进生长发育。《灵枢·经脉》谓："人始生，先成精，精成而脑髓生。"先天之精是胚胎形成和发育的物质基础。人出生之后，精能维持正常的生长发育，随着肾中所藏精气由盛而衰的变化，人体呈现生、长、壮、老、已的生命运动规律。胚胎时期，干细胞的分化过程是由受精卵，到胚胎干细胞，再到各组织器官的干细胞，最后分化为终末细胞。在出生后，各组织器官内的干细胞并没有全部分化，仍有许多继续存在，称为成体干细胞，终身存在于人体，在个体发育成熟过程中，能按一定的时间与空间顺序，分化成特定的终末细胞，人体各部分细胞产生的数量大于死亡、凋亡或被清除的细胞数量。在衰老过程中，成体干细胞的数量与分化能力不足，细胞产生数量少于清除数量而导致总体数量减少，同时各器官组织终末分化细胞的功能也呈下降状态，最终人体因为整体功能不能维持而死亡。研究发现，老年大鼠与青年大鼠比较，同样有神经递质受体，如 DAR、ER、GABAR、GluR；生长激素相关基因，如 GH、泌乳素（PRL）、胰岛素样生长因子结合蛋白等；性激素如促性腺激素释放激素（GnRH）、FSH、LH、雄激素受体；甲状腺激素如 TRH、TSH；淋巴细胞的细胞周期素（Cyclin）B 和 G、γ 干扰素下调。补肾药物作用之后，这些基因的表达均被逆转。

②生殖功能。肾中所藏生殖之精具有生殖以繁衍后代的作用。根据《素问·上古天真论》中所述，女子二七、男子二八肾精充盈到一定程度，天癸至，月事应时而下，精气溢泻，具备生殖能力。至衰退期，肾精亏虚，则天癸竭而地道不通，则丧失了生殖繁衍能力。人体随着胚胎的发育，胚胎期的生殖嵴最终发育成性腺（睾丸或卵巢），生殖嵴内的原始生殖细胞则发育成生殖干细胞。当人体发育至青春期时，生殖干细胞发育成熟，分化为精子或卵子，相结合成受精卵，可繁衍后代。人体衰老期，女性在绝经期后无法产生卵子，老年男性的精子在数量与活力上，

大不如年轻人，逐渐丧失生殖能力。可见，肾中所藏生殖之精起源于胚胎期生殖嵴内的原始生殖细胞，其繁衍生殖功能由生殖干细胞完成。

③生髓化血。中医认为，肾藏精，精生髓，髓可化血。《景岳全书·血证》曰："人之初生，必从精始……血即精之属也，但精藏于肾，所蕴不多，而血富于冲，所至皆是。"精血同源，肾精充足则血液充足。造血干细胞可以产生所有种类的血细胞，包括淋巴系细胞、髓系血细胞和血小板。淋巴系细胞是人体免疫系统的重要活性细胞。髓系血细胞包括红细胞、粒细胞、单核巨噬细胞、巨核细胞等。研究表明，观察温肾益精降浊法组方作用于腺嘌呤所致肾性贫血大鼠，测定各组大鼠的血常规及肾功能和促红细胞生成素（EPO）水平，温肾益精降浊法治疗组的Hb、RBC、HCT、EPO值均高于模型组。补肾中药可能通过调节ERK信号通路相关蛋白ERK1、ERK2的表达来改善CAA的骨髓造血功能，且存在中医证型的疗效差异。吴顺杰等观察参附汤对移植后小鼠造血干细胞归巢的影响，用激光共聚焦显微镜检测显示，参附组小鼠造血干细胞归巢的数量较空白组增多，并随移植时间的推移，呈逐渐增多的趋势。流式检测显示，骨髓单个核细胞的8ca-1＋细胞＋3、8ca-1＋细胞＋7、8ca-1＋细胞＋14天的表达率分别为（5.36±1.27）%、（5.77±1.14）%、（5.42±1.14）%，表明具有温阳补肾作用的参附汤能促进自体移植小鼠造血干细胞的归巢。

④肾藏精，精生髓，髓充脑，脑为髓海。肾精充盛，则脑髓充足，精盈髓充则脑自健，脑健则能生智慧，强意志，利耳目。现代医学认为，脑主要由神经干细胞发育而成，在出生后，脑中的大量神经干细胞仍会存在一段时期。研究表明，补肾中药在多种拟老年性痴呆和脑老化动物模型和细胞模型的作用特点是增强细胞能量代谢、神经营养因子表达和胆碱能神经元数量与功能，减少神经毒素生成。

⑤肾藏精，精生髓，髓养骨，骨为髓府。肾精充盛，则骨髓生化有源，骨才能得到骨髓的滋养而强健有力，运动轻捷。齿为骨之余，牙齿亦赖肾精生髓而充养，肾精充足则牙齿坚固而有光泽。间充质干细胞主

要存在于骨髓中，是骨髓的重要组成部分，参与调节骨髓基质的发育，具有分化成骨、软骨、肌肉、肌腱、脂肪等组织的能力。此外，牙髓中有牙髓干细胞，其功能正常则牙齿能坚固而有光泽。故骨髓间充质干细胞对骨的生长发育及其功能的维持都起到不可或缺的作用，与肾精化生骨髓而养骨的功能有较大联系。研究表明，补肾药还可诱导干细胞的定向分化，如将补肾方药加入骨髓基质干细胞培养中，可促进干细胞的增殖和向成骨方向分化及矿化。

2. 从分子水平对"肾藏精"藏象理论的基础研究

从分子水平研究中医肾藏精，主要应用分子生物学技术，研究细胞中的基因表达，遗传信息的传递和代谢调控机制特别是从 DNA、RNA 角度进行肾精、肾本质的研究。沈自尹等采用基因芯片技术发现补肾药物淫羊藿对皮质酮大鼠生长激素（GH）、生长激素释放激素（GHRH）及各类促生长因子如胰岛素样生长因子结合蛋白（IGFBP）、神经生长因子（NGF）等具有显著上调作用。在自然衰老大鼠（肾虚证模型）发现 EF 能使多个组织的基因表达年轻化，也使老年大鼠下调的 GH、GHRH 及 IGFBP、NGF 等的表达上调。

（1）肾精与 DNA　中医遗传学认为，肾精类似于 DNA 上的碱基对或是碱基序列上所蕴含的遗传信息，而肾中所藏先天之精则更似于基因遗传的保守信息。成熟的精、卵细胞结合成为受精卵，受精卵中的 DNA 包含了来自父母双方的遗传信息，DNA 稳定是维持机体稳态的中心，在体外物理、化学等多种因素影响下，DNA 修复通路正常，细胞才能正常生长、发育、分化，将遗传信息传给子代，保证 DNA 的正常遗传和机体的自稳态。这和肾精在来源、维持生物正常生长发育、保持物种稳定和基本特征、维持机体自稳态等方面都具有一定的相似之处。

DNA 结构和功能正常是机体长寿的重要保证，补肾填精法被证实可以维持 DNA 结构稳定。崔成德等研究发现，补肾益精方药可以提高老年大鼠 TOPO Ⅱ 酶和 DNA 聚合酶的活性，稳定 DNA 的空间结构。

吴氏等从分子角度对中医肾藏精、精生髓、髓生血作用进行试验探讨，采用 HPLC 法分析了生理性肾虚老龄大鼠肝细胞 DNA 的甲基化水平，发现中国神方补肾生血药可以明显增高其 DNA 甲基化水平，说明补肾生血药通过改变 DNA 的甲基化水平，提高基因稳定性，稳持正常基因表达，延缓衰老基因的起动。

（2）肾藏精与 mRNA 表达　补肾填精方可促进成骨细胞的增殖并在基因的水平上可以影响 mRNA 的表达。从基因组学探讨肾虚实质，应用 RT-PCR 技术发现肾阳虚大鼠下丘脑室旁核促肾上腺皮质激素释放激素（CRF）的 mRNA 表达受抑，而补肾复方均可使老年大鼠 FasL 基因表达下调；肾阳虚大鼠下丘脑室旁核 CRF 的 mRNA 表达受抑，结果发现补肾复方均可使老年大鼠的 FasL 基因表达下调。

（3）"肾主生长发育"与基因　肾主藏精，人体先天之精主要纳藏于肾，因此肾主生长发育、生殖，与人的生、长、壮、老、已关系密切。现代分子生物学研究证实，基因与人体的生长发育有密切关系，基因是生物体细胞内特定的 DNA 核苷酸片段，是生物遗传的基本单位，它与人体的生长发育、衰老、肿瘤、生殖与遗传都有密切关系，这与中医藏象理论关于"肾主生长发育"的作用论述与上述几方面有着相似之处。自由基学说认为衰老是由于自由基及其诱导的氧化反应长期毒害的结果，其机制是使 DNA 与 RNA 产生一系列变化，如 DNA 突变、交联、单链断裂等。从而影响遗传信息的传递、转录和复制，表明自由基是通过作用于调节细胞生长的基因导致衰老的。动物实验发现，4、10、18、24 不同月龄段大鼠的下丘脑、垂体、肾上腺、淋巴细胞、骨、肝、肾 7 个组织块的基因表达差异谱，显示具有统计学意义的主流基因表达数据，都呈年龄依赖的关系，即随着增龄而表达降低，至 24 月龄降至谷底，观察经补肾药物干预后，这些主流基因的表达又有显著升高，其趋势与 10 月龄的表达水平接近，这反映 EF 对神经内分泌免疫和骨代谢的衰老相关基因有很强的逆转作用。

（三）研究成果

虽然学者较早就注意到肾精和干细胞的关系，但直到近年才得到充分发展，这个变化首先表现为由单纯药物作用的研究向各种不同肾精亏虚动物模型干细胞行为改变的研究，因此将单纯药理的研究推向中医病理的研究；研究更加深入和系统、涉及的干细胞种类更为广泛。上海中医药大学王拥军、复旦大学沈自尹等发现皮质酮作用于 3 个月大鼠出现骨量显著降低，伴随骨髓间充质干细胞的分化行为改变；从补肾中药中提取的单体淫羊藿苷能促进骨髓间充质干细胞向成骨细胞分化。并发现去卵巢大鼠骨髓间充质干细胞的数量及分化的异常。复旦大学沈自尹课题组采用阿糖胞苷将大鼠活跃的神经干细胞删除，仅剩下沉默的神经干细胞，在此模型上，使用补肾中药和非补肾中药，发现补肾中药具激动沉默干细胞的显著效果。原国家人口计生委科学技术研究所张树成研究组在白消安导致的小鼠无精症动物模型中，比较了不同补肾填精药物对生精功能的影响，并观察其基因表达谱的差别。张长城则采用环磷酰胺（CTX）致小鼠 DNA 损伤，发现五子衍宗方对 CTX 致小鼠 DNA 损伤具有较好的保护作用，对其生精功能也具有保护作用。吴志奎及赵宗江也采用环磷酰胺（CTX）诱导再生障碍性贫血，发现补肾益髓生血法对大鼠骨髓造血有显著影响，可能因对造血干细胞的红系分化具有作用所致。在研究的方法上也有新的进展，如天津中医药大学张玉莲课题组采用 β - 淀粉样肽（Aβ25-35）损伤神经干细胞，观察补肾中药对神经干细胞损伤的保护作用。

在研究的干细胞种类上也有延伸，如成都中医药大学陆华课题组发现右归丸鼠血清对人早孕流产胚胎脐带血管周围干细胞（FTM-PVCs）体外分化为类卵细胞，受处理细胞出现类卵细胞结构，卵细胞及透明带标志物 mRNA 表达升高。上述肾精与干细胞关系研究的深入与拓展具重要价值，皮质酮大鼠、去卵巢大鼠、阿糖胞苷、白消安、环磷酰胺作用的动物，可能从各种途径导致中医的肾虚、肾精亏虚，因此也就可能从病理的角度解析肾精和干细胞的关系，而不是仅仅采用"以药测证"

的研究方法。

（四）热点问题

肾精概念和中医气的概念一样，重要、根本又极为复杂，对它们进行现代研究，诘难更多，这些疑难一部分是认识问题，一部分是学术问题。前者如有人会问，为什么要对肾精进行现代研究？肾精是功能还是物质？我们可以尝试对这些一般性问题做一点回答，为什么要对中医进行现代研究？即使站在中医学本位的立场，如何成为"精炼准确的中医"是中医人在新时代需要回答的问题，在这方面，传统中医的准确性靠临床经验的积累，因此，"名老中医"成为社会信任该类型培养模式的一种语言表达，但这种提高中医准确性的模式显然不能满足现代社会的需求。我们认为中医诊治的精准性可以通过现代研究得以提高，因此，持这种思维，则实现了我们对"用现代科学研究中医"的观念的逆转。中医的现代研究不再局限于解释中医，而是在确定中医应用的边界方面能发挥重要作用。关于肾精是功能还是物质的问题，这也是一个单纯的认识问题。首先，我们关于对象具有某种功能的认识，并不会增加或者减少关于对象的物质事实。如当我们说"心脏具有泵血的功能"的时候，这并不会增加或者减少心脏的物理结构、生化组成、电生理特性等。功能描述的第二特征是，功能总是相对于某种价值论而言的，即当我们说某个对象具有某种功能时，一定涉及一个包含该对象的价值系统，这个功能描述是认知者依赖的，是认知者赋予对象的只有当人们认识到心脏的这种自然的活动对维持机体生命至关重要时，才说"心脏具有泵血的功能"，否则我们只会把心脏作用于血液的过程作为一个物理学的事实来看待。简单地说，作为科学研究，主要是研究物质事实问题。

关于肾精，在纯粹学术方面也还有许多问题，如肾精和生殖之精有什么关系？先天之精就是生殖之精吗？肾精和五脏之精如何区别？肾精和肾气、肾阴、肾阳如何分界？对这些问题，都还没有比较一致的回答，是需要继续研究的难题。

二、肾气的物质与功能基础

(一)概述

中医学是在经验积累的基础上吸取汉以前的哲学成果,引入气、阴阳、五行、形神、天人关系等哲学概念作为理论框架以阐明医学中的问题。就从哲学源头上追溯"精"与"气"的渊源,两者的内涵与外延是一致的,指宇宙中存在的极精微的物质,为万物的本原,其自身的运动变化,推动着宇宙万物的产生、发展与衍化,是"气一元论"的重要内容。中国古代哲学概念中的"精"与"气"被引入中医学后,与"阴阳学说"紧密结合,演变为一对独立、对等且存在明显区别的两个概念,两者可相互资助、相互化生、相互促进,但不能相互替代。

精化为气,肾气是由肾阳蒸化肾中所藏先天之精所形成,受后天的水谷之精气充养。《医宗金鉴·删补名医方论》谓:"先天之气在肾,是父母之所赋;后天之气在脾,是水谷所化。"肾气所含的先天之气与后天之气相互依存,互相为用,相互滋养。肾气不仅是肾之生理功能活动的物质基础,还是维持生命活动的本原与动力,是最重要的脏腑之气。肾气主司机体的生长、发育和生殖,《素问·上古天真论》中以男子为八,女子为七的生命节律,描述了肾气在机体生、长、壮、老、已中的变化规律与作用。肾气在人体内运动,通过蒸腾气化来推动和调控精、气、血、津液的运行与代谢,并推动肾与膀胱及其相关形体官窍的功能,固摄冲任二脉以及二便。

(二)临床研究

肾气为最重要的脏腑之气,人体生、长、壮、老、已的生命过程取决于肾气由弱到强、由盛转亏的生理变化过程。在病理上,肾气多不足或亏虚。肾气亏虚,临床表现无明显的热象和寒象,证候为头晕、头胀、头痛,耳鸣,神疲懒言,肢体倦怠,不耐寒热,心慌、胸闷,健忘,腰膝酸软,男子阳痿、早泄、遗精、性欲减退,女子月经不调、闭经、不孕,尿后余沥或失禁,舌淡苔白,脉沉迟等。肾气亏虚可致:

①肾气的封藏和激发作用失调，从而导致肾精的藏泻失司；②蒸腾气化失司，可致水液代谢失常，津液失布，痰浊内生；③失于摄纳潜藏，则可致肾不纳气；④机体生殖功能减退；⑤脏腑气化功能失司，生理功能减退。

现代社会已进入老年社会，衰老及老年性疾病的研究已成为重点和热点。作为推动人体生命功能的肾气，其在老年时期的亏虚是衰老及老年性疾病的本虚所在，在此基础上还会夹杂他证，如痰瘀等。临床研究对衰老本身、老年高血压病、老年前列腺增生、缺血性中风等疾病的防治均重视其以肾气亏虚为本的主要病机。陆金宝等对上海市2137名60岁及以上的常住健康老年人进行流行病学调查，发现肾虚发生率为78.8%，呈增龄性增加。复旦大学沈自尹等提出衰老为生理性肾虚的观点，进行了补肾延缓衰老的系列研究，发现补肾药的主要成分淫羊藿能够改善老年人的神经内分泌免疫网络功能的低下，提高生命质量。慢性疾病进展到后期多发展至肾虚阶段，张永如等在临床上对慢性疾病患者使用补肾益寿胶囊，结果显示能够明显调节患者的细胞免疫功能，改善多种临床症状。山东中医药大学郭伟星等在对老年人常见病——高血压病进行研究时，认为老年人处于"天癸竭"的生理时期，论治老年高血压病应以"肾气亏虚"为本。戴霞等通过病例调查，发现在符合病证诊断和病例选择标准的400例老年高血压病患者中，肾气亏虚证共256例，并选取18个四诊条目建立老年高血压病肾气亏虚证诊断量表，采用主客观联合赋权法确立指标权重系数，通过受试者工作特征曲线确定最佳证候诊断阈值，结果老年高血压病肾气亏虚证的诊断阈值为220，220≤证候积分<267者为肾气亏虚证轻度，267≤证候积分≤319者为中度，证候积分>319者为重度。该研究为高血压肾气虚诊断提供了一定的客观化标准。于杰等认为性激素水平与老年高血压病肾气虚证密切相关，从西医角度说明肾气虚型老年高血压的重要病机是老年患者的性激素代谢紊乱。临床上对老年高血压肾气虚者的治疗多用济生肾气丸加减金匮肾气丸合半夏白术天麻汤或通窍活血汤化裁。

肾气不固为肾气虚证的进一步发展，封藏固摄失司，导致前后二阴不固，临床表现除一般肾气虚症状外，还有小便频数清长，或余沥不尽、夜尿多、遗尿；或男子遗精早泄，女子带下清稀量多；或月经淋漓不尽或胎动不安、滑胎者。肾气不固根据临床表现可归纳为小便不固、精液不固、月经不固、胎气不固、大便不固"五不固"而论治，总治则为补肾固涩，主方为肾气丸、金锁固精丸、缩泉丸等，如董宇秀等应用固肾汤治疗 100 例尿失禁患者，总有效率达 96%。肾不纳气为肾气虚的另一常见证型，在肾气不固基础上见久病咳喘，呼多吸少，气短，动则喘甚者，治则为补肾纳气，传统的方药用七味都气丸等加味。倪伟等采用补肾纳气方结合西药治疗慢性阻塞性肺疾病（COPD），发现补肾纳气方可以改善 COPD 患者症状，降低半年内急性发作次数及最长持续时间，改善患者的生活质量。孙朔等发现肾不纳气型 COPD 患者急性加重期外周血白细胞中糖皮质激素受体（GR）含量显著降低，且与血清皮质醇的含量呈同步下降趋势，可能与患者病情反复加重，长期应用糖皮质激素抑制肾上腺皮质功能，并下调 GR 的水平有关。

对于中医肾气的临床研究，另一个重要的领域就是对经典方剂金匮肾气丸的解析及应用研究。金匮肾气丸方出仲景《金匮要略》，是一首至今仍在中医临床被广泛应用的名方，功用为温补肾气，适用于肾气虚弱的病证。金匮肾气丸方中三补三泄，又有桂、附微微生火，故能滋阴温阳，又泻水降火，补泻兼施，使阴平阳秘。可治疗肾气不足导致的一系列水肿、小便不利、消渴、腰痛、头晕、烦躁、失眠、不孕不育等病证。大量的现代临床研究证实，肾气丸可治疗肾气不足导致的一系列水肿、小便不利、消渴、腰痛、头晕、烦躁、失眠、不孕不育等病证，适用于心脑血管系统、泌尿生殖系统及耳鼻喉科等疾患，体现了中医异病同治的辨证思想。

（三）实验研究

对于肾气的研究多从病理角度或方药效果等方面进行探讨，多从病因学角度造模。对于肾气生理角度的实验研究还未涉及。

在实验研究中，动物造模采用劳倦过度加房室不节造模或是"恐伤肾"造模。劳倦过度加房室不节小鼠模型的中医理论依据为肾气虚衰所表现的证候多由素体虚衰或年高肾亏或疾病伤肾以及房劳过度等原因所致。该模型造模中，通常在塑料水槽内强迫动物游泳至无力而下沉时捞出，以诱导劳倦过度，再将每只雄鼠与 6 只动情期雌鼠同笼，每天更换动情期雌鼠以诱导房室不节。"恐伤肾"模型的理论依据在"恐为肾志"，惊恐作为中医内伤七情病因是一种强烈的心理应激源，不但可伤气，更可伤肾，致肾中精气亏虚，造成肾虚模型并通过下丘脑－垂体－肾上腺轴发挥应激作用，从而发生严重的病理变化。惊恐造模方法一般为每天于同一时间置安静房间进行惊恐刺激，每次 10min。惊吓具体方法为：放送有凶狠猫叫声的磁带，同时用梅花针叩击大鼠（20 次 /min），模拟猫抓拿攻击大鼠的情景，共连续进行 10 天。在动物实验上的研究证实，肾气不足证可能与性激素水平如睾酮、雌二醇，以及下丘脑－垂体分泌的神经递质相关。研究提示中医肾与心理应激、下丘脑－垂体调节轴密切相关，而补肾经典方药如金匮肾气丸可能在严重心理伤害治疗中发挥作用。

（四）热点问题

临床上单纯的肾气虚证候较为少见，多与他脏合证如肺肾气虚、脾肾气虚等，或者夹杂痰、瘀等兼证，且在谈及肾气虚证时多与肾阳虚的界限模糊。这种现象符合肾气供养他脏的功能以及气为阳的理论观点，但给实验研究带来一定困难。另外，热点及难点问题为几个概念性问题，包括肾气与肾中精气、肾气虚与肾虚、肾气虚与肾阴阳两虚等。目前的中医药界对这些问题似乎还未有明确的答案。就目前的研究看来，学者对这个问题还未有足够的重视。这些概念是仅属于术语的规范化问题，还是在生理或病理的不同状态下，各概念之间确有不同的使用范畴及不同的特性。如果是后者，这些概念在生理及病理范畴中又该如何界定，有何种共性与特性？笔者认为厘清这些问题对于中医肾的研究十分重要，值得深入探讨。

三、肾阴的物质与功能基础

（一）概述

肾阴与元阴、真阴、真水等均属于相似或重叠的概念，是人体阴液的根本，对全身各脏腑组织起滋养、濡润作用。如张景岳指出："故命门者，为水火之府，为阴阳之宅，为精气之海，为死生之窦。若命门亏损，则五脏六腑皆失所恃，而阴阳病变无所不至。"（《类经附翼》）后来，在《景岳全书》中更进一步明确指出："命门为元气之根，为水火之宅。五脏之阴气非此不能滋，五脏之阳气非此不能发。"论断指的虽然是命门的作用，却概括了肾阴、肾阳的生理意义。肾阴虽如此重要，但在《黄帝内经》中并没有肾阴的术语，也没有专门论述肾阴亏虚的病因病机、治疗方法、方药的内容。关于肾阴的理论是一个历史地发展和积累体系。在近代，肾阴虚证的性质也不断采用现代科学思想和方法加以研究，本书在此进行一些总结。

（二）临床研究

一般认为，肾阴虚证的临床诊断是比较典型的，但仍涉及一些复杂的理论问题，如兼夹证的存在，肝肾阴虚证、肺肾阴虚证、阴阳两虚证，我们还没有比较好的方法来明确为这些证候划界。因此对肾阴虚证症状表现规律的研究就有必要性。天津中医药大学于春泉课题组对中国知网数据库、万方数据库和维普数据库 1989～2009 年发表的有关肾阴虚证的文献进行整理分析，并总结归纳症状表现特点，发现肾阴虚证以腰膝酸软、耳鸣、舌红少苔、脉细数、失眠、五心烦热、咽干口干等出现频次较高。迄今所进行的肾阴虚的研究中，主要是不同疾病的肾阴虚证的研究，如陈小燕等选择糖尿病肾病肾阴虚患者，用放免法检测其 ET-1 含量，结果发现肾阴虚证组含量显著高于肾阳虚证组和正常人组，肾阳虚证组含量也高于正常人组，作者分析原因认为高血糖状态持续损伤血管内皮细胞引起 ET-1 大量释放。孔月晴等对慢性肾炎患者的血液进行分析，发现慢性肾炎肾阴虚患者血清肿瘤坏死因子的浓度明显高于肾阳虚组及正常对照组，正常对照组与肾阳虚组比较无显著性。心钠素是心房肌细胞合成和释放的一类多肽，具有强大的利钠、利尿、舒张血管、降低血压和对抗肾素/血管紧张素系统和抗利尿激素作用。郭文娟发现慢性肾炎肾阴虚证组患者血浆心钠素含量明显高于健康人组及肾阳虚证组患者。心钠素的释放受多重因素的影响，除了主要的交感神经兴奋的促释放外，还有垂体/肾上腺皮质系统、腺苷酸环化酶系统影响。祁建生等测定 33 例慢性胃炎女性肾阴虚证型病人 24 小时尿 17 羟类固醇（17–OHCS）含量，并用 22 名同年龄段正常女性作为对照，结果患者组 24 小时尿 17–OHCS 含量显著低于对照组。

上述这些研究当然对肾阴虚证有一定的价值，但由于一些基本理论问题没有解决，我们对它们的解释需要谨慎，如上述肾阴虚证均是不同疾病中的证，因此这些表现究竟是病的反应还是证的特异性反应是难以回答的。另外，关于证候诊断的确定性问题，如有研究发现肾阴虚证也存在尿 17–OHCS 低下，这些患者中有无兼夹肾阳虚证，或者兼夹类似疲劳综合征的表现（疲劳综合征已报道是因 17–OHCS 低下），都是很困难的问题。

单纯证候（即没有明确的疾病）的研究还比较少见，吴水生等分别对中老年男性和女性肾虚三证研究，结果显示肾阴虚原发性骨质疏松（POP）患者男性性激素睾酮（T）、T/E_2 的含量变化小于肾气虚和肾阳虚患者，雌二醇（E_2）相较最高，而肾阴虚女性性激素睾酮（T）、T/E_2 的变化在肾气虚和肾阳虚之间。在该研究中，研究者将衰老的某些情况作为肾阴虚证来研究，但也有一些逻辑问题，从理论上讲，肾阴虚证是可以恢复的，但衰老是很难被逆转的；另外，衰老必然伴随很多其他类型的证候，如瘀血证，此时如何避免这些因素的影响。

（三）实验研究

实验研究肾阴虚证，均会涉及各种肾阴虚证动物模型。邢薇薇用左旋单钠谷氨酸（MSG）对大鼠造模，大鼠表现典型的肾阴虚证候，且下丘脑－垂体－肾上腺轴功能亢进，出现明显的骨质疏松症状，血清雌二醇含量也显著下降，提示雌激素参与下丘脑神经细胞凋亡引起的骨质疏松症；二至丸能对抗 MSG 对小丘脑神经细胞的损伤，从而改善骨质疏松。史正刚等选用给大鼠每日腹腔注射氢化可的松的方法造成肾阴虚模型，模型组大鼠血浆皮质酮、ACTH、CRH 含量和肾上腺指数显著低于对照组。胡旭光等用甲状腺素和利血平建立肾阴虚小鼠模型，发现模型组小鼠脾脏 T 淋巴细胞 CD4/CD8 比值与空白组比较显著下降；经六味地黄汤及其生物制剂治疗后，比值显著提高。其他肾阴虚证模型还有很多。对这些不同的肾阴虚证模型，大部分人对待它们的态度仍存在问题。首先这些实验并没有错误，可能错误的是如何解释它们，研究者可能做了一个不是所谓的肾阴虚证的实验，但被作者解释为肾阴虚证。关于证候的动物模型研究，还存在重大的理论问题需要阐明。

（四）热点问题

肾阴虚证的研究和其他证候一样，面临一些基本理论问题。我们略举其几个方面进行阐述。首先是证候的诊断问题，证候能不能完全标准化、规范化？在生理学上，中医以五脏为中心将人体分为五大系统，但中医学也认为五脏是相互关联的，如《素问·玉机真脏论》说："五脏相通，移皆有次。"在病理学上也认为五脏是相互影响的，如《素问·玉机真脏论》在上一句论述后，紧接着说："五脏有病，则各传其所胜。"《金匮要略》也说："夫治未病者，见肝之病，知肝传脾，当先实脾。"五脏之间在生理上相互关联、病理上易于转化的特征，和中医证候常以复合证型的形式存在相互印证，现代临床研究也支持该事实的存在。有研究通过随机抽样方法调研 1200 例住院病案资料，结果发现中医证型分布涉及二至四个脏腑所占的人数为 1108 例，占 92.33％。对 63 名经腰椎骨密度检测确诊骨质疏松症虚证患者进行研究，发现仅有 9.5％（6/63）为单肾虚的单脏证，90.5％（59/63）为肾虚合并他脏虚证的多脏证，腰椎骨密度值越低，涉及病变的脏腑越多。对 413 例冠心病心衰证型分布的研究表明，所有心衰患者病位均在心的占 100％，涉及两脏以上者占 97.8％，涉及三脏以上的有 163 例占 39.5％，涉及四脏以上的有 24 例占 5.8％，涉及五脏的有 8 例 2.2％。中医的上述认识及科学研究，促使我们不得不承认：单纯的证型是少见的情形，并且在其发展过程中，仍有相当的可能性演变为复合证型或者转化为其他证型。难题在于一个单一证候的标准化都存在困难，何况复合证型呢？

其次是病证关系问题。一个病，就拿目前状态来说，表现为某个证，但这个证的形成可能是独立于病的。如一个人患了肿瘤，肿瘤本身当然会对机体产生影响；但该患者可能因此而抑郁，甚至化成郁火，造成了所谓的证。再举另外一个例子，一个人患了某种病，但这个人也许有房劳过度的习惯，当前患者的证，究竟反映的是这个习惯的影响还是该病的本质（我们常认为，证是疾病某阶段的本质），这在理论上是比较难的问题。但只要进行中医"证"的研究，就很难回避。

四、肾阳的物质与功能基础

（一）概述

肾阳是人体生命活动的原动力，为人体生命之根本，受历代医家的重视。肾阳建立在肾之精气基础上，对机体有温煦、激发、兴奋、蒸化、封藏和制约阴寒等生理作用。肾阳的这种温煦、推动作用，如同自然界中的火温暖、激化万物一样，故古人又将肾阳称之为元阳、真阳、真火。肾阳的功能具体表现在促进人体的新陈代谢即气化过程，促进精血精液的化生并使之转化为能量，使人体各种生理活动的进程加快，产热增加、精神振奋；制约体内阴寒之气，并不断化生人体所必需的阴精物质等方面。肾阳以气的形式发散到人体全身脏腑组织器官及四肢百骸等具体部位而发挥以上各种作用。因此，在生理上，肾阳主宰着人体一身之阳。肾阳足，全身之阳亦足，则生命力强壮。在病理上，肾阳衰，全身之阳亦衰，则生命力衰弱。肾阳亡，则全身之阳随之而亡，生命也就不复存在。五脏病程日久，病情发展的趋势必然会导致肾的生理功能失常，故张景岳在《景岳全书》中提出"五脏之伤，穷必及肾"的思想，《黄帝内经》也有类似的表述。

在现代研究中，肾阳虚证的研究为中医"证"研究中的重点与热点，其中以复旦大学沈自尹院士课题组的研究尤为系统深入。沈院士课题组在 20 个世纪 50 年代初，发现功能性子宫出血、支气管哮喘、妊娠中毒症、神经衰弱、红斑狼疮、冠心病这 6 种在西医看来截然不同的疾病，当病变发展到某一阶段，都会出现肾阳虚的症状。异病既然可以同治，必然有其物质基础。受"异病同治"的启发，沈院士课题组开启了长达半个世纪的肾阳虚证的现代研究历程。在沈自尹引导的系列肾阳虚证的研究中，发现并反复证实了不同疾病的肾阳虚患者具有肾上腺皮质功能低下的特点，由此为切入点逐步发现肾阳虚证下丘脑 – 垂体及肾上腺、甲状腺、性腺轴均存在不同程度的功能紊乱。沈院士等进一步研究发现，补肾阳药物改善肾阳虚证的主要作用位点为调节下丘脑功能，进而广泛影响神经内分泌免疫网络。该肾阳虚证的理论研究成果为临床所证实并指导了临床实践，显著提高了儿童性早熟、多囊卵巢综合征、激素依赖肾病综合征、支气管哮喘的临床疗效。

（二）临床研究

国内的中医"证"实质研究开始于 20 世纪 50 年代，开创了中医学走向定性、定量与定位的研究先河，是中医学研究的一项意义重大、影响深远的变革。沈自尹等所引导的肾阳虚证研究，为有关"证"实质研究中的典范。课题组首先邀请上海市名老中医，按照中医理论结合实际病例的讨论，并制定了肾虚证的辨证标准，其后经过 1982 年及 1987 年两次修订，成为全国中医、中西医结合进行科研的主要标准。课题组根据该标准，分别在 1958 ~ 1960 年及 1960 ~ 1972 年间两次选择病例进行检测，累积选择肾阳虚病人 206 例，肾阴虚患者 192 例，正常人 101 例，涉及支气管哮喘、神经衰弱、硬皮病、红斑狼疮及其他病种。检测指标包括 24 小时尿 17 羟皮质类固醇值、24 小时尿 17 羟酮类固醇等神经及体液方面十几项测定。结果发现在多项指标中，有肾阳虚见证的患者尿 17 羟皮质类固醇含量普遍低于正常值，而肾阴虚及他证患者未发现此异常。这一结果得到国内 7 省市和日本高雄等研究单位的重复验证。为进一步了解尿 17 羟皮质类固醇值的低下，沈自尹等进行了促肾上腺皮质激素（ACTH）二日静脉滴注试验，发现 30 例正常人滴注 ACTH 的第一、二天尿 17 羟值均升高 3 ~ 5 倍或升高 10mg 以上。31 例肾阳虚病人中有 17 例在第一天反应低下，第二天始达峰值。这种延迟反应提示尿 17 羟值的低下继发于垂体功能减退。ACTH 静脉滴注实验延迟反应的肾阳虚患者经温肾治疗后，15 例恢复正常。由于垂体受更高的中枢调控，因此沈自尹课题组检测了肾阳虚证患者反映下丘脑功能状态的血 11 羟昼夜节律。结果在肾阳虚见证的 24 例中，有 14 例为 M 型异常表现（正常为 V 或 U 或 W 型）。

　　课题组又进一步增加了肾阳虚证的甲状腺轴与性腺轴功能的研究：①下丘脑 – 垂体 – 甲状腺轴（简称甲状腺轴）功能观察：14 例慢性支气管炎肾阳虚组与 12 例同年龄、同性别的慢性支气管炎非肾阳虚证组以及 13 例正常组进行甲状腺轴全套测定（T3、T4、TSH、TRH 兴奋试验）的对比观察。可见肾阳虚组总 T3 低下，TRH 兴奋试验约半数呈延迟反应。肾阳虚组治疗后低 T3 值全部恢复正常，TRH 兴奋试验则部分恢复。②下丘脑 – 垂体 – 性腺（男）轴功能观察：男性 10 例肾阳虚组与同年龄男性 11 例性功能减退组（无生殖系统器质性病变，辨证又不够肾虚或阳虚标准）以及同年龄男性 10 例正常人进行性腺（男）轴功能全套测定（T、E_2、E_2/T、LH、LRH 兴奋试验）的对比观察，可见肾阳虚组 E_2 及 LH 测定均高于性功能减退组和正常组，且有半数患者 LRH 兴奋试验呈延迟反应，而性功能减退组 LR 兴奋试验均正常，而仅有阳痿、早泄症状者性腺功能基本正常。根据以上的临床研究数据，沈自尹课题组得出如下结论：a. 肾阳虚证不仅是肾上腺皮质轴有功能紊乱，而且在下丘脑所调节的各个靶腺轴有不同环节、不同程度的功能紊乱。b. 肾阳虚证具有多靶腺功能紊乱，两轴平行观察未见轴间相互影响的证据。应用温补肾阳法治疗后，各轴均有一定程度的恢复。据以上数据分析，课题组推论出肾阳虚的主要发病环节为下丘脑（或更高中枢）的调节功能紊乱。

肾阳虚证实质的研究成果为临床所证实并指导了临床实践。特发性性早熟是由于下丘脑－垂体－性腺轴提前发动，功能亢进，引起性征提早出现，内生殖器官提前发育，骨骼生长加速、成熟提前，但骨骺过早融合，导致成年后身材较矮小。在肾阳虚证研究成果的指导下，蔡德培等制订了以滋阴降火和温补肾阳衔接的补肾序贯治疗方案，治疗性早熟患儿总数已过3万例。在一项106例女性特发性性早熟患儿临床对照研究中，51例在儿童期采用滋阴降火中药及甲地孕酮联合治疗，而在缓解后的发育阶段则以温补肾阳治疗。35例单纯使用甲地孕酮治疗，20例不用药物治疗作为对照。于治疗前后分别进行黄体生成素释放激素（LHRH）兴奋实验、子宫卵巢容积测定以及生长速率、X线骨龄的测算和最终身高的预测。结果显示，经过平均2年8个月的治疗，联合治疗的患儿LHRH兴奋实验的LH峰值从（48.5±37.1）IU/L下降为（12.2±9.3）IU/L（$P<0.001$），子宫卵巢回缩，第二性征消退；骨龄差/年龄差值从1.35±0.64下降为0.65±0.36（$P<0.001$），最终身高的预测值为158.5±4.3cm，而对照组仅为153.33±3.6cm（$P<0.001$）。这一结果表明，单纯西药组可抑制性腺轴的提前发动，但这种抑制一直持续到青春发育期，影响了青春期的正常发育；补肾序贯疗法不仅可显著改善患儿的下丘脑－垂体－卵巢轴功能及内生殖器官的发育，而且可明显减慢骨骼生长，延缓骨骼成熟，从而可防止骨骺过早融合，并保证青春期的正常发育，最终也改善了身高。实验研究证明，滋肾阴泻相火药和温肾填精药可调节下丘脑－性腺及生长激素轴。

女子生殖功能与肾有密切关系，多囊卵巢综合征临床表现主要有功能性子宫出血、月经稀发、闭经，以及不育等，中医理论认为主要由肾气不足引起，应予补肾治疗为主；患者同时还存在肥胖、多毛等现象，属痰湿之体。俞瑾等对133例多囊卵巢综合征患者给予补肾为主治疗，结果补肾组疗效为82.7%，西药LH-RH组为53.1%。补肾治疗后，在出现排卵或妊娠的同时，反映雌激素水平的阴道脱落细胞涂片在原来低落的患者中有明显提高。进一步分析提示补肾促排卵可能首先是调节下丘脑功能，促使 FSH 水平的上升，LH/FSH 比值随之下降；继而 E_2 上升，IgT/IgE_2 下降，促使卵泡的发育而后成熟。

糖皮质激素临床应用非常广泛，对控制患者症状，治疗多种疾病疗效很好，但其不良反应十分明显。长期应用激素病人的肾上腺皮质系统会明显受抑，以致对外源性激素造成依赖。儿童肾病综合征是应用激素最普遍的一种疾病，自应用激素治疗以来，患儿 5 年病死率显著下降，但停药后易复发，在疗效较好者中复发率仍可达 53%。为了既保证疗效，又避免激素依赖，国外采用大剂量、中疗程（2 个月）的激素治疗。蔡德培等在这一疗法的基础上加用中医补肾序贯疗法，至今已累计治疗 5000 余例患儿，激素撤除成功率达 90% 以上。沈自尹等对 1 万多例支气管哮喘患者做了预防季节性发作的治疗，并对其中的 1008 例采用随机、双盲方法做了疗效分析，三年随访的结果表明，加用补肾药的中西医结合组防治效果明显优于单用西药的对照组。对照组观察 286 例，显效率为 5% ~ 22.6%；补肾组观察 722 例，显效率为 57.7% ~ 86.9%，显示补肾能明显预防支气管哮喘季节性发作。沈自尹等发现哮喘患者确有肾上腺皮质轴内分泌系统的改变。采用补肾治疗检测患者 HPA 轴的状态，发现哮喘肾阳虚型患者经补肾治疗后，在临床取得疗效的同时，ACTH 兴奋试验也恢复了正常，即改善了 HPA 轴的功能。

（三）实验研究

基因组、蛋白组等高通量技术为研究中医的"证"提供了新工具，沈自尹课题组在 2000 年以后，利用基因芯片技术，研究了肾阳虚证的基因表达特征，以及采用不同治则中药干预对肾阳虚证基因表达的作用规律。实验选择正常组、皮质酮模型组（肾阳虚模型）、右归饮组、桃红四物汤组（作为对照）SD 大鼠，取下丘脑、垂体、肾上腺、淋巴细胞等组织，以 Affymetrix 大鼠全基因组芯片检测。结果肾阳虚大鼠下丘脑、垂体、肾上腺（HPA 轴）的 γ 氨基丁酸（GABA）、促性腺激素释放激素（GnRH）、促甲状腺激素释放激素（TRH）与促甲状腺激素

（TSH）等神经递质和激素，淋巴细胞的生长因子相关蛋白（GFRP），和 IFN7、IL-4、IL-6 等免疫因子等均为低表达，且这些基因为补肾复方所纠正，而活血复方不能。沈自尹课题组结合基因芯片和中医"以药测证"的研究方法，首次系统地揭示了肾阳虚证的分子特征。

传统中医一向着重于从证效关系来判别辨证的正确与否，张仲景的"有是证用是方"是指证型可由相应剂的验证而确认，因此方剂辨证是中医研究证的重要方法之一。

1986 年沈自尹等观察到补肾益寿片对老年人的血清睾酮有明显提高作用，而用四君子汤则无此项作用。该项研究以 25 月龄的老年大鼠分补肾（用补肾益寿片）组与对照组，并与 4 月龄成年大鼠做比较，结果显示，老年大鼠下丘脑双氢睾酮受体亲和力比成年大鼠明显下降，补肾益寿方药能有效改善老年大鼠下丘脑双氢睾酮受体亲和力，说明补肾药可直接作用于下丘脑。

1990 年在补肾与健脾药物验证对比的研究中，发现老龄大鼠下丘脑 TRH、LRH 及下丘脑单胺类递质 NE、DA、5-HT、5-HIAA 出现不同程度的紊乱，而补肾方药"寿而康"能改善下丘脑儿茶酚胺类神经元功能的老化，健脾药则无明显作用。1996 年及 1997 年在皮质酮大鼠（下丘脑－垂体－肾上腺－胸腺 HPAT 轴受抑模型），观察温补肾阳的右归饮及自拟命门合剂的调节作用，结果模型大鼠下丘脑单胺类递质含量异常，HPAT 轴形态与功能以及细胞免疫功能全面受到抑制，温补肾阳两个方药均能有效改善上述指标，说明补肾方药对下丘脑、NEI 网络、HPAT 轴功能有显著调节作用。

1996 年选用温补肾阳经典药物附子的主要成分乌头碱观察对正常大鼠下丘脑 CRH 形态与功能的影响，结果表明不同剂量乌头碱腹腔注射能使下丘脑室旁核与正中隆起的 CRH 含量呈剂量依赖性增高、免疫组化显示室旁核与正中隆起的神经元、神经纤维染色增多增深，进一步证明了温补肾阳药对下丘脑的特异性调节作用。通过基因芯片技术，沈自尹课题组在肾阳虚模型大鼠（皮质酮模型）发现补肾干预能上调 HPA

轴的神经递质如 GABA，激素如 GnRH，细胞周期相关基因如 CyclinB，免疫调节相关基因如 NF κ B105；淋巴细胞与生长调节相关的基因如 GFRP，免疫调节相关的基因如 IFN7，显示补肾药物能系统纠正性腺轴、生长激素轴相关的基因表达低下或失调。研究表明，肾上腺皮质外侧存在肾上腺皮质干细胞，在正常情况下，肾上腺皮质干细胞在外侧缓慢增殖，并迁移、分化依次形成球状带、束状带、网状带；在损伤情况下，外侧干细胞则被激活，较快速地增殖、迁移分化以进行修复。课题组采用皮质酮大鼠模型，造成肾上腺皮质损伤，以观察补肾药物对肾上腺皮质干细胞的作用。将 SD 大鼠分为对照组、模型组、治疗组。模型组皮质酮大鼠皮下注射皮质酮每天 5mg/kg，连续 14 天。治疗组用补肾药灌胃。采用 BrdU 免疫组织化学染色法。结果对照组、模型组、治疗组肾上腺皮质干细胞和细胞总数的比率分别为（35.15 ± 13.91）%、（15.71 ± 7.58）%、（48.52 ± 10.59）%，与对照组比较，模型组显著降低（$P < 0.01$）；与模型组比较，淫羊藿总黄酮治疗组显著升高（$P < 0.01$）。表明 EF 能促进肾上腺皮质外侧区域细胞的增殖。造模前 1 天即给大鼠腹腔注射 BrdU，对处于增殖状态的细胞进行标记，这些标记细胞随时间而迁移，14 天之后，BrdU 免疫组织化学染色结果显示对照组和模型组的标记细胞均位于球状带，治疗组绝大部分标记细胞位于束状带及网状带，表明 EF 能促进被标记的增殖细胞向内侧迁移。该研究揭示了补肾药物提高肾上腺皮质储备功能的细胞学基础。

（四）热点问题

中医理论中"肾 – 肾阳 – 肾阳虚"几个概念逐步由藏象到藏象生理功能再到藏象病理的范畴。肾阳的物质基础与功能属于藏象实质及生理的研究，但由于中医的"肾"并无实际承载体（而西医肾是以解剖为基础），难以直接从生理功能层面进行研究。肾阳病理表现在临床上属证的范畴，故而自然而然的也会进入肾阳虚证本质的研究。沈氏等在对肾阳虚证本质的研究中，得到其具有下丘脑 – 垂体 – 肾上腺皮质轴功能紊乱这一结论，初步说明了证是有物质基础的。毫无疑问，沈氏肾阳虚证的研究对于中医证和藏象本质的研究在方法学和认识论均有不容忽视的启示意义。但是，以沈氏肾阳虚证研究为代表的证实质研究也遭受了一些质疑。证本质的研究结论如何推导至藏象本质？"肾"的研究走的"证实论"是否为误区？证候的规范化具体如何操作？动物模型、以药测证／药物反证法的应用于中医证研究的局限性与适用度等等。

　　我们应该看到关于肾研究的时代背景是在 20 世纪整个科学界都处于还原论深刻影响下，对肾阳虚证的多个方面和不同层次进行的是"证明性"研究。从唯物的历史观来看，这在深化的、细节的考察方面比古代的整体观是一个进步，同时也是时代的需要。在进入 21 世纪的组学和系统生物学时代，中医学本就是先进的系统认知体系，采用系统论的观点和方法将会为肾本质的研究带来机遇。但是若无还原论对肾阳虚证各种细节研究为基础，那系统论也将是一个空架子。系统论与还原论相结合的复杂性科学研究，是中医"肾"的研究过去和现在所走路线的必然性。

五、肾本质的现代研究

（一）神经 - 内分泌 - 免疫网络与神经 - 内分泌 - 骨代谢网络

　　沈自尹团队以药测证，使用补肾中药淫羊藿总黄酮干预肾虚证基因表达差异谱的研究，结果表明，老年大鼠下丘脑、垂体、肾上腺（HPA 轴）的神经递质如 GABA，激素如 GnRH，细胞周期相关基因如 CyclinB，免疫调节相关基因如 NF-KB105、IFN γ；淋巴细胞与生长调节相关的基因如 GFRP；骨骼的甲状旁腺、降钙素、IGF、前胶原、胶原、GnRH、Progesterone 等；肝脏的大量代谢相关的基因如 CytochromeP450、NADH 脱氢酶；肾脏的代谢相关基因及钠、氯通道等基因均为低表达。而补肾中药干预后，可见老年大鼠 7 个组织块下调的基因表达几乎全部翻转为上调，形成相互交叉的两大基因网络调控路线图谱，其证实肾虚证大鼠模型存在神经 - 内分泌 - 免疫以及神经 - 内分泌 - 骨代谢两大基因调控路线的紊乱，而使用补肾中药淫羊藿总黄酮可以改善两大基因网络。

淫羊藿总黄酮（EF）能上调神经递质受体的表达并通过 NEI 网络的下行通路激活神经内分泌和免疫系统。另有研究表明，补肾活血中药复方能从多层次、多途径、多环节作用于更年期衰退的神经－内分泌－免疫网络，通过调节生殖内分泌功能，改善植物神经功能紊乱，提高机体 ER 水平和免疫功能，从而达到稳定机体内环境，缓解 CS 症状的作用。提示中医的"肾－命门"与西医的"神经－内分泌－免疫网络"存在着本质联系，温补肾阳能有效地调节"神经－内分泌－免疫调节网络"的功能与形态异常。

肾与骨代谢的关系表现为两方面：骨代谢与肾脏功能直接相关；骨代谢与肾脏功能间接相关，主要通过生殖系统、内分泌系统和神经系统等发挥作用。其中从与骨代谢的关系看，人体骨骼的生长发育、衰老与肾的关系密切。而神经系统对骨组织内环境调节是多层次、多元和复杂的，IGF-1 和 NGF 作为骨代谢调节中重要的神经肽及营养因子，在骨吸收和骨形成偶联机制中发挥着极其重要的作用，表明在神经系统与骨代谢之间有着密切的网络。

（二）下丘脑－垂体－靶腺轴

通过临床对比观测发现，各病种的肾阳虚病人均有下丘脑-垂体系统和靶腺（肾上腺、甲状腺、性腺）功能紊乱的表现，且常表现为多靶腺、不同程度的异常。不仅表现为肾上腺皮质轴功能紊乱，而且在不同靶腺轴、不同环节、不同程度上呈现隐潜性变化，采用温补肾阳法治疗后，靶腺功能明显恢复：下丘脑－垂体调节并控制各所属靶腺的功能，正常或病理情况下各靶腺之间也有相互影响，表明肾阳虚证具有多靶腺的功能紊乱。

王秀凤分别对正常组和肾阳虚组大鼠垂体－靶腺轴的激素根据其相关性大小进行分组。正常状态下垂体－肾上腺轴的激素在同一组，垂体－甲状腺轴与垂体－性腺轴激素的分组是交叉在一起的。表明正常状态下，垂体－甲状腺轴激素与垂体－性腺轴激素之间关系密切。肾阳虚

状态垂体 – 甲状腺轴、垂体 – 肾上腺轴以及垂体 – 性腺轴三个轴的各个激素指标之间关系均非常密切，激素相互干扰。

1. 下丘脑是调控的关键环节

研究显示，下丘脑 – 垂体调节并控制各所属靶腺的功能，正常或病理情况下各靶腺之间也有相互影响，肾阳虚证患者的下丘脑 – 垂体 –3 个靶腺（肾上腺、甲状腺、性腺）轴功能紊乱，通过两组肾阳虚患者的轴间平行观察，发现不同环节的散在变化，未见一轴对另一轴的明显影响。因此可推论此肾阳虚证多靶腺功能紊乱系源自于靶腺以上的中枢，也就是说肾阳虚证的主要发病环节在下丘脑。进一步研究证明温补肾阳药是直接提高下丘脑促肾上腺皮质激素释放激素（CRF）基因的转录和表达水平，从而改善下丘脑 – 垂体 – 肾上腺 – 胸腺（HPAT）轴的受抑状态，说明肾阳虚证的调控中心定位于下丘脑，而且涵盖神经内分泌免疫（NEI）网络。

吴瑕等通过耳道吸出手术制备去垂体大鼠以形成 HPGA 阻断，检测动物下丘脑促性腺激素释放激素（gonadotropin-releasinghormone，GnRH）、血清 E_2 及促卵泡生成素水平，并计算子宫、卵巢脏器系数。结果显示，给予 TFE 可提高正常及去垂体大鼠子宫脏器系数、下丘脑 GnRH 水平，而 HPGA 和下丘脑是淫羊藿促性激素作用的重要途径和靶器官。高博等研究发现，肾阳虚证大鼠下丘脑组织中 PKA 和 PKC 活性在胞液和胞膜中的活性较正常组明显降低。补肾方药对 PKA 和 PKC 的活性均有不同程度的调整作用，从而改善肾阳虚症状。

2. 下丘脑 – 垂体 – 甲状腺轴

研究表明，补肾药物可调节甲状腺功能减退症血清性激素水平，改善甲状腺功能。金蓉家等检测肾阳虚大鼠下丘脑 TRH、血清 TSH、T3、T4 的含量，发现肾阳虚证大鼠出现体重增长缓慢、尿量增加、自主活动减少、抓取反应迟钝等表现，下丘脑 TRH、血清 T3、T4 含量下降，血清 TSH 含量上升经补肾药物肾气丸干预后，体征和生化指标均得到改善。

3. HPA 轴与 HPAT 轴

研究发现，肾虚老年人肾上腺皮质储备功能有所减退，老年人尿中 17– 羟、17– 酮类固醇、血浆皮质醇明显低于青壮年水平。而肾虚老年人服用补肾药物淫羊藿总黄酮苷前后，比较尿中 17– 羟、17– 酮类固醇、血浆皮质醇含量有明显的差异。许翠萍等以补肾中药金匮肾气丸治疗以"劳倦过度、房室不节"造模方法造成肾阳虚小鼠模型下丘脑 – 垂体 – 肾上腺轴功能的影响，观察发现肾上腺轴激素水平较之正常小鼠均发生改变，其中 ACTH、皮质醇变化显著（ $P<0.01$ ）；CRH、皮质酮变化明显（ $P<0.05$ ）。表明肾阳虚小鼠下丘脑 – 垂体 – 肾上腺轴激素的相对平衡受到破坏，用金匮肾气丸治疗后可使肾阳虚小鼠异常的肾上腺轴激素水平得以恢复。更多还原宋春风等利用扫描电镜分别观察下丘脑、垂体和肾上腺的超微结构，同时观察补肾药物右归饮对其的影响，发现肾阳虚大鼠模型组下丘脑正中隆起室管膜细胞界限不清，微绒毛分布改变，其顶端膨大呈球状，许多细胞部位出现孔洞，几乎未见分泌样颗粒结构，而补肾药组下丘脑正中隆起室管膜细胞排列整齐，细胞界限清楚，微绒毛粗细均匀，呈细长的绒线状，类似于正常组。由于下丘脑的许多神经分泌核团含有神经分泌颗粒的神经末梢终止于正中隆起，且正中隆起本身也有一些促垂体神经分泌细胞，证实正中隆起与下丘脑 – 垂体 – 肾上腺的分泌和调控密切相关。

沈自尹等利用中药淫羊藿总黄酮（EF）进行干预肾虚证大鼠，摘取老年大鼠下丘脑、垂体、肾上腺、脾淋巴细胞（HPAT）采用大鼠基因芯片，研究老年大鼠 HPAT 轴基因表达谱以及 EF 干预的基因表达差异谱。研究结果显示，在肾虚证状态时，HPAT 轴上出现了众多分子网络调控规律，表现为 EF 上调多种神经递质受体的表达，通过 NEI 网络的下行通路激活神经内分泌及免疫系统；EF 通过生长激素轴、性腺轴、淋巴细胞凋亡 3 个方面的网络机制发挥了分子网络效应；EF 在淋巴细胞凋亡和增殖的网络机制中重塑凋亡相关基因和增殖相关基因的良性平衡。詹秀琴研究补肾方药对老年大鼠免疫功能的影响，实验表明补肾方药能明显抑制胸腺细胞糖皮质激素受体复合物的核转移率，能改善糖皮质激素对免疫系统的抑制作用。

4. 下丘脑－垂体－性腺轴

多年来对肾本质的研究证实，肾有类似下丘脑－垂体－性腺轴的作用，肾气的盛衰体现了人体生殖内分泌的功能状态，也决定着生殖能力的强弱，"肾"与现代医学中的"下丘脑－垂体－卵巢"这一生殖轴有着极为密切的关系，通过补肾法可明显改善该生殖轴形态及功能的异常。很多研究结果及临床观察还表明"肾虚"病人生殖内分泌存在不同程度的功能异常。补肾药物淫羊藿总黄酮（EF）可显著提高雌性小鼠子宫的脏器系数及体重系数，能刺激小鼠子宫发育，促进其体重增长，改变其血清 E_2 激素水平，具有一定的植物雌激素活性。

钱风雷等采用仙灵脾、肉苁蓉、枸杞等组成的以温补肾阳为主、滋补肾阴为辅的补肾中药，观察其对长期大运动量游泳所致大鼠低血睾酮和下丘脑－垂体－性腺轴（HPG）功能的调节作用，结果表明下丘脑－垂体－性腺轴调节功能减退是造成运动性低血睾酮的重要原因，合理采用补肾中药能显著改善运动性低血睾酮大鼠垂体和性腺激素水平，对调节下丘脑－垂体－性腺轴功能和维持性腺轴各级细胞超微结构的正常和完整性有保护作用。

第二章

肾藏象理论的临床研究

第一节 "肾系统"相关理论及其与生理与病理关系

肾藏象理论是中医藏象理论中的重要部分，包含了以肾为中心，配合肾相关的自然属性、生理特性、生理病理、相关脏腑组织、形体官窍、精神情志、气血精津液等整个肾系统。作为五脏系统之一的肾系统，具有相应的生理、病理基础。肾精、肾气、肾阴和肾阳是这一系统的重要物质基础。

一、"肾精系统"的生理与病理基础

肾的生理功能是中医肾藏象理论的核心内容，"肾藏精"理论涉及了肾脏和精气的实体及功能系统，体现了系统论的整体性、关联性、动态性、时序性等特征。通过运用系统论的原理分析中医"肾藏精"理论，根据系统的层级性特点，任何一个系统都可以分为母系统、子系统和分系统，如肾的各个层面都可看做是肾这一母系统的子系统。"肾精"是中医学的一个重要概念，"肾精系统"作为"肾系统"重要的结构与功能基础之一，备受关注。

（一）"肾精系统"的生理基础

肾精系统，是以肾精、肾气、肾阴、肾阳为基本物质，发挥重要生理功能、对全身精气阴阳具有重要调控作用的系统。

1. 肾精与肾气

肾精即肾中所藏之精，包括先天之精和后天之精。"先天之精"是禀受于父母的生殖之精，是构成胚胎的原始物质，"人始生，先成精，精成而脑髓生。骨为干，脉为营，筋为刚，肉为墙，皮肤坚而毛发长"（《灵枢·经脉》）。所谓"生之来，谓之精"（《灵枢·本神》），所以肾又被称为先天之本。"后天之精"指的是水谷精微，源于出生后人体所摄入的饮食水谷，由脾胃运化而来。先、后天之精虽来源不同，但均归藏于肾，相互依存，相互为用。精血之司在命门，水谷之司在脾胃。故命门得先天之气，脾胃得后天之气也，是以水谷之海本赖先天为之主，而精血之海又必赖后天为之资。先天之精要有后天之精的不断充养，才能正常发挥其生理功能；而后天之精要有先天之精的活力资助，才能源源不断的化生。即所谓"先天生后天，后天养先天"。先后天之精相互资养，共藏于肾。另外，"肾者主水，受五脏六腑之精而藏之"（《素问·上古天真论》），脾所运化的水谷精微输布于其他各个脏腑，脏腑应用有余的部分输送于肾，由肾闭藏。

肾精化生肾气，统一为肾中精气，具有促进人体生长发育的功能。随着肾中精气盛衰的变化，人会随之有生、长、壮、老、已的变化，《素问·上古天真论》篇对人的生长发育进行了描述，"女子七岁，肾气盛，齿更发长。二七而天癸至，任脉通，太冲脉盛，月事以时下，故有子。三七，肾气平均，故真牙生而长极。四七，筋骨坚，发长极，身体盛壮。五七，阳明脉衰，面始焦，发始堕。六七，三阳脉衰于上，面皆焦，发始白。七七，任脉虚，太冲脉衰少，天癸竭，地道不通，故形坏而无子也。丈夫八岁，肾气实，发长齿更。二八，肾气盛，天癸至，精气溢泻，阴阳和，故能有子。三八，肾气平均，筋骨劲强，故真牙生而长极。四八，筋骨隆盛，肌肉满壮。五八，肾气衰，发堕齿槁。六八，阳气衰竭于上，面焦，发鬓颁白。七八，肝气衰，筋不能动，天癸竭，精少，肾藏衰，形体皆极。八八，则齿发去。"这里女子以"七"为周期，男子以"八"为周期，描述了肾中精气由稚嫩到充盛，由充盛到衰少继而耗竭，人体也有与之相应的外候，主要从"齿、骨、发"的变化中体现出来。幼儿时期，随着肾精的不断充盛，乳牙更换，头发生长；青少年时期，肾精充盛到一定程度，天癸至，女子月经来潮，男子精气溢泻，此时开始具备生殖功能，能够繁衍后代；青年时期，肾精更加充盛，筋骨强健，长出智齿；壮年期，肾精充盛至极，身体壮实，精力充沛；老年期，肾精逐渐衰少，面色憔悴，头发变白脱落，牙齿动摇，天癸竭，生育能力丧失。由此可见，肾精的充盛程度决定着人体的生长发育及衰老。肾精充盛则人体发育正常，若肾精不足则生长发育等会出现异常。肾精不足，在小儿，会导致小儿生长发育迟缓，出现五迟（站迟、语迟、行迟、发迟、齿迟）、五软（头软、项软、手足软、肌肉软、口软）；在成年人则会出现早衰。

　　同时肾精及其肾气还具有促进并维持生殖的功能：肾精的生成、贮藏和施泻与人的生殖功能密切相关。人在出生之后，肾精不断充盛，天癸至。天癸，是肾中精气充盛到一定程度而产生的一种能够促进生殖系统成熟、并能维持其功能的一种物质。女子"二七而天癸至，任脉通，太冲脉盛，月事以时下，故有子"，男子"二八，肾气盛，天癸至，精气溢泻，阴阳和，故能有子"；此后在相当长的一段时间内肾精日趋充盈，维持着机体的生殖能力，中年以后，肾精逐渐衰少，直至天癸竭，女子"七七，任脉虚，太冲脉衰少，天癸竭，地道不通，故形坏而无子也"，男子"七八，肝气衰，筋不能动，天癸竭，精少，肾藏衰，形体皆极"，丧失生殖能力，进入老年期。肾精的盛衰决定着天癸的至竭，而天癸决定着人的生殖功能。女性的女子胞和男性的精室是人体的生殖器官，其功能的存亡与肾精及天癸息息相关。女子胞的功能主要有二：主持月经与孕育胎儿。"天癸至，任脉通，太冲脉盛，月事以时下"，胞脉系于肾，肾精化生天癸，天癸作用于女子，而出现经血的溢泻，标志着女性具备了生殖能力。精室的功能主要是贮藏精液、排泄精液。精液充足与肾精充盛密切相关，而精液的正常贮藏而不妄泄，要以肾藏精功能正常为基础。男子"二八，肾气盛，天癸至，精气溢泻"，标志着男性具备了生殖能力，能够繁衍后代。天癸的产生源于先天，"故天癸者，言天一之阴气耳，气化为水，因名天癸……其在人身，是为元阴，亦曰元气，人之未生，则此气蕴于父母，是为先天之元气"（《类经·藏象类》），受肾精气盛衰的支配，并随之消长，决定人之生殖，"天癸既至，在女子则月事以时下，在男子则精气溢泻，盖必阴气足而后精血化耳"（《类经·藏象类》），当肾中精气逐渐衰少，天癸亦渐竭止，则人之生育功能丧失。因此，肾主生殖，肾精充盛，生育功能正常发展；若肾精异常，会影响到人的生殖功能，如房劳伤肾，或肾阴不足，可导致女性月经失调、不孕等，在男性可出现精瘀等；肾阳不足，在女性可出现经行泄泻、宫寒不孕等，在男性可出现精冷、精清、少精等。

肾精藏，精生髓，髓充于脑，"脑为髓之海"，肾精充盛则脑髓充满，精力充沛，思维敏捷。肾精的盛衰决定着人体的生长发育与生殖功能。肾精化髓充骨养齿，肾精充足则骨骼强壮，牙齿完坚；肾精不足常见不育不孕，小儿发育迟缓、囟门迟闭，或未老先衰，牙齿过早脱落，精神委顿、健忘恍惚等表现。肾精所化肾气，是具有推动和调控人体生长发育、生殖、呼吸、津液代谢等功能的一类极细微物质。肾气推动和调控人体的生长发育，使人具备生殖能力，促进与调节全身津液的代谢，并使肺吸入的清气下纳于肾以维持呼吸的深度。同时，肾气还是人体防御功能的根本，肾气不足，可见发育迟缓、生殖能力低下、水肿尿少或尿失禁、遗精、滑精、虚喘，或卫外不固而易感冒等。

肾精与肾气二者关系密切。肾精与肾气推动整个肾系统所属脏腑、形体官窍以及神志经络等的功能活动。因肾藏五脏六腑之精，肾精与肾气影响调节一身脏腑功能活动。《素问·生气通天论》述："阴者藏精而起亟也，阳者卫外而为固也。"肾藏精起亟的机理在于肾藏蓄调节一身之精，为机体应变调节中枢，精足神旺则能应变；肾可调节人体内外，以抵御外界邪气的侵袭，维持身心和谐的健康状态。

2. 肾阴与肾阳

"肾精系统"中肾精和肾气不仅能够促进人体的生长发育，而且对人体的新陈代谢和各脏腑形体官窍的功能活动具有推动和调节作用。这些功能主要是通过肾气及其所分化的肾阳和肾阴的作用来实现。肾气含阴阳，肾阴与肾阳能资助、协调一身脏腑之阴阳，故又称肾为"五脏阴阳之本"。肾阴又称为元阴或真阴，肾阴是一身阴气之源，主凉润、宁静、抑制；肾阳又称为元阳或真阳，肾阳是一身阳气之根，主温煦、推动、兴奋。所谓"五脏之阴气，非此不能滋；五脏之阳气，非此不能发"。肾阴与肾阳协调共济，则合化为充和之肾气，推动和调控肾的各种功能活动。

肾阳的气化过程类似于人体的新陈代谢过程，可促进精、血、津液化生为气、为能量，促使"有形化无形"的过程。气的运动推动着血和津液的运行与人体的各种运动，气的运动加快，则血和津液的运行、输布和排泄也会加快；人体各种生理活动的进程也将加速，气化加快则产热增加，使温煦作用得以加强。肾阳旺，则全身之阳皆旺；肾阳衰，则全身之阳皆衰；肾阳亡，则全身之阳皆灭，人亦死矣，所以肾阳对人的生命至关重要。《类经图翼·大宝论》中特别强调说："天之大宝，只此一丸红日；人之大宝，只此一息真阳。"

肾阴濡养全身，正因为如此，肾阴旺则津血充足，肾阴亏则津枯血少。正如何梦瑶在《医碥·气》中说："阴气者，润泽之气也。"肾阴与肾阳的作用相反，能抑制气化，而促进成形；减慢气化，使产热减少，令人体得以清凉；并使人体内的各种运动均缓慢，令心神也趋于宁静，即所谓"无形化有形"。肾阴旺，则全身之阴皆旺；肾阴衰，则全身之阴皆衰；肾阴亡，则全身之阴皆亡，人亦死矣，所以肾阴对人的生命亦至关重要。《格致余论·相火论》中特别强调：相火"煎熬真阴，阴虚则病，阴绝刚死"。肾阴和肾阳是"肾精系统"阴阳的根本，二者作用相反，协调平衡，共同调节机体的代谢和阴阳平衡。

若肾阴不足，不能制阳，必见热象，治当滋养肾阴，"壮水之主，以制阳光"；若肾阳虚衰，不能制阴，则虚寒内盛，治当温补肾阳，"益火之源，以消阴翳"。肾阴、肾阳皆是以肾中精气为基础，肾阴虚到一定程度可以累及肾阳，肾阳虚到一定程度也可以累及肾阴，即"阴损及阳""阳损及阴"，日久可致阴阳两虚。由于肾之阴阳为一身阴阳之根本，因此肾之阴阳的失调可以导致其他各脏阴阳的失调，反之，其他各脏的阴阳失调，日久必累及于肾，损耗肾中精气，导致肾的阴阳失调。

肾精系统对全身精气阴阳的调控作用：五脏六腑之精的充盈，藏之于肾；肾精又输泄于五脏六腑，发挥濡养作用。如《医述》引《怡堂散记》谓："肾者，主受五脏六腑之精而藏之，故五脏盛乃能泻，是精藏于肾而又非生于肾也。五脏六腑之精，肾藏而司其输泄，输泄以时，则五脏六腑之精相续不绝。"肾精不断供给形体、气血、脏腑等，则五液、五气充沛，形体强壮而营卫和调；十二脏之化源充足，发挥正常生理功能。《宋元明清名医类案·王九峰医案》谓："肾受五脏六腑之精而藏之，源源能来，用宜有节。精固则生化出于自然，脏腑皆赖其营养；精亏则五内相互克制，诸病之所由生也。"如此可知，肾和五脏六腑之精在贮藏、转输、相互调节方面是动态的、多向性的，如此才能保障肾所藏之精的充足及其对全身各脏腑之精的贮藏和调节。肾精具有濡养肾所属脏腑及形体官窍的作用。

（二）"肾精系统"的生理特点

藏象学说是中医理论体系的核心，是一种独特的生理、病理学理论体系。系统论则反映了现代科学发展的趋势，其核心思想是整体观念。而在整体观念这一中医根本观点指导下的藏象学说体系具有系统的特性。系统观认为，系统既是普遍存在的，又是多样的，世界上任何事物都可以看成是一个系统。作为一个有机整体，人体包含了多个子系统。藏象系统中诸要素又各自形成相对独立的子系统，从而进一步细分形成等级结构模式。肾精系统就是肾系统中最重要的动态平衡子系统。

整体性、关联性、动态性、时序性是所有系统的共同特征。肾精系统具有以上特质。因此，从系统论角度研究探讨肾精系统，进一步探讨其更深层的功能及结构要素具有深远意义，对于发展中医理论、促进中医理论的内涵与外沿的扩展具有极为重要的意义。

1. 整体性

系统都是由两个以上的要素按照一定方式组合而成的，也就是它的"集合性"，整体观念作为中医学的指导思想，贯穿于中医学的各个方面，即体现了此"集合性"。整体观念强调人体自身是一个有机联系的整体，强调人体与自然是一个有机联系的整体。在整体观念对中医学发生影响的各个层面，又形成了若干层级的子系统。藏象系统是中医理论的核心内容之一，肾系统是其重要的子系统。作为肾系统的子系统，肾精系统也是一个有机整体。在研究人体的生理病理和疾病的预防和治疗时，从人体自身的脏腑组织及其各自的子系统、人体与自然界的普遍联系和相互影响出发，综合考虑影响疾病治疗和维持人体健康的各种因素，从而形成了中医学独特的理论体系和相对完整的治疗体系。

肾精系统作为一个有机整体，包括了肾精、肾气、肾阴、肾阳。系统内又蕴含了阴阳分系统。相对而言，肾精为阴，肾气为阳。前者偏于凝聚而滋润，后者偏于弥散而推动。景岳主张以清浊分肾精、肾气之阴阳：肾精浊而属阴，肾气清而属阳，《景岳全书·传忠录·阳不足再辩》曰："若以清浊对待言，则气为阳，精为阴，此亦阴阳之一目也。"肾阴、肾阳，又称"真阴""元阴""命门之水"、"真阳""元阳""命门之火"，为人体阴阳的根本。

现代研究表明，在整体层次"肾藏精"主要体现为神经－内分泌－免疫网络（NEI网络）的调控作用；在细胞及分子层次，"肾藏精"主要或部分体现为干细胞及微环境的调和状态。内源性干细胞"沉默"休眠、"唤醒"激活、增殖分化以及多种内在机制和微环境因素是在NEI网络整体调控下发生的，并且与肾精系统密切相关。而作为NEI网络作用分子基础的神经细胞、胰岛 β 细胞、免疫细胞等又是先天之精在细胞层次存在形式的干细胞定向分化而来的。因此，目前大多数医家认为肾精与干细胞具有同一性，这种同一性体现在来源及作用的同一性上。研究表明，补肾中药可以维持干细胞的数量和功能状态，可以诱导干细胞向成骨分化及向神经细胞分化，提示肾精系统与干细胞的内在联系。

整体观念的普遍性"无器不有"，而且普遍发挥着主导性作用，又有其特殊性，不同系统中整体观念的表现形式不同，从而构成了具有明显的系统性特征的整体认识论体系。

2. 关联性

系统的各个要素之间都是相互联系、相互制约的，其中任何要素的性质和行为发生变化都会影响其他要素的性质，甚至导致系统整体的性质和行为发生变化，也即是它的"关联性"。肾精系统各要素存在阴阳属性，而中医学认为阴阳存在关联，表现为阴阳的对立制约、互根互用、互相转化、消长平衡等。

肾气与肾精互根互生、密不可分。肾精能化气，肾精所化之气，称为肾气。肾精充足则肾气足，肾气虚则肾精不足。肾气是肾精的功能表现，肾精是肾气的物质基础，肾精通过化生肾气在人体生命活动中发挥着重要作用。因此很多情况下并称为肾中精气，肾中精气的盛衰，决定着人体的生长、发育过程和生殖功能的旺盛与衰减，并影响人的生殖功能，即性功能和生殖能力，是人体生长、发育与生殖、肾系统生理功能的推动力。

《黄帝内经》中并未提及肾阴、肾阳，《景岳全书·传忠录》中说："命门为元气之根，为水火之宅，五脏之阴气，非此不能滋；五脏之阳气，非此不能发。"后世由此分离出了肾阴和肾阳的概念。肾阴和肾阳都是肾中精气的一部分，也就是说肾精是由阴精和阳精两部分物质构成，属于阴的部分即为肾阴，又称元阴、真阴，起滋养濡润的作用；属于阳的部分即为肾阳，又称元阳、真阳，起温煦蒸化的作用。肾阴与肾阳为一身阴阳之根本，充分体现中医阴阳的相互关系。由于阴阳同居肾中，故肾又被称为"水火之宅"。五行学说以肾属水，但肾中"真火"的作用也是十分突出的。

肾气与肾阳同属为阳，都有着激发、升腾之性。肾阴与肾精都是肾中属阴的精微物质。但是，用阴阳去分析事物的属性，并不等于阴阳属性相同的事物就是同一事物。从临床实践看，肾精虚也不等于是肾阴虚，肾气虚也不等于是肾阳虚。

可见，肾之精、气、阴、阳共存于肾，各具有特殊功能，但又彼此相互关联。明代赵献可的《医贯》提出："五脏之真，唯肾为根。"肾精化生肾气，这个过程是通过肾阳蒸化肾阴完成的，也就是说肾精通过其内部矛盾运动产生肾气。中医学在疾病的诊断及治疗中都紧紧围绕"治病求本"的基本原则，是系统各要素之间关联性的具体体现。《素问·阴阳应象大论》用"阴在内，阳之守也；阳在外，阴之使也"一句概括阴阳不可截然分开的关联性。《景岳全书》载"又有阳失阴而离者，不补阴何以收散亡之气？水失火而败者，不补火何以苏垂寂之阴？此又阴阳相济之妙用也。故善补阳者，必于阴中求阳，则阳得阴助，而生化无穷；善补阴者，必于阳中求阴，则阴得阳升，而泉源不竭。"这是阴阳相关联在疾病治疗中的体现。

3. 动态性

肾藏精，精化气。《素问·上古天真论》中关于"男八女七"的人体生、长、壮、老、已的生命过程，可分为幼年期、青年期、壮年期和老年期等几个阶段。而每一阶段机体的生长发育或衰退情况，都取决于肾精及肾气的盛衰，这也正是肾精与肾气动态变化的最好体现。

从阴阳属性上，按其性质、功能、作用趋势可将肾精、肾气、肾阴、肾阳分为阴精、阳精，与自然界阴阳的关系相一致，他们之间存在对立、互根、交感、消长、转化、平衡等多种形式，它们的动态平衡共同维护着人体阴阳的相对平衡。

"无不出入，无不升降……非出入则无以生长壮老已，非升降则无以生长化收藏。"在人体生命过程中，肾精、肾气、肾阴、肾阳存在着相互资助和相互为用的动态关系。中医强调"阴平阳秘，精神乃治"，这种"阴平阳秘"是指系统的动态平衡，它时刻处在系统间的非线性运动之中，动态平衡一旦静止或者被破坏，意味着机体的健康被打破，疾病将产生。生命在于动，无动则无命。

4. 时序性

自然现象随时间变化的有序性，即时变有序性，简称时序性。时序性一般分为节奏（律）性、旋回性、趋势性等几个方面。五脏模型具有很强的时序性，《素问·经脉别论》早就提出"四时五脏阴阳"的观点，五脏功能系统实际上反映了自然界四时的阴阳消长变化的时间规律，五脏与四时阴阳相通、相应是《黄帝内经》的最基本观点。

自然环境对机体的影响是显而易见的，人的一切生理活动、新陈代谢以及病理变化均与自然环境相关。外界环境的变化对机体的影响可以是直接的、也可以是间接的；可以是明显的、也可以是潜在的，系统内诸要素与系统时刻处于环境的动态交流中。自然气候的变化，最明显的莫过于四时的变迁，而四时的变迁，又是自然界阴阳二气消长变化的结果，故人类的生存与自然界的阴阳变化是息息相通的。现代研究表明，"肾藏精应冬"这种节律性变化与性腺轴褪黑素受体的季节性变化的相应，松果腺的高位调节机制在"肾藏精应冬"的调节中的重要作用。

时序性除了体现在年节律（季节），还包括月节律和时辰节律。《素问·八正神明论》说："月始生，则血气始精，卫气始行，月郭满，则血气实，肌肉坚；月郭空，则肌肉减，经络虚，卫气去，形独居。"天癸来源于肾精，是肾中精气充盛的产物。天癸的月节律于女子特别明显，而在男子，天癸的年节律及日节律相对明显，此观点已经得到印证。有学者分别对妇女月经节律与月相出现的关系进行了调查，结果表明，在月圆前后月经来潮的人最多，月经病好发于行经时间在月亏、月空之时的女性，提示月经节律与月亮盈亏时间基本一致。德国的研究还显示望月妇女月经出血量成倍增加，而在月亏情况下月经出血量少，认为月经量的多少也与月相的盈亏有关。子午流注学说认为，肾功能最旺盛是在酉时（17～19时），最衰在卯时（5～7时）。美国学者 Wesosn

对一组健康受试者的研究也表明，肾小球滤过率和肾血流量的峰值正好在下午 17 时（酉时），肾功能最低时在上午 5 时（卯时），而肾阳虚型过敏性鼻炎患者，也每多卯时发作，且症状较重。众多的研究还表明中医肾阳虚证存在不同程度的生物节律紊乱，而在使用温阳药后有一定的纠正。

采用系统思维研究中医理论不仅注重对整体的考察，同时可以对功能动态进行关注。人体表里内外和谐统一的整体观念，及人体与外部自然环境的统一，中医理论在其建构中时刻闪烁着朴素的系统思维的智慧光芒，系统论的应用能够极大地提升中医理论研究的现代化水平。

（三）"肾精系统"的现代研究

对于中医学来说，系统论不但为中医学与现代科技包括现代医学的沟通架起了桥梁，也为诠释中医学中的科学成分和发展提供了一种较为有效的、理想的理论和方法。

1. 肾藏精与"下丘脑 – 垂体 – 靶腺轴"

现代医学认为，人体生长发育、生殖、防御以及维持机体稳态与 NEI 网络密切相关，而中医学将生长发育、生殖、生髓充脑、养骨且起亟归属于肾藏精的功能，因此，目前多数学者认为二者存在本质联系，NEI 网络反映了中医"肾藏精"对人体生命活动的调节功能。

下丘脑是 NEI 网络的调节中枢，通过其所产生的各种激素调节肾上腺、甲状腺、性腺等靶器官的功能活动。沈自尹院士研究发现不同病种的肾阳虚病人均有下丘脑 – 垂体系统和靶腺（肾上腺、甲状腺、性腺）功能紊乱的表现，且常表现为多靶腺、不同程度的异常，温补肾阳能有效地调节 NEI 网络的功能与形态异常，证实唯有补肾药才能作用并提高下丘脑的双氢睾酮亲和力及促肾上腺皮质激素释放激素（CRF）基因的表达，对肾阳虚证定性、定量以及将主要调节中枢定位在下丘脑提供了多方面的有力证据。战丽彬研究团队基于 NEI 网络相关指标数据库的藏象本质研究发现，肾系证候主要涉及肾虚证、肾阳虚证、肾阴虚证，肾阳虚侧重体现下丘脑 – 垂体 – 性腺轴（HPG

轴）、下丘脑－垂体－肾上腺轴（HPA轴）、下丘脑－垂体－甲状腺轴（HPT轴），而肾虚证与肾阴虚侧重体现了下丘脑－垂体－性腺轴（HPG轴）相关指标。郑洪新教授的研究团队发现生、长、壮、老的生命过程与肾精的充、盛、减、衰密切相关，其突出表现在NEI网络的多巴胺、5-羟色胺、雌激素、雄激素、生长激素、促肾上腺皮质激素（ACTH）、皮质醇、T细胞亚群等的变化。HPT轴、HPG轴与季节变化相关，上述过程是中医"肾应冬"调控机制通过松果体实现的。此外，NEI网络中的多种内分泌激素均可调节大脑、骨骼及身体的生长发育，与肾藏精的"主骨、生髓"一致。

2. 肾藏精与DNA

机体在生命活动过程中保持自身稳定，即自稳态，是生物生长发育、保持物种稳定和基本特征的必备条件。现代医学认为，遗传物质DNA对其发挥着重要调控作用。DNA作为细胞生物基因组的主要成分，是机体所有遗传信息的载体，其结构的完整和稳定，是生物正常生长、遗传及发展进化的重要前提，是维持机体处于稳态的中心环节。而中医学认为，肾精是调控人体生长发育、生殖繁衍的重要物质，在维持机体稳定中发挥重要作用。因此有学者提出肾精本质与DNA调控的同一性。吴氏等从分子角度对中医肾藏精，精生髓，髓生血作用进行试验探讨，采用HPLC法分析了生理性肾虚老龄大鼠肝细胞DNA的甲基化水平，发现中医补肾生血药可以明显增高其DNA甲基化水平，说明补肾生血药通过改变DNA甲基化水平，从而提高基因稳定性，稳持正常基因表达，延缓衰老基因的起动。同时，补肾填精中药可在一定程度上修复DNA损伤通路，提示机体自稳态与肾精及DNA的相关性。肾所藏的先天之精与DNA在来源、维持生物正常生长发育与生殖、维持机体自稳态等方面都具有相似之处，类似于DNA上的碱基对或碱基序列上所蕴含的遗传信息。中医"肾藏精，主生长发育、生殖"理论是以宏观方法揭示出来的"中心法则"。

　　3. 肾藏精与干细胞及其微环境和 NEI 网络的相关性

　　肾精是中医学的核心概念之一，目前对其概念的研究不断深入，提出肾精内涵的干细胞理论，认为补肾填精药物能够激活内源性干细胞的作用。干细胞是一类具有多向分化潜能和自我复制能力的原始未分化细胞，在一定条件下，可以分化形成各组织器官。现代医学认为干细胞的"自我更新"与"定向分化"揭示了生物体生长发育与生殖的基本生命规律，与"肾藏精"有很大的相关性。沈自尹院士提出，肾所藏之精可相应于胚胎干细胞以及其他分化为各种组织器官的成体干细胞，干细胞具有先天之精的属性。同时还有学者认为全能干细胞蕴藏了全部先天之精，全能干细胞定向分化的功能与"精"的繁衍生殖、生长发育、生髓化血等功能相比较，认为"精"与干细胞的基本属性较相似，先天之精在细胞层次的存在形式即是干细胞。沈院士提出"从肾论治温补命火"激活内源性干细胞和发挥微环境作用，调控 NEI 网络动态平衡，进而探讨肾藏精的科学含义，在此基础上，有学者提出"肾藏精的现代实质在于局部微环境依赖的干细胞自我调控系统，受以性激素系统为中心的全身神经内分泌系统调控"。研究已证实，肾虚骨质疏松症的病理机制与现代分子生物学基础与 PKC 系统、TGF–Smda 蛋白信号传导、UPP-Smda 信息传导与调控等通路系统密切相关，补肾中药能够通过对上述细胞信号转导的调控达到防治肾虚性骨质疏松症的作用。"肾主骨"的生理功能的确存在一个季节性变化态势，骨形成的指标在冬季明显高于夏季，骨形成在冬季比较旺盛，松果体和甲状腺轴在"肾应冬，主骨"的相关调控中发挥重要作用。

　　中医"肾藏精"藏象理论经历代医家、学者不断发展，日益完善。未来，研究的重点应在临床"从肾论治"痴呆、骨质疏松症、早衰与衰老、不孕不育、血液系统、神经系统及免疫系统、肿瘤等相关疾病方面。目前，"从肾论治"相关疾病的生物学机制研究已达到基因组学、蛋白质组学、代谢组学水平，如何采用系统思维将三大组学以及各种调控途径的信息有机整合，获得"肾藏精"和"从肾论治"相关疾病生理、病理过程的基因表达调控图、全局信号网络图和标志性代谢图等系统生物学结果。如何更好地发挥补肾中药调整 NEI 网络，激活干细胞及其微环境作用及对维持自稳态方面的优势，从而更好地揭示从肾论治的科学内涵虽任重道远，但可以预期，关于"肾藏精"的研究，可能在肾藏象理论研究方面取得重大突破，为临床防治相关疾病提供科学依据。同时，研究以干细胞及其调控系统为中心的中药药理药效学，也许能为中药新药开发研究提供一个新的突破口。

（四）"肾精系统"的病理基础

肾精病变主要指肾精不足。肾为封藏之本，主藏先后天之精。肾中精气，内寓真阴真阳，为人体生命之本，脏腑阴阳之根。故《素问·金匮真言论》说："夫精者，生之本也。"肾精，宜藏而不宜泻，是化生肾阴肾阳的物质基础，因此肾精病变后会引起肾气、肾阳、肾阴的病变，这些病变均可直接引起脑髓功能的异常。

肾精化髓充于脑，肾精不足时亦会导致脑髓空虚失养，无法发挥主神、调节情志、司感觉、主运动等功能。所以肾精系统的病变也是肾脑系统病理变化的根本。

病理	理论基础	临床表现
肾精不足	肾中先后天精气宜固藏，不宜泄。所以，肾病最易耗伤精气，伐其根本，从而导致生长发育障碍、脑功能失常等表现，临床上先天之精气不足多责之于父母，所谓"两精相搏，合而成形"	若父母素体肾精亏虚或母体脾胃失调气血化生不足无法充养胎儿，孕期受到惊吓等因素可导致先天禀赋不足，进而影响生长发育及脑髓生成，出生后出现发育迟缓、智力低下、囟门迟闭、解颅等。后天饮食水谷精微不足，脏腑精气匮乏，不能化气生血，上承濡养脑髓，脑髓失养，则可见头晕目眩，脑中空鸣，记忆力减退，反应能力低下，感知外界变化的能力下降等种种临床表现

病理	理论基础	临床表现
肾气虚	肾为生气之根，藏一身之元气，为化生营卫之气及其他各脏腑之气的根本，元气的充足与否关系脑生长发育和生理功能的正常发挥。肾气虚有广义与狭义之分，广义肾气虚是指肾阴肾阳都不足，狭义概念仅指肾失藏精，肾气不固	惊恐过度、过劳过逸等因素可引起肾气虚。恐伤肾，《素问·举痛论》载"恐则气下"。肾气虚则推动、调控、气化、防御、固摄等功能减退，可直接引起气血精微化生不足，分清别浊失常水液的运化障碍，一方面气血水液精微不足影响对脑髓、肌肉、孔窍的濡养作用，可出现视物不清、耳鸣失聪、神疲乏力；另一方面水液运化不利，可形成病理产物，进而出现本虚标实之证，临床常见精神萎靡，思维混乱，全身浮肿等
肾阳虚	肾阳作为肾气中具有温煦、兴奋作用的部分，功能强大，为一身阳气之本。先天禀赋不足、劳逸过度或因久病不愈或他脏病变损及等均可导致肾阳虚衰，元阳不足，气化无权而出现的温煦失职	临床上肾阳不足，常见全身新陈代谢功能下降，各脏腑、经络、形体、官窍的生理功能均减弱，脑的生理功能也将随之而减弱。表现为精神萎靡不振，头目眩晕，反应迟钝，面色苍白，畏寒肢冷，四肢厥冷，五更泻，脉迟缓无力等阳虚症状
肾阴虚	肾阴作为肾气中具有凉润，抑制的部分，为一身阴气之根。先天禀赋不足、久病过劳等因素可引起肾阴亏虚	一是阴精亏少，脑髓失充，骨失髓养，可见眩晕耳鸣，健忘失眠、腰膝酸软等症；二是肾阴亏虚，阴不制阳，导致阴虚内热或阴虚阳亢，虚热内生；热扰精室，冲任失固；虚火浮泛，清窍失灵。则可见口干舌燥，潮热盗汗，遗精带下之症

肾藏精，封藏之本，肾中之精宜封藏，不宜耗伤，此生理特性决定肾病多虚。肾气、肾阳、肾阴亏损的病因虽然多样，但究其根本责之于肾精不足，肾精不足，从根源处导致肾气、肾阳、肾阴亏虚，正如《类经附翼·求正录》说："水亏其源，则阴虚之病叠出；火衰其本，则阳虚之证叠生。"

（五）"肾精系统"的研究成果

从认识论的角度，认识肾精的途径可以是多种多样的，但沿经验现象途径无疑是重要的方法之一。郑洪新教授课题组主张肾精理论涉及三层次：道、象、器，经验现象就是象的这个层次。他们细致地列示了肾精亏虚有哪些外象，如肾精和人体的生长发育状况相关，肾精充足则生长发育正常，形体强壮；而肾精亏虚则会出现生长发育障碍，小儿出现五软、五迟等症状，发育期青少年发育迟缓，筋骨肌肉消瘦痿软，成年则出现未老先衰、发脱齿落、生殖力下降等。肾精和人体的生殖功能密切相关，肾精充足则天癸至，生殖功能正常；当肾精亏虚表现为生殖能力不足、男子精少不育、女子经少经闭、性功能减退等。肾精与骨和齿的发育状况，与毛发的浓密、光泽与荣枯，与腰膝及足跟的强健灵活，与记忆、意志、情绪等均密切相关，在其充足和不足时，均有相应的表象出现。

在这些认识的基础上，有研究希望通过严格的流行病学方法，建立肾精亏虚证比较规范的诊断标准。如孟静岩、于春泉课题组通过文献提取和专家问卷方法，制作完成包括 33 个四诊信息、症状体征的肾精亏虚证临床流行病学调查问卷，作者从大量文献资料提取肾精亏虚证涉及的症状、舌象、脉象等表现多达 2000 多条，经过人工归并，提取出其中 41 种具有代表性的证候特征表现，其中脉沉细、腰膝酸软、神疲乏力、耳鸣、记忆力减退的频次较高。

基于肾精亏虚而论治的临床疾病种类较多，如不孕不育等生殖问题、再生障碍性贫血、地中海贫血、老年性痴呆、骨质疏松症等。陆华教授课题组观察养精汤促排卵的疗效并探讨其作用机理。结果发现经治疗 36 例患者，排卵率达 61.1%，血清促卵泡素（FSH）、促黄体生成素（LH）、雌二醇（E_2）较治疗前明显升高，主卵泡直径明显增大。实验研究表明，养精汤组比生理盐水组的卵巢各级卵泡总数及黄体数明显增多，优势卵泡比重增大。下丘脑单胺类神经递质去甲肾上腺素（NE）、多巴胺（DA）含量显著升高，5- 羟色胺（5-HT）及 5- 羟吲哚乙酸（5-

HIAA）显著降低，NE/DA、NE/5–HT 比值明显增大。下丘脑 β–EOP 含量显著降低，血清雌二醇（E_2）、孕酮（P）含量显著升高，血清锌（Zn）、铜（Cu）、铁（Fe）含量显著升高。说明填补肾精的养精汤具有促排卵作用，其促排卵可能是与下丘脑、垂体、卵巢等多环节、多途径相关。关于慢性再生障碍性贫血，中医理论认为属"虚劳""血亡""血痨""血虚""血枯""髓枯"等范畴，人的血液与肾关系密切。徐瑞荣等以补肾益髓法治疗本病 90 例，总有效率为 77.5%，粒巨噬细胞集落刺激因子和红细胞生成素分泌水平有明显提高。俞亚琴等采用免疫磁珠法（MACS）分离纯化再生障碍性贫血患者骨髓 $CD34^+$ 细胞在造血细胞半固体和液体培养体系加入不同浓度补肾和解复方制剂，结果显示补肾和解复方制剂能提高红系集落形成单位、红细胞系集落形成单位集落产率。

吴志奎课题组基于"肾精生髓"理论论治地中海贫血取得了显著的疗效。在 1993 ~ 1998 年，在广西 β 地中海贫血高发区用益髓生血药的两种剂型治疗 β 地中海贫血 61 例，其中重型 35 例，中间型 26 例，有效 56 例，无效 5 例，总有效率 91.8%。所有病例均按国际诊断 β 地中海贫血标准和疗效评定方法进行分析，并动态观察治疗前后临床及实验指标。结果表明，服药后患者精神振奋，食欲增加，肝脾肿大好转，不易患感染性疾病。临床症状明显改善与外周血象的提高有很好的一致性。其中，血红蛋白（Hb），胎儿血红蛋白（HbF）均较治疗前明显升高，对治疗患者做了停药后 3 ~ 6 个月追踪复查，表明疗效维持时间长，后效应好。其后又不断深入研究，如在 2006 年又总结了益髓生血颗粒对 156 例 β 地中海贫血的疗效及有效机理。

二、"肾脑系统"的生理与病理基础

"肾脑系统"理论是中医藏象学说的重要内容之一，是中医理论体系的重要组成部分，是在充分继承和把握中医肾藏精理论内涵精要的基础上，针对脑系统临床常见病、多发病、疑难病和重大疾病建立的肾脑相关的系统化认识。

（一）"肾脑系统"的生理基础

肾属五脏，为先天之本；脑属奇恒之腑，为髓之海。肾藏精，主骨，生髓，通于脑，脑髓是脑功能活动的物质基础。脑髓由肾精化生，肾精充盛，则脑髓得养，神机运转正常，肾中精气的亏损会引起脑功能的退化。肾与脑在生理与病理基础上密切相关。

长期以来，中医学中的"脑"作为奇恒之腑从属于五脏六腑，临床辨证论治脑部疾病沿袭以脏腑辨证为核心。然而在理论研究和临证实践中发现中医藏象学说中的"肾"在脑的结构形成和生理功能的发挥中起着至为关键的作用。因此，结合"肾藏象"理论内涵和历代医家对中医"脑"的认识，建立中医"肾脑系统"理论，深入探讨肾与脑的内在联系，不仅可以进一步丰富和发展中医"脑"的科学内涵及外延，亦为中医藏象理论研究提供了一个新的视角；有利于我们更好地把握和运用"肾脑相关"理论解决临床实际问题，从而为脑部疾病的临床治疗提供更加精确的辨治思路。

1. 中医对"肾脑系统"的认识过程

中医古代医家未提出过"肾脑系统"的概念，但对于肾和脑之间的关系早有认识。藏象学说中有关"肾藏象"理论内涵的认识早在秦汉时期已基本成形，而对于"脑"的认识始于先秦时期，是在秦汉以后不断充实和发展的；中医"脑"的功能更多的依存于"肾藏精"功能。因此，可以说历代有关中医"脑"的认识正是中医"肾藏象"内涵的延续和扩展，梳理历代医家有关"脑"内涵的认识是准确把握和发掘中医"肾脑系统"的重要前提。

（1）先秦时期是中医"肾脑系统"相关理论的奠基阶段　先秦时期，中医学肾的概念起始于古代解剖方面的知识，认为肾是位于腰部、腹腔之内、脊柱两旁、左右各一的器官，如《素问·脉要精微论》记载："腰者，肾之府。"并在长期对人体生理、病理现象观察的基础上，结合反复医疗实践（从病理现象和治疗效应的分析和反证）总结出肾的生理功能，即肾具有藏精，主骨，生髓，通于脑；主生长、发育、生殖和水液代谢；主纳气，外荣于发，开窍于耳和二阴；在志为恐与惊，在液为唾，通过经络与膀胱相表里。在肾的诸多功能中，藏精功能起着决定性作用。"肾藏精"概念，出自《灵枢·本神》："肾藏精，精舍志。"《素问·六节藏象论》进一步发挥："肾者，主蛰，封藏之本，精之处也。"藏有隐藏、藏匿，或收藏、储藏之意，说明肾为藏精之处，封藏精气，平时潜隐不外露，在人体需要时发挥其生理功能。一般而言，"肾藏精"的含义是肾在生理状态下通过藏精以及精化气来主导人体生殖繁衍、生长发育，因此可以认为"肾藏精"是对肾藏象学说整体内涵的高度概括。

人们对脑的认识，最早应追溯到春秋战国时期。在《黄帝内经》中对脑的解剖、生理功能已经有了一定的认识。如《灵枢·海论》载有："脑为髓海，其输上在于其盖，下在风府"；《灵枢·骨度》："头为大骨围二尺六寸……发所复者，颅至项尺二寸，发以下至颐长一尺。"说明虽然当时古人对脑的形态认识不太精细，但已经认识到脑的位置在颅内，上至头盖骨，下至风府，并有大致的尺度记录。

先秦时期已认识到髓是构成脑的重要物质基础，脑的功能是在髓的基础上发挥出来的，没有髓也就没有脑。如《素问·五脏生成》谓："诸髓者皆属于脑。"脑髓和脊髓由肾精化生而来，两者彼此沟通，相辅相成，共同维持着人体的生命活动。对人体是如何产生的，已经有了明确的认识："人始生，先成精，精成而脑髓生"（《灵枢·经脉》），指出人是由先天之精逐渐生长发育而来，其后再形成脑髓，脑髓在胚胎时期已经形成，标志着新生命的开始，但它的生长发育及功能的正常发挥还需依赖后天水谷之精的濡养，如《灵枢·五癃津液别》云："五谷之津液和合而为膏者，内渗入于骨空，补益脑髓。"先天禀赋充足，后天脾胃运化有权，水谷精微物质上输于脑，髓海得充，则思维敏捷，智能健全。体现了古代朴素的脑髓生理观。强调了肾精是脑髓形成的先决条件，从中可以看出中医是以肾所藏之精作为"脑"的物质基础。

中医藏象学说中，脑与髓、骨、脉、胆归属于奇恒之府，同时也有把其归属于脏的记载。《素问·五脏别论》谓："黄帝问曰，余闻方士，或以脑髓为脏……不知其道，愿闻其说。"《素问·禁刺论》谓："脏有要害，不可不察……刺中心，一日死……刺头中脑户，入脑立死。"显然，《黄帝内经》已经把脑与五脏并列，并且认识到刺头中脑户人会立即死亡，比刺中脏更为凶险，由此可以看到古人已意识到脑对生命的重要性，当时能把脑列属为奇恒之府和与五脏相类的脏，充分说明了古人对脑的独特性和重要性都有一定的认识。

对脑功能的认识也逐渐加深，"头者，精明之府，头倾视深，精神将夺矣"（《素问·脉要精微论》）。此处已经能比较粗略地指出了脑作为精明之府具有视觉、知觉功能以及认识、辨别事物的作用，即脑是精神智慧产生之渊薮，并首次提到泥丸宫，如《素问·本命论》曰："神失守位，即神游于上丹田，在……泥丸宫。"已经认识到脑与神关系密切，能总管人的各种精神活动，为最高统帅。同时也认识到肾与人体行动有关，"肾者，作强之官，伎巧出焉"（《素问·灵兰秘典论》）。推其渊源，乃由肾中精气充盈，髓海得养，则精力充沛，反应快捷，故而伎巧多出。

当时，医家们已经把认识、辨别事物的抽象思维和逻辑推理等作用归纳于脑和肾的功能之下。从体用一源的角度来看，肾之为体，脑之为用，体用之源在于肾所藏之精。肾之伎巧、起亟、主外诸多与智能相关功能的正常发挥依赖肾藏精功能的正常，而脑是执行和展现伎巧、起亟、主外等功能的主体。

综上所述，该阶段的医家已经对脑的解剖、生理功能和重要性有了一定认识，更为重要的是阐明了脑结构的形成和功能的正常发挥取决于肾中精气的作用，为中医"肾脑系统"中肾脏与脑的关系奠定了基础。

（2）汉唐到金元时期是中医"肾脑系统"相关理论的发展阶段　汉唐到金元时期中医学得到了迅猛发展，取得了显著的医学成就；这一时期时间跨度大，不仅产生了像《伤寒杂病论》《诸病源候论》《备急千金要方》等医学名著，同时也涌现出像"金元四大家"这样一大批医学名家，在这一时期中医"肾脑系统"相关理论的发展体现在人们对"脑"的认识不断加深，脑主神明观点的提出和对脑的功能形成了新认识，丰富和发展了中医"肾脑系统"相关理论。

自从《黄帝内经》提出脑为"精明之府"的论断以来，脑具有主导高级智能思维和神志的重要功能引起后世医家的重视和阐释，《金匮玉函经》中指出："头者，身之元首，人神所注。"明确提出了脑主神明的观点。唐代孙思邈也强调了脑与神的紧密关系及在人体的重要地位。《备急千金要方》云："头者，身之元首，人神之所法，气口精明，三百六十五络，皆上归于头。头者，诸阳之会也。"

这一时期，医学家和道家经典都尝试说明被称为"泥丸"的脑主神智的功能，如《颅囟经·原序》有"太乙元真在头曰泥丸，总众神也，得诸百灵，以御邪气，陶甄万物，以静为源。"由此可知，古人已认识到脑主神智活动，通过其调节作用，既保持机体内外环境平衡，以抗外邪入侵而维护健康，又能对外界万事万物进行综合分析，并作出反应以适应外界环境的变化。晋代道家经典《黄庭经》有"泥丸"九宫""百节"等相关描述，提出"泥丸百节皆有神""脑神精根字泥丸""一面之神宗泥丸，泥丸九真皆有房，方圆一寸处此中，内服紫衣飞罗裳，但思一部寿无穷，非各别住俱脑中"。道家把脑分为九宫，其最为重要者称为泥丸，泥丸为元神所居之宫，道家的这种脑主元神说，丰富了中医脑的认识和内涵。宋代陈无择的《三因极一病证方论》曰："头者，诸阳之会，上丹产于泥丸宫，百神所集。"明确论述了脑与神密切相关。

金元时期，医家刘河间提出一些如何用脑和养脑的方法，并强调了保持情志稳定和固敛肾精以达到护脑目的的重要性。如《素问病机气宜保命集·原道论》记载有"忍怒以全阴，抑喜以全阳，泥丸欲多栉，天鼓欲常鸣，形欲常鉴，津欲常咽，体欲常运，食欲常少。眼者身之鉴也，常居欲频修；耳者体之牖也，城廓欲频治；面者神之庭也，神不欲复；发者脑之华也，脑不欲减；体者精之元也，精不欲竭；明者身之宝也，明不欲耗。补泻六腑，淘炼五精，可以固形，可以全生，此皆修真之要也。"由此可知，肾脏的藏精功能不仅对脑的形成具有决定作用，对维持和保护脑的功能同样意义重大。

李东垣在《脾胃论》谓"视听明而清凉，香臭辨而温暖，此受天之气而外利九窍者也"。说明了视觉、听觉、嗅觉均与脑相关。又曰："气乃神之祖，精乃气之子，气者精神之根蒂也。"指出了脑主导的精神与元气、精相关，脑的功能依赖于元气的充盛。《兰室秘藏·诸脉者皆属于目论》曰："阴阳应象论云：诸脉者皆属于目，目得血而能视，五脏六腑精气，皆上注于目而为之精。精之窠为眼，骨之精为瞳子，筋之精为黑眼，血之精为络，其窠气之精为白眼，肌肉之精则为约束，理撷筋骨血气之精，而与脉并为系，上属于脑，后出于项中。故邪中于项，因逢其身之虚，其入深则即随眼系入于脑，则脑转，脑转则引目系急，目系急则目眩以转矣……"揭示了目与肾、脑相关，肾所藏五脏六腑之精气上注于目，对于维持目的功能具有重要作用。

汉唐到金元时期中医"肾脑系统"相关理论的发展，一方面体现在明确提出脑主神明的功能，另一方面指出了人体官窍中视觉、听觉、嗅觉与脑的相关性，在此基础上进一步认识到人的视觉、听觉、精神、情志状态同样可以影响到脑的功能状态；保持肾所藏之精，对于养脑护脑意义重大。

（3）明清时期是中医"肾脑系统"相关理论的成熟阶段　明清时期在中医学发展史上占有重要地位，这一时期从理论到实践都有突破性进展，许多新知识、新经验不断提出，对脑的相关认识更加深入、具体，日渐走向综合和全面。较多医家认识到脑具有主导感知活动、记忆思维、主肢体运动等功能，对脑功能的认识更加全面，为中医脑髓学说和肾脑相关理论的日趋成熟做出了贡献。

这一时期提出了脑为元神之府的学术论断，明代朱橚等编著的《普济方》云："头者，诸阳之会；上丹产于泥丸宫，百神所集。"指出了脑总统众神，至高无上。李时珍在《本草纲目·辛夷》中指出"脑为元神之府，而鼻为命门之窍。人之中气不足，清阳不升，则头为之倾，九窍为之不利"。这些脑与神志关系的鲜明论点，对科学认识脑做出了重要的贡献。

这一时期，医家对脑对人体之主宰作用做了进一步论述。喻嘉言的《寓意草》云："头为一身之元首，穹然居上……其所主之脏，则以头之外壳包藏脑髓。脑为髓之海，主统一身骨中之精髓。以故老人髓减，即头倾视深也。"《黄帝内经》原有九脏之说，"五脏加脑髓骨脉胆女子胞，神脏五，形脏四，共和为九。岂非脑之自为一脏之主耶……身中万神集会之所，泥丸一宫，所谓上八景也。"强调了大脑不仅属脏，而且与其他五脏之间乃是主与奉的关系，在《黄帝内经》之后，喻氏首次将脑的地位提升于五脏之上，进一步确定了大脑的主宰作用，较之李时珍"脑为元神之府"的学术论断显然是一种进步。清代张璐在《张氏医通》中曰："头者，天之象，阳之分也。六腑清阳之气，五脏精华之血，皆朝会于高巅。"脑居头颅之内，至高之巅，赖阳气通达，才能"若天与日"，使脑转运疏泄，以敷布周身，故脑为纯阳之脏，主宰一切。

明代医家已经开始重视脑髓学说的研究，王肯堂强调脑髓对人体有不可或缺的意义。《证治准绳·幼科》称"人之无脑髓，如木无根"。清代王学权明确指出记忆认知功能的强弱与脑髓的充足与否密切相关。他在《重庆堂随笔》中曰："盖脑为髓海，又名元神之府，水足髓冲，则元神清湛而强记不忘矣。"清代吴谦在《医宗金鉴》中云："头位诸阳之首，位居至高，内涵脑髓，脑为元神之府，以统全身者也。"此时可见对脑主导神明的作用已成定论。又如清代程杏轩的《医述·医学溯源》认为"脑为诸体之会，即海也，肾主之。"《医述·杂病汇参》称"髓本精生，下通督脉，命火温养则髓益充……精不足者，补之以味，皆上行于脑，以为生化之源。"再次阐述了肾对脑的决定性作用，进一步强调了肾精、脑髓之间的关系。对中医"肾脑系统"内在相关性做了铺垫，在治则治法上则高屋建瓴地提出补精即是补脑。

　　明清医家在前人认识的基础上进一步论述脑与五官诸窍的关系，清代王宏翰《医学原始》称"五官居身上，为知觉之具。耳、目、口、鼻之所导入，最近于脑，必先以脑受其象而觉之，而寄之，而存之也。""脑颅居百体之首，为五官四司所赖，以摄百肢，为运动知觉之德。"阐明了五官的知觉、四肢的运动取决于脑的观点。

　　清代王清任对脑与听觉、视觉、嗅觉、记忆、意识思维等一系列神志活动的密切关系做了进一步阐述和论证，形成了著名的中医脑髓学说。在其医著《医林改错》中列有"脑髓说"专篇，明确指出："灵机记性在脑者，因饮食生气血，长肌肉，精汁之清者，化而为髓，由脊骨上行入脑，名曰脑髓。盛脑髓者，名曰髓海。"说明脑为髓海，主导人的精神、意识、思维活动。并进一步阐明"两耳通脑，所听之声归于脑……两目系如线，长于脑，所见之物归于脑……鼻通于脑，所闻之香臭归于脑。"以上可知，耳、目、鼻等感觉器官都有通道与脑直接相连，将外界刺激传入到脑，由脑产生相应的感觉，故谓所听之声、所见之物、所闻之香臭均归之于脑。脑既是传入接受之器，更是传出指挥之官。五官九窍的生理功能，是脑神生理功能的外在表现。王氏还描述了味觉的产生和语言的支配皆源自于脑。为说明肾藏精生髓对于脑的发育生长以及五官功能产生和发展过程中的重要作用，王氏以婴儿脑髓生长与感受、语言发育为例，言"小儿出生时，脑未全，囟门软，目不灵动，耳不知听，鼻不知闻，舌不言。至周岁，脑渐生，囟门渐长，耳稍知听，目稍有灵动，鼻微知香臭，舌能言一二字。至三四岁，脑髓渐满，囟门长全，耳能听，目有灵动，鼻知香臭，言语成句"论证了人脑具有产生感觉、主管言语、主持思维的功能，而且还说明了脑的生长发育与人的智力发展的关系。《医林改错·脑髓说》谓："所以小儿无记性者，脑髓未满；高年无记性者，脑髓渐空。"不仅说明了脑具有主记忆的功能，而且说明脑髓充足与否决定着记忆功能的强弱，髓海充足则记忆牢固，不足则反之。纵观人的一生，肾中精气充足与否决定了人生、长、壮、老、已的过程，揭示了肾精化生的脑髓与记忆能力关系的动态变化，表现出随年龄增长由无到有、自弱到强，而后又逐渐衰退的自然变化现象。

清代医家唐容川在其《医经精义》中指出："肾藏精，精生髓，故骨者，肾之合也，髓者，精之所生也，精足则髓足，髓在骨内，髓足则骨强。"肾藏精能力的盛衰直接影响骨、髓、脑的化生，从而决定其功能的强健与否。《中西汇通医经精义》又曰："盖肾主骨，肾系贯脊，通于脊髓。肾精足则入脊化髓上循入脑而为脑髓，是髓者精气之所会也。髓足则精气能供五脏六腑之驱使，故知觉运动，无不爽健。非髓能使各脏，实各脏能使髓也。""髓之生由于肾，欲补髓者，即从肾治。"此论不仅强调了脑髓的重要作用以及肾、脑、髓之间的密切关系，还着重指出了肾精充足对于维持脑主宰知觉运动的重要意义，并从肾生髓的角度强调了从肾治疗是补髓补脑的根本途径。

这个阶段是中医"肾脑系统"相关理论的相对成熟阶段，不仅确定脑对人体的主宰作用，同时也出现了脑髓学说。脑髓学说的兴起使肾、髓、脑之间的关系得到进一步阐明，同时明确了脑与听觉、视觉、嗅觉、记忆等意识思维一系列神志活动的密切关系，提出了通过补益肾精来补脑是维持和改善这些功能的治疗原则。

这一时期不仅对以往肾脑相关理论进行了归纳和总结，同时从解剖结构、生理功能到辨证施治都有了较为完善的认识。实现了"肾脑系统"理论认识与治疗实践的有力衔接，是肾脑相关理论与实践相结合且逐渐走向成熟的过程。

新中国成立以后，诸多医家继承了历代各家对中医"肾脑系统"相关理论的认识，在临床实践中运用填精补脑、补肾健脑、培元益脑等治则治法治疗相关脑病取得了较好的疗效，这些方法的应用是对肾脑相关理论指导临床的有力证明。

2. 中医"肾脑系统"的结构和功能

中医"肾脑系统"的结构主要包括肾、髓、脑三个组成部分以及相关的经络联属。三者从化生角度来看是肾藏精，精生髓，髓聚为脑，可见作为中医"肾脑系统"的始发点在于肾所藏之精，中间环节在于精化生为髓，最后髓汇聚成脑。肾、髓、脑不仅通过人体经络系统彼此联接，相互维系，在功能上肾与脑相互影响，一方面肾藏精功能决定脑的化生，脑的功能状态保持取决于肾所藏之精的不断供养和填充；另一方面，脑的功能状态同样可以影响肾的功能状，它们通过肾精、脑髓正常功能的发挥在不同的层面主宰或管理着人的智能与认知。

（1）中医"肾脑系统"的结构

①中医"肾脑系统"化生联属关系：中医"肾脑系统"应从化生角度来理解此系统中肾的含义。其更多的是指肾中精气（肾精）与脑相关的功能。我们知道，肾精是化生髓的物质基础，髓是分布于人体骨腔内的一种膏样物质，据髓所藏位置的不同而名称各异，有脑髓、脊髓、骨髓之分。在中医"肾脑系统"中所言之髓主要指的是脑髓。脑髓的产生和发育过程，清代以前古人描述较少，至清代王清任在《医林改错·脑髓说》中才具体论述了脑髓从出生到长成的大体发展过程，这种认识基本上和现代医学对脑髓发育的描述相吻合。

肾精的组成包括先天之精和后天之精。先天之精，是生命的本原物质，受之父母，先身而生，起着形成胚胎繁衍后代的作用，即《灵枢·决气》所载"两神相搏，合而成形，常先身生，是谓精"；后天之精，是指出生之后，从外界摄取经脏腑气化而生成的精微物质，包括水谷之精和脏腑之精，水谷之精来源于饮食，是具有维持生命活动的精微物质；脏腑之精是指五脏六腑之精，是指除肾精之外的五脏六腑不断积累和充养的脏腑精气，是各脏腑生理活动的物质基础。肾精来源于先天，充养于后天，是化生脑髓的物质条件，脑髓依赖精气而化生。

脑髓的具体来源可归结为三个组成部分。一是源于肾中先天之精气，指禀受于父母的先天之精是脑髓产生的原始物质，同时也是化生元神的物质基础，元神又依附于脑这个形体而存在，所以李时珍说"脑为元神之府"。先天之精的盛衰，直接影响着脑的发育和神明的功用。肾精充足，先天之精气充盈，则肾主骨生髓化生有源。清末到民国时期著名医家张锡纯《医学衷中参西录》明确提出："脑为髓海，乃聚髓之处，非生髓之处，究其本源，实由肾中真阴真阳之气，酝酿化合而成，缘督脉上升而贯注于脑。"二是水谷之精充养脑髓。先天之精化生脑髓形成之后，脑髓还需不断得到水谷精微的营养才能逐步长成。其充养来自后天脾胃将水谷精微转化为气血，并借助脾的升清与胃的降浊，将水谷精微之气上输脑髓。《灵枢·五癃津液别》说"五谷之津液，和合而为膏者，内渗于骨空，补益脑髓"；《灵枢·决气》也说"谷入气满，淖泽注于骨，骨属屈伸，泄泽，补益脑髓"；《医林改错·脑髓说》认为："灵机记性在脑者，因饮食生气血，长肌肉，精汁之清者，化而为髓，由脊骨上行入脑，名曰脑髓。"三是脏腑之精化髓充脑。脑髓除受以上两部分精气充养之外，五脏六腑精气的上充对脑髓濡养也十分重要。肾主骨生髓、脾气散精濡养脑髓、肺吸入自然界之清气也是后天精气的组成部分，也可上充脑髓，心主血脉，运血入脑，肝主疏泄并藏血以养脑髓。脑髓之功能正常乃是五脏精气充养、协调作用的结果。自然界中五气五味化生濡养五脏六腑精气，五脏六腑精气津液相辅相成，化生脑髓，脑髓有成，神乃自生。

②中医"肾脑系统"的经络联属关系：中医"肾脑系统"的结构关系中，除化生联属关系外，还有经络联属关系。脑位于颅内，以颅骨为围、由髓汇聚而成。在结构可知脑与髓是互相联系，不可分割的。脑是髓的上行汇聚部分，而脊髓是脑髓结构的下行延伸，《素问·五脏生成》谓："诸髓者皆属于脑。"从经络结构上看，脑属奇恒之府，没有自己所属的经脉，但头为诸阳之会，手足六阳经和督脉等经脉均上达于头部，肾通过足太阳膀胱经和督脉上联于脑。《素问·骨空论》曰："督脉者，起于少腹以下……贯脊属肾与太阳起于目内眦，上额交颠上，入络脑，还出别下项。"可见督脉的循行路线与脑、肾密切联系，督脉在下焦反复与肾交接，在上焦入络脑。督脉之别络与足少阴肾经并行而贯脊属肾，继之上头络脑，下项后挟脊复络于肾。肾与膀胱相表里，《灵枢·经脉》曰："膀胱足太阳之脉，出于目内眦，上额交巅；其支者，

从巅至耳上角；其直者，从巅入络脑，还出别下项。"足太阳膀胱经循行将脑与肾经脉相连。可见，脑与肾在结构上是通过脊髓、经络紧密相连的。在这种关系中，主要是督脉在起作用。

（2）中医"肾脑系统"的主要功能　中医"肾脑系统"的功能和作用主要体现在以下四个方面。其一，是中医"肾脑系统"对人体五脏六腑的全面协调作用，体现了其对人体诸多系统的宏观调控功能；其二，是中医"肾脑系统"对人的意志精神活动的整体调节作用；其三，是中医"肾脑系统"对人体认知功能形成和维持的基础性调节作用；其四，是中医"肾脑系统"对人头部形窍的中枢指挥、总体支配作用。

①中医"肾脑系统"对脏腑的调控作用：中医学认为，五脏之中，肾寓水火，为各脏腑功能活动的动力之源，五脏之阴非此不能滋，五脏之阳非此不能发。肾之所以能作为脏腑活动动力之源在于肾脏的藏精作用。肾脏所藏精气决定着人的生、长、壮、老的过程，肾中精气的作用属性可进一步划分为肾阴、肾阳两个方面：肾阴，又称元阴、真阴、命门之水，对各脏腑具有滋润、成形、抑制作用；肾阳，又称元阳、真阳、命门之火，对各脏腑具有推动、温煦、兴奋作用。肾阴、肾阳之平衡调控着人体的新陈代谢，为各脏腑功能的根本。

中医学认为脑为髓海，由精气所化生，为元神之府，下连脊髓，通过经络、气街等与全身密切相联，具有统帅全身的作用，因而脑是人体生命活动的根本所在，是人体至为重要的脏器。如《备急千金要方·灸法门》载有："头者，人神所注，气血精明三百六十五络上归头，头者，诸阳之会也。"脑为全身气血之所注，为全身阳气汇聚的地方，作为元神之府管理人体的五脏六腑。

五脏六腑功能活动的动力之源来自中医"肾脑系统"中肾所藏精气的转化和运用，是肾控制人体五脏六腑功能活动的物质基础。脑虽为肾精所化生，却能对五脏六腑的功能活动起着统帅作用。由此可见，由肾和脑组成的中医"肾脑系统"对人体五脏六腑功能的正常发挥起着决定性的作用。

②中医"肾脑系统"对精神意识、情感活动的调节作用：中医学将人们的情感、意志等精神活动归为五脏经气之所使，正所谓"人有五脏化五气，以生喜怒悲忧恐"（《素问·阴阳应象大论》），情志活动的物质基础是五脏之精气血功能的正常运转。《素问·宣明五气》说"精气并于心则喜，并于肺则悲，并于肝则忧，并于脾则畏，并与肾则恐""五脏所藏，心藏神，肺藏魄，肝藏魂，脾藏意，肾藏志"，认为人的情感变化和五脏的功能密切相关，并称之为"在志"和"五志"。人的精神意识情感活动虽然为五脏所主，但实际上都是脑的功能，因为脑作为元神之府具有协调五脏六腑的功能，脑主神明。唐代孙思邈《备急千金要方·灸法门》云："头者，人神所注。"清代张锡纯在《医学衷中参西录》中提出："神明之体藏于脑。"

《灵枢·本神》谓："肾藏精，精舍志。""志"属于五神之一，《灵枢·本神》谓："故生之来谓之精，两精相搏谓之神，随神往来者谓之魂，并精而出入者谓之魄，所以任物者谓之心，心有所忆谓之意，意之所存谓之志。"对"志"的认识有广义和狭义之分，广义指各种精神心理活动；狭义指意志、志向等。由此可见，人的精神活动与肾藏精功能有密切联系。中医学认为肾在志为恐，人在外界刺激下表现出惊恐的情绪与肾藏精功能状态相关，若肾精充足，则恐惧有度，若肾精亏虚，则易恐惧失度。生理情况下，精气充沛，脏腑经络功能正常，精神内守，志和无恐；病理条件下，肾之藏精不足，精亏神少，志乱恐生。《素问·举痛论》曰"恐则气下，惊则气乱"，说明肾中精气充足对保持人体的气机运行和情绪稳定十分重要。肾脏具有参与人体精神意识情感活动调节的重要作用。

基于此，中医"肾脑系统"对精神意识情感活动的调节作用体现在脑为元神之府和主神明的功能；而肾脏所藏之精正是这种作用的物质基础。

③中医"肾脑系统"对认知功能的调节作用：一般而言，认知由多个认知域组成，包括记忆、计算、时空间定向、结构能力、执行能力、

语言理解和表达及应用等方面。中医"肾脑系统"对人体认知功能的形成和维持起着基础性调节作用，这种作用体现在脑为精明之府和肾为伎巧之官两方面。

脑为精明之府，人的认知功能活动依赖于脑的功能。人之所以能够思维、计算，具有记忆、识别和创造等高级智能活动，区别于其他生物，其典型特征是有一个发达的大脑。脑具有支配各种智能活动的功能。明代初方以智《物理小识·卷三》谓"人之智愚系脑之清浊"，清代汪昂在《本草备要》中说："人之才也均出于脑，而脑髓实肾主之。肾生精，精生髓，髓生骨。"这里的"才"是指人的思维记忆和创造活动等相关的认知功能活动的综合表现，明确提出调控人的认知活动是肾脑相关系统的基本功能。清末医家邵同珍的《医易一理·论人身脑气血脉根源脏象论》曰："脑精气，居脑顶之上，前齐眉，后齐颈，左右齐耳。中系六瓣，中二瓣名曰大脑；前曰前脑，后曰后脑。背行较多，分九对脑气筋，入五官脏腑，以司视听言动……人身之能知觉运动及能记忆古今，应对万事者，无非脑之权也。"描述了人的语言、记忆和应变能力是由脑所主。

"肾者，作强之官，伎巧出焉"（《素问·灵兰秘典论》），是古人采用取类比象法引入当时社会官职模式来阐释脏器在人体生理活动中的功能特点。其含义为肾中精气充盈，髓海得养，则精力充沛，反应快捷；反之，肾中精气亏虚，则反应迟钝，高级思维活动能力退化或障碍。从另一侧面证实肾中精气对于人类认知功能在多方面所起的决定性作用。《素问·生气通天论》说："阴者藏精而起亟也，阳者卫外而为固也。"汪机注曰："起者，起而应也。"起亟，即起而应付紧急情况的功能。肾藏精激发元气以应变，方能主外。《灵枢·五癃津液别》说："肾为之主外。"肾藏精于里而主应变于外，以此调节机体适应外界的变化，是人在外界信息影响下利用抽象思维和逻辑推理能力不断解决问题的过程。倘若肾藏精功能下降和退化，肾中所藏精气日渐亏损，最后导致神机失用，整体认知功能和应变能力下降，出现肾无伎巧可出，应变无能的病理结果。

总之，人的认知功能的形成是脑为精明之府作用的结果，而脑的形成及功能的正常发挥依赖肾中精气的化生与不断充养。肾之所以能作为伎巧之官也是基于肾精的充足与否及脑功能的状态，因此中医"肾脑系统"的提出使肾与脑在人的认知功能中不同层面所发挥的作用更加清晰。

④中医"肾脑系统"对官窍功能的支配作用：人的官窍功能包括耳之听觉、目之视觉、鼻之嗅觉、舌之味觉，中医学早在秦汉时期即认识到肾和脑与这些官窍功能的密切联系，如《灵枢·海论》曰："髓海有余，则轻劲多力，自过其度。髓海不足，则脑转耳鸣，胫酸眩冒，目无所见，懈怠安卧。"明确指出了由肾精化生的髓海有余和不足对耳窍之听觉、目窍之视觉的影响。脑为髓海，脑髓充足则清窍得养，从而眼、耳、鼻功能正常，反之则出现视物模糊、耳聋、不闻香臭等症状。由此可见，中医"肾脑系统"中肾精所化生的脑对官窍的功能起着决定性作用。

人体的听觉、视觉、嗅觉、味觉等感知功能，是由大脑对外在环境的反应而产生的，是大脑对自然感知进行存储和记忆的结果。正如清代王宏翰的《医学原始·记心辨》说："耳、目、口、鼻之所导入，最近于脑，必以脑先受其气，而觉之，而寄之，而存之。"说明人体官窍受大脑的支配，通过经络、官窍之间的联属关系指挥协调而实现。各种感觉是大脑功能的外在表现，是中医"肾脑系统"功能作用的重要组成部分。

调控目窍：《灵枢·大惑论》云："五脏六腑之精气，皆上注于目而为之精……裹撷筋骨气血之精而与脉并为系，上属于脑，后出于项中。故邪中于项，因逢其身之虚，其入深，则随眼系以入于脑，入于脑则脑转，脑转则引目系急，目系急则目眩以转矣。"说明当时人们已经认识到双目与脑直接相连，目系急可以影响到脑的功能。《医林改错》云："两目即脑汁所生，两目系如线长于脑，所见之物归于脑。"明确指出了

101

脑对眼的支配作用。清末医家邵同珍在《医易一理·目视耳听论》所云:"夫耳目之能视听者,惟赖脑之精气,贯注于其内。养脑之精气者,又赖心经之血脉。脑之精气,心之血脉,尤全赖中宫之真火真气,有以生之、化之也。"目之所以能视,全赖脑功能正常。脑气亏虚,脑失所养,则"目无所见"。以上所论验证了中医"肾脑系统"与目窍的关系。正是由于肾藏精,精生髓,髓化为脑,才奠定了脑对眼的支配作用。

调控鼻窍:鼻为头面清窍之一,直接和脑相通,故与脑的关系极为密切。《素问·气厥论》谓:"胆移热于脑,则辛鼻渊。鼻渊者,浊涕下不止也。"胆移热于脑,脑热则鼻渊,鼻渊则不闻香臭,由此推之,只有脑功能正常,鼻才能正确地辨别气味。《医林改错》云:"鼻通于脑,所闻香臭归于脑。"认识到鼻与脑相通,鼻之所闻传输于脑,故知香臭这个原理。清末医家邵同珍在《医易一理·目视耳听论》更是明确提出了"鼻之于臭也,舌之于味也,皆全赖脑精气之灵敏觉悟,为之主宰也。鼻准系脆骨相合而成,内外皆两孔。内孔阔大,透出悬壅之内,以通肺气,而司呼吸;两孔之上,另有水泡骨,俱有软皮,以通于脑,脑气筋分布其上。鼻之能审辨臭气者以此"。认识到脑与鼻直接相通,在鼻孔内后上方有脑之气筋分布,这里的"脑气筋"相当于现在所讲的神经,这与现代医学的解剖知识相符合。

调控耳窍:窍与肾脑相关,清代唐宗海的《中西汇通医经精义》载有"肾主脑髓,耳通于脑,其路甚捷"。《医林改错》也说:"两耳通脑,所听之声归于脑。"说明古代医家已经认识到耳与脑直接相通。《灵枢·海论》亦说:"上气不足,脑为之不满,耳为之苦鸣。"又云"髓海不足则脑转耳鸣",说明肾精匮乏可导致髓海不足,最后影响耳窍的正常功能。清末医家邵同珍在《医易一理·目视耳听论》论述肾脑与耳的关系时讲"夫耳目之能视听者,惟赖脑之精气,贯注于其内"。明确提出耳之所以能听,全赖脑之精气的上注。"耳分外、中、内三窍。外窍接声气入中;中窍传声气入内,又有气管通气入喉;内窍有半圈骨管,亦传声气。有螺纹骨,又名耳鼓骨,感动脑气筋,得以辨别声音者也。老人、虚人耳鸣者，精血大亏，虚气感动而鸣，聋之兆也。肝肾邪火耳鸣耳聋者，间以有之。此又耳之一征也。"说明了耳辨别声音的功能，实质上决定于肾脑的功能状态。肾脑的功能正常是耳所以能听的生理基础。

调控舌窍：舌为心之苗，中医有心主神明之说，随着时代进展对脑的认识进一步深入，脑主神明的作用逐渐清晰，舌体的病变常反映出脑的病变。尤其是舌对发音的影响。邵同珍在《医易一理·鼻臭并呼吸舌味并声音论》说："舌乃数肉相合而成，舌面尽是小粒如刺，内粒大于外粒，皆属脑气筋密布其内，以分别五味。然须六核生津以润之，否则不能知味矣。"认为舌直接和脑相通，所以可以分辨各种味道。舌是脑的外窍，反映脑的病变。

五官为灵机外显的窗户，脑常被称为精窍、清窍。窍是精气出入之所，作为精化髓海而成的脑，负责诸窍转输、指挥和支配。明代赵台鼎《脉望》谓："脑为上田元神所居之宫，人能握元神栖于本宫如真气自升，真息自定。所谓一窍开则百窍开，大关通而百关尽通也。"

总之，"肾脑系统"具有统领精神、意识、思维、语言、感觉、运动功能，故《修真十书》云："脑为一身之宗，百神之会。""肾脑系统"的功能正常，则精神饱满，意识清楚，思维灵敏，记忆力强，语言清晰，情志正常，肢体运动灵活自如。

3. "肾脑系统"生理基础的现代研究

（1）肾精与干细胞及神经干细胞关系的探讨　目前基于肾脑相关理论的现代研究越来越多，其中关于肾精与干细胞关系的理论探讨逐渐成为热点。生物个体是由受精卵在母体中发育形成的，由一个全能干细胞（来源于受精卵囊胚期内的胚胎干细胞）发育成新个体。成体干细胞尽管分化潜能受到限制，但依然具有分化为特定终末细胞的能力，一旦机体需要，将能够及时被唤醒，并增殖、分化为各种体细胞，发挥修复组织的作用。可见干细胞与中医"肾精"存在相似性，体现在以下几个方面：①干细胞"先天本源"特性与肾为"先天之本"的概念相似。

②"肾藏精"的重要特性在于"封藏"，这与干细胞平日处于沉默休眠状态，机体需要时及时唤醒的功能状态也极为吻合。③胚胎干细胞与"先天之精"相对应；各种成体干细胞（如生殖干细胞、骨髓间充质干细胞、神经干细胞、造血干细胞等）与"后天之精""受五脏六腑之精而藏之"相对应。④机体干细胞参与生长、发育、衰老全过程，与"肾藏精""主生长发育"有共同特性。

王拥军研究团队提出肾的物质基础主要体现在干细胞与微环境的变化。干细胞具有先天之精的属性；"肾藏精"中"藏"的含义按《素问·六节藏象论》"肾者主蛰，封藏之本，精之处也""阴者藏精而起亟也"，精平时是藏而不露的，处于沉默状态，应变而起效。这点与干细胞一般处于休眠状态，只有出现损伤或受刺激时才会被唤醒（激活）之生理特性相似。黄建华等指出人的形体（髓、骨、脉、筋、肉、皮、毛）无不是由"肾精"发育而来。"肾精"也担负成年组织修复的功能。成年后"肾精"仍具有生成性，有再生的功能。

张玉莲教授研究发现，部分补肾中药能明显促进神经干细胞的增殖及向神经元方向的分化；蔡光先等也指出肾精是中医脑形成的物质基础，而胚胎干细胞可以诱导出神经板、分化为所有神经细胞，因此"肾精-脑"与"胚胎干细胞-神经细胞"存在某种平行关系。

通过比较肾精与神经干细胞的概念和特征，发现二者之间有许多相似之处，具体表现在以下几个方面：①神经干细胞和肾精对细胞生命过程的调控非常相似，对生命个体的生长、发育、繁殖等过程都起着重要的作用；②神经干细胞可通过分化为造血系统的各系细胞，而肾精可通过其藏精、生血理论，均可影响造血功能；③神经干细胞的自我复制是肾主生殖功能在细胞水平上的体现，而肾主生殖是通过肾精实现的；④神经干细胞可以分化为中枢系统神经细胞，这些细胞正是脑髓的组成部分，而中医学认为脑髓是由肾精化生而成的，肾精是脑髓形成的物质基础。这一理论充分说明神经干细胞是肾精的物质体现，是肾精在细胞层面的存在形式。

　　肾精与神经干细胞的关系还通过补肾中药的作用体现出来，有研究认为补益中药有利于神经干细胞的增殖分化，国内有不少学者根据中医学"肾藏精，生髓通脑"的理论，开展了补肾益精中药诱导神经细胞增殖分化的研究。张进等观察发现龟板水煎液可体外诱导分离培养的大鼠骨髓间充质干细胞转化为神经干细胞。宫健伟等通过实验发现地黄饮子能够下调模型大鼠脑组织 Bax 蛋白、上调 Bcl-2 蛋白及下调 Caspase-3 蛋白表达，抑制神经细胞凋亡，起到神经保护作用。陈东风等研究发现，成年大鼠骨髓间充质干细胞受龟板血清诱导后神经元样细胞 NF 表达阳性，且阳性表达达到高峰，故认为补肾中药龟板具有促进神经再生的作用。高唱等研究左归丸对分离培养乳鼠神经干细胞增殖分化的作用，发现左归丸可拮抗左旋单钠谷氨酸对神经干细胞的抑制作用，显著增加 Nestin 阳性细胞的比率。沈自尹等采用基因芯片技术观察到淫羊藿总黄酮（EF）对肾阳虚证以及自然衰老肾虚证模型大鼠生长激素（GH）、生长激素释放激素（GHRH）及胰岛素样生长因子结合蛋白（IGFBP）、神经生长因子（NGF）等具有显著的上调作用，对肾阳虚证模型大鼠能促进肾上腺皮质干细胞的增殖、迁移；同时体外分离培养胚鼠神经干细胞，发现淫羊藿苷能明显促进体外神经干细胞增殖。

　　（2）肾脑系统与 NEI 网络关系的探讨　近年来，随着分子生物学的发展，已逐步认识到 NEI 网络是生物体内存在着的精密完整复杂的调节体系。NEI 网络学说最初由 Basedovsky 在 1977 年提出，该学说认为，看似独立的神经、内分泌、免疫三大系统，实际上是一个有着广泛联系的有机整体，三大调节系统之间存在交互信息传递机制。NEI 网络是维护机体稳态的重要物质基础，是维持机体正常生理功能的先决条件。神经内分泌系统对免疫系统的调节主要通过神经肽、神经递质、激素与免疫组织器官上存在的相应受体结合等途径发挥作用，免疫系统则通过免疫应答反应产生的各种生物活性因子实现对神经内分泌系统的反馈性调节，形成神经内分泌系统与免疫系统之间的双重调节。

　　王拥军团队的初步研究结果表明，生、长、壮、老的生命过程与肾精的充、盛、减、衰密切相关，其突出表现在 NEI 网络各种指标的变化上。NEI 网络环境与神经干细胞之间的关系就如同"土壤"与"种子"。稳定的 NEI 网络环境有利于脑生理功能的正常发挥，部分体现在调控神经干细胞的增殖分化等方面，否则会引起某些神经系统疾病的发生，如老年性痴呆（AD）等。

张玉莲等研究发现 AD 患者体内"NEI 网络"存在失衡，益肾化浊方可一定程度上改善 AD 患者体内紊乱的"NEI 网络"状态，从而改善轻度老年性痴呆（肾虚髓亏证）认知功能。可见肾精与 NEI 网络之间也有着密不可分的联系，NEI 网络的平衡稳态可能是肾之阴阳调和或者是肾精充足的一种外在表现形式。由此从另一方面证实，神经干细胞是肾精的物质体现，是肾精在细胞层次的存在形式。因此肾精的物质基础，主要表现在干细胞的功能上；而命门火的功能基础，主要体现在 NEI 网络的功能。肾藏精是干细胞与 NEI 网络功能的综合体现。有人就此提出"肾藏精的现代实质在于局部微环境依赖的干细胞自我调控系统，受以性激素系统为中心的全身神经内分泌系统调控"的观点。高度概括了"肾精""神经干细胞"与"NEI 网络"之间的关系，但这只是停留于理论方面，想要得到客观可信的证据，可以通过补肾填精之法，调控神经干细胞与 NEI 网络作用的实验研究来验证。

（二）"肾脑系统"的病理基础

1. 理论研究

肾藏精，精生髓，髓充于脑，脑为髓海。肾中之精构成脑的关键物质基础。髓由精化，"在下为肾，在上为脑，虚则皆虚"（《医碥·卷四》），故肾精充盛则脑髓充盈，肾精亏虚则髓海不足。"脑为髓海，髓本精生，下通督脉，命门温养，则髓益之"，"精不足者，补之以味，皆上行至脑，以为生化之源"。所以补肾填精益髓为治疗脑病的重要方法。因此，肾中之精是"肾脑系统"病理变化的关键所在。

肾中精气宜固藏，不宜泄露。所以，肾病最易耗伤精气，伐其根本，从而导致生长发育等方面的功能不足以及智力等方面的障碍，临床上可表现为眩晕耳鸣、耳目失聪、健忘、精神呆钝、动作迟缓。在小儿则生长发育迟缓，如五迟、五软等。临床上，亦可见到脑病及肾者；《素问·奇病论》谓："思想无穷，所愿不得，意淫于外，入房太甚，宗筋弛纵。发为筋痿，及为白淫。"嗜欲过度，脑神外弛，精失主宰，肾失秘藏，可见遗精。另一方面，由于肾精亏虚，阴虚不能制阳，导致相火妄动，虚热内生，亦可见五心烦热、遗精盗汗。

肾主水功能失常，水道不通，饮邪上犯，炼液成痰，痰蒙清窍，神明失其主宰，可出现头痛、眩晕、中风、失眠、烦躁，甚至昏迷等症。

因此，"肾脑系统"的病理关联主要体现在肾不藏精，导致脑髓功能失常，从而大脑失去对精神、情感、意志、意识活动、认知功能，感觉运动以及五官九窍、脏腑功能的调控。

（1）"肾脑系统"记忆力障碍的病理变化　记忆作为认知功能的重要部分，隶属于脑，与肾相关。王学权的《重庆堂随笔》说："人之记性含藏在脑……水髓充足，则元神精湛而强记不忘。"这些论述不仅说明了脑具有主司记忆之功能，而且说明了脑主记忆之功能是通过髓实现的，髓海充足与否决定着记忆功能的强弱，髓海充足则记忆牢固，不足则健忘。"肾不生，则髓不能满"（《素问·逆调论》）。

记忆功能从无到有，从弱到强，随着年龄增长到一定程度后又逐渐减弱。《本草备·辛夷》说："人之记性，皆在于脑。小儿善忘，脑髓未满，老人健忘者，脑渐空也。"与肾气在人体的变化息息相关，"女子七岁，肾气盛……七七，任脉虚，太冲脉衰少，天癸竭（丈夫八岁，肾气实……七八，肝气衰，筋不能动，天癸竭，精少，肾藏衰，形体皆极）"。"肾盛怒不止则伤志，志伤则喜忘前言"说明了记忆功能与肾之功能密切相关，记忆功能差则责之为肾精不足，而经过补肾益精的方法治疗，则肾精充，脑髓得养，从治疗角度佐证了肾精与记忆之间的关系。

《中国医药汇海·论脑以肾为本》说："脑为髓海，所谓海者，是髓所归宿之处……脑髓之充实，皆由脊髓上输所致，故昔人名脊为河车之路。因脑居人之巅顶，其位至高，乃以河车之擎水道上者而形容髓之归宿于脑也。脑为髓之总汇，而目系即发生于此，凡目所见之物，无一不留影于脑中，故脑性最灵，善能记性，人之灵固莫灵于脑矣，然其灵根实起于肾。"可见，记忆力的形成与关键在于脑。

（2）"肾脑系统"运动障碍的病理变化　赵彦晖在《存存斋医话稿》中说："脑散动觉之气。"脑有主司运动的功能，运动功能的正常与否取决于脑髓。《灵枢·海论》曰："髓海有余，则轻劲多力，自过其度。髓海不足，则脑转耳鸣，胫酸眩冒，目无所见，懈怠安卧。"肢体轻劲有力与懈怠安卧均是运动的一种形式，髓海有余则活动轻巧有力，髓海不足时倦怠嗜卧。张锡纯在《医学衷中参西录》中云："人之脑髓空者……甚或猝然昏厥，知觉运动俱废，因脑髓之质，原为神经之本源也。"明确脑髓空虚是导致运动障碍的总根源。王清任指出脑病时"气亏得半身不遂"（《医林改错·半身不遂本源》）。此气乃指肾中之精气。唐容川说："精以生神，精足神强，自多伎巧。髓不足者，力不强。"因此肾精不足又是脑髓空虚的总根源。

（3）"肾脑系统"之官窍感觉障碍的病理变化　五窍皆通于脑。王清任在《医林改错·脑髓说》中指出："两耳通脑，所听之声归于脑。"两耳所听之音，直接传入脑，经脑的分析、综合、判断，做出反应，受脑的支配。脑髓满则耳聪，"髓海不足，则脑转耳鸣"。《医林改错·脑髓说》云："两目即脑汁所生，两目系如线，长于脑，所见之物归于脑。"目所视之物必反映于脑际，目之能视、别黑白、审长短之功，则由脑所主。脑髓充满脑之功能正常时，目之功能才可正常，若"髓海不足"，则"目无所见"。《灵枢·大惑论》又云："故邪中于项，因逢其身之虚，其入深，则随眼系以入于脑，入于脑则脑转，脑转则引目系急，目系急则目眩以转矣。邪其精，其精所中不相比也，则精散，精散则视歧，视歧见两物。"详细地描述了肾精脑髓目病理变化的过程：人身正气虚弱，精亏与内，适逢外邪中项入脑可引起"脑转"，同时邪散精加之本已肾精不充，则脑髓失养，就会出现"视歧"。此外，鼻窍、舌窍也通于脑，脑髓不足时可导致辨别气味障碍，言语困难。如王清任认为"小儿初生时，脑未全，囟门软……鼻不知闻……脑渐生，囟门渐长……鼻微知香臭……至三四岁，脑髓渐满，囟门长全……鼻知香臭……""脑渐生……舌能言一二字……"。

（4）"肾脑系统"与脏腑功能障碍的病理变化　肾藏精，精化气，肾中之精气是脏腑精气的根源，脏腑之气皆源于此，因此肾中精气的变化势必会影响脏腑的功能，相反脏腑的功能失常也会影响肾中精气。

①"肾脑系统"与肝：《黄帝内经》有云"肾主骨髓，髓生肝"，《医学从众录》说："肾为肝之母，而主藏精，精虚则脑海空虚而头重。"既说明肝肾同源的密切关系，也说明了肝在"肾脑系统"的重要作用，作为肾之子，肝藏血，而精血同源，肾精不足，肝血亦不充，正如《灵枢·本神》所说"肝藏血，血舍魂，肝气虚则恐"，"恐惧而不解则伤精，精伤则骨酸痿厥"，"肾藏精，精舍志，肾气虚则厥"，精血亏虚，髓海不得充养，临床上常见眩晕、耳鸣、视物昏花。肝肾在五行配属中，肾属水，肝属木，水生木，若肾阴不足，不能涵养肝阴，使肝阳上亢，血随气逆上扰清窍，阴血不足较重时会导致肝风内动，临床常见头目胀痛，面红目赤，易怒，严重时可出现昏厥。肝主疏泄，而肾主封藏，两者相反相成。肝疏泄太过，临床可见急躁易怒，肝疏泄不足致使气郁于内，可见心情抑郁不乐，悲伤善郁，《辨证奇闻》云："呆病……然其始起于肝郁。"因此"肾脑系统"与肝的病理变化主要反映在阴阳失调、精血失调和藏泻失司等方面。

②"肾脑系统"与脾：脾为后天之本，主运化，是水谷精微的化生来源。肾为先天之本，主藏精，两者先后天相互滋养，相互为用。傅青主说："脾为后天，肾为先天，脾非先天之气不能化，肾非后天之气不能生。"在病理变化上同样相互关联。当肾阳不足时无法温煦脾阳，脾阳不足，运化无力，水谷精微化生不足，髓海失养，临床上患者常呈现出面色无华、两目无光、动作迟钝、思维不清等失神之象。脾主运化水湿，主升清，肾主水。《医林改错》云"因饮食生气血，长肌肉，精汁之清者，化而为髓，由脊髓上行入脑，名曰脑髓"。脾阳不足，化水湿

失常，升清不利时水谷精微无法入骨充脑，会出现水湿内停，脑失所养，临床上见头晕、头重，伴有湿浊之邪实还可出现肢体不遂、语言不利等。

③ "肾脑系统"与心：心主血脉，《医学入门·脏腑》说："人心动，则血行于诸经……是心主血也。"《素问·阴阳应象大论》说："心生血。"脾胃化生的水谷精微"奉心"方可"化赤"为血，从而将精微物质运送全身。肾中所藏之精与血是相互滋生，相互转化的。同时心阳可下温肾水，肾水可上济心火，若心肾不交，心火亢于上，肾水寒于下，会出现水火、阴阳、精血的动态失衡，进而影响脑髓，临床可见头晕、耳鸣、脉数等症。心藏神，物质基础在血，《素问·八正神明论》说："血气者，人之神"；《灵枢·营卫生会》又说："血者，神气也。"脑为元神之府，人的精神、思维、意识均受脑的调控，因此当血气衰少，血行迟缓，则可出现神疲、萎靡，甚则神思恍惚、反应迟钝。

④ "肾脑系统"与肺：肺属金，肾属水，金生水，金水相生，为母子关系。肺主呼气，肾主纳气。肺肾功能协调则呼吸功能正常。若肺气虚弱，呼吸不利则无法完成吐旧纳新，清气不入，浊气内留，可出现两目无神、头昏、头痛等症，甚则两目不视，两耳不闻，神昏谵语，不省人事。肺为水之上源，肾为主水之脏，水液精微只有经过肺的宣发肃降，其清气布散到全身，浊液下归于肾而输入膀胱，才能完成水液代谢全过程。"其本在肾，其标在肺"。

五脏属于不可割裂的整体，生理功能发挥依赖于五脏协调，病理上也是相互关联。"肾脑系统"与脏腑关系密切，精为脑髓的物质基础，气血津液发挥濡养脑髓的重要作用，气机的条畅离不开肺、肝关系的协调；精血的化生转运与心、脾胃、肝联系紧密；津液的运化分布与肺、脾、三焦息息相关。因此脏腑发生病变，会引起"肾脑系统"表现出相应的症状。"肾脑系统"作为主宰生命活动的主体，主神明功能失常后也一定会引起脏腑功能的异常。

2. 现代研究

（1）肾精不足对脑微观形态改变的研究　肾中所藏之精包含禀赋父母的先天之精与后天水谷之精。先后天之精不足就会引起肾精不足，进而引起脑髓不充，脑形态会发生相应改变。研究发现部分补肾中药可明显减少 AD 小鼠脑内变性神经元的数量，同时对神经元及突触微观形态具有较好的保护作用，其中以女贞子有效成分齐墩果酸效果最佳；此外，另有研究发现补肾药物（仙灵脾、肉苁蓉、枸杞等组成的以温补肾阳为主、滋补肾阴为辅的补肾中药）对调节下丘脑－垂体－性腺轴功能和维持性腺轴各级细胞超微结构的正常和完整性有保护作用；补肾化痰法能改善 AD 模型大鼠海马神经元病理形态。

（2）肾精不足对脑功能改变的研究　脑主神明，肾精不足会引起相应的认知、感觉、运动功能障碍。本研究团队采用多中心、随机、双盲双模拟、阳性药平行对照临床试验方案，利用 stroop 任务脑功能成像观察 AD 患者脑功能活动情况，结果发现益肾化浊方可通过改善 AD 患者认知相关脑功能区的血氧供应而促进神经元功能的恢复，从而具有改善轻度 AD 患者（肾虚髓亏证）认知功能的作用。此外另有动物实验研究发现补肾中药可以降低认知功能障碍小鼠的海马区神经元细胞的凋亡率，促进神经再生，改善其认知；亦可通过降低黑质－纹状体中相关凋亡因子的含量、增加神经生长因子的含量从而对多巴胺能神经元起保护作用；何小容采用补肾化痰方对比口服茴拉西坦治疗轻中度血管性痴呆，发现以补肾化痰方为主的补肾化痰法能提高轻中度血管性痴呆患者总体疗效，改善痴呆症状；改善患者记忆力、认知能力，日常生活能力；降低 TC、TG 指标，提高 HDL-C，有效调节血脂水平；并能降低血管性痴呆患者血清 IL-1p、TNF-a 水平，保护血脑屏障，降低对神经细胞的损伤。

江爱娟等通过一系列动物实验研究证实补肾生髓法对缺血性脑卒中发挥治疗作用，补肾生髓方能通过增加缺血侧侧脑室下区 Nestin、缺血半暗带区 NSE 数量、增强 GFAP 的表达，促进局灶性脑缺血后神经干细胞的增殖分化；通过促进缺血半暗带 BDNF 和 bFGF 的表达，有利于脑缺血后神经功能的恢复；通过促进皮质脑缺血半暗带 GAP-43 和 SYP 表达，有利于脑缺血后突触重塑和神经细胞轴突的再生。说明了通过补肾可以改善脑病引起的认知障碍、运动障碍等。基于"肾脑系统"的病理联系在临床和实验中采用相应补肾益精的治疗手段，通过现代医学指标的检测、结合现代医学病理变化，可以说明肾精是联系肾脑的关键所在，肾精不足是"肾脑系统"病理变化的根本。

综上所述，"肾脑系统"中肾－脑的相关性在生理病理上均可具体体现，肾藏精是肾最为主要的生理功能，是化生肾气、主水、纳气等功能的基础。所藏之精可生髓通于脑，是构成脑的主要物质基础。一旦肾精亏虚，首先可直接导致脑髓不充；其次化生肾气不足，主水功能失常，津液无法上达头窍濡养脑髓；津液停滞，可化为痰饮，流走全身，停于脑则可蒙蔽清窍。此外，过度惊恐、房劳久病等可损伤肾中精气，一则引发气机逆乱，脑窍失用出现谵语、昏蒙、狂躁等症状，二则肾气不足有脑髓失荣所致头痛眩晕、耳聋耳鸣等。因此，准确把握"肾脑系统"的生理病理基础，对于指导"肾脑系统"相关疾病的诊治具有重要意义。

（三）"肾脑系统"理论研究的展望

中医"肾脑系统"的功能和作用是基于中医藏象理论中肾脑相关功能的总结和概括，把握和理解肾脑相关理论内涵有助于拓展临床脑病治疗的思维与方法。肾在下为脑提供物质基础，脑在上为肾之调节枢机。肾脑作为功能系统共同调节人体的脏腑、精神、意识情感、认知和官窍功能。

中医"肾脑系统"是在中医基础理论的指导下，充分继承和把握中医肾藏精理论内涵的基础上，针对脑部临床常见病、多发病、疑难病和重大疾病建立的肾脑相关的系统化认识。中医"肾脑系统"的提出强调脑的物质和功能基础与肾藏精理论的内在联系，为系统认识和把握中医肾与脑的藏象理论内涵提供了便利，为临床辨治与肾相关、从肾论治脑病提供直接理论指导。

认识中医"肾脑系统"有以下几点值得大家参考：

其一，中医"肾脑系统"是建立在历代医家对肾脑相关认识的基础上，只有充分理解和继承各家理论才能更好地把握"肾脑系统"的学术内涵。

其二，中医藏象学说中有关肾藏象的认识早在秦汉时期就已基本成形，而中医对脑的认识是在汉代以后不断充实和发展的，我们所提出的中医"肾脑系统"是对"肾藏精"理论内涵中肾与脑相关的物质、功能、信息的综合概括。

其三，中医"肾脑系统"是在中医肾藏精理论内涵基础上建立的肾脑脏腑相关系统，而不是中医藏象内容中"肾系统"和中医"脑系统"结构和功能的叠加。

其四，中医"肾脑系统"是在中医基础理论指导下建立的肾脑相关理论见解，在理解和运用其内涵时务必和现代医学肾脏和脑部的解剖、生理和病理相关知识进行区分。

综上所述，我们有理由认为，在中医基础理论指导下正确把握中医肾脑相关的系统理论，可为临床从肾论治相关的重大脑病提供直接理论指导；同时也期待由此产生的确切疗效有助于反证这个理论的可行性和正确性，把中医藏象理论发扬光大。

三、"肾髓系统"的生理与病理基础

肾髓系统是指由肾、精、髓（脑髓、骨髓、脊髓）共同构成的肾系统内涵之一。髓在古代汉语中特指"骨中脂"（《说文解字·骨部》），即髓是骨腔中一种膏样物质，后引申为精华。《灵枢·五癃津液别》曰："水谷入于口，输于肠胃，其液别为五。"五液即汗、溺、泣、唾、髓，把"髓"作为五液之一来认识。《医述·杂证汇参》认为："清者为气、为津、为液、为髓、为血，浊者为便、为溺，已判然于其间。"明确把髓当作与气、津、液、血相并列的维持人体生命活动的物质之一。另

外，《金匮玉函经二注·中风历节病脉证治》曰："四属者，皮肉脂髓也。"明确指出"髓"是与"皮、肉、脂"并列的物质之一。

根据人体分布部位，髓有名称之异，包括脑髓、脊髓和骨髓，三者均由肾中之精气化生。《黄帝内经》对髓的认识遍布多章节中，归结认识为两点：一是将"髓"作为"奇恒之腑"来认识，视为脏器，但后世并未有较多提及和发展；二是认为髓为液状物质，由精微化生，多为后世医家所采用。"脑为髓海"（《灵枢·海论》），"髓自脑下注于大杼，大杼渗入脊心，下贯尾骶，渗诸骨节"（《难经本义》），其汇聚于颅内称为脑髓，循于脊椎管内者为脊髓，藏于一般骨者为骨髓。

（一）"肾髓系统"的生理基础

中医学认为，精的生成来源于先天之精和后天之精。先天之精，即禀受于父母的生殖之精。人之始生，禀精血以成，借阴阳而赋命，即所谓"人始生，先成精"。父主阳施，犹天雨露；母主阴受，若地资生；男女媾精，胎孕乃成。父母生殖之精结合，形成胚胎之时，便转化为胚胎自身之精，此即禀受于父母以构成脏腑组织原始生命物质。后天之精由脾胃获取后天水谷精微生成，并转输到五脏六腑，而成为五脏六腑之精，以维持脏腑的生理活动。人在先天之精的基础上，不断吸取生成后天之精，两精相合，共成人体之精，以化气，生血，生津，而能由婴儿发育成长为成熟的个体。故髓之来源有二：一是化生于后天水谷，"五谷之精液和合而为膏者，内渗于骨空，补益脑髓"（《灵枢·五癃津液别》），《诸病源候论》亦谓："五谷五味之津液悉归于膀胱，气化分入血脉，以成骨髓也"；二是化生于精，精又称精气，是生命之源，是构成人体、促进人体生长发育和维持人体生命活动的基本物质，《素问·金匮真言论》云："夫精者，生之本也。"《灵枢·经脉》云："精成而脑髓生。"

髓与五脏皆相关，其中以肾为最。《素问·六节藏象论》言："肾者……封藏之本，精之处也。"《素问·上古天真论》言："（肾）受五脏六腑之精而藏之"。先天之精、后天之精均藏于肾。"肾化骨髓"（《重广补注黄帝内经素问》），而"藏骨髓之气"（《素问·平人气象论》），肾之精气又"生养骨髓"（《素问·阴阳应象大论》），故曰"肾主身之骨髓"（《素问·痿论》），古云"肾气强则骨髓充满……肾气弱则骨髓枯竭"（《诸病源候论》），"肾不生则髓不能满"（《素问·逆调论》）。可见肾藏精，精生髓，肾、精、髓密不可分，共同构成了"肾髓系统"，其中肾为本，精为要，髓为枢，肾中精气盛衰决定髓的盈亏。由于肝肾同源，精血互化，髓与肝也紧密相关，《素问·阴阳应象大论》曰："肾生骨髓，髓生肝。"髓为肾生，髓属水，肝属木，则"髓生肝"，说明髓与肝也存在着相生关系。具体分述如下：

1. 脑为髓海——肾藏精，精生髓，髓充脑

脑居颅内，其外为头面，内为脑髓，是精髓和神明高度汇集之处，"头者，精明之府"（《素问·脉要精微论》），"脑为元神之府"（《本草纲目》），总结起来，脑的生理功能包括主宰生命活动、精神意识、感觉运动。清代王清任的《医林改错》在前人认识基础上，直言"灵机记性不在心在脑"，其谓："灵机、记性在脑者，因饮食生气血，长肌肉，精汁之清者，化而为髓，由脊骨上行入脑，名曰脑髓。盛脑髓者，名曰髓海。"对脑的功能做了较为详细的论述，把忆、视、听、嗅、言等感官功能都归于脑。同时指出"小儿无记性者，脑髓未满；高年无记性者，脑髓渐空"。脑髓充足与否决定着记忆功能的强弱，髓海充足则记忆牢固，不足则反之。

脑由全身精髓汇集而成，《灵枢·海论》指出"脑为髓之海，脑为其输上在于其盖，下在风府……髓海有余，则轻劲多力，自过其度。髓海不足，则脑转耳鸣，胫痠眩冒，目无所见，懈怠安卧"，"诸髓者，皆属于脑"（《素问·五脏生成》）。张锡纯认为"脑为髓海……乃聚髓处，非生髓之处。究其本源，实由肾中真阴真阳之气，酝酿化合而成……缘督脉上升而贯注于脑"（《医学衷中参西录·脑气筋辨》）。一方面，"人始生，先成精，精成而脑髓生"（《灵枢·经脉》），"内肾之命门，为生髓养脑之元气也。其精中之精气，上养脑神……"（《医经玉屑》），"肾

精足，则入脊化髓上循入脑而为脑髓。是髓者，精气所会也"（《医精精义·上卷》），说明先天之精能化生脑髓；另一方面，《灵枢·五癃津液别》曰："五谷之津液和合而为膏者，内渗于骨空，补益脑髓"，《医林改错》又云："因饮食生气血，长肌肉，精汁之清者，化而为髓，由脊髓上行入脑，名曰脑髓，盛脑髓者，名曰髓海……小儿无记性者，脑髓未满；高年无记性者，脑髓渐空。"可见，后天水谷精微亦汇聚入脑。《灵枢·本神》论述"精"与"志"的关系："肾藏精，精舍志，肾气虚则厥，实则胀，五脏不安。必审五脏之病形，以知其气之虚实，谨而调之也。"李时珍《本草纲目》亦云："脑为元神之府。"概言之，肾藏先、后天之精，精化生髓以充脑，此为髓功能之一。

2. 肾主骨——肾藏精，精生髓，髓养骨

骨为五体之一，起支持、保护与协同运动作用。骨分为长骨与扁骨，其长骨中空，而髓藏其中，"髓者，骨之充也"（《类经·藏象类》），"骨者髓所养"（《难经本义》），可见骨与髓关系非常密切，其正常生理作用的维持依赖于骨髓的充养，而骨髓则由肾精化生，故《素问·宣明五气》说："肾主骨。"宋代《圣济总录·骨空穴法》丰富和发展了"骨"与"髓"的解剖学认识，从解剖学的角度系统地详列了骨节及其构造和有无内充髓液，表明髓是人体必不可少的物质之一，殊为可贵，发展了古人对"髓者，骨之充也""骨为髓之府"的认识。

人体的一切复杂活动，既离不开骨骼的支撑和运动，又须得到元神之府的思维支配，而二者均与肾脏密切相关，《素问·灵兰秘典论》曰："肾者，作强之官，伎巧出焉。"唐容川《医经精义》对此解释曰："盖髓者，肾精所生，精足则髓作，髓在骨内，髓作则骨强。所以能作强，而才力过人也。精以生神，精足神强，自多伎巧。髓不足者力不强，精不足者力不多。"《素问·阴阳应象大论》指出肾生骨髓，肾与骨髓密切相关。《难经·二十四难》曰："少阴者，冬脉也，伏行而温于骨髓。"强调了肾与骨髓的关系。"骨伤则髓消"（《灵枢·痈疽》）亦说明骨依赖于髓的滋养。李梴《医学入门》则从肾藏志为释，曰："肾藏精与志，精完则志壮……则强于作用。"明代高武的《针灸素难要旨·八会刺穴》曰："诸髓皆属于骨，故为髓会。"

唐宗海在《中西汇通医经精义·上卷》中精要地阐释了"盖髓者，肾精所生，精足则髓作，髓在骨内，髓作则骨强。所以能作强，而才力过人也。精以生神，精足神强，自多伎巧。髓不足者力不强，精不足者力不多。"《推拿抉微·五脏各有所司》认为肾生髓，髓生骨，指出"脊骨间之骨髓，即肾中所生之脂肪也。有此脂髓，而后能生巨细之骨骼，全身皆然。"清代黄元御《四圣心源·形体结聚》认为："髓骨者，肾水之所生也，肾气盛则髓骨坚凝而轻利。"清代张志聪《黄帝内经素问集注·脉要精微论篇》云："故骨为髓之府，不能久立，髓竭于内也，髓竭则骨将惫矣。"《诸病源候论》曰："骨是髓之所养。若禀生血气不足者，即髓不充强，故其骨不即成，而数岁不能行也。"

由此看出，古代医家已充分认识到肾主精、精生髓、髓生骨，因而形成"肾–精–髓–骨"系统化理论，认识到肾主藏精，精能生髓，髓能养骨，此为髓功能之二。

3. 精化血–肾藏精，精生髓，髓生血

血是构成人体的基本物质之一，既是人体脏腑、经络等活动的产物，也是其生理活动的物质基础。血由营气和津液所组成，其主要来源是摄入的饮食物，"中焦受气取汁，变化而赤，是谓血"（《灵枢·决气》），充分说明了中焦脾胃之运化功能在血液生化过程中的地位和作用，同时"夫血者，水谷之精微，得命门真火蒸化"（《读医随笔·气血精神论》），所以血的形成不仅依赖饮食水谷，还离不开肾中真火；此外，精血之间相互资生、相互转化。《景岳全书》论述精髓是化生血液的重要物质基础，指出："血即精之属也，但精藏于肾，所蕴不多，而血富于冲，所至皆是。"意指肾藏精，精生髓，髓养骨，才能"骨髓坚固气血皆从"。"肾藏精，精者，血之所成也"（《诸病源候论·虚劳病诸候下》），精是血化生的另一个重要来源，"夫血者，水谷之精气也，和调于五脏，洒陈于六腑。男子化而为精，女子上为乳汁，下为精水"(《赤水玄珠》)。所以血与肾、命门密切相关,"肾生骨髓,髓生肝"(《素问·阴阳应象大论》),"肝藏血"(《灵枢·本神》),李中梓在《病机沙篆》中提出了"血之源头在于肾"的理论,张志聪认为"肾为水脏,主藏精而化血"(《侣山堂类辨·辨血》),清代张璐其在《张氏医通》曰:"(肾)精不泄,归精于肝而化为清血",另云"气不耗,归精于肾而为精,精不泄,归精于肝而化精血"。精足则血旺,精亏则血虚。精生髓,髓可化血。何梦瑶言"精、髓、血……皆水也,并属于肾"(《医碥》)。《读书笔记》说"精者,血之精微所成",《素问·生气通天论》所言:"骨髓坚固,气血皆从。"说明髓液本身具有化生气血的功能,髓液盈满,气血始旺。

(二)"肾髓系统"的病理基础

《黄帝内经》指出:"肾者……封藏之本,精之处也。"肾"受五脏六腑之精而藏之",即先天之精、后天之精均藏于肾,而且"肾主身之骨髓"(《素问·痿论》),"肾气强则骨髓充满……肾气弱则骨髓枯竭"(《诸病源候论》)、"肾不生则髓不能满",所以肾主藏精而化髓,肾中精气的盛衰直接影响髓的生化,进而将影响髓充脑、养骨、生血的生理功能,导致各种相关疾病发生,即肾精相关性疾病。

在脑,"髓海有余,则轻劲多力,自过其度;髓海不足,则脑转耳鸣,胫酸眩冒,目无所见,懈怠安卧"(《灵枢·海论》),肾气盛,肾精充盈,髓海得养,脑发育健全,就能充分发挥其"精明之府"的生理功能,元神之功旺盛,耳聪目明,体健身强;反之,先天不足或后天失养,肾精不足,不能生髓充脑,髓海失养,脑功能障碍,出现发育迟缓、囟门迟闭、头晕耳鸣、两眼昏花、记忆减退等症状。

在骨,"骨者,髓之府"(《素问·脉要精微论》)。髓为骨之上源,肾精充足,骨髓生化有源,骨骼得到骨髓的滋养,则生长发育正常,保持其坚刚之性;若肾精亏虚,骨髓无以化生,则骨失滋养,就会出现骨软无力,或发育不良等。

在血,有"精血同源"之说,肾精是化生血液的物质基础之一。肾藏精，"精不泄，归精于肝而化清血"（《张氏医通》），所以"筋脉和同，骨髓坚固，气血皆从"（《素问·生气通天论》），故《类经》言："精足则血足而发盛。"魏晋隋唐时期，逐步形成了对髓的新认识。其中《诸病源候论》认为膀胱为肾之府，其气化功能正常有助于髓的生成，如书中论述："膀胱象水，旺于冬。足太阳其经也，肾之腑也。五谷五味之津液悉归于膀胱，气化分入血脉，以成骨髓也；而津液之余者，入胞则为小便。"王叔和在《脉经·热病五脏气绝死日证》中指出："热病，肾气绝，喘悸，吐逆，肿疸，尻痛，目视不明，骨痛，短气，喘满，汗出如珠，死。精与骨髓俱去，故肾先死。"已认识到"肾-精-骨-髓"之间存在密切相关性。

肾髓之为病的病因病机：《黄帝内经》中对髓相关病证的发病机制有了初步认识，如《素问·生气通天论》曰："因而强力，肾气乃伤，高骨乃坏。"《素问·痿论》曰："肾气热，则腰脊不举，骨枯而髓减，发为骨痿。"说明肾伤则髓败，将产生相应的髓病证。《素问·逆调论》云："一水不能胜两火，肾者水也，而生于骨，肾不生，则髓不能满，故寒甚至骨也。所以不能冻栗者，肝一阳也，心二阳也，肾孤脏也，一水不能胜二火，故不能冻栗，病名曰骨痹，是人当挛节也。"明确指出肾不生则髓不能满为骨痹病机。《灵枢·海论》曰："髓海有余，则轻劲多力，自过其度。髓海不足，则脑转耳鸣，胫痠眩冒，目无所见，懈怠安卧。"对髓海有余、不足的病机认识，为后世髓病证虚实辨证的运用产生了深远影响。《灵枢·热病》曰："热在髓，死不可治。"说明热毒内陷伤髓，将产生严重后果。《素问·脉要精微论》言："骨者髓之府，不能久立，行则振掉，骨将惫矣。得强则生，失强则死。"指出了过劳伤髓的病机。《诸病源候论》认为外感邪气、先天不足及外伤均可导致髓的生理功能失常。如认为齿痛的病因病机为："若风冷客于经络，伤髓冷气入齿根，则齿痛。"骨注候的病机为骨髓空虚所致，如："凡人血气虚，为风邪所伤，初始客在皮肤，后重遇气血劳损，骨髓空虚，遂流注停滞，令人气血减耗，肌肉消尽，骨髓间时吸吸而热，或濈濈而汗，柴瘦骨立，故谓之骨注。"先天不足亦可致髓病，如白发的病因病机为："若血气虚，则肾气弱，肾气弱，则骨髓枯竭，故发变白也。"解颅的病因病机为："肾主骨髓，而脑为髓海；肾气不成，则髓脑不足，不能结成，故头颅开解也。"而且对外伤伤髓的病因病机、证候及预后进行了阐述，如："凡人伤折之法，即夜盗汗者，此髓断也，七日死。"本书结合现代医学干细胞的研究结果探讨肾髓系统的病理基础。

1. 肾髓相关性脑病与神经干细胞（NSCs）

中医认为，脑髓不足可以导致人的认知记忆能力丧失、运动障碍等神经退变症状，常见的疾病有阿尔茨海默病（AD）、帕金森病（PD）。这类疾病与年龄增加、肾精（天癸）虚衰相关，且临床流行病学也证明其中医证候以肾精亏虚、髓海不足为主，所以可称之为"肾精相关性脑病"。如《圣济总录纂要·小儿门》所说："肾主一身之骨髓，脑为髓海。若肾气和平，则骨髓充足。骨髓充足，则颅囟圆满。若肾气不足，则骨髓不充，年虽长大，其头缝尚开。"《医林改错》云："年高无记忆者，脑髓渐空；年高肾虚，髓海空虚，发为呆病。"

基础研究证实补肾填髓中药复方、有效组分能促进内源、外源NSCs的增殖，增加神经元细胞能量代谢和利用，激活神经营养因子，抑制神经毒素的产生，常用药物有何首乌、山茱萸、黄精、熟地黄、菟丝子等。

以补肾法为主结合化痰、祛瘀等方法可显著改善简易智能精神状态检查量表（MMSE）、日常生活能力量表（ADL）、阿尔茨海默病评价量表–认知分表（ADAS-cog）等量表评分，显著提高患者认知水平、记忆能力，疗效确切；而补肾法结合疏肝、活血等可以降低帕金森病统一评分量表（UPDRS）评分，提高帕金森病睡眠量表（PDSS）评分，改善帕金森病生活质量评分量表（PDQ）评分等，可改善运动功能，同时减少西药服用剂量，提高患者的生活质量。

正常的NSCs能自我更新并且分化成为中枢神经系统内神经元、星形胶质细胞、少突胶质细胞三种主要神经细胞，然而随着年龄的增加，神经元、胶质细胞内 DNA 损伤、蛋白质变性、线粒体不稳持续积累，这些变化同样也可以发生在 NSCs，从而出现进展性的神经元功能丢失，表现为认知记忆能力丧失、运动障碍等神经退变症状。

研究证明，神经退变性疾病的发生机制与 NSCs 密切相关。阿尔茨海默病、帕金森病患者脑组织中的神经性生长因子含量减少，如胶质源性神经营养因子（GDNF）、纤毛神经营养因子（CNTF）、脑源性神经营养因子（BDNF）和生长因子受体（Trka）等；同时雌激素调节蛋白（Ps-2）、Aβ 肽等产生过量，抑制了 NSCs 的生长。

NSCs 开始应用到上述神经退变性疾病的治疗中，其机制包括以下方面：①替代损伤的内源 NSCs；②诱导内源 NSCs 分化；③分泌神经因子。研究发现，NSCs 移植可以提高海马区神经元数量，从而改善或减轻 AD 的症状；外源性 NSCs 在宿主脑内能够迁移并分化成多巴胺能神经元，改善 PD 动物模型的行为功能缺陷。

2. 肾髓相关性骨病与骨髓间充质干细胞（MSCs）

"肾藏精，精能生髓，髓以养骨"，骨与骨髓的生长、发育、修复等均有赖于肾中精气的滋养。肾精充盛，骨髓生化有源，骨髓充足，骨骼得养，则骨骼坚劲有力，耐久立而强劳作，牙齿坚固不易脱落。骨骼的结构和功能是观察肾中精气的外候、判断机体生长发育状况和辨别衰老的客观标志之一。骨骼虽为人体之主干，而其根本在于肾精化生的骨髓。病理上，肾虚精亏髓减，多可累及于骨，则支撑人体的能力减退，势必出现腰膝酸软无力，不耐久行久立等症。如小儿可见生长发育迟缓，骨软无力，出现"五迟""五软"；成人可因骨质疏松而痿软，见腰膝酸软，甚则足痿不能行走，称之为"骨痿"；老年则因髓减骨枯，还易发生骨折。

MSCs 来源于中胚层，存在于骨髓腔中，松质骨区域较多。在体内，它可以分化成成骨细胞、软骨细胞和脂肪细胞等，在特定诱导条件下又可以分化成神经细胞、肌细胞、肝细胞等。基础研究证明，特定群体的 MSC 可以在成年小鼠肾脏的纤维囊下形成异位骨，首次在体证明，在骨髓以外的组织，来自骨的特定群体 MSC 可以在体形成异位骨，然后还可以在异位骨中形成含有造血重建功能 HSC 的异位骨髓，证实了干细胞是先生成骨然后才形成骨髓，即骨生髓。

随着年龄增加，以及在化学、物理等因素的影响下，p53/p21、p16/pRb、Bmi-1 等基因、转录辅助因子（PC4）、20S 蛋白酶体，以及 MicroRNA-141-3p、10a、3077-5p、705、27b、106a、199a、let-7 等参与了调控 MSCs 的衰老和损伤，其成骨分化受到抑制，成脂分化增加，骨形成与骨吸收的平衡被打破，导致了骨量的丢失，微观上表现为骨小梁数量（Tb.N）、厚度（Tb.Th）降低，骨体积分数（BV/TV）减小、骨小梁间隙（Tb.Sp）增大，骨密度（BMD）降低，最终将引起各种退变性骨病，如骨质疏松症、骨质疏松性骨折、骨关节病等。临床流行病学证明这些疾病与肾精亏虚、髓不养骨有关，因此又可以被称作"肾髓相关性骨病"。如"肾气热"，"水不胜火，则骨枯而髓虚，故足不任身，发为骨痿"（《素问·痿论》）；又如"强力入房"以耗精，"精耗则肾伤，肾伤则髓气内枯，故高骨坏而不用也"（《重广补注黄帝内经素问·生气通天论》）；再如"人之久立，则腰肾劳损，肾以主骨，故骨髓伤也"（《黄帝内经太素》）。可见，肾气（肾精）的虚实盛衰可导致骨病的发作，其核心原因是髓枯。

目前，国内外已经开展了针对 MSCs 来治疗肾精（髓）相关性骨病的研究。自体、同种异体 MSCs 移植或者基因修饰能够增加成骨细胞的数量，从而纠正骨代谢失衡，增加局部骨量，提高骨密度和骨力学强度，改善局部骨质疏松病变。研究发现，用 MSCs 移植治疗卵巢摘除术后骨质疏松症模型动物，可提高骨密度、骨小梁数量及骨体积分数；自体 MSCs 移植可以增加患者的关节软骨厚度，改善关节功能。而且，重组胰岛素样生长因子（IGF）等生长因子可以促进 MSCs 的修复作用。

基于"肾"藏象理论，运用补肾法治疗各种肾精（髓）相关性骨病已经取得了明显疗效。如骨质疏松症等骨病，是由于各种致病因素及年老而致的肾精不足，不能充骨养髓，骨骼失养所致。肾虚精亏、髓减骨枯是骨质疏松症发病的本质，故中医可用补肾填精、益髓壮骨法防治骨质疏松症。郑洪新等使用益气生精、补肾壮骨方药可使脑组织总磷脂、总胆固醇含量以及总胆固醇 / 总磷脂的比值显著降低，提高 NE 含量，降低 5–HT/NE、5–HT/DA 的比值；红细胞膜 PKC、Ca^{2+}–Mg^{2+}–ATP 酶活性明显升高；密骨灵组红细胞膜 Mg^{2+}–ATP 酶活性比模型空白对照组有明显增高，而且明显高于骨疏康组；密骨灵颗粒明显促进成骨样细胞的增殖，可使 IGF–1 含量明显增加，细胞膜、胞浆及总体 PKC 活性增高，说明补肾方药对肾虚骨质疏松症具有较好的防治作用，作用机制可能是通过延缓脑组织老化，改变中枢神经递质水平，对上述内分泌激素的改变及红细胞膜相关酶的活性、部分磷脂组分变化有调整作用，达到防治骨质疏松症的目的。补肾中药可通过调控 MAPK 信号途径，促进成骨细胞的增殖分化。补肾生精法能诱导骨髓间质干细胞定向成骨分化，阐释了补肾生精法治疗骨病的理论。其机制也都与调节 MSCs 功能有关，包括通过促进 MSCs 增殖，下调 HIRA、ASFla 等的表达延缓 MSCs 衰老，提高 bFGF、IGF–1、Osterix、Runx–2、mRNA 等的表达水平，激活 p38、TNF–α、Wnt2、β–catenin，抑制 GSK3β、ERK 蛋白等促进 MSCs 成骨分化，可见 MSCs 是补肾法的重要靶点。

3. 肾髓相关性血病与造血干细胞（HSCs）

现代医学认为，HSCs 是目前研究最多、应用最广泛的种子细胞。在人胚胎第 2 周时 HSCs 就出现于卵黄囊，第 4 周时开始转移至胚肝、脾，妊娠 5 个月后从肝、脾转移至骨髓，胚胎末期至出生后骨髓成为 HSCs 的主要来源。近年来的一些证据表明 HSCs 最早起源于胚内中胚层中的主动脉 – 性腺 – 中肾（aorta-gonad-mesonephros，AGM）区，虽然我们已知造血干细胞最终将在骨髓中稳定下来，但其如何迁移至骨髓尚不明确。而且另有实验证实，小鼠胚胎头部是造血干细胞（HSCs）发生的一个新位，为研究 HSCs 起源提供重要依据。正常情况下，HSCs

处于静止状态（G_0 期），只有在胚胎时期和造血旺盛时才处于增殖状态，一方面向多能干细胞、系祖细胞以及各系血细胞分化，另一方面保持其多能性，维持干细胞数量。

衰老是 HSCs 功能下降的主要原因，这与遗传调控和外界损伤密切相关。在 HSCs 持续传代过程中，端粒长度逐渐减小，端粒酶活性逐渐减弱，p21 和 p16 表达升高，衰老相关 β-半乳糖苷酶增加，明显限制了 HSCs 的增殖与分化。另外，由电离辐射、化疗药物、某些病毒以及正常细胞代谢产生的活性氧簇（ROS）等因素引起的 DNA 损伤也是抑制 HSCs 功能的重要原因，DNA 损伤之后细胞启动修复机制，同时启动细胞周期阻滞或细胞衰老、细胞凋亡，防止错误遗传信息传递。若损伤或抑制出现在 HSCs 分化中末段，则处于静息状态的 HSCs（LT-HSCs）被激活、调动，迅速增殖以补充外周血细胞的不足，但由于 HSCs 总数有限，这种反馈调节只在一定范围内有效，超过机体自我修复能力后就会出现"干细胞池"的枯竭，而出现不可逆的造血功能低下；若 HSCs 直接受到影响，则将从根本上限制其造血功能。前者如地中海贫血、缺铁性贫血、巨幼细胞性贫血以及多发性骨髓瘤等，后者如再生障碍性贫血、放化疗引起的骨髓抑制以及骨髓增生异常综合征、骨髓纤维化、白血病等。其中地中海贫血是一种常染色体遗传病，也叫珠蛋白合成障碍性贫血，由于先天基因缺陷或功能缺失，使血红蛋白珠蛋白链基因表达功能发生异常，非 α 肽链（包括 β、γ、δ）和 α 肽链合成率失衡，相对过剩的肽链聚合、沉积于红系细胞膜，出现免疫损伤、诱发氧自由基反应，引起继发性酶和代谢异常，导致红细胞变形能力和机械稳定性下降，最终导致溶血和无效造血。地中海贫血患者同时伴有生长抑制、内分泌紊乱、骨质疏松、免疫功能低下等各种并发症。再生障碍性贫血是一组由于化学、物理、生物因素及不明原因引起的全血细胞减少及骨髓造血功能衰竭的综合病症，病理改变表现为骨髓腔中红骨髓总容量减少，脂肪组织增多而导致骨髓增生减低，引起全血细胞减少，其发病机制主要集中在造血干细胞损伤、免疫功能异常和造血微环境损伤三个方面，与前述的血液的化生和肾、髓、造血干细胞、骨髓微环境的关系一脉相承。中医认为这些疾病或实或虚，或虚实夹杂，但都有精血不足的表现，因此可以被称作"肾精相关性血病"。先天之精不足或后天失养致肾虚精亏，从而骨髓空虚，精血无以化生，必然导致血虚。临床常见因先天禀赋不足，房劳过度，或久病等其他原因而致精耗血虚者，其根本原因在于肾不藏精。

针对以上某些疾病的 HSCs 移植已经在世界范围内广泛开展，且疗效确切。用于移植的 HSCs 来源包括自体造血干细胞、同基因造血干细胞和异基因造血干细胞等，其基本方法是首先用大剂量化疗药物或放射线完全清除受体的造血功能，再将 HSCs 移植到体内，在排除移植物抗宿主病、感染等不利因素后，外源 HSCs 即可增殖分化产生新的血细胞，恢复造血功能。

20 世纪 70 年代以来，结合补肾法辨证论治"肾精相关性血病"取得了一定的疗效。吴志奎等专家根据中医理、法、方、药相统一的原则拟定出补肾益髓法的代表方（益髓生血颗粒），宗《黄帝内经》"精血不足者，补之以味"的原则，根据中医肾藏精生髓、髓生血和精血同源的理论，在临床实践基础上，以滋肾养阴、益髓生血、健脾补益为组方原则，其中山茱萸、何首乌为君，配伍熟地黄、补骨脂、黄芪、鳖甲等共奏补肾填精益髓之功，意在填补肾中真阴，使真阴得养、髓源充盈、血有生源，通过系列的高发区临床研究，证实了"肾生髓、髓生血"理论指导临床治疗的有效性和科学性。研究证明，补肾中药能够降低再生障碍性贫血患者 IL-2、IL-2R、TNF-α 等负性调控因子水平，并能增加 IL-6 分泌而刺激造血；补肾中药能诱导幼稚造血祖细胞分化成熟，通过降低白血病细胞胞膜流动性，改善膜结构等来治疗白血病，更重要的一点是补肾中药的使用很大程度上改善了患者的临床症状、体征，减轻治疗引起的毒副作用，增加患者对西医治疗方法的耐受力，延长生存率，提高生活质量。同时基础研究发现，使用补肾中药能够提高再生障碍性贫血模型小鼠血清的干细胞因子（SCF）含量，增加骨髓中 HSCs

数量；改善环磷酰胺所致骨髓抑制模型小鼠外周血象，促进脾结节形成；体外干预再生障碍性贫血患者骨髓细胞，能促进集落形成，提高增殖能力。

补肾益髓生血法可以改善 AA 大鼠的一般状态，明显增加外周血 RBC、HGB、WBC、PLT 及骨髓有核细胞数量，明显改善 AA 大鼠血细胞异常形态及骨髓病理改变，在一定程度上对 AA 大鼠骨髓造血功能；同时可以增加 AA 大鼠 CD4、CD4/CD8 值，降低 CD8，增加抗凋亡因子血清 Fas、FasL 水平，降低造血负调控因子 TGF–β_1 水平，对 AA 大鼠免疫功能有一定的调节作用；增加造血祖细胞 CFU–GM 数目，提高转录因子 PU1/mRNA 表达，对造血干/祖细胞定向粒单系增殖分化有一定的促进作用；补肾益髓生血法能够增加造血祖细胞 CFU–E、BFU–E 数目，提高红系细胞 JAK2、STAT5、GATA–1 蛋白及 mRNA 表达，对造血祖细胞定向红系分化成熟有一定的促进作用。

实验表明，具有补肾阴、肾阳作用的中药皆有益于造血干细胞发挥作用，能促进小鼠造血祖细胞集落形成单位（CFU–F）增殖。造血微环境的紊乱引起造血功能障碍，诱导并参与 AA 的发生。骨髓造血微环境中血管的异常可能影响骨髓造血干细胞的增殖和分化，而血管内皮生长因子（VEGF）是对血管的生成和造血起重要作用的因子之一。研究表明，VEGF 在 AA 患者中呈低表达，经治疗后 VEGF 水平升高，证明 VEGF 低表达影响血管生成，损伤骨髓造血微环境并影响造血干细胞的生存，促进 AA 的发生和进展。AA 患者细胞 VCAM–1 呈现低表达，随着病情的缓解黏附分子表达增强。研究显示，补肾益髓中药可以降低 AA 患者骨髓单个核细胞 c-kit/CD117 表达水平均增高，且其表达水平与临床疗效呈负相关；在直接修复细胞结构上的作用是显而易见的，治疗后骨髓造血细胞的病理改变明显好转，对照组浆细胞增多，红系、粒系、淋巴细胞及浆细胞中高尔基复合体发达等改变。

除此之外，NSCs、MSCs、HSCs 之间存在相互影响的密切关系。MSCs 移植同样可以治疗神经系统的损伤；MSCs 与 HSCs 关系密

切，前者通过分泌血管内皮生长因子（VEGF）、基质细胞衍生因子 1
（SDF–1）、fms 样络氨酸激酶 3（Flt–3）、骨形态发生蛋白 2（BMP2）、
白介素 –3（IL-3）、粒－巨噬细胞集落刺激因子（GM-GSF）、干细胞因
子（SCF）等细胞因子来调控 HSCs 的迁移、归巢与分化，发挥造血支
持作用。研究发现，MSCs 移植可以改善造血损伤模型的造血功能，而
且将 MSCs 运用到 HSCs 移植中，能够促进造血重建，预防异基因抑制
后移植物宿主病（GVHD），以及降低复发率。这些研究说明不同的干
细胞共同发挥肾精的作用来治疗各种肾精相关性疾病，也是中医整体性
的一种体现。

上述研究充分证明了补肾中药（或补肾法）、干细胞（MSCs、
HSCs、HSCs）、肾精相关性疾病（脑病、骨病、血病）之间的相互联系，
即补肾法可用于干细胞异常导致的肾精相关性疾病，进一步验证了干细
胞与精的辨证关系。

总之，肾主骨、生髓、化血方面的研究是肾藏精功能的一个重要分
支。五脏中"肾"为先天之本，五脏阴阳都植根于肾，肾藏"先天之
精"，为脏腑阴阳之本，生命之源，推动着生、长、壮、老、已之生命
全过程，其功能尤为突出。肾藏精，精聚为髓，精髓化生为血，肾精
是血液生成之源泉；肾所藏先后天之精是维持人体生长发育，骨、脑、
血形成的物质基础。干细胞及其微环境在神经－内分泌－免疫－循环
（NEIC）网络及各种信号转导通路的调控下，维持气血调和、阴阳平衡
的生理状态，参与生、长、壮、老生命进程及各种与肾精相关性疾病的
病理变化。这一理论创新能够指导各种肾精相关性疾病预防和治疗，是
对传统中医理论的诠释与创新。

（三）"肾髓系统"的研究展望

肾藏精是肾髓系统的物质和功能基础，从精的来源与功能方面来
看，"肾藏精"与"干细胞"具有相关性，干细胞增殖与分化影响生命
全过程，体现了"肾藏精"的主要作用。研究发现，干细胞与肾藏精
具有密切相关性。肾精主生长发育功能，与各种成体干细胞的增殖分

化相关；其生髓功能，与骨髓腔内 MSCs 及脑、脊髓中 NSCs 的功能相关；其化血功能，主要由 HSCs 执行；肾精主骨，则体现在 MSCs 的功能上。

胚胎干细胞（embryonic stem cells，ESCs）由受精卵分裂发育而来，具有无限增殖、自我更新和多向分化的特性；间充质干细胞（mesenchymal stem cell，MSCs）来源于中胚层，广泛存在于全身结缔组织和器官间质中，首先在骨髓中发现，并且含量最为丰富，能参与诱导、调节骨髓造血干细胞和基质的发育，具有分化成骨、软骨、肌肉、肌腱、脂肪等组织的能力。

造血干细胞（Hemopoietic stem cell，HSCs）的发育起源目前仍存争议，但所有脊椎动物胚胎时期的造血都可被分成原始造血和定向造血两个连续阶段。其中定向造血位于主动脉–性腺–中肾（Aorta-gonad-mesonephros，AGM）区，被认为是第 1 个定向造血干细胞发生的位点。随着胚体内外血循环的建立，造血干细胞被播散到肝脏和脾脏，最终主要定居在骨髓，维持机体终身造血。但居于肝脾的造血干细胞可能与其他造血干细胞存在一定联系，相互协调。亦可理解为肾"受五脏六腑之精而藏之"。

神经干细胞（Neural stem cell，NSCs）产生于胚胎早期室管膜上皮细胞，具有自我更新能力并且能够分化成脑细胞（包括神经元、星形胶质细胞和少突胶质细胞）。

从来源角度看，先天之精来自于父母的生殖之精，而精子与卵子结合而成的受精卵，即全能干细胞，由此生长发育成新的个体，故先天之精包括全能干细胞内的全部遗传信息；后天之精来自于脾胃化生的水谷精微、肺肾吸纳的精气，布散到全身，以维持人的生长发育，与各种成体干细胞的分化增殖相对应。

从功能角度来看，肾精有繁衍生殖、生长发育、生髓化血、濡养脏腑等功能，其繁衍生殖功能由生殖干细胞完成；其生长发育功能，则与各种成体干细胞的增殖分化相关；其生髓功能，与骨髓腔内 MSCs 及脑、脊髓中 NSCs 的功能相关；其化血功能，主要由 HSCs 执行；肾精主骨，则体现在 MSCs 的功能上。

国家重点基础研究发展计划（"973"计划）项目（基于"肾藏精"的藏象理论基础研究）从确有疗效的临床实际出发，结合现代医学，对中医理论思想进行总结、提升，用多学科交叉、多角度印证，在关键问题上寻求重大突破，形成引领效应，最终回归临床发挥指导作用，证明了各种干细胞（胚胎干细胞和成体干细胞）及其增殖、分化过程是中医"精"的部分物质与功能的体现，总结出：肾髓系统是以肾精为基础，主要包括了脑与脊髓中 NSCs、MSCs 和 HSCs 的作用，分别体现了髓充脑、肾主骨、精化血的功能特点，从而将"肾本质"研究延伸到"肾藏精本质"的研究。

肾髓系统源于中医传统理论，并且充分结合了现代医学观点，是对中医理论的一次诠释和创新，对中医药现代化起到一定的推动作用。

四、"肾骨系统"的生理与病理基础

"肾骨系统"是指由肾、骨骼、骨髓所构成的系统，属于肾系统的内涵之一。骨骼的发育标志着人的形体的发育，由肾精充养，由肾气推动与调控。肾藏精，精生髓，髓居骨中（称骨髓）以养骨。因此，肾骨系统的生理与病理与肾精、肾气、肾阴和肾阳有着密切的关系。

（一）"肾骨系统"的生理基础

1. 中医理论对"肾骨系统"生理基础的认识

肾主骨、生髓，也是肾精促进生长发育功能的一部分。骨为人体的支架，人体的骨骼依赖骨髓的营养，骨髓为肾精所化，于是形成了肾藏精，精生髓，髓养骨的生理关系。所以说："肾生骨髓"（《素问·阴阳应象大论》），"人始生，先成精，精成而脑髓生，骨为干，脉为营，筋为刚，肉为墙，皮肤坚而毛发长"（《灵枢·经脉》），"脏真下于肾，肾藏骨髓之气"（《素问·平人气象论》），"肾主骨"（《素问·宣明五气》），即骨骼的生长发育修复，均赖肾精的滋养。因此，肾精充足，则骨髓充盈，骨骼健壮，四肢有力，行动灵活。反之，肾精不足，骨髓空虚，将导致骨骼发育不良等病变。牙齿和骨骼的来源一致，也依赖肾精而生，故有"齿为骨之余"之说。《素问·上古天真论》："肾气盛，齿更，发长……肾气平均，筋骨劲强，故真牙生而长极……肾气衰，发堕，齿槁……"说明骨器官的生长、发育、衰老都依赖于肾精的盈亏。所以小儿牙齿生长迟缓，成年人牙齿松动早脱，均为肾精亏虚所致。临床上某些骨骼和牙齿的疾病，通过补肾的方法治疗，其理论依据就是肾主骨。所以肾骨系统的生理基础是肾藏精的功能旺盛，骨骼发育正常。

2. 现代医学对骨组织的研究

骨组织由外部的密质骨和内部的松质骨构成，松质骨是许多较大空隙的网状结构，网孔内有骨髓，已知成体骨髓有两类不同的干细胞：造血干细胞（Haematopoietic stem cell，HSC）与骨髓间充质干细胞（Bone marrow derived mesenchymal stem cells，BMSCs）。前者是血细胞与破骨细胞的起源，后者则是成骨细胞的祖细胞。成骨细胞和脂肪细胞共祖，具有相同的细胞表型，在特定条件下可相互转化。成骨细胞在骨小梁的表面形成了造血干细胞的 Niche（干细胞龛），通过细胞膜表面表达特殊的蛋白信号来维持造血干细胞的干性。相反，脂肪细胞又可刺激更多的造血干细胞分化为破骨细胞，加快骨吸收。因此成骨与成脂平衡，成骨与破骨平衡，这两对相互制约又相互依存的平衡关系构成了肾骨系统的生理基础。中医将肾骨系统的生理概括为两个方面——肾阴和肾阳，其中对机体有温煦、激发、兴奋、蒸化、封藏和制约阴寒等作用者称之为肾阳；对机体有滋润、宁静、成形和抑制过度的阳热等作用者称之为肾阴。二者在体内相互制约、相互依存，在生理状态下维持着动态的平衡。

（1）成骨与成脂平衡　成骨细胞和成脂细胞拥有一个共同的前体细胞源，即骨髓间充质干细胞（BMSC），向成骨与成脂细胞分化的平衡维系着髓内骨组织与脂肪组织量的平衡，对于正常的骨代谢，脂肪细胞的数量和大小也随着年龄的增长呈线性上升趋势，特别是在肢体长管状骨内，成年人大约 90% 的髓腔被脂肪组织充填，与此相伴的是成骨能力降低。这些现象提示，骨髓内脂肪组织增多与骨形成能力降低存在密切联系。各种原因通过某种机制导致成骨细胞分化减少，脂肪细胞分化增加，进而引起成骨细胞 – 脂肪细胞失衡，最终导致骨丢失和骨质疏松。

骨形成蛋白（BMPs）是最重要的骨生长因子，属于转化生长因子 β（TGF–β）家族。BMPs 家族包括 20 种以上的成员，在成骨细胞的分化增殖过程中发挥着极重要作用。BMP–2、BMP–4、BMP–5、BMP–6、BMP–7、BMP–9 等与骨、软骨、肌腱、牙周组织、牙本质的形成有密切的关系，均有诱导骨形成的作用。Wnt/β–catenin 被认为是经典通路，它在调控细胞分化、增殖及生存方面起主导作用。BMP–2 可以诱导前体细胞表达 Wnt1、Wnt3a，因此 BMP2 可能通过激活自分泌 Wnt 信号调控细胞的分化。BMP–4 有促进成骨细胞分化和诱导体外成骨能力，具有骨诱导作用，参与机体骨折的正常愈合过程。

PPARγ（过氧化物配体增殖物激活受体 γ）主要存在于脂肪细胞，PPARγ 基因和蛋白的高表达可引起 BMS 向脂肪细胞的分化，使骨髓基质干细胞向成骨细胞分化途径被成脂细胞替代，使骨代谢失去平衡，使成骨细胞减少而引起骨质疏松症。PPARγ 还通过脂肪细胞分化转录因子调控糖皮质激素诱导的前体细胞向脂肪细胞分化，在控制成脂分化的同时，还影响着成骨分化。PPARγ 缺陷胚胎干细胞没能分化为脂肪细胞而自发分化为成骨细胞，而不足剂量则促进成骨细胞形成增加骨量。在一个缺乏 PPARγ 等位基因表达的原代骨髓细胞中，成骨分化有关的关键因子 Runx2 和 Osteorix 呈高表达。

Rho 激酶信号通路是体内普遍存在的一条信号转导通路，它通过调节细胞内肌动蛋白骨架的聚合状态参与多种细胞功能，包括细胞收缩、迁移、黏附、增殖、凋亡及基因表达等。研究表明，细胞形态、细胞骨架张力及相关基因表达也影响干细胞的成脂及成骨分化。人 BMSC 在相同培养条件下以不同密度接种，产生成脂和成骨两种不同的分化趋势。以高密度接种的 BMSC 呈圆形，主要向成脂方向分化，而以低密度接种的细胞伸展生长，主要向成骨方向分化。形状的改变直接影响细胞的骨架张力，细胞骨架通过整合素分子与胞外基质相互作用，而整合素分子的信号传递依赖于 Rho 途径。

而体内的实际情况是，体内成骨与成脂分化的动态平衡，处于不断阴阳变化式的"此消彼长"中，对 BMSC 调控的信号通路是呈相互交织的网络形式，上述信号通路只是这一网络中的几个关键点，调控的结果只能是合力的效应。

（2）成骨与破骨平衡　成骨细胞（Osteoblast，OB）是骨形成过程中的重要功能细胞。成骨细胞的主要功能是分泌骨基质及进行合成，其分泌的胶原 95% 为 I 型胶原蛋白。成骨细胞还参与破骨细胞性骨吸收的调节，两者是骨代谢过程中的核心细胞。成骨细胞起源于 BMSC 在各种调控因素的作用下，通过复杂的分子机制，间充质多潜能干细胞可以分化为成骨细胞。成骨细胞具有分泌、合成功能，为排列呈一行的立方形或矮柱状的细胞，彼此以细胞的胞浆突起相互连接，借助其新形成的类骨质与钙化的骨面相接。由于功能态的成骨细胞主要功能是分泌前胶原分子、无定形的骨基质和酶，在电镜下显示出分泌细胞的特征，含有丰富的粗面内质网，是大量合成蛋白的特征。线粒体细长且数量增多，胞浆中游离的核蛋白体丰富。细胞核较大而圆，位于细胞的一端，具有单个明显的核仁，核染色质呈网状，多靠近核膜一侧分布，胞浆内的微丝靠近胞膜侧分布。成骨细胞为立方形，直径约 20 微米，其胞浆呈嗜碱性，由于胞浆内含有大量的碱性磷酸酶，与骨组织矿化密切相关。此外，胞浆内还存在大量的高尔基体，与胶原的加工和排除相关。类骨质矿化后，成骨细胞被包埋于矿化的骨组织中，成为骨细胞，为扁圆形、多突起的细胞，其体积比成骨细胞小，胞体位于骨陷窝内，其胞浆突起位于骨小管内，并借助于骨小管与相邻的骨细胞连接。

成骨细胞的主要功能有以下三点：

①合成、分泌胶原与糖蛋白，形成骨基质：骨基质的主要成分为Ⅰ型胶原，由成骨细胞合成；并通过碱性磷酸酶等多种酶介导入骨组织的矿化过程。

②参与破骨细胞性骨吸收的调控作用：成骨细胞不仅与骨形成密切相关，而且在骨吸收过程中也起了重要的作用，直接与间接地参加了骨吸收的调控。成骨细胞又被认为是调控骨吸收的中心细胞，通过各种因子的作用，致使成骨细胞变形离开骨面，由于骨面的暴露，游走的破骨细胞才得以进入和附着在骨面，开始了骨的吸收活动。同时成骨细胞作为破骨细胞的辅助细胞，参与骨的吸收、分解。

③维持骨的代谢平衡：骨的代谢及改建的主要功能细胞是成骨细胞与破骨细胞的协同作用，在多种细胞因子的调控下，通过复杂的分子机制完成骨代谢平衡。一旦这种骨的吸收与形成的平衡被破坏，则进入病态，从而引起多种骨疾患的发生，并导致骨代谢障碍。

综上所述，成骨细胞是来源于未分化的间充质干细胞，是由具有多种形态和功能特点的细胞亚群构成，参与了骨的吸收、形成及改建。成骨细胞与破骨细胞在多种细胞因子的调控下，通过复杂的分子机制，两者协同维持了骨的代谢平衡活动。

破骨细胞（Osteoclast，OC）是高度分化的多核巨噬细胞，直接参与骨吸收，是骨组织吸收的主要功能细胞。一般认为破骨细胞来源于骨髓造血系统造血干细胞，由单核巨噬细胞融合而来。破骨细胞是没有突起的多核大细胞，直径为30~100μm，有数十个甚至多达上百个细胞核，其胞核多呈圆形，核膜平整，染色质颗粒细小且分布均匀，着色较浅，内有1~2个核仁。幼稚的OC胞浆嗜碱性，成熟后的OC胞浆嗜酸性，并随着细胞的老化胞浆嗜酸性愈强。通常胞浆内有丰富的线粒体以及大量的溶酶体与游离的核糖体。破骨细胞的胞膜上有质子泵，其功能是分泌酸，主要是空泡型质子泵。OC在骨吸收与骨的重建中起启动作用，一旦OC附着于骨面形成了骨吸收的微小环境，即可通过分泌释放酸及酶，导致骨的吸收；前者致使骨矿溶解，后者导致骨的胶原降解，从而引起骨的破坏。静止状态下 OC 无极性，只有在进行骨吸收功能状态下才具有明显的极性。通过微结构观察可以看到骨吸收时的 OC 呈现细胞的极化，可分为以下四个部分：

①波状缘（ruffled border），又称褶皱缘，在光镜下亦称纹状缘（striated border），为 OC 附着骨面后，对着骨面进行骨吸收的特殊分化的细胞膜，由许多不规则的绒毛状突起组成，可大大增加破骨细胞进行骨吸收的表面积，OC 通过这些绒毛突起分泌酸与酶等多种生物活性物质，并摄取游离出来的骨盐。据研究报道，一个 OC 可以溶解由 100 个成骨细胞形成的骨质。OC 是可以移动的细胞，当在一个部位进行骨吸收之后，可以从该部位移动到另一个部位，再进行骨吸收活动。当 OC 离开骨的表面之后，其波状缘消失，骨的吸收活动也就停止。

②空泡区（vesicular region），位于许多绒毛突起之间以及其下方的部位，由密集的空泡相互连接组成，空泡区存在各种酶，其功能主要是分泌、摄取以及消化细胞外被溶解的物质，是骨吸收时的重要组成部分。其中的碳酸酐酶（Carbonic Anhdrase，CA）在骨的吸收破坏中起极为重要的作用，OC 在局部分泌酸与蛋白酶进行骨吸收，其分泌的酸主要是通过二型碳酸酐酶（CA Ⅱ）将 CO_2 溶于水形成 H_2CO_3 而产生的，对骨组织的脱矿及有机基质分解起到至关重要的作用。

③封锁带（sealing zone）又称透明带（clear zone），其部位是在波状缘的周围，为一环形的胞浆区，此处无细胞器，内含有大量微丝、微管及肌动蛋白（F-Actin），主要由均质的核糖体组成。其主要功能是把被吸收的骨质包围、封闭，与外界隔绝，保证骨吸收时微小环境的 pH 值（为 3 ~ 5）呈酸性环境，足以使骨组织脱矿、溶解。此外，封锁带还具有资讯传递功能，其中的微丝、微管、肌动蛋白都参与了细胞间的离子交换及资讯的传递作用。OC 进行骨吸收时封锁带明显增大，确保其封锁功能的行使。一般情况下每次封闭 2 ~ 10 分钟之后，随着 OC 的移动及附着骨面，封锁带再继续进行封闭骨吸收时所必要的微环境。OC 通过封锁带紧贴骨面，是通过 OC 中的微丝进行收缩来行使其封锁

功能的。

④细胞基底部（basal part of the cell），为不接近骨面的游离端。细胞核位于细胞的基底部位，其内含有丰富的高尔基体、线粒体等细胞器，围绕每一个细胞核排列。OC中的许多酶存在于粗面内质网及高尔基体中，在OC进行骨吸收活动过程中，这些酶不断向波状缘方向移动，参与骨的吸收、破坏。

破骨细胞的功能：骨吸收与破骨细胞相伴随，骨吸收活动是OC在骨的微环境内进行的复杂分子生物学反应的过程。骨吸收时首先是OC分泌酸，致使骨组织脱矿，继而通过分泌的多种酶将残留的有机物分解。OC与胃壁细胞及肾尿管细胞有相类似的结构与膜抗原，都可以通过细胞膜外分泌酸，其质子泵相当于一个酸泵，不断地分泌酸。是OC保证骨吸收的重要结构，通过分泌酸可直接溶解骨矿中的羟磷灰石，导致骨组织脱矿。

成骨细胞与破骨细胞的偶联：骨保护素（OPG，Osteo prote gerin）属于肿瘤坏死因子受体（Tumor Necrosis Factor Receptor，TNFR）的家族成员，以单体和二聚体两种形式存在。核因子-κB受体活化因子（RANK）属于Ⅰ型跨膜蛋白，是肿瘤坏死因子TNF家族成员之一。核因子-κB受体活化因子配体（RANKL）是一种Ⅱ型同源三聚体跨膜蛋白，RANK的配体有膜结合型和分泌型两种类型。RANKL结合到破骨前体细胞和成熟OC表面表达的RANK受体上，促进OC的分化、活化并抑制其凋亡，许多因子主要通过间接上调OB和其他细胞中RANKL的表达进而促进骨吸收。相反，在骨组织中，OPG作为一种诱骗受体，可以竞争性地与RANKL结合，从而封闭RANKL与OC表面的RANK结合，抑制OC的分化成熟。OPG/RANKL/RANK信号通路是OB与OC偶联的关键信号，对维持成骨与破骨平衡起重要作用。总之，生理状态骨重建和骨量的稳定依赖于OPG和RANKL的平衡。

（3）肾骨系统的调控　肾藏精，精生髓，髓养骨，脑为髓海。因此，肾-骨-髓-脑之间相互资生、相互依存，又相互制约、相反相成。骨代谢的过程中，受到了下丘脑－垂体－靶腺轴、甲状腺（肾上腺）等分泌的多种细胞因子和激素的调节，这一过程也是一个相互依存又相互制约的调控。骨基质主要由成骨细胞综合形成，骨的矿化是由成骨细胞的基质小泡介导发生的矿化过程。成骨细胞不仅与骨的形成密切相关，而且在骨吸收中也起着关键性作用。因而成骨细胞又被认为是调控骨吸收的中心细胞。骨吸收时是成骨细胞在激素的作用下分泌胶原酶，降解骨的Ⅰ型胶原启动骨的吸收。近年研究认为，成骨细胞对骨吸收可能有启动作用。此外，由成骨细胞合成、分泌的骨桥素是一种磷酸化的糖蛋白，与破骨细胞对骨面的黏附密切相关。由成熟的成骨细胞合成、分泌的骨涎蛋白也参与了破骨细胞的黏附与吸收过程。脱磷酸化的骨桥素则不再与破骨细胞相结合。此时破骨细胞分泌抗酒石酸性磷酸酶（TRAP），致使破骨细胞脱离与骨面的吸附，在多种因子作用下，成骨细胞进入骨面，开始了成骨活动。成骨细胞的主要调节因子简述如下：

①转化生长因子 β（TGF–β），是细胞生长分化的主要介质之一。活体状态下具有调节骨基质形成和更新的能力；离体状态下 TGF–β 具有抑制成骨细胞分化及骨的矿化作用。研究表明，成骨细胞本身也可产生 TGF-β 的功能。因而 TGF–β 对成骨细胞具有双向调节其功能的作用。当骨吸收时破骨细胞分泌酸可活化 TGF–B，促进成骨细胞的形成，为骨吸收后的骨改建奠定了基础。由此认为 TGF–β 促进成骨细胞增殖、分化，是从骨吸收开始相继发生的续后过程。此外，TGF–β 还具有明显的促进细胞外基质合成的作用，还可刺激胶原、骨连接素及骨桥蛋白合成，增强骨基质的形成。

② 1,25– 二羟基维生素 D_3 对成骨细胞具有双向调节作用。1,25– 二羟基维生素 D_3 在体内参与血钙浓度的调节：在体外可抑制成骨细胞的分化；对成熟的成骨细胞可促进其收缩、移动，致使矿化的骨面暴露，并启动破骨细胞进入骨面；对未成熟的成骨细胞还具有负调节作用。对成熟的成骨细胞可促进其 IL–1 的产生，还具有调节 TGF–β 受体表达及增加 TGF–β 的分泌数量。迄今为止，其双向调节的应答反应的机制

仍有待深入研究。

③胰岛素样生长因子（IGF），是骨基质中所含的生长因子，主要促进成骨细胞的增殖和分化，还可促进胶原的合成。IGF-Ⅰ是成骨细胞本身分泌于胞体周围后又作用于细胞本身的一种因子。IGF-Ⅰ与IGF-Ⅱ由骨细胞产生并储存于骨中，在骨吸收时，其分泌增多并释放出来，可刺激成骨细胞的分化与增殖，对骨形成具有明显的促进作用。

④白细胞介素1（IL-1），IL-1包括IL-1α及IL-1β两种类型，主要由单核巨噬细胞与骨髓基质细胞产生，两者具有相似的生物活性，是骨代谢中重要的细胞因子，可促进成骨细胞增殖。实验研究表明IL-1长时间作用于成骨细胞，可产生双向作用，低剂量能增加骨的形成，高剂量可抑制骨的形成或无影响。

⑤地塞米松，为人工合成的一种可溶性糖皮质激素，在体外可促进成骨细胞的分化及矿化结节的形成，还可促进Ⅰ型胶原的合成。但对成熟成骨细胞不具有刺激作用。

⑥雌激素是骨改建的主要调节因子，可抑制成骨细胞分泌IL-1，从而抑制骨的形成。此外，还具有抑制钙离子吸收的作用，雌激素的减少影响骨的形成与改建，可导致骨质疏松的发生。

⑦肿瘤坏死因子α（TNFα），具有广泛的生物活性，可由成骨细胞及破骨样细胞产生。TNFα可直接作用于成骨细胞，低剂量可刺激成骨细胞的增殖，而高剂量又可抑制成骨细胞的增殖，主要通过抑制胶原的合成与骨钙素的形成来抑制骨的新生。

⑧骨形态发生蛋白（BMP），由成骨细胞产生，现已知道人类骨组织中含有四种：即BMP1、BMP2A、BMP2B及BMP3。上述四种类型的骨形态发生蛋白均可在人体内诱导软骨的形成。研究表明，BMP为骨形成的主要诱导因子，可诱导未分化的间叶细胞向骨细胞及软骨细胞分化，并分泌BMP诱导新骨形成。BMP4对成骨细胞的分化具有诱导作用，还可促进BMP6的合成。BMP6在成骨细胞分化的早期，可介导糖皮质激素诱导成骨细胞的分化与成熟。BMP7在鼠骨肉瘤中可抑制其

细胞增殖；但又可在人成骨细胞培养时，促进细胞增殖；BMP7还有增加IGF-Ⅱ受体量等功能，总之，BMPs具有多方面诱导和促进骨形成的作用。

骨吸收活动是由破骨细胞介导，通过复杂的分子生物学机制完成的。骨吸收时OC、OB、巨噬细胞、淋巴细胞等相互作用、相互制约，分泌并释放多种细胞因子，启动或抑制各种细胞的活性，调控骨的吸收与形成。调节OC的局部因子，主要源于成骨细胞、基质细胞以及骨髓中的各种免疫细胞等，这些细胞都参与了骨吸收的调控。与骨吸收密切相关的主要细胞因子如下：

①降钙素（CT）：由甲状腺滤泡分泌，又称甲状腺降钙素，其主要功能是抑制骨吸收和降低血钙。OC细胞膜上具有丰富的降钙素受体，CT对OC具有直接的抑制作用；首先OC上CT受体与CT相结合后，可抑制Na^+、K^+、ATPase，使波状缘的伸展活动受限，导致OC不能附着于骨面；此外，还可抑制碳酸酐酶，减少酸的分泌；CT又可以促进骨组织中cAMP水平升高，从而增强CT对OC骨吸收抑制的作用。CT对OC的作用是一过性的，之后OC还可以恢复运动，因此，CT在临床治疗骨质疏松症等疾病时，其短期疗效明显，长期使用则疗效欠佳。

②甲状旁腺激素（PTH）：由甲状旁腺分泌，主要功能是调节Ca^{2+}、P^{3-}代谢，促进骨吸收。OC的细胞膜上并无PTH受体，其促进骨吸收的作用主要是通过以下几个途径：PTH可促进OC内的空泡增加，从而增强OC的活性；PTH可以促进OC的酸分泌以及水解酶的合成，从而增强骨吸收作用；PTH还可通过首先作用于OB，间接促进骨吸收；PTH通过促进cAMP的生成，进一步促进骨吸收。由于成骨细胞上有PTH受体，因此OC与OB共同培养，再加入PTH，可以刺激破骨细胞性骨吸收。PTH对单独分离、培养的OC无任何作用，进一步说明PTH对OC的作用是通过其他细胞介导而间接发生的。

③前列腺素（PGs）：最早由前列腺中提取而命名。此后发现全身多种组织中都含有PGs，其主要功能为通过抑制破骨细胞的活性从而抑制

骨吸收。此外，还可通过刺激成骨细胞 cAMP 水平的增高，间接刺激破骨细胞性骨细胞。PGs 在体内是由花生四烯酸经酶催化后的产物。

④活性维生素 D_3（1,25- 二羟基维生素 D_3）：在 PTH 及 Ca^{2+} 与 P^{3+} 的作用下在肾脏内产生，也可由淋巴细胞及单核细胞产生。其功能为具有明显促进骨吸收的作用，是 OC 成熟的主要启动因子，还可增加 OC 的数量，并与 PTH 有协同作用，共同促进骨吸收。OC 细胞膜上并无活性 VD_3 的受体，其特异性受体只存在于成骨细胞及前成骨细胞的细胞膜上，因此对体外分离、培养的破骨细胞无作用，只有在成骨细胞存在时，才能刺激破骨细胞骨吸收的形成。

⑤细胞因子：过去又称淋巴因子，因为最初是在启动的淋巴细胞培养液中发现的，包括多肽，构成免疫系统的细胞之间沟通的分子基础。近年发现其中许多细胞因子对骨吸收起着重要的作用，现在又称白细胞介素（IL），其中 LL-1α、LL-1β 是骨吸收的有效的强力刺激因子，它可以刺激成骨细胞产生 PGE_2，介导骨吸收，还可刺激成纤维细胞与吞噬细胞产生胶原酶，活化 OC 而促进骨吸收。IL-2 可以通过刺激 OC 分泌促进骨吸收。IL-6 为多功能的细胞因子，是介导破骨细胞性骨吸收的中心因子，具有显著促进骨吸收的作用。此外，IL-6 的抗体可阻断骨吸收。

⑥转移生长因子（TGF-β）：共发现 TGF-β 有五型，其中 TGF-β1-3 在人及哺乳类动物中均可发现。其功能主要是对破骨细胞的分化、成熟起促进作用，可促进破骨细胞骨吸收。研究表明，在骨吸收及骨形成的局部微环境中，皆可检测出活化的 TGF-β，它对 OC 及 OB 的成熟、活化起了调节和促进作用。

⑦肿瘤坏死因子（TNFα、TNFβ）：可由肿瘤细胞产生。其功能为增加 OC 的数量，通过成骨细胞的介导，具有明显的促进骨吸收的作用，并可以抑制骨胶原的合成，减少矿化骨基质的量，从而导致骨形成减少、骨吸收亢进。

⑧干扰素（IF）：由免疫细胞产生。可抑制前 OC 的增生、分化，

从而抑制破骨细胞性骨吸收，是一种多功能的细胞因子，又是骨吸收抑制因子。

⑨白细胞介素–18（IL–18）：是由成骨细胞产生，可以抑制破骨细胞的形成，从而抑制了体外的破骨细胞骨吸收。

⑩白细胞介素–17（IL–17）：其作用正与 IL–18 相反，可以诱导破骨细胞的成熟，从而促进体外破骨细胞性骨吸收。此外 IL–17 还可以作用于成骨细胞以合成 PGE_2，促进破骨细胞的前体细胞分化形成成熟的破骨细胞，进一步促进骨吸收。

（二）"肾骨系统"的病理基础

肾的精气阴阳的动态平衡状态遭到破坏，是形成"肾骨系统"病的病理基础。肾阴虚则肾精滋养不足，虚阳上亢，主要表现为腰膝酸软、五心烦热、眩晕、耳鸣、耳聋、口燥咽干、潮热、盗汗等。肾阳虚则温煦生化不足，主要表现为腰膝酸软、性欲冷淡、畏寒肢冷、精神萎靡、夜尿频多、下肢浮肿、动则气促等。虚损到一定程度时，阴损及阳或阳损及阴而导致阴阳两虚。无论肾阴虚还是肾阳虚，都是肾的精气亏虚。在肾骨系统中，肾藏精，精生髓，由于髓居骨中，骨精不足则骨枯髓虚，发为骨痿，在临床中最为常见的肾骨系统疾病就是骨质疏松症，容易引起骨折的发生，并伴有骨关节炎和佝偻症的表现，以下从骨质疏松症、骨折和骨性关节炎三个病入手，分析"肾骨系统"疾患的病理基础及临床研究。

1. 骨质疏松症

骨质疏松症（Osteoporosis，OP）是以骨量减少、骨的微观结构退化为特征，使骨的脆性增加、容易发生骨折的一种全身性骨骼疾病，分为原发性和继发性两类。前者又可分为两个亚型：绝经后骨质疏松症（Ⅰ型骨质疏松症属于高转换型）和老年性骨质疏松症（Ⅱ型骨质疏松症属于低转换型）。《素问·上古天真论》曰："女子七岁，肾气盛，齿更发长；二七而天癸至，任脉通，太冲脉盛，月事以时下，故有子；三七，肾气平均，故真牙生而长极；四七，筋骨坚、发长极，身体盛壮……七七，任脉虚，太冲脉衰少，天癸竭，地道不通，故形坏而无子也。"女子绝经后，由于激素水平的变化引起人体骨量快速丢失，如果肾阴肾阳的动态平衡被破坏，骨量丢失就会超出人体生理范围。其特点是肾精不足，阴液亏虚，骨质失养，阴虚火旺可见面红盗汗，热扰心神可见烦躁易怒、焦虑少寐。老年性骨质疏松症是在增龄衰老过程中发生的一种骨组织的退变，研究表明老龄时期破骨细胞吸收活性相对较高，而成骨细胞成骨活性明显降低，因此骨重建功能显著衰退，骨代谢处于较低状态。

补肾益髓、填精壮骨中药对骨质疏松症发挥疗效的作用机制包括对成骨－成脂平衡的调节。值得注意的是，关于成骨－成脂平衡，下丘脑组织显示出与骨、肾组织具有一定的反馈性调节机制，补肾益髓、填精壮骨中药针对下丘脑组织发挥明显的中枢性调控作用。因此，补肾益髓、填精壮骨中药从多途径、多器官、多靶点，在下丘脑－肾－骨等相关基因及蛋白水平上调控成骨－成脂平衡失常，从而防治骨质疏松症。

2. 骨折

骨折是可以发生在全身任何骨骼部位的创伤性反应，"气伤痛、形伤肿"，骨骼受伤后必然伤及气血、脏腑。《灵枢·邪气脏腑病形》云："有所堕坠，恶血留内。"《杂病源流犀烛·跌仆闪挫源流》中所说："跌仆闪挫，卒然身受，由外及内，气血俱伤病也。"《正体类要·序》中指出："肢体损于外，则气血伤于内，营卫有所不贯，脏腑由之不和。"外伤或劳损引起的局部肢体的经络损伤和气滞血瘀可以内传导致脏腑的不和；而脏腑不和亦可由内传外，导致经络阻塞，气血运行不畅，引发筋骨的损伤。这就将内科治疗和伤科治疗统一起来，但从现代医学的角度去理解运动系统疾病与内脏的关系是较为困难的。《黄帝内经》言"肝主筋，肾主骨"，"筋骨相连，肝肾同源"，因此脏腑的损伤病机中以肝肾与筋骨损伤的关系最为密切。骨折的治疗分为早、中、晚三期辨证论治。损伤早期，即 1～2 周的时间内，骨折影响经脉气血流行，使气结不散，重则损伤血脉，使恶血留滞，经脉壅塞，气血流行障碍，以气滞血瘀为其主要病机。所以损伤早期的治法，应以活血化瘀为主，使瘀血得以消散，尽快恢复气血的通畅，所谓"瘀血不去，新血不得生"。在活血化瘀的基础上，可根据气滞血瘀之所偏，结合伤后邪热之轻重，分别给予攻下逐瘀、行气逐瘀和清热逐瘀等具体的治疗方法。中期的治疗，是在损伤3~6周的时间内。经过1~2周的治疗，血瘀气滞逐步消除，肿胀逐渐减轻或消退，筋骨断裂处初步连接，疼痛明显减轻，体温恢复正常，但筋骨痿软，时有作痛，说明瘀血尚未化尽，经脉还未完全畅通，气血仍欠充旺。因此，该期的治疗，除继续活血化瘀外，还应重视养血通络、接骨续筋，以促进筋骨愈合。后期的治疗，损伤经早、中期的治疗后，瘀血去除，筋骨续接，已近愈合。但筋骨尚未坚强，并常有气血虚弱，筋肉萎缩，肢体乏力，关节僵硬等症，故应补益肝肾，调养气血，疏通经络，使脾肾健旺，生化气血，以充养筋骨，滑利关节。但应指出的是，损伤三期的划分没有绝对的界限，必须结合患者的体质以及损伤的情况加以辨证论治。中医认为骨折伤必内动于肾，损伤肾精，骨折后如肾生养精髓不足，无以养骨势必导致骨折愈合迟缓，故在治疗时必须采用补肾续骨之法，且多采用入肾经的药物。

3. 骨性关节炎

骨性关节炎（Osteoarthritis，OA）是一种以关节软骨的变性、破坏及骨质增生为特征的慢性关节病，其病理变化以关节退变衰老为特征，在中老年人群中发病率最高。退行性骨关节病是指以软骨丢失及伴有关节周围骨反应为特点的一种滑膜关节病，为增龄性疾病，严重影响老年人的身体健康且致残率高。其主要表现是关节周围疼痛、肿胀、功能障碍、僵硬、畸形，关节活动时出现摩擦感、响声。严重者疼痛剧烈、持续不断、关节功能严重障碍，最终导致肢体残废。归属中医"骨痹""痛痹"范畴，人至老年，肾气渐衰，肾精亏损，不能充骨生髓，骨髓化源不足，致骨髓空虚，不能营养骨骼，骨骼失养，风寒湿合邪乘虚侵袭关节，闭阻脉络，故中医认为肾气虚弱、肾精不足是老年骨关节病的根本原因。

骨性关节炎也是骨质疏松症的另一大主要并发症，由于关节软骨下骨遭到破坏，骨小梁稀疏严重影响了支撑关节软骨面的生物力学性能，损害在关节软骨，使其发生变性、软化、弹性丧失、裂碎和脱落。软骨内骨化形成关节边缘的骨赘，即所谓"骨刺"。关节中央软骨由于受磨损最大甚至会消失，关节外围软骨也可出现肥厚和增生，导致软骨表面不平整，关节腔变狭窄，最终致使关节变形。因此治疗老年性骨性关节炎，中医治则当以滋补肝肾、强筋健骨为本，活血化瘀、通络止痛为标。

（三）补肾方药对"肾骨系统"疾病的现代研究进展

现代医学认为骨骼的发育和重造过程与内分泌、激素调节着钙、磷代谢以及微量元素发挥着一定的作用有关，而这些物质恰与肾的功能活动密切相关，是"肾主骨"的物质基础之一。

补肾方药通过两种不同途径给药后发挥"归经"作用，至少在骨和性腺两个靶点起作用，使骨组织中Ⅰ型胶原和骨矿化相关蛋白表达上调，雌激素受体 α 和雌激素受体 β mRNA 表达上调，促进雌二醇、睾酮、降钙素/甲状旁腺素升高，结果抑制骨吸收，促进骨形成，逆转骨质疏松，增加骨密度。陈云志等认为骨形态发生蛋白7（BMP7）在机体生理和病理过程中与中医肾具有关联性，是中医理论中肾脏所藏肾精的具体物质基础之一。

在人一生中，从出生到20岁，骨密度值持续增长；从20岁到40岁，骨密度处于一生的峰值期；从40岁开始，骨密度逐步下降，同时骨髓间质干细胞（MSCs）的分化方向也随年龄而有规律的变化。在儿童时期，MSCs不断分化成骨细胞；在成年期体内，生理稳态的情况下，大多数MSCs并不增殖；随着年龄的增加，MSCs数量逐渐减少，其分化能力和生物学功能降低，尤其是向成骨细胞分化减少而向脂肪细胞分化增多，导致骨量降低而发生骨质疏松症。可见骨密度、MSCs分化变化规律与《素问·上古天真论》中描述肾中精气盛衰随年龄变化的规律

较一致，说明肾中精气的盛衰直接影响骨的强弱，肾精充盛，则骨髓生化有源，骨才能得到骨髓的滋养而强健有力，肾虚精亏髓少是骨质疏松症发病的本质，故中医可用补肾填精益髓法防治骨质疏松症。补肾中药可能从骨髓间充质干细胞周期调节和细胞代谢等方面发挥促进骨髓间充质干细胞向成骨分化的作用，最终发挥治疗骨质疏松的疗效。

补肾中药血清对于成骨细胞的增殖具有明显的促进作用，表明 Smad1/5 可能有促进成骨细胞分化、增殖的功能，对成骨细胞保持自身功能、维持骨密度发挥重要作用，而具有益肾填精壮骨的补肾中药可以影响 Smad1/5 在成骨细胞中的表达，对促进和维持成骨细胞的特性及功能具有重要作用，这可能是防治骨质疏松症的机理之一。补肾中药能明显增加模型大鼠股骨 BMD（$P < 0.01$），降低大鼠血清 TRAP 含量（$P < 0.01$），下调骨组织 TRPV5 mRNA 与蛋白表达水平（$P < 0.01$ 或 $P < 0.05$），表明补肾中药通过影响骨组织 TRPV5 mRNA 与蛋白表达而抑制破骨细胞骨吸收，从而起到抗骨质疏松的作用，其疗效优于健脾与活血中药。补肾活血方治疗骨关节炎的实验研究表明 β-catenin 在 OA 滑膜细胞胞核中表达升高，表明 Wnt 经典信号通路在大鼠膝骨关节炎滑膜中是激活的；MMP7 在 OA 滑膜细胞和上清液中表达升高，印证了 MMP7 是 Wnt/β catenin 信号通路下游基因。滑膜细胞 Wnt/β–catenin 信号通路的活化、MMP7 的表达升高可能是导致关节软骨降解，促进骨性关节炎形成的机制之一；补肾活血方对 Wnt/β–catenin 信号通路的调控作用是其抑制软骨降解，促进软骨修复，治疗骨性关节炎的可能机制之一。

五、"肾生殖系统"的生理与病理基础

"肾生殖系统"是由肾、精、天癸、女子胞、精室和前阴共同构成的系统，是肾系统的内涵之一。其生理功能涵盖范围很宽泛，是以肾在内的各脏腑之间的共同协调工作来完成的。以下主要讨论中医理论下"肾生殖系统"的生理病理基础。

（一）男女"肾生殖系统"的生理基础

五脏中肾主生殖。对男性而言，男子以肾为先天，肾的主要功能之一是主生长发育与生殖。肾所藏之精主要为先天之精，同时也是生殖、发育的根本。肾主命门是促进生殖及发育的能源，而肾司前阴主要与外生殖器的勃起与排精息息相关。因此，肾中精气的盛衰，决定着生命的生、长、壮、老、已的过程。

中医"肾系统"对生殖的理论支持，主要与生殖器官和生殖功能关系密切。主要应从以下几个方面进行理解：

少阴经筋：《灵枢·经筋》说："足少阴之筋……并太阴之筋而上循阴股，结于阴器。"说明男女阴器通过足少阴经筋而隶属于肾。肾居下焦，奇经八脉皆起于下焦，与肾密切相关。故赵献可在其《医贯》中云："八脉俱属肾经。"而其中冲、任、督三脉均起于胞宫（在男子则为精室），同出会阴，而张介宾认为"男精女血，皆聚于此"。《素问·厥论》云："前阴者，宗筋之所聚，太阴、阳明之所合也。"正因为有少阴经的循行及辅助作用，对男女的生殖功能具有重要的作用，尤其是男性，与其勃起及精液的分泌与排泄关系密切。

肾司前阴：肾开窍于前阴，其气通于外肾（睾丸）。外肾赖内肾之养而成体，内肾赖外肾之体而为用。巢元方的《诸病源候论》说："肾荣于阴器。"说明男女阴器均赖肾所主，而前阴对男女生殖具有直接的作用，决定着男性前阴能否勃起，能否进行正常的性生活，能否进行正常的泌精及布施。肾主作强，是男女性器正常兴奋的基础，故肾有主房事活动之功。房事功能正常，而后阴阳和，精气溢泻，才能有子。

肾主命门：人体元气及元精由肾所主，且都藏于肾。《难经》云："肾两者，非皆肾也。其左者为肾，右者为命门。命门者，诸神精之所舍，原气之所系也；男子以藏精，女子以系胞，其气与肾通。"因为肾有肾阴、肾阳，它在人体具有与其他脏腑不同的特殊生理作用。肾阴主要对人体各脏腑组织器官具有滋润、濡养的作用；肾阳对各脏腑器官具有推动、温煦的作用，而两者的阴阳平衡维持着男女的正常生殖能力。

肾主生殖之精：中医学认为肾藏精，主生殖。肾藏精，是指肾对精具有贮存、封藏、闭藏的功能，调控精在人体中的作用，主持先天胚胎形成和后天生长、发育、生殖，并防止精的无故妄泄和消耗。精来源于先天，充养于后天，受五脏六腑之精而藏之。《灵枢·经脉》说："人始生，先成精。"而《素问·金匮真言论》也云："夫精者，身之本也。"说明精是构成人体和维持生命活动的基本物质。肾藏生殖之精，胚胎是由先天父母之精（生殖之精）结合孕育而成。《素问·六节藏象论》云："肾者，主蛰，封藏之本，精之处也。"充分说明了肾精对人体生殖功能的重要性。《灵枢·刺节真邪》中谓："茎垂者，身中之机，阴精之候，津液之道也。"阐述了男性精液排泄的生理功能及途径。由此可见，肾是人体生长发育之根本，也是人类生殖繁衍的命脉之所在。

有关对男性生殖器官的研究：睾丸，又称外肾，《类证治裁·卷之首》曰："睾丸者，肾之外候。"也称为外肾。现代医学认为精液的成分主要由睾丸分泌的精子和精囊腺、前列腺、尿道球腺这些性腺所分泌的黏液共同组成。精子生于睾丸，存于附睾，经输精管到达直肠前、膀胱后的小腹部，再与性腺分泌之液结合。精虽生于睾丸，但尚未成熟，必须经附睾、输精管成熟后而至"精室"。实验表明"劳倦过度、房事不节"肾阳虚小鼠睾丸端粒酶活性较之正常小鼠明显降低，金匮肾气丸可使肾阳虚小鼠睾丸端粒酶活性得以恢复。

"精室"最早见于《黄庭内景经·常念章》："急守精室勿妄泄，闭而宝之可长活"，近年来随着中医男性生殖学的发展，有学者认为精室是一个奇恒之腑，具有分泌、贮存、排精种子等作用，是与男性性欲、性功能、生殖等密切相关的功能脏器，涵盖了男性的睾丸、附睾、精囊腺、前列腺、输精管等生殖系统的多个组织器官。

对女性而言，生殖生理以月经、带下、妊娠、产育、哺乳为特征，其中尤以月经和妊娠至关重要。

　　月经是指有规律的周期性的子宫出血，月月如期，经常不变，故有"月信""月事""月水"之称，以示月经有"月节律"的周期性。《医宗金鉴·妇科心法要诀》称："月经三旬时一下。"月经的这种周期节律，古人多以"天人相应"观来认识。如《素问·宝命全形论》所云"人与天地相应也，与日月相应也"，《景岳全书·妇人规》又进一步指出"女体属阴，其气应月，月以三旬而一盈，经以三旬而一至，月月如期，经常不变"。月经的产生，是以脏腑功能正常，气血调和，经络通畅（主要是冲、任、督、带四条经脉）为生理基础，肾气盛，天癸至，任通冲盛，为重要机理。胞宫阴血蓄而满，满而溢，应时而下为表征。因此，了解月经产生的机理必须阐明肾气、天癸、冲任、胞宫、气血的作用机制。

　　肾为先天之本，即藏有先天之精，又有后天水谷之精来充实，而精可化气，即为肾气，因主要由先天之精所化，故肾气也为先天之气，为脏腑之气中最重要者。而肾气又可分为肾阴、肾阳。肾阴能濡润脏腑形体官窍，使气凝聚有形成为精血津液，即所谓"无形化有形"，从而使月经生化有源。而肾阳为一身阳气之根本，可以推动精血津液的运行，其余脏腑功能受到温煦才能正常运行，才能保证月经月月如期而至。同时，肾精、肾气充足则能保证天癸如期而至。

　　"天癸"一词，始见于《素问·上古天真论》。经言"女子七岁，肾气盛，齿更发长，二七而天癸至，任脉通，太冲盛，月事以时下，故有子……七七任脉虚，太冲脉衰少，天癸竭，地道不通，故形坏而无子也"。关于天癸的定论，自古说法不一，但实质相同，普遍认为天癸是肾精肾气充盈到一定程度而产生的一种精微物质，具有促进人体生殖器官的发育成熟和维持人体生殖功能的作用。由此可见天癸是物质与功能的统一体，由其促进精化生为经血，则月经才可来潮，同时天癸也标志着人体生殖功能的盛衰情况，当天癸竭，则再无生育能力。

　　月经正常来潮的另一必要条件即为冲任二脉的气血旺盛。冲盛任通则"月事以时下"，二脉均起于女子胞。当天癸至，任脉通，精、血、津、液旺盛，才能保证胞宫行经的生理功能。冲脉为"十二经之海""血海"，广聚所有脏腑经络之血，二者在肾气、天癸的作用下，各司其职，调节着月经的正常运行。

"胞宫"一词，首载于宋代朱肱的《类证活人书》："黄龙汤，治妊娠瘟疾，寒热头痛，嘿嘿不欲饮食，胁下痛，呕逆痰气，及产后伤风，热入胞宫，寒热如疟。"胞宫，是女性特有的内生殖器官，胞宫的功能涵盖内生殖器官的功能。其除与脏腑、十二经脉互相联系外，与脏腑、十二经脉互相联系外，与冲、任、督、带脉的关系更为密切。"胞宫"受肾、天癸主宰，汇集通冲、任、督、带四脉，以"出纳精气"，通脑髓、联五脏、主司子宫，具有行经和种子育胎的正常功能。此外，还有胞脉、胞络，是附于胞宫并联属心肾的脉络。在肾气、天癸的调节下，冲任二脉集聚了各脏腑精血，汇于胞宫主司之子宫中，子宫由盛而满，由满而溢，月经来潮。

月经来潮是有规律性和周期性的，以28天为一个周期来看，通常是分为行经期（1~4天）、经后期（5~13天）、经间期（14~15天）、经前期（15~28天），这四个时期周而复始，随着肾阴肾阳的此消彼长，不断变化。其中经间期也称为"的候期"。这是一个月经周期中适合孕育的时期，因经过经后期的蓄养，阴精充沛，冲任气血充盛，重阴必阳，在肾中阳气的鼓动下，阴阳转化，阴精化生阳气，出现氤氲之候，此为乐育之时，又有"的候"之称，可以排出卵子。即现代医学所说的排卵期。夏桂成教授认为，的候期能否顺利排卵，和重阴必阳及氤氲状血气活动有关。重阴必阳是从经期阴阳运动转化而言的，当阴长到顶峰，即"重阴"，则必须向"阳"转化，否则阴阳之间极具不平衡会导致病理状态的产生。此时的转化必然产生氤氲之气。"氤氲"是一种气体流动状态，即螺旋式的运动，可称为"乐孕之气"，其贯穿了整个的候期，氤氲之气反过来也可以推动阴阳的转化，从而使卵子及一些津液水湿排出，方可受孕。

在现代研究中，"的候期"是可以通过激素水平及超声检测发现确定的，同时 Dev 等报道在卵泡直径达 10～12mm 时就可观察到卵泡内壁上有点状血流，并且随着卵泡的增大而出现血流参数指标的变化。程遵华、项晓宇等在此基础上利用阴道彩色多普勒超声对生育期妇女进行血流动力学动态检测，比较前后相关指标变化能有助于区别卵泡处于未成熟还是过度成熟状态，更能精确的判断的候孕育之时。此时若男女皆肾气充盛，天癸成熟，合和受孕，则能成胎孕，即到妊娠期。妊娠期会出现月经停闭、妊娠滑脉、早孕反应等。全程约 40 周，当成熟的胎儿和胎衣从母体全部娩出，即为分娩，此过程结束后，产妇逐渐恢复到孕前状态，需要 6～8 周，称为"产褥期"。"产褥期"具有"多虚多瘀"的生理特点，在临床上常使用生化汤加减的中药复方，可以明显改善"虚瘀"的状态，提高产褥期生理的复旧功能。

关于月经呈现的这种周期节律性的论述，学术观点较多，目前看来已从古之单纯的"天人相应"观，向"内因"方向研究发展，有学者从阴阳消长、气血盈亏变化引起月经期、经后期、经间期、经前期的生理转化而出现周期节律思考，但更多的研究是从肾－天癸－任－子宫生殖轴的调节作用出发。夏桂成等教授综合性的提出，月经周期的调节主要是肾阴、肾阳转化消长而形成，血气盈亏是月经节律中的周期性变化，如经期后，阴血外泄，故经后期主要是肾阴不断增长的动态过程。临近经间期，肾阴壮盛，"阴极而生"，引发氤氲乐育种子的真机期，此时阴精施泻，"阴阳和"而有受孕的机会和可能。经前期阳气日渐充盛而至重阳，若未受孕，阳盛则开，血海由满而溢泻，子宫泻而不藏，经水来潮，进入下一月经周期。

女性生理的另一个方面即带下生理。带下是健康女性从阴道排出的一种阴液，无色透明如蛋清样，或黏而不稠如糊状，其量适中，无腥臭气，称生理性带下，俗称白带。如《沈氏女科辑要》引王孟英说："带下，女子生而即有，津津常润，本非病也。"其性黏稠净洁乃属为液，与液的生化同源。在妇女一生中，生理性带下呈现出青春期前量少，青春期增多，至绝经前后带下量再次减少的一个变化趋势，当然在比较特殊的生理状态下，如经间期、妊娠期等，带下量均会增多。但整个变化趋势是和肾气的衰减及天癸的至竭一致的。由此可见，带下的产生与肾、天癸相关，且因带下属阴液，与主运化、行津液的脾脏的关系密不可分，同时要受到任、督、带脉及胞宫的影响。带下的作用以润泽为主，主要滋润胞宫、阴道、外阴，并可提示的候期，主要反映了整个阴液的充盛情况。

命火，即命门之火。长期以来，命门学说是中医学理论中争论最多的学说之一，自《难经·三十六难》提出"肾两者，非皆肾也，其左者为肾，右者为命门。命门者。诸精神之所舍，原气之所系也，故男子以藏精，女子以系胞"后，后世医家对此逐渐重视，对命门提出了不同观点，从形态上，有有形与无形之分，从部位上言，有右肾、两肾及两肾之间的区别。以上不同见解均是对命门的形态及部位的不同见解，但对命门的生理功能与肾息息相通的认识上是基本一致的。至明代命门学说的兴起更是对命门、命火等有了更具体的描述，如医家赵献可《医贯》说："人身别有一主，非心也。命门为真君真主。乃一身之太极无形可见，两肾之中是其安宅。"并提出命门火是"先天无形之火"，与后天有形之火不同，它是阳火，能生物，内含生机，不畏水。所谓先天之火是"水中火"，"不焚草木，得雨益炽"，"水养火"，命门火是生命的根本。张景岳也认为命门有火候，即元阳之谓也，即生物之火也，均指此意，这些学说为"重肾"理论奠定了基础。因此可以认为：肾阳即命门之火。

有关肾与生殖生理相关的中医文献研究，其代表性的论述有：《灵枢·本神》中提到"肾藏精"，《素问·六节藏象论》中提到："肾者主蛰，封藏为本，精之处也。"《素问·上古天真论》中说："女子七岁，肾气盛，齿更发长，二七而天癸至，任脉通，太冲脉盛，月事以时下，故有子……七七，任脉虚，太冲脉衰少，天癸竭，地道不通，故形坏而无子也。"《景岳全书·妇人规》言："故经言太冲脉盛，则月事以时下，此可见冲脉为月经之本也。"《难经·三十九难》谓："命门者，谓精神之所舍，男子以藏精，女子以系胞。"《素问·奇病论》谓："胞络者，系于肾。"《灵枢·决气》谓："两精相搏，合而成形，常先身生，是谓精。"《类经附翼·求正录·三焦胞络命门辩》谓："子宫者，肾脏藏精之府也。"《类经·藏象论》谓："女子之胞，子宫是也，亦以出纳精气而成胎孕者为奇。"《黄帝内经太素·摄生》谓："任冲二脉气血俱少，精气尽，子门闭，子宫坏，故无子。"

（二）男女"肾生殖系统"的病理及临床研究

"肾主生殖"对男女双方的生育具有重要的意义，而其中由"肾系统"对"肾生殖系统"的主要男科疾病常见于男性不育症、阳痿及不射精症等疾病；女科疾病常见于不孕症、性欲低下、多囊卵巢综合征等疾病，这些疾病受"肾生殖系统"的调控和影响。

1. 男性"肾生殖系统"的病理及临床研究

我们从肾虚与肾实两个方面对近十年中医药通过"肾主生殖"理论治疗不育症的临床观察研究，总结如下：

（1）本脏虚损

①肾精亏虚：肾所藏之精包括先天之精与后天之精，二者相互依存、相互促进。肾精不足，则精卵生成障碍，生殖之精匮乏，从而导致不育不孕。

李玉岭以生精胶囊治疗少、弱精子症致男性不育115例，结果显示：痊愈82例占71.3%，显效8例占6.96%，有效16例占13.91%，总有效率92.17%。

王志强等将150例男性不育少、弱精子症患者，分为治疗组90例，口服五子衍宗丸；对照组60例，口服维生素E、维生素C。观察两组治疗前后精液常规及顶体酶活性变化情况。结果：治疗后治疗组精子密度、活力、顶体酶活性均有提高（$P < 0.05$），治疗组83例中女方临床妊娠12例（14.46%）；对照组55例中女方妊娠2例（3.64%），两组临床妊娠率差异有统计学意义（$P < 0.05$）。张慧琴等收集于生殖中心就诊的不育患者164例，随机分为中药组（82例）和对照组（82例），中药

组服用中药补肾生精汤 2～3 个月后应用卵胞浆内单精子注射（ICSI），对照组单独应用 ICSI 助孕技术治疗男性严重少、弱精子症。结果中药组患者治疗后精子密度、活率、活力提高，畸形率反活性氧水平下降（$P < 0.05$），且卵子受精率 [85.9%（438/510）] 和临床妊娠率 [48.7%（38/78 例）] 明显高于对照组 [卵子受精率 77.9%（394/506），临床妊娠率 32.5%（25/77 例）]（$P < 0.05$）。提示中药补肾生精汤能够明显降低精液中活性氧水平，提高精子质量，并有助于严重少、弱精子症患者自然受孕和提高 ICSI 治疗时患者精子活力、卵子受精率及临床妊娠率。

②肾阳亏虚：肾阳具有兴奋性欲、鼓动性器，以维持正常性事功能，同时温煦脏腑组织器官，推动脏腑功能活动的作用。肾阳衰惫，不能温煦精液、温暖胞宫，可致精液清冷、胞宫虚寒，从而引起不孕不育。

陈其华采用右归丸加减汤剂（熟地黄 20g，山药 10g，山茱萸 10g，枸杞子 10g，杜仲 10g，菟丝子 10g，制附子 5g，肉桂 5g，当归 10g，鹿角胶 10g，淫羊藿 10g）治疗男性少弱精子症见阴茎勃起无力或性欲低下，腰膝酸软，易疲劳，多梦，舌淡红苔薄白，脉细无力者，治疗后精子密度、精子活力、精子活率均较治疗前提高（$P < 0.05$）。

③肾阴亏虚：肾阴具有滋养脏腑、濡润组织、充养精血的作用，肾阴不足则精子数少、经血量少，从而导致不育不孕。

韩亮等观察左归丸对肾阴不足、肾精亏虚型精液异常男性不育症患者的影响，研究发现治疗前后精液量、精子密度、精子活力、精子活率均有提高（$P < 0.05$）；血浆睾酮和促黄体生成激素水平也提高（$P < 0.05$），促卵泡生成素、泌乳素、雌二醇变化不显著，临床总有效率为 87.8%。

（2）他脏致虚

①脾肾亏虚：脾为后天之本，化生水谷精微，滋养先天，以维持其正常的生殖功能。脾气亏虚，化源匮乏，则肾精失养，从而引起不育不孕。

黄旭元等收集 33 例不育症患者，给予复方玄驹胶囊口服治疗 24 周，并分别于治疗第 4、8、12、16、20、24 周末复诊检查精液常规分析、精子形态学分析、精液、精浆生化检查、生殖激素 5 项。治疗 24 周后，33 例患者精子密度、a 级精子比例、（a+b）级精子比例及活率均较用药前提高，差异有统计学意义（$P < 0.05$）。33 例患者（有 3 例中度退出）中治愈 8 例（26.67％），显效 2 例（6.67％），有效 6 例（20.00％），其中有 2 例患者在治疗期间配偶怀孕，总有效率为 53.34％。精浆果糖和 α－中性糖苷酶均有所提高，而生殖激素指标治疗前后变化不大（$P > 0.05$）。提示复方玄驹胶囊治疗脾肾阳虚少、弱精子症患者有较好疗效。

②肝肾亏虚：肝藏血，肾藏精，精血同源互化，若肝血不足，无以化精，则致肾精不足，从而引起不育不孕。肝主疏泄，肾主封藏，肝之疏泄正常，肾精才能封藏固密。若肝之疏泄不及，则肾精不能适时疏泄，性事活动时就不能适时射精，不能按时排卵，从而导致不育不孕。

刘培县门诊收集 100 例不育症患者，随机分为两组，治疗组（50 例）采用补肾疏肝汤治疗 3 个月，对照组（50 例）采用他莫昔芬 20mg、维生素 E 胶囊 100mg 治疗 3 个月，结果提示治疗组精子成活率、精子密度均较治疗前提高（$P < 0.05$），临床总有效率 92％高于对照组 76％（$P < 0.05$）。

③心肾亏虚：心为阳中之太阳，在上属火，肾为阴中之太阴，在下属水，在正常生理状态下处于水火相交的动态平衡中，称为"水火既济""心肾相交"。心火不足，不能下暖肾水，则可导致精冷不育、宫寒不孕。心主血，肾藏精，精血互化，若心血不足，不能充养肾精，则肾精不足，从而引起精血亏少而致不育不孕。

明代医家岳甫嘉治疗一患者，男性，36 岁，书生，善读书作文，素患遗精滑精伴不育，此患者劳神过度，心阴暗耗，心阳独亢，心火久动，汲伤肾水，使心火不能下暖于肾，肾水不能上济于心，致心肾不交，应梦而遗。患者久遗，肾精亏虚，以致无子。医家先以煎方汤剂，后以丸方及心肾种子丸，前后三方治疗，共用方剂为封髓丹、六味地黄丸、柏子养心丸等，患者终得子。由此可见，遗精的病机与心肾关系最为密切，病变以阴虚火旺，心肾不交发展为肾虚不固者为多见，提示后世医家，男子不育症的中医辨证治疗应考虑心肾相关与调精种子的关系。

④肺肾亏虚：肺为气之主，肾为气之根，肺肾为母子关系。若肺气不足，日久及肾，就会导致肾气亏虚，天癸不充，从而影响生殖能力。肺与肾之间的阴液是互相滋生的，若肺阴不足，久则损及肾阴，肾阴不足则肾精亦亏，肾精不足则致不育不孕。

肺失于宣发肃降，停痰留饮滞留，瘀阻精室，可致死精、精液不液化、精子纤毛黏滞等，据报道，精子纤毛黏滞或精子纤毛呆滞与肺气虚有关。高艳君等选取门诊男性不育症患者90例，随机分为治疗组、对照组，治疗组服用补肺益肾汤加减治疗，基本方：鹿角胶（烊化）18g，黄芪30g，菟丝子20g，车前子（包煎）15g，当归10g，山茱萸30g，枸杞子30g，淫羊藿10g，牡丹皮15g，穿山甲（研）10g，土鳖虫10g，僵蚕15g，石菖蒲10g，白芥子10g，蛤蚧（研）2对，每次150mL，每日2次，对照组口服维生素E胶囊50mg，3次／日，1个月1个疗程，治疗前后均做精液分析。结果：补肺益肾汤能明显提高精液a级精子百分率、精子直线速度、精子前向性、精子直线性（$P < 0.01$）。

（3）本虚标实，实邪入袭

①肾虚湿热：精室胞宫属肾所主。湿热蕴结精室胞宫，腐败精液，扰动经血，可致脓精血精，精液黏稠，死精过多，带下量多，黄稠而臭，月经紊乱，时少时多，从而导致不育不孕。湿热搏结下焦，腐蚀阴器，影响睾丸生精和卵巢排卵，导致精卵生成排出障碍，亦可引起不育不孕。痰浊结聚阴器，腐败精血，阻滞精道，精卵排出受阻，从而导致不育不孕。

孔涛等收集35例辨证属湿热下注型精液不液化不育症患者，口服热淋清颗粒，8g，每日3次，连用4周。采集治疗前后精液，观察液化情况并测定治疗前后精浆 PSA 含量。结果提示，治疗前后精浆 PSA 改善（$P < 0.05$），患者痊愈 23 例（65.7%），好转 8 例（22.9%），无效 4 例（11.4%），总有效率为 88.6%。

②肾虚血瘀：血液瘀滞肾经，阻塞精卵通道，或湿热蕴结阴器，阻碍精血运行，精子、卵子通行困难，精卵不能适时结合，从而导致不育不孕；或者瘀血结聚阴器，形成包块，产生疼痛，影响性事，亦可导致不育不孕。

张慧珍等收集男性少、弱精子不育症共 80 例，随机分为治疗组（40 例）及对照组（40 例），治疗组予五子衍宗丸合血府逐瘀汤加减治疗，对照组予克罗米芬胶囊、维生素 E 胶囊治疗，3 个疗程后观察疗效，结果显示治疗组显效 21 例，有效 16 例，无效 3 例，总有效率 92.5%；对照组显效 12 例，有效 15 例，无效 13 例，总有效率 67.5%。提示补肾活血法治疗男性肾虚血瘀型少、弱精子不育症疗效佳。

③肾虚痰阻：痰浊结聚阴器，腐败精血，阻滞精道，精卵排出受阻，从而导致不育不孕。高学昌等将 226 例精液液化异常患者随机分为 2 组，治疗组（138 例）给予利湿清浊化痰法辨证治疗，基本方：制半夏 9g，橘红 9g，白芥 3g，天竺黄 6g，小茴香 9g，土茯苓 12g，桔梗 9g，白前 9g，石菖蒲 12g，远志 9g，沙苑 9g，五味子 12g，海浮石 6g，海蛤壳 9g，皂荚 9g，甘草 6g。对照组（88 例）给予液化生精汤治疗，药物组成：牡丹皮 12g，地骨皮 9g，赤芍药 15g，炒白芍药 15g，麦门冬 9g，玄参 12g，生牡蛎 15g，枸杞子 12g，丹参 15g，山茱萸 12g，金银花 15g，连翘 15g，夏枯草 9g，柴胡 9g，竹叶 9g，茯苓 15g，淫羊藿 15g。两组均 5 周为 1 个疗程，1 个疗程后统计疗效。结果提示治疗组总有效率 96.4%，对照组总有效率 80.7%，提示利湿清浊化痰法对精液液化不良的临床疗效确切。

2. 女性"肾生殖系统"疾病的病理及临床研究

从肾虚与肾本虚标实两个方面对近十年中医药通过"肾主生殖"理论治疗不孕症的临床观察研究，总结如下。

（1）本脏虚损

①肾精亏虚：肾所藏之精包括先天之精与后天之精，二者相互依存、相互促进。肾精不足，则卵泡生成障碍，生殖之精匮乏，从而导致不孕。

陈义春采用自拟补肾填精种子汤加减治疗不孕症患者32例。基本方：枸杞、菟丝子各20g，覆盆子18g，女贞子、旱莲草、当归、白芍、香附各15g，熟地黄、肉苁蓉各12g，茺蔚子、红参各10g。2个月经周期为1疗程，治疗1～3个疗程内妊娠为痊愈，治疗3个疗程仍未妊娠为无效。32例中治愈25例（78.13%），其中原发性不孕1例，继发性不孕24例。提示补肾填精种子汤治疗不孕症效果良好。

②肾阳亏虚：肾阳具有温煦脏腑组织器官，推动脏腑功能活动的作用，肾阳虚衰，不能温煦胞宫，可致胞宫虚寒，同时阳气鼓动无力，致卵泡发育迟缓、黄体功能不全，从而引起月经不调、不孕。

袁宏宇收集黄体功能不全性不孕患者209例，随机分为中药组（107例）和克罗米芬组（102例），中药组采用温阳助孕汤（熟地黄、桑椹子、白芍、仙茅、鹿角胶、巴戟天、补骨脂、淫羊藿、枸杞子、菟丝子、覆盆子、川续断、桑寄生）加减治疗，克罗米芬组于月经第5天口服克罗米芬每天50mg，连服5天，共观察6个月经周期。结果显示中药组在典型双相基础体温、成熟卵泡、妊娠率三方面疗效明显优于克罗米芬组，差异有统计学意义（$P < 0.05$）。提示温阳补肾疗法有调整恢复黄体功能的作用。汤华涛等收集肾阳亏虚型多囊卵巢综合征不孕32例，采用右归丸加味方剂：熟地黄30g，山药15g，枸杞子15g，菟丝子15g，杜仲15g，鹿角胶（烊化）15g，淫羊藿15g，苍术15g，当归10g，山萸肉10g，紫河车10g，半夏10g，肉桂6g，附子6g等治疗3个月经周期，结果：治愈18例，显效12例，无效2例，总有效率93.8%。

③肾阴亏虚：肾阴具有滋养脏腑、充养精血的作用，肾阴不足则卵泡减少、经血量少，从而导致不孕。

　　张改收集 30 例肾阴亏虚型卵巢储备低下不孕患者，给予内服中药方滋阴填精汤（熟地黄、紫河车、炙龟板、山萸肉、炒当归、菟丝子、炒白芍、酸枣仁、黄连）治疗，每个月经周期为 1 个疗程，3 个疗程后观察患者临床症状、血 FSH、子宫内膜厚度及卵巢体积的变化情况。结果提示，治疗后患者阴虚证候改善明显，血 FSH 值下降，子宫内膜厚度增厚，卵巢体积增大，与治疗前比较有统计学意义（$P < 0.01$）。综合疗效结果：痊愈 6 例，占 20.00%；显效 17 例，占 56.67%；有效 6 例，占 20.00%；无效 1 例，占 3.33%，总有效率 96.67%。林妍将接受体外受精 – 胚胎移植（IVF-ET）/ 胞浆内单精子注射（ICSI）治疗中诊断为卵巢低反应患者 60 例，随机分为治疗组 30 例和对照组 30 例，治疗组在超促排卵前给予左归丸预处理 2 个周期。分析两组患者一般情况、基础内分泌水平以及助孕结局。结果显示两组之间获卵率、受精率、卵裂率比较差异不明显（$P < 0.05$），但优质胚胎率治疗组明显高于对照组（$P < 0.05$），M Ⅱ获卵率治疗组虽高于对照组，但差异无统计学意义（$P < 0.05$），治疗组种植率高于对照组，差异有统计学意义（$P < 0.05$）。提示对于卵巢低反应患者应用左归丸预处理可能会进一步促进卵母细胞胞质成熟、改善卵子质量、提高优质胚胎率和种植率。

　　（2）他脏致虚

　　①肝肾亏虚：肝藏血，肾藏精，精血同源互化，若肝血不足，无以化精，致肾精不足，从而引起不孕。肝主疏泄，肾主封藏，二者疏泄封藏有度。若肝之疏泄不及，则肾精不能适时输泄，不能适时排卵，从而导致不孕。

　　弭阳等对 128 例高泌乳素血症不孕患者采用清肝滋肾汤加减治疗（柴胡 15g，青皮 10g，炒栀子 10g，白芍 15g，当归 15g，牡丹皮 15g，牛膝 15g，炒麦芽 50g，川芎 10g，蝉蜕 15g，山茱萸 10g，何首乌 15g，甘草 5g），疗程 60 ~ 180 日，平均 90 日。结果 128 例患者中，妊娠 74 例，占 57.81%；显效 26 例，占 20.31%；有效 15 例，占 11.72%；无效 13 例，占 10.16%，总有效率为 89.84%。

　　谭新等观察益气血、补肝肾中药周期辨证施治对辅助生殖技术胚胎质量的影响及其临床疗效。因输卵管因素和男性因素不孕症患者253例，随机分为中药试验组（116例）、单纯西药对照组（137例）。对照组按常规法予辅助生殖技术（ART）治疗，中药组在常规治疗的基础上给予补肾中药干预（熟地黄、山萸肉、菟丝子等）。结果：中药周期辨证施治能降低 ART 促卵泡刺激素（FSH）的周期用量，提高正常受精率、优质胚胎率、种植率、妊娠率，减少获卵率、优质胚胎空泡形成及早期流产的发生，与常规行 ART 相比差异有显著性（$P < 0.05$）；成熟卵率、卵裂率、生化妊娠率、优质胚胎不均质、融合情况未见明显差异（$P > 0.05$）；在预防并发症卵巢过度刺激综合征方面尚未见明显差异（$P > 0.05$）。

　　②脾肾亏虚：脾为后天之本，化生水谷精微，滋养先天，以维持其正常的生殖功能。脾气亏虚，化源匮乏，则肾精失养，从而引起不孕。

　　杨永琴收集中医辨证辨病脾肾亏虚型胎漏和现代医学黄体功能不足的早期先兆流产患者60例，按随机原则分为两组：治疗组用中西医结合治疗，中药自拟基本方（黄芪、党参、白术、菟丝子、枸杞、续断、杜仲、阿胶、白芍、熟地黄、炙甘草、砂仁、黄芩、乌贼骨、茜草）加减，西药黄体酮20mg 肌注，1次／日。对照组单用自拟基本方加减治疗。结果显示两组治疗后患者血清孕激素、雌激素均有升高，治疗组总有效率93.33%，而对照组总有效率为80.00%，组间比较有统计学意义（$P < 0.05$）。许玉刚收集脾肾阳虚型多囊卵巢综合征不孕症患者250例，随机分为治疗组（128例）和对照组（122例）。对照组采取炔雌醇环丙孕酮片治疗，治疗组采取温肾健脾中药（仙茅根、女贞子、枸杞子、菟丝子、酒黄精、白术、党参、醋香附、淫羊藿、当归、炙甘草、鹿角霜）联合艾灸（关元、气海和足三里）治疗。观察患者治疗前后激素水平（T、LH、FSH、和 E_2）、卵泡数量、基础体温变化情况和受孕情况。结果显示治疗组和对照组临床痊愈率分别为42.97%、20.49%，总有效率分别为87.50%、74.59%，基础体温恢复正常率分别为67.97%、

40.98％，妊娠率分别为53.13％、26.23％，组间比较差异均有统计学意义（$P < 0.01$）。两组患者治疗后T、LH和FSH水平均降低，E_2水平均升高，组间比较，各项指标差异均有统计学意义（$P < 0.05$）。治疗组患者治疗后左右侧卵巢窦卵泡数目均低于对照组（$P < 0.05$）。

③心肾亏虚：心居上焦属阳，在五行中属火，肾居下焦属阴，在五行中属水，二者水火升降互济，处于动态平衡。心火不足，不能下暖肾水，则可导致宫寒不孕。心火亢于上而肾阴虚于下，则可致心神失调，阴精匮乏，而致不孕。

徐丽霞等将30例确诊为心因性不孕的患者分为两组，治疗组采用自拟方剂清心滋阴益肾汤：钩藤（后下）12g，莲子心5g，黄连3～5g，山药10g，熟地黄10g，山茱萸10g，丹参10g，牡丹皮10g，续断10g，菟丝子10g，五灵脂10g，合欢皮10g，荆芥6g加减治疗。对照组给予浓缩逍遥丸治疗，治疗组15例中，治愈7例，有效6例，无效2例，总有效率86.66％；对照组15例中，治愈5例，有效6例，无效4例，总有效率73.33％，两组总有效率有统计学意义（$P < 0.05$）。

④肺肾亏虚：肺为气之主，肾为气之根，肺肾为母子关系，同时肺肾阴阳相互资生，肺阴不足，可导致肾阴虚内热之证候；肾阳不温，则可导致津液输布无力，肺脏痰饮资生。若肺气不足，日久及肾，就会导致肾气亏虚，天癸不充，从而影响生殖能力。

多囊卵巢综合征（PCOS）高雄激素的体征多毛、痤疮等是"肺主皮毛"的病理表现。马曼华观察调肾清肺法对高雄激素血症的PCOS影响，将53例多囊卵巢综合征患者随机分为中药组和西药组，中医组采用调肾清肺中药（金银花20g，炙枇杷叶10g，桃仁10g，杏仁10g，蒲公英20g，菟丝子10g，补骨脂10g，知母10g）治疗，西药组采用达英–35治疗，3个疗程后，比较治疗前后其性激素及卵巢形态的变化。结果提示调肾清肺中药能有效改善多囊卵巢综合征性激素异常状态，疗效与西药达英–35相当。

（3）本虚标实，实邪入袭

①肾虚湿热：精室胞宫归肾所属，湿热搏结下焦，阻塞精卵通道，影响精卵相合，从而导致不孕。

钱慧等收集湿热瘀积型输卵管阻塞性不孕症患者 80 例，随机分为加压输卵管通液护理组（39 例）和中医综合护理组（41 例），后组在加压输卵管通液护理基础上应用雷火灸、中药足浴及耳穴贴压综合治疗，结果显示两组治疗前后中医症状评分均较治疗前降低（$P < 0.05$），且中医综合护理组降低更为明显（$P < 0.01$）；中医综合护理组总有效率为 95.12%，优于加压输卵管通液护理组 76.92%（$P < 0.05$）。

②肾虚血瘀：血液瘀滞肾经，阻塞精卵通道，精卵不能适时结合，可致不孕；或瘀血结聚胞宫，形成包块，淤阻冲任而不孕。

宋淑华采用补肾活血中药治疗血清抗精子抗体（AsAb）阳性、抗子宫内膜抗体（EMAb）阳性所致免疫性不孕症患者 32 例，根据子宫内膜的周期性变化分成四期用药，人工周期序贯治疗。结果显示 32 例中 AsAb 转阴 24 例，转阴率 75%。EMAb 转阴 25 例，转阴率 78%。经治疗，妊娠 18 例，占 56.25%。因此中药补肾活血法对治疗免疫性不孕有良好疗效。蒋银辉采用中药血府通瘀汤灌肠结合通液治疗输卵管不孕患者 46 例，结果显示 8 例患者在术后半年未孕选择体外受精胚胎移植，12 例患者行腹腔镜下盆腔粘连分解加输卵管复通术，术后继续灌肠预防再次粘连，而 26 例患者则采用中药保留灌肠结合通液治疗输卵管不孕，效果良好。杨慧将 70 例肾亏血瘀型多囊卵巢综合征患者随机分为 2 组，治疗组（35 例）口服补肾活血中药水煎剂，对照组（35 例）给予炔雌醇环丙孕酮片口服，两组均 21 天停药。治疗 6 个疗程后统计疗效。观察治疗前后血清 FSH、LH、T 及体重指数（BMI）、腰围与臀围比值（WHR）、空腹血糖/空腹胰岛素（GIR）指标变化，同时观察患者主要临床症状改善情况。结果显示治疗组与对照组比较，用药后临床症状明显改善，GIR 降低（$P < 0.05$）。两组治疗前后 LH、T 水平及 WHR、BMI 指标均有显著性差异（$P < 0.05$），治疗后组间无显著性差异（$P < 0.05$）。提示补肾活血中药治疗肾亏血瘀型多囊卵巢综合征疗效

优于西药炔雌醇环丙孕酮片，同时具有调整血糖及生殖轴功能，且可以明显改善患者临床症状，不良反应少，值得临床推广应用。

吕晓顺等收集子宫内膜异位症不孕患者45例，随机分为治疗组（30例）及对照组（15例），治疗组采用益气温肾、活血化瘀方药（党参30g，黄芪20g，菟丝子10g，仙灵脾12g，丹参30g，赤芍12g，桃仁9g，丹皮12g，香附12g，鸡内金6g，炙甘草6g）加减治疗，对照组则从月经第1天每日口服米非司酮10mg，两组均治疗6个月。结果显示治疗组2年累计妊娠共17例（56.7%），对照组妊娠5例（33.3%），两组比较差异有统计学意义（$P < 0.05$）。

③肾虚痰阻：痰浊结聚，脂膜壅塞，阻滞冲任，胞脉不通，精血不行，卵子排出受阻，从而导致不孕。

林金姝等收集无排卵型不孕症门诊患者264例，随机分为2组，中药治疗组（134例）从月经第5天开始采用祛痰补肾验方：紫石英40g，巴戟天20g，枸杞子20g，菟丝子20g，川续断20g，山茱萸20g，熟地黄20g，紫河车粉（冲）10g，肉苁蓉10g，香附20g，白芍15g，怀牛膝20g，胆南星15g，陈皮15g，苍术15g治疗。对照组（130例）从月经第5天开始口服克罗米芬每日50~100mg，连服5天。观察3个月经周期，结果显示治疗组排卵例数、最大卵泡直径、内膜厚度等均大于对照组（$P < 0.05$），妊娠率达56.72%。

中医学认为，人体是一个有机整体，生理上各脏腑密切配合，病理上各脏腑相互影响。因此，在治疗不孕症时要从整体观念出发，着眼于"肾"，但不局限于"肾"。中医学强调整体观，现代医学则比较注重微观，病证结合是两种医学最好的结合模式，既体现了疾病共性规律，又结合到患病个体特征，这一临床诊疗和研究思想，为在科学层面开展中医药学的研究提供了可能。现代医学新技术如宫腔镜、腹腔镜、辅助生殖技术等近年发展迅速，结合这些新技术，可以更好地治疗不孕症。如中药灌肠疗法结合输卵管复通术治疗输卵管不孕、防治输卵管再次粘连，对IVF前卵巢低反应者采用滋补肾阴中药进行预处理以改善卵子质量，在 IVF 同时采用补肾中药治疗以提高正常受精率。现今，积极研究中医药有效剂型，深入探讨如何使现代新技术渗透进中医药的各个环节，充分发挥中医药整体调节优势是当下研究的新方向。临床观察表明中医药在治疗不孕症中疗效好、副作用少，但目前存在观察指标不统一且单一、机制研究较少等问题，因此有必要在研究中采用统一的现代生殖医学的观测指标，使中医药在不孕症方面的研究既有与中医理论结合的整体观研究，又有深入到分子水平的微观机制研究，丰富中医药的研究路径。

中医肾藏精与卵巢关系的现代研究：卵巢是女性的重要性腺，是产生卵子和性激素等的器官。对于女性而言，肾精对生殖功能的作用与卵巢的雌激素分泌有密切关系，肾虚时卵巢轴各环节存在不同程度的功能紊乱，补肾中药对卵巢功能及子宫内膜具有类激素样作用，可调整下丘脑 - 垂体 - 卵巢轴功能；促卵泡生长和促排卵；调控相关细胞因子及其受体水平；整体调节性激素及其受体水平；改善子宫内膜促受孕等，进一步说明补肾中药对卵巢功能的恢复及子宫内膜状况的改善确有疗效。

研究表明，补肾化痰祛瘀复方中药能降低卵巢重量及卵巢平均面积，增加卵泡壁颗粒细胞层及黄体数量。表明复方中药能改善 PCO 的情况和促进卵巢排卵功能的部分恢复。另有研究发现，补肾活血中药干预卵巢储备功能下降（DOS）疗效确切，患者用药后 INHB、E_2、FSH、LH、OVF、RI、症状体征积分均有显著性改变，且治疗后 INHB、E_2、FSH、LH、OVF、RI 水平与正常组比较无显著性差异，治疗组总有效率与对照组比较亦有显著性差异，对改善卵巢储备功能、提高辅助生育技术（ART）的成功率、预防及延缓卵巢早衰（POF）的发生有着不可估量的作用。徐海霞等实验发现育肾养血方能提高卵巢早衰大鼠血清 E_2 水平和降低 FSH 水平，可以促进卵巢早衰大鼠的卵泡生长，增加 InhB 和 E_2 的分泌，恢复受损卵巢的内分泌功能。

六、"肾泌尿系统"的生理与病理基础

中医的"肾泌尿系统"，包括肾、膀胱以及连接两者的系带、前阴等脏腑组织器官，包括了现代医学的肾脏和泌尿系，其外延则超过现代医学肾脏科的范围，涉及生殖系统疾病、遗传病及部分心血管、内分泌、免疫系统疾病等，本章节围绕中医肾泌尿系统展开，主要讨论中医下"肾泌尿系统"的生理病理基础。

（一）"肾泌尿系统"的生理基础

现代医学认为泌尿系统由肾脏、输尿管、膀胱及尿道组成，其主要功能为排泄尿液。当肾泌尿系统处于病理状态时，常会有明显的排泄功能障碍，如小便不利、血尿、蛋白尿等。解剖学上的整个泌尿系统（包含肾脏、输尿管、膀胱及尿道）可大致对应中医五脏之一的"肾"和六腑之一的"膀胱"。《灵枢·本输》谓："肾合膀胱，膀胱者，津液之府也。"肾主水液，开窍于二阴，膀胱主排小便，藏津液，膀胱贮尿和排尿功能既依赖于肾的气化，也需要膀胱经本身阳气的作用。肾与膀胱相为表里，二者通过经脉相互络属，在生理功能上相互配合，在病理条件下相互影响，如传统中医认为小便通畅是太阳膀胱经气足的表现，肾气不足，膀胱气化失常，开合失度，出现小便不利、癃闭，或遗尿、尿频等症状，又如膀胱湿热，阻碍气化，则小便滴沥不畅；热盛则尿赤，湿盛则尿浊，湿热伤及阴络则尿血。此外，其他参与人体津液代谢的脏腑功能失调，亦会影响肾与膀胱的正常生理功能，继而引起泌尿系统的相关疾病。

1. 中医对肾与膀胱的解剖认识

（1）肾的位置　《素问·脉要精微论》云："腰者，肾之府。"《灵枢·本脏》云："黑色小理者肾小，粗理者肾大。高耳者肾高，耳后陷者肾下。耳坚者肾坚，耳薄不坚者肾脆。""耳好前居牙车者肾端正，耳偏高者肾偏倾也。""肾小则脏安难伤；肾大则善病腰痛，不可以俯仰，易伤以邪。""肾高则苦背膂痛，不可以俯仰；肾下则腰尻痛，不可以俯

仰，为狐疝。肾坚则不病腰背痛，肾脆则善病消瘅易伤；肾端正则和利难伤，肾偏倾则苦腰尻痛也。"这是从肾的大小、部位高低、位置端正或偏倾等所引起的局部症状来指明肾居人体的腰背部，如肾高则引起背脊（胸椎部）痛，肾下则腰尻（腰骶部）痛。《针灸大成》指出："肾附脊十四椎，前与脐平。"《类经图翼》指出："肾附于脊之十四椎下。""肾有两枚，形如豇豆，相并而曲附于脊之两旁，相去各一寸五分。"更进一步指明肾的具体位置。在《类经图翼》中还指出两肾"各有带两条，上条系于心，下条趋脊下大骨"，这可能是指与肾静脉相连的下腔静脉或与肾动脉相连的腹主动脉，静脉管壁薄且无弹性，在尸体上形扁而较软似带状。中医学对肾位置的记述同现代解剖学关于肾的记载是相近的，中医学所说"十四椎"相当于第 1 或第 2 腰椎，现代解剖学指出肾位于脊柱两侧，紧贴腹腔后上壁，左肾稍高，上端平第 11 胸椎，下端平第 2 腰椎；右肾稍低，上端平第 12 胸椎，下端平第 3 腰椎。

（2）肾的形态、颜色及重量 《针灸大成》指出："肾有两枚，重一斤一两，状如石卵，色黄紫。"《类经图翼》指出："肾有两枚，形如豇豆……外有黄脂包裹。"《难经·四十二难》说："肾有两枚，重一斤一两。"按战国时期衡制（1 斤≈250 克，1 两≈15.625 克）折算结果为 266 克。以上这些对于肾的描述与现代解剖学对肾的描述极为相似，现代解剖学指出肾分左右两个，形似蚕豆，呈红褐色，长约 11.5cm，宽约 5.5cm，厚 3 ~ 4cm，重量平均 200 克，肾周围有较多的黄色脂肪组织包绕，称肾的脂肪囊，消瘦的人肾脂肪囊较薄。根据历代医家的研究结论，《黄帝内经》对肾的解剖记载在形态、位置、重量等多个参数上与现代解剖学均相似或相近似。

（3）膀胱的解剖 《黄帝内经》中没有对膀胱解剖的明确记载，《难经·四十二难》有云："膀胱重九两二株，纵广九寸，盛溺九升九合。"中医对膀胱的含义理解有三：①指小腹（少腹）部位。②即尿胞，在《灵枢·五味论》中曰："膀胱之胞薄以懦，得酸则缩绻，约而不通，水道不行，故癃。"此即言膀胱为尿胞。③膀胱乃津液之府，在《灵枢·本输》中曰："肾合膀胱，膀胱者，津液之府也。"对于膀胱藏津液的学说，历代医家尚有争论，有些学者认为膀胱只是藏尿，而不藏津液，其主要依据是着眼于实质器官的膀胱，但我们须明白藏津液的膀胱是中医六腑之一，而不是单纯解剖学的脏器，故笔者赞同膀胱藏津液这一学说。六腑之一的膀胱接受来自其他脏腑的津液，在肾阳及其自身气化的作用下，浊中之清者由气化而升腾，重新回到体液的大循环；浊中之浊者是为尿液，被排出体外。六腑之一的膀胱不仅是一个结构独立的器官，也是机体整体功能的一个部分，更是机体体液循环的一部分。而《千金翼方·胞囊论》言："胞囊者，肾膀胱候也，贮津液并尿。"所述胞囊的主要功能为对津液的保留与贮存以及对尿液的排泄。这实际上是将膀胱以肾脏功能化，胞囊以膀胱功能化。张效霞等认为膀胱与胞是两个紧密相连但功能不同的器官，膀胱贮藏津液，胞储存尿液；膀胱无上口，水液是循下焦渗入膀胱的；胞就是现代解剖学的膀胱，中医膀胱指的是覆盖于膀胱上的腹膜。据此可解释位于现代解剖学膀胱（中医谓之胞）之外且与之紧密相连的中医学的膀胱，古人是如何将其确立为腑的，且认为"胞居膀胱之中"；以及膀胱藏津液、胞贮尿液这样的迥异于西医学的认识。

（4）足少阴肾经　《杂病源流犀烛》云："足少阴肾经，多气而少血。"《灵枢·经脉》云："肾足少阴之脉，起于小趾之下，邪走足心，出于然谷之下，循内踝之后，别入跟中，以上踹内，出腘内廉，上股内后廉，贯脊属肾，络膀胱。其直者，从肾上贯肝膈，入肺中，循喉咙，挟舌本；其支者，从肺出，络心，注胸中。"由此可见，足少阴肾经起于足小趾之下，分布于大腿内侧，其分支入肺，联络于心，因此有许多与邪中于肾而传于肺和心有关的病证，此外足少阴经络膀胱，肾与膀胱相表里，少阴病证也可波及太阳病证。

（5）足少阴经别　足少阴经别从本经脉在腘窝部分出后，与足太阳经别相合并行，上至肾脏，在十四椎（第2腰椎）处分出来，归属于带脉，其直行的继续上行，联系于舌根，再出来到项部，最终仍归入足太阳经别。《灵枢·经别》云："足少阴之正，至腘中，别走太阳而合，上至肾，当十四椎出属带脉；直者系舌本，复出于项，合于太阳。"故此也可看出足少阴肾经与足太阳膀胱经之间密切的联系。

（6）足太阳膀胱经 《灵枢·经脉》曰："膀胱足太阳之脉，起于目内眦，上额，交巅。其支者，从巅至耳上角。其直者，从巅入络脑，还出别下项，循肩髆内，挟脊抵腰中，入循膂，络肾，属膀胱。其支者，从腰中，下挟脊，贯臀，入腘中。其支者，从髆内左右别下贯胛，挟脊内，过髀枢，循髀外从后廉下合腘中，以下贯踹内，出外踝之后，循京骨，至小指外侧。"遵循《灵枢·经脉》所述，足太阳经的循行是始于眼睛内眦角，向上分布到额部，同督脉交会在神庭穴，并与足少阳经交会于头临泣穴，上至头顶部再和督脉交会于百会穴。它的分支之一从头顶部分出，走向耳上角部，与足少阳交会于曲鬓、率谷、头窍阴、完骨等穴。另一支脉从头顶向里通入于脑，与督脉交会在脑户穴，回出来向下到顶部，沿着肩胛肌肉的内侧，再交督脉于大椎、陶道穴，依傍脊柱的附近，直下抵达腰部，脉气向里深入，沿着脊旁肌肉同肾脏联络，直属于膀胱。它的第三条支脉从腰部向下行，沿脊椎旁经过臀部，再进入到膝腘窝。最后一支脉从肩胛内缘一直到肩胛下面，挟着脊柱经过股骨大转子部，交会足少阳在环跳穴，沿着大腿外侧的后面，直向下行同上一条到腘窝的脉会合，从此再向下分布，通过踹内，浅出于外踝后面，沿着第五趾骨粗隆到足小趾外侧末端。

（7）足太阳膀胱经别 《灵枢·经别》曰："足太阳之正，别入于腘中，其一道下尻五寸，别入于肛，属于膀胱，散之肾，循膂当心入散；直者，从膂上出于项，复属于太阳，此为一经。"足太阳正者，调正经也。别者，大经下行至足小指外侧分出二道：一道上行至于腘中；一道上行至于尻臀，下入于肛，次属膀胱，上散之肾，循膂上行，当心入内而散，直者谓循膂上行至项属于太阳，此为一正经之别。

2. 中医对肾与膀胱的生理功能及相互关系的认识

《素问·灵兰秘典论》中肾脏和膀胱的官位之职分别是作强之官、州都之官，"肾者作强之官，伎巧出焉……膀胱者，州都之官，津液藏焉，气化则能出矣"。膀胱与肾互为表里，膀胱虚寒证候，多由肾阳不足，气化失司引起，其治当以温肾化气为法；肾气不固，宜固摄肾气；肾阳虚衰，宜温补肾阳；阳虚水泛，宜温阳化气行水；膀胱湿热证候，治当清热利湿；六腑以通为用，膀胱实证常施利尿、排石、活血、行气等通利之剂。

中医基础理论中，肾脏有两个生理功能其一主藏精，其二是主水。在本章节中我们主要详述肾主水参与泌尿系统的生理功能，具体而言是指肾脏生理功能主管分泌尿液，排泄代谢产物，调节水电解质及酸碱平衡，维持机体内环境恒定。《素问·六节藏象论》云："肾者主水，封藏之本，精之处也。"《素问·逆调论》曰："肾者水脏，主津液。"《素问·水热穴论》云："肾者胃之关也，关门不利，故聚水而从其类也。上下溢于皮肤，故为胕肿。胕肿者，聚水而生病也……肾者牝脏也，地气上者属于肾，而生津液也。"肾合膀胱，《灵枢·本脏》云："膀胱，津液之府……水道出焉。"在肾主水的中医理论中，明确指出肾脏是一个代谢器官，人体的水液来源于胃的受纳、脾的转输和肺的通调，将轻清部分（津液）输布全身，而重浊部分（尿液）下输膀胱排出，这一系列生理功能的完成要依赖于肾气的推动及肾阳的温煦作用，所以肾的气化作用可以使尿液正常排泄以及维持人体体液的平衡。

膀胱为六腑之一，位于小腹中央，与肾通过经脉相互络属，互为表里，其主要生理功能是贮藏尿液和排泄尿液。尿液为津液所化，在肾的气化作用下生成，下输膀胱，排出体外。目前对膀胱的论述是说其位于小腹中央，为贮尿的器官，其主要生理功能是贮尿和排尿，其实以上观点只是现代医学对膀胱功能上的认识，而我们古人所识"膀胱"的生理功能则有两点，一是贮藏津液之余（尿液）的功能，另一个是藏津液，气化而出的功能。气化是指通过气的运动而产生的各种变化，即精、气、血、津液各自的新陈代谢以及其相互转化。在《诸病源候论》卷十五《膀胱病候》中对膀胱之藏津液，膀胱之气化而出做了很好的阐述，如云："膀胱……肾之府也，五谷五味之津液，悉归于膀胱，气化分入血脉，以成骨髓也，而津液之余者，入胞则为小便。"膀胱的气化功能来源于肾，许多医家主张气化指肾阳对膀胱排尿作用的推动。如明代吴昆言："然津液于膀胱不能自出，必气机转化，则津液而出为溺也。"清代姚止庵言："膀胱居下内空，故藏津液，若得气海之气施化则溲便注泄……故曰气化则能出矣。"又曰："饮水入胃后……再经膀胱气化，下出为溺。"张景岳亦曰："津液之入者为水，水之化者为气，有化而入，而后有出，是谓气化则能出矣。"从而可见，气化是指人体内阴阳气机的运行变化是一个广义的概念，如脏腑功能的发挥、气血的输布流注、脏腑之气的升降开阖等都有气化的含义，故笔者认为膀胱之气化功能是膀胱所有正常功能的概括，它既包括排泄尿液这方面的含义，也包括前面所述涉及的中医学对膀胱其他功能的认识。在这里，笔者想详述一下膀胱气化津液的内容，许多古代医家都认为膀胱藏津液，气化则能出者，有两种含义：其一是指化为尿液出于溺孔；其二是指化为汗液泄于体表。这表明膀胱气化津液包含了尿液及汗液两部分。多数医家认为膀胱乃贮尿之器，故其气化之津液为尿液，笔者也表示认同。此外，膀胱气化之津液还包括汗液，清代高士宗曾曰："膀胱者……泌别汁，循下焦而渗入……而津液始达于皮肤，故气化则能出矣。"即是认为津液气化上达于皮肤而为汗液。《金匮要略·水气病》中发汗之法即为宣畅全身阳气而宣通膀胱气机，从而使水液从小便而走，以达到减轻水肿的目的，同时在《金匮要略·小便不利》中邪与水结而使膀胱气化不利，产生以小便不利为主的临床表现，此正是"实则太阳，虚则少阴"，故可用五苓散通阳化气利水，以通过宣通阳气而发汗利尿。

3. 中医"肾"主水司气化与尿液的关系

尿液生成与排泄正常的生理过程。古汉语中尿液被称为"小

溲""溺"等，早在2000多年前的《黄帝内经》中对尿液的生成和排泄
就有详细的记载。正常情况下，津液的生成、输布和排泄是一个复杂的
过程，其中亦包含了尿液的生成与排泄，此过程涉及多个脏腑，正如
《素问·经脉别论》云："饮入于胃，游溢精气，上输于脾，脾气散精，
上归于肺，通调水道，下输膀胱，水精四布，五经并行。"以上是对这
一过程的经典概括，由此可以看出尿液生成和排泄主要是由肾和膀胱的
气化功能产生的，此外还涉及肺、脾、胃、三焦等脏腑的协同作用。气
化，原是我国古代哲学术语，指阴阳之气化生万物，这种观点被引进医
学领域，则以"气化"来解释人体生命活动中，由气的运动而产生的各
种生理变化，包括精、气、血、津液等的新陈代谢及其相互转化，尿液
也是津液通过脏腑的气化作用而产生的终末产物。肾主水，肾中精气不
仅是机体生命活动的原动力，亦是气化作用的原动力，而胃的"游溢精
气"、脾的"散精"、肺的"通调水道"、小肠的"分清别浊"和膀胱的
开合有度，都有赖于肾中精气的蒸腾气化作用，并以三焦为通道得以实
现，故肾在津液的生成、输布和排泄中起着重要的主导作用，肺、脾等
内脏对津液的气化，均依赖于肾中精气的蒸腾气化，特别是尿液的生成
和排泄，更是与肾中精气的蒸腾气化直接相关。中医学认为津液的输布
与排泄离不开肾阳的蒸腾气化作用，肾的气化作用影响着水液代谢的两
个方面，一是将水谷精微中具有濡养脏腑组织作用的津液输布全身，二
是将各脏腑组织代谢利用后的浊液（尿液）排出体外。故《黄帝内经》
中提出了肾主水，司气化的观点，意思是说全身的津液通过肾的蒸腾气
化、升清降浊，使"清者"蒸腾上升以布散全身；"浊者"下降化为尿
液注入膀胱，排出体外，这对于维持体内津液代谢的平衡，起着极为重
要的调节作用。《景岳全书》在阐述膀胱气化功能时提及此为肾中之气
也，肾的气化功能直接作用于膀胱的贮尿和排尿，肾与膀胱经脉互为络
属、互为表里，可见肾气充足，气化正常，固摄有权，则膀胱开合适
度，从而维持水液的正常代谢。

（二）中医"肾泌尿系统"的病理基础

现代医学认为泌尿系统由肾脏、输尿管、膀胱及尿道组成，其主要功能为排泄尿液。当肾泌尿系统处于病理状态时，常会有明显的排泄功能障碍，如小便不利，血尿、蛋白尿等。在中医理论的指导下，现代解剖学上的泌尿系统（包含了肾脏、输尿管、膀胱及尿道）可大致对应中医五脏之一的"肾"和六腑之一的"膀胱"。《灵枢·本输》："肾合膀胱，膀胱者，津液之府也。"肾主水液，开窍于二阴，属阴；膀胱主排小便，藏津液，膀胱贮尿和排尿功能既依赖于肾的气化，也需要膀胱经本身阳气的作用。肾合膀胱，肾与膀胱相为表里，二者通过经脉相互络属，在生理功能上相互配合，在病理条件下亦能相互影响，如中医认为小便通畅是太阳膀胱经气足的表现，肾气不足，膀胱气化失常，开合失度，出现小便不利、癃闭，或遗尿、尿频等症状，又如膀胱湿热，阻碍气化，则小便滴沥不畅；热盛则尿赤，湿盛则尿浊，湿热伤及阴络则尿血。膀胱的气化失常与肾的气化失常有很大的关系，当肾气化作用失常，排泄到膀胱的尿液就会自动减少，反之排泄的尿多，膀胱排泄的尿亦很多。膀胱气化失常也会使来自肾的尿液不得排泄，导致尿潴留及腹部绞痛，上及于肾则成为肾系病变。因此，肾的气化与膀胱气化应协调一致，才能保证尿液的正常排泄。此外，其他参与人体津液代谢的脏腑功能失调，亦会影响肾与膀胱的正常生理功能，继而引起泌尿系统的相关疾病。

1. 肾阳不足

肾阳不足，气化无力，可出现如下之证，"肾气微弱则水不行"，"短气里急，小便不利……此为劳之使然"，"虚劳腰痛，少腹拘急，小便不利，八味肾气丸主之"。若肾阳虚气弱，关门不利，可导致水肿诸疾，"正水，其脉沉迟，外证自喘"，"石水，其脉自沉，外证腹满不喘"，"少阴脉沉而紧，沉则为水，小便即难"，"肾水者，其腹大脐肿腰痛，不得溺"。对于水疾之治，张仲景明言"腰以下肿，当利小便；腰以上肿，当发汗乃愈"，正合"洁净府、开鬼门"之训。肾阳不足，亦可使水饮内停，"夫短气有微饮，当从小便去之……肾气丸亦主之"。微饮之病，外证不显，仅见短气，但其本在于脾肾，因于肾者，治当温阳益肾。又如"肾脏温而膀胱之腑宜清，清则气化而溺出也"，认为肾阳温煦膀胱，可推动水液下行出而为尿液，如果肾阳不足，膀胱失约，开多合少，则致小便频数清长，甚则遗尿；肾阳不足，膀胱气化不利，可出现尿少、尿闭。

2. 肾气不固

《素问·水热穴论》云："肾者，胃之关也，关门不利，故聚水而从其类也，上下溢于皮肤，则为胕肿。胕肿者，聚水而生病也。"此句指出胃主受纳水津，而水液的利用与排出，肾是其关键，故若肾中精气的蒸腾气化失常、开合失司，则可发生尿少、水肿等病理现象，而且还可出现气不化水而致小便清长、尿量增多等病理现象。除肾气的蒸腾气化功能外，肾气统管着膀胱的开合，其温煦与推动作用亦是各脏腑功能活动的基础，若肾气亏虚、气化不利、固摄无权，则膀胱开合失常。肾气化失常也可以不同程度地影响津液代谢中的其他环节，当肾中精气不足或功能障碍时，温煦无力、寒从中生，津液遇寒则凝，发为虚寒性病症；推动无权，脏腑功能减退，脾胃之运化、肺之通调水道、小肠之泌别清浊、膀胱之开合等功能均不能正常发挥，导致津液代谢障碍。

3. 膀胱开合功能失调

"州都之官"用于品评人才，掌握着用人的原则，故其有着向上推举贤才、向下传达命令的作用。与之相应，在人体"州都之官"则职司津液的管理，把对人体有用的津液蒸腾输布至全身，无用的津液则向下排出体外，这也符合《黄帝内经》"援物比类"的思想。膀胱开合适度是维持水液正常代谢的重要关卡，"开"则代谢的水液得以排出；"合"则机体需要的水液得以在体内保留，进而布散全身。如果膀胱开合失常，若"开"失职，则水液停留体内而致小便不利；若"合"失职，则水液排泄无度而出现遗尿、尿失禁、多尿。膀胱的开合功能受肾脏的调节。肾脏的气化功能为其提供了原动力。然而我们重视肾阳是膀胱气化之源时，切勿忽略了膀胱经本身阳气的作用，《灵枢·经脉》谓其经为"膀胱足太阳之脉，起于目内眦，上额交巅……其直者，从巅入络脑，还出别下项，循肩髆内，挟脊抵腰中，入循膂，络肾属膀胱……其支者……循京骨至小趾外侧"，此处的太阳又称巨阳，以此说明足太阳膀胱经的阳气巨大。在《血证论·脏腑病机论》中云："故膀胱称为太阳经，谓水中之阳，达于外以为卫气，乃阳之最大者也。"膀胱经与阳脉之海的督脉共同运行于背部，交于百会、风府，膀胱经得到督脉阳气的资助，故阳气最盛。且在《伤寒论》中，对于人体水气内停、小便不利的病症，主要归于太阳病脉证之中，而非少阴病脉证之内，可见张仲景尤为重视足太阳膀胱经的气化功能，因此足太阳膀胱经阳气的盛衰应对膀胱的气化功能产生重要的影响。现代医学认为人的双肾每天从肾小球滤过生成的原尿达150L，而最终生成的终尿仅为1.5L，这表明从肾小球滤过生成的原尿中约99%的水被肾小管和集合管重吸收，只有约1%被排出体外。在正常生理状态下，原尿中的葡萄糖100%可被肾小管重吸收回血；钠、尿素等也可以被不同程度地重吸收。其实我们所说的膀胱藏津液，可以在一定程度上理解为现代医学肾脏形成尿液的两个阶段，即原尿在肾小球的滤过生成阶段和原尿在肾小管和集合管重吸收并形成终尿的阶段。膀胱为六腑之一，其"合"的气化过程也就是肾脏对原尿的重吸收过程；"开"的功能也就是尿液经尿路排泄的过程，开合功能相互影响，共同构成了中医泌尿生理的中心环节。

4.他脏病变累及

隋代巢元方的《诸病源候论》在《黄帝内经》基础上对肾与膀胱在小便形成和排泄中的作用进一步阐释："膀胱与肾为表里，俱主水，水入小肠，下于胞，行于阴，为溲便""膀胱象水……五谷五味之津液悉归于膀胱，气化分入血脉，以成骨髓也，而津液之余者，入胞则为小便"，指出了肾之气化作用与膀胱的气化作用相配合，使津液之清者上归于肺而布散周身，津液之浊者下输膀胱，形成尿液，排出体外，因此任何因素导致肾和膀胱气化失司，固摄无权，封藏失职，均可引起小便生成及排泄的异常。

（1）脾失健运　众所周知脾（胃）居于中焦，不仅为气机升降之枢纽，其还起到了津液代谢的枢纽作用。"脾主运化水液"是脾主运化的重要组成部分，这一运化功能可使体内津液正常吸收及转输，其对于维持体内津液平衡起着一定作用。相对于肾为先天之本，脾为后天之本，脾的运化功能可将食物、水中的精微物质化为津液，然津液上输于肺，形成"水之上源"，下输膀胱形成尿液。如脾气不足，则津液无力上输于肺，则上源缺水，进而水液不能下输膀胱，导致少尿，甚则无尿。此外，脾胃之中气与膀胱的气化开合功能也有着直接的关系。中气即脾胃之气，居中焦，主升降，维持着清阳出上窍、浊阴出下窍的生理状态。中气健旺则膀胱气化功能有所主，若中气不足，清阳不升，浊阴不降，可导致小便失常，如尿少、尿闭、尿频、尿失禁等。如《灵枢》曰："中气不足，溲便为之变。"这是说中气虚弱或下陷，可导致大小便异常，在《医学心悟》云："中气虚则不能统摄，以致遗溺。"这亦说明中气不足可使膀胱气化不利或气失摄纳之职而致癃闭或遗溺，或引起小便次数及量的改变。

（2）肺失肃降　中医认为"肺为水之上源"，能将体内水液不断从上焦经过中焦，向下输送至下焦，经过肾和膀胱变为尿液排出体外。肺气的两种基本运动形式为宣发和肃降，肺气的肃降运动在"肺为水之上源"功能发挥过程中起重要作用。水液的排泄随肺气之肃降而行，上归于肺的水液通过肺的肃降功能向下、向内布散。其中清中之清者，若雾露之溉，濡养体内脏腑；清中之浊者，通过三焦，输送至肾。在肾的气化作用下，浊中之清者，重新上归于肺而重复循环；浊中之浊者，化为尿液通过膀胱向体外排出。肺主肃降可使水道气机通畅，代谢多余的水液，通过三焦水道，源源不断地下达膀胱。肺主肃降功能正常，肺才能正常完成其"主通调水道"的作用，若肺气虚弱，肺阳虚衰，肺中虚冷，肺叶萎缩，上源失制，不能收摄、约束水之上源，而使水液过度下趋，表现为小便清长、小便频数或小便失禁，这正如《脾胃论·分经随病制方》指出："小便遗失者，肺气虚也。"此外，肺中阳气亦可协助膀胱气化，协助膀胱贮尿、排尿。若肺阳虚衰，无力约束膀胱，不能主司肃降，影响膀胱气化，失却对膀胱的制约，如《中藏经·论脏腑虚实寒热生死逆顺脉证》曰："咳而遗溺者，上虚不能制下也。"这里所谓"上虚不能制下"，是描述上焦可见咳喘无力、少气短息之症，下焦可见小便色白量多或失禁等表现。

（3）三焦决渎失司　三焦的主要生理功能可概括为两方面：其一是主持诸气，总司全身气机和气化；其二是为水液运行之道路。而肾主水，为一身原气之源，脏腑阴阳之本，二者之间在生理及病理上都是密切相关的。正如《中西医汇通医经精义》中所云："三焦之根，出于肾中……人饮之水，由三焦而下膀胱，则决渎通快。如三焦不利，则水道闭，外为肿胀矣。"认为三焦之源起于肾。三焦决渎赖肾阳蒸腾，肾阳蒸腾亦须取道于三焦，肾与三焦在水液代谢方面相互促进。中医学认为三焦是人体水液代谢的通道，贯通人身上下，在输送水液的同时也执行脏腑的气化功能。津液可通过三焦输送，如《素问·灵兰秘典论》曰："三焦者，决渎之官，水道出焉。"即指出三焦能输送以液态形式存在的水谷精微和水液，使其运行于各脏腑、组织之间，成为水谷精微和水液运行的通道。三焦在传输水液的同时，也执行人体上、中、下部位相应脏腑的生理功能。如《灵枢》云："上焦如雾，中焦如沤，下焦如渎。"即上焦执行肺的宣发肃降功能，中焦执行脾的运化转输功能，而下焦执行肾和膀胱的开合气化功能。上焦肺为水之上源，若上焦不宣则膀胱气化不行，因此《伤寒论》曰："上焦得通，津液得下。"脾虚气陷则中焦清阳不升，水谷精微下迫大肠，泌走膀胱，导致排尿失常，因此《灵枢·口问》篇曰："中气不足，溲便为之变。"故而我们可知凡是能够影响三焦功能的因素都能影响尿液的生成和排泄。

综上所述，中医的肾泌尿系统是以肾、膀胱气化开合功能为中心，此外还涉及其他脏腑的协调作用，如肺气的肃降、脾的运化、三焦的输送协调功能等。因此凡是能直接影响肾、膀胱气化开合功能，或通过影响肺、脾、胃、三焦功能而间接影响肾、膀胱气化开合功能的病理因素都能引起尿液生成和排泄的紊乱及异常。尿液是人体的一种重要终末代谢产物，由肾脏产生，经输尿管、膀胱、尿道排出体外，其正常的生成和排泄对人体的内环境稳定有着极其重要的作用。排泄尿液的生理过程是指将机体代谢过程中所产生的各种不为机体所利用或者有害的物质向体外输送的过程，被排出的物质一部分是营养物质的代谢产物，另一部分则是衰老的细胞破坏时所形成的废物，其病理表现常常以炎症、结石居多，如肾小球肾炎、肾盂肾炎、尿路结石、尿路感染、膀胱炎等等。在中医古籍中，虽然没有西医肾泌尿系统疾病的名称，但可归纳为与之相关的症状及证候，如水肿、浮肿、尿浊、淋证、尿血、溺血、溲血、癃闭、小便闭、腰痛、虚损、虚劳、虚痨、肾风、肾热、肾积、肾劳、肾厥、溺毒、关格等。这些病证发生后，会形成相关的病理产物，如湿浊、瘀血、水湿痰饮等，根据传统中医理论并结合现代病机研究可知，这些病理产物长期在人体内亦可加剧原有的病情，导致疾病进一步的发展。熟知这一生理病理过程，对我们在临床诊治肾泌尿系统疾病有着重要的意义。

程志清等选用温补肾阳与滋补肾阴的方药分别测定其对家兔用药前后膀胱尿流动力学变化，发现提示补肾中药具有一定的调节膀胱逼尿肌功能和膀胱括约肌开合作用。张亚强通过动物实验探讨了济生肾气丸对膀胱收缩功能的作用及其作用机制，结果表明济生肾气丸具有抑制膀胱节律性收缩的作用，其作用机制可能与抑制由胆碱刺激诱导的膀胱收缩有关。黄勤挽等观察补肾固精药物对豚鼠膀胱逼尿肌收缩活动的影响，发现对乙酰胆碱引起的膀胱逼尿肌兴奋具有显著的拮抗作用，可降低肌条收缩的平均张力，说明抑制作用膀胱的靶点可能是膀胱逼尿肌的M受体，具有类似M受体阻断剂的作用。

（三）西医学对泌尿系统生理基础的认识

1. 尿液的生成

正常人两侧肾脏的血流量占全身血流量的 1/4 ~ 1/5。单位时间内肾小球滤过的血浆量称为肾小球的滤过率，正常成人的肾小球滤过滤每分钟约为 120mL。两侧肾脏每日从肾小球滤过的血浆总量达 150～180L。所滤过的这部分血浆称之为原尿。原尿流经肾小管及集合管时，其中约 99% 被重吸收。因此排出体外的原尿仅有 1500mL 左右。葡萄糖、氨基酸、维生素、多肽类物质和少量蛋白质，在近曲小管几乎被全部吸收，此外肾小管尚可直接排出某些药物及毒物。

2. 调节电解质及酸碱平衡

人体在食物消化过程中及体内糖、脂肪和蛋白质代谢过程中所产生的大量酸性物质和少量碱性物质首先释放入血液，然后排出体外。其中以酸性物质为主要排除物质。肾小球滤液中含有多种电解质，当进入肾小管后，大部分钠、钾、钙、镁、碳酸氢、氯及磷酸根离子等被重吸收。按人体的需要，由神经内分泌及体液因素调节器吸收量。肾脏调节酸碱平衡反应缓慢，但能充分调节血浆 pH 值的变化。

3. 内分泌功能

肾脏能产生某些激素类的生理活性物质，主要有血管活性物质、促红细胞生成素及 1,25-二羟基维生素 D_3 等。

（1）血管活性物质　血管活性物质包括肾素、缓激肽释放酶、激肽系统及前列腺素等。95% 的肾素来自肾小球旁器，后者是合成、贮存、释放肾素的场所。肾素可转化为血管紧张素 I、II、III。90% 激肽释放酶来自近端小管细胞，肾脏中亦存在激肽释放酶，可使激肽失活，因此激肽是一种起局部作用的组织激素。前列腺素（PG）具有很强的扩血管效应，对血压和体液的调节起重要作用，同时可引起利尿排钠，使动脉压下降。

（2）促红细胞生成素（EPO）　90% 的 EPO 由肾脏产生，约 10% 在肝、脾等脏器产生。EPO 是一种糖蛋白，其定向与红系祖细胞的特殊受体结合，加速骨髓幼红细胞成熟、释放，并促使骨髓网织红细胞进入循环，使红细胞生成增加。

（3）1,25-二羟基维生素 D_3　其主要生理作用为：促进肠道对钙磷的吸收；促进骨中钙磷吸收及骨盐沉积。同时，肾脏可灭活胃泌素、胰岛素、甲状旁腺素等。肾功能不全，胃泌素灭活减少，胃泌素升高，可诱发消化性溃疡。

（四）现代医学对泌尿系统病理基础的认识

1. 肾小球疾病的病理基础

肾小球疾病的发病机制与多种因素相关，如基因突变、感染、接触毒素、自身免疫性疾病、动脉粥样硬化、高血压、血栓栓塞以及糖尿病。然而，即使经过认真研究，原因仍然未知，这种病变称为特发性。发病机制的特征将在本章每种肾小球疾病的描述中提到。

某些肾小球疾病源于基因突变产生的家族性疾病或其发挥根本作用：$NPHS_1$（nephrin 蛋白）和 $NPHS_2$（podocin 蛋白）基因突变引起的先天性肾病综合征影响婴儿期足细胞裂孔膜；$TRPC_6$ 阳离子通道的突变导致成年期局灶节段性肾小球硬化（FSGS）；编码载脂蛋白 L1 基因 APOL1 的多态性对近 70% 的非糖尿病非洲裔美国人发展至终末期肾脏病（ESRD）特别是 FSGS 是一个主要风险；补体因子 H 的突变与膜增生性肾炎（MPGN）或非典型溶血尿毒综合征（aHUS）有关；编码核纤层蛋白 A/C 或 PPARγ 基因的突变引起 Ⅱ 型局部脂肪代谢障碍，以及与伴随着致密物沉积和 C3 肾炎因子 MPGN 相关；由编码 α3、α4 或 α5 链的 Ⅳ 型胶原基因突变引起的 Alport 综合征，会导致肾小球硬化以及基底膜分裂；溶酶体贮积病，如 α-半乳糖苷酶缺乏引起的 Fabrry 病和 N-乙酰神经氨基酸水解酶缺乏引起肾唾液酸贮积病，均可导致 FSGS。

全身性高血压和动脉粥样硬化可产生应激、缺血，或脂质氧化，这些会导致慢性肾小球硬化。恶性高血压所造成的小动脉和肾小球纤维素样坏死、血栓性微血管病可引起肾小球硬化进一步恶化，导致急性肾衰竭。糖尿病肾病是一种由高血糖、晚期糖基化终末产物和活性氧的长期影响导致的获得性与 GBM 增厚相关的硬化性损伤。

肾小球毛细血管的炎症被称为肾小球肾炎。参与免疫介导的肾小球肾炎的大多数肾小球或系膜区抗原未知，肾小球上皮细胞或系膜细胞可能通过模仿体内其他部位的免疫原性蛋白分泌或表达抗原表位。细菌、真菌、病毒直接感染肾脏产生自己的抗原。自身免疫性疾病，如特发性膜性肾小球肾炎（MGN）或 MPGN 局限于肾脏，而全身性炎症性疾病如狼疮性肾炎或肉芽肿血管炎（韦格纳）则蔓延至肾脏，引起继发性肾小球损伤。抗肾小球基底膜病导致 Goodpasture 综合征主要损伤以Ⅳ型胶原 α3NC1 为靶抗原的肺肾两脏。

肾小球细胞 Toll 样受体的局部活化，免疫复合物沉积，或补体损伤肾小球结构诱导单核细胞浸润，随后通过趋化因子的局部释放导致肾脏的适应性免疫应答。中性粒细胞、巨噬细胞和 T 细胞，由趋化因子吸引至肾小球丛，在那里它们与体细胞或其结构上或附近的抗原和抗原决定簇反应，产生更多的损害肾小球系膜细胞、毛细血管和 / 或肾小球基底膜的细胞因子和蛋白酶。尽管适应性免疫反应与其他组织类似，但是早期 T 细胞活化在肾小球肾炎的发病中起到了重要作用。抗原由巨噬细胞和树突状细胞与相关识别分子结合的 CD4/8T 细胞库的Ⅱ类组织相容性复合体（MHC）分子呈现。

单核细胞本身可损害肾脏，但破坏肾小球的自身免疫性事件经典路线是体液免疫应答。链球菌感染后肾小球肾炎、狼疮性肾炎，以及特发性膜性肾炎通常与沿 GBM 分布的免疫沉积物相关，而抗 GBM 抗体产生与抗 GBM 疾病直接相关。预先形成的循环免疫复合物沿 GBM 内皮下沉积，而其他免疫复合物沉积于上皮侧。随着循环中自身抗体沉积，抗原则局限在 GBM 上皮下缘。肾小球系膜免疫物沉积可能是由于预先形成的循环免疫复合物或抗原 – 抗体相互作用形成的原位免疫复合物。免疫沉积物刺激局部蛋白酶的释放，激活补体级联反应，从而产生 C5 ~ C9 攻击复合物。此外，局部氧化损伤肾小球结构，导致蛋白尿和足细胞融合。重叠的病因和病理机制可以产生类似的肾小球病变，表明下游的分子和细胞反应往往汇聚到常见的损伤模式。

2. 肾小管疾病的病理基础

肾小球与血管病变通常会导致肾间质炎症和纤维化以及肾小管萎缩。与这些继发性因素不同，还有一些直接影响到肾间质和小管的疾病。这类疾病被分为急性或慢性小管间质性肾炎（TIN）。

急性 TIN 大多发生于急性肾损伤。这类疾病大多是由于炎性浸润导致组织水肿、小管细胞损伤、管型阻塞小管、小管流失、细胞碎片或结晶。有时存在肾背膜肿胀导致的胁痛。尿沉渣多发现有白细胞和细胞管型。

慢性 TIN 多由产氨作用损伤和进展性的氮质血症（肌酐、尿素氮升高）所导致，临床特点包括乏力和明显的肾小管功能障碍，包括尿浓缩功能障碍导致的多尿（肾源性的尿崩症）、近端肾小管重吸收功能障碍导致的范科尼综合征的特征性表现（糖尿、高磷酸盐尿、氨基酸尿、低钾血症、Ⅱ型肾小管酸中毒）、非阴离子间隙性代谢性酸中毒和Ⅳ型肾小管酸中毒。肾小管重吸收功能障碍多表现为适度的蛋白尿（很少 >2g/d）。但继发性 FSGS 可出现肾病范围的蛋白尿。慢性 TIN 主要的病理学表现间质纤维化伴有单核细胞浸润和广泛的小管萎缩、宫腔的扩张和肾小管基底膜的增厚。由于缺乏特征性的组织病理学表现，肾活检很难提供一个明确的诊断。因此诊断往往需要依赖询问病史，是否服用特殊药物以及暴露于有毒环境，再结合临床症状和影像学表现。

（五）现代医学对肾泌尿系统病理生理相关的分子生物学研究

1. 自噬

（1）生理　虽然对肾脏的自噬研究已经进行了三十年，但仍然不多。1975 年，Pfeifer 和 Scheller 提出细胞自噬在大鼠肾脏细胞质成分的代谢中起重要作用。有趣的是，自噬作用被证明主要发生在白天，夜间作用最弱。在这之后，Pfeifer 与 Guder 通过从大鼠肾皮质分离的小管片段，研究甲状旁腺激素和 cAMP 对细胞自噬的刺激作用。这些研究表明，自噬小体数量的增加与氨和葡萄糖的产量成正比，表明自噬产生肾脏糖异生的作用。通过 Pfeifer 和 Warmuth-Metz 的进一步研究证明了胰岛素对近端肾小管上皮细胞自噬的抑制效应。自噬的抑制效应也被证实存在于单侧肾切除和糖尿病的肾近端小管，这些实验结果为肾脏肥大提供了一个抗分解代谢机制。

在 1983 年，Berkenstam 等人从肾皮质中分离的自噬小体中，发现了丰富的溶酶体酶和高度蛋白水解活性的细胞器。除了近端小管，自噬作用已涉及肾脏其他部分或细胞的生理。在升支粗段，功能丧失导致在短时间内大量细胞质成分封存在自噬空泡。自噬亦被证实在实验性嘌呤霉素氨基核苷诱导的肾病模型中识别并修复足细胞。有趣的是，电镜下可见肾组织切片中，足细胞存在两种类型的自噬。Ⅰ型细胞自噬未能组建成自噬体，而Ⅱ型则形成完整的自噬空泡，对清除蛋白质和脂质起到了显著作用。

（2）病理 自噬在肾脏病理中的作用直到最近才被验证。2007 年，Chien 等人发现在大鼠肾缺血再灌注损伤模型中诱导产生显示了自噬基因（Beclin-1 和 LC3），这是在病理状态下存在自噬的第一个证据。虽然自噬作用并没有确定，自噬基因 Beclin-1 和 LC3 的表达随着细胞凋亡在损伤的肾小管被检测到。有趣的是，自噬和凋亡通过 Bcl-XL 和 Bcl-2 的表达被抑制。2008 年，Suzuki 等人进一步证明在缺血再灌注小鼠模型以及人类移植肾脏的肾小管细胞发现自噬体样结构的形成。在培养的肾小管细胞 HK$_2$ 中，自噬抑制剂能抑制 H$_2$O$_2$ 诱导的细胞死亡，表明自噬可能在这种条件下导致细胞死亡。最近，Gozuacik 等人表明在衣霉素诱导的小鼠内质网应激模型中肾小管细胞存在自噬现象。细胞培养的体外实验结果进一步表明自噬可作为细胞杀伤第二机制，配合内质网应激导致的细胞凋亡。

与此相反，自噬在肾脏病理其他方面的保护作用也被提出。在顺铂引起肾毒性的小鼠模型中，有研究证明通过电镜观察到肾小管细胞自噬小体随时间延长而增加，伴随着 LC3-Ⅱ 的累积。在培养的肾小管上皮细胞中，顺铂数小时内可在细胞凋亡之前诱发细胞自噬。重要的是，通过自噬抑制剂和 Beclin-1 基因敲除抑制自噬导致细胞凋亡增加，提示自噬对顺铂引起肾损伤和肾毒性具有保护作用。同样，Yang 等人证明了在培养的肾小管细胞中顺铂诱发了细胞自噬，并证实自噬在该实验模型中对细胞具有保护作用。在环孢素 A 诱导的肾毒性模型中，肾小管细胞也显示出细胞自噬现象。值得注意的是，在这种情况下自噬诱导了内质网应激，显然发挥了对细胞凋亡的保护机制。

2. 线粒体损伤

（1）生理　线粒体是哺乳动物细胞中主要产生能量的细胞器，但它们也能在细胞损伤和死亡信号传导发挥核心的作用。线粒体功能障碍引起细胞自我调节功能丧失，可导致细胞非致死性损伤。严重的线粒体损害导致细胞器内和 / 或外膜的通透性增加，从而导致细胞死亡。过去几年的研究中，发现在细胞损伤时惊人的线粒体形态变化，如线粒体碎片形成。重要的是，线粒体碎片不仅是形态的改变，更是一种导致线粒体膜渗漏和由此产生细胞死亡的早期关键因素。在急性肾损伤和糖尿病肾病实验模型的肾脏细胞和组织中发现线粒体碎片的存在。

（2）线粒体动力学失衡在慢性肾脏病　尽管近来在神经退行性病变或冠状动脉心脏疾病中对线粒体动力学作用和调节进行了研究，但学者对其在慢性肾脏病中作用的了解十分有限。糖尿病肾病是终末期肾病的主要原因，其中慢性高血糖引起的肾小球、肾小管和肾间质细胞的功能障碍，最终导致慢性肾衰竭。值得关注的是，在糖尿病患者的肾脏活检标本中经常能观察到细胞凋亡，特别是肾小管细胞。有研究证实，通过电子显微镜发现糖尿病肾病小鼠凋亡的肾小管细胞中发现线粒体形态的显著改变。此外，共聚焦显微镜观察发现高糖刺激的肾小管上皮细胞、线粒体片段皱缩后随即出现细胞色素 C 释放及细胞凋亡。有研究比较了糖尿病肾病患者与无糖尿病肾病患者和健康对照组的尿液代谢产物。13种代谢产物在对照组显著降低。许多差异表达的代谢物与线粒体代谢有关联，提示线粒体功能障碍是人类糖尿病肾病的一个关键机制。最近的研究表明，ROCK1 通过促进线粒体的动力素相关蛋白 1（DRP1）进入线粒体介导高血糖诱导的线粒体分裂。

3. 氧化应激

（1）生理　活性氧簇（ROS）是含有一个不能修复分子的高度活性的含氧化合物。超氧阴离子（O_2^-）、羟基（HO^-）、过氧化氢（H_2O_2）、过氧硝酸盐（$ONOO^-$）和氧化脂质。它由线粒体、过氧化物酶、内质网及细胞膜持续产生。线粒体和超氧阴离子作为 ATP 的副产品通过电子传输链产生。存在于细胞基质和细胞膜的潜在的 ROS 生成酶包括黄嘌呤氧化酶、环氧酶、脂氧合酶、NO 合成酶、血红素氧合酶、环化酶、血红蛋白和 / 或 NADH/NADPH 氧化酶。这些酶的作用因所在器官不同而异，而血管壁存在多种酶的表达。在血管壁 NADH/NADPH 氧化酶和黄嘌呤氧化酶是产生 ROS 的两个主要酶。NADH 氧化酶通过从 NADPH 传递电子产生超氧化物，与血管功能相关的体液因子可以活化 NADH/NADPH 氧化酶。血管紧张素 Ⅱ、凝血酶、血小板趋化因子（PDGF）和 TNF 的功能被广泛研究。黄嘌呤氧化酶促进并氧化次黄嘌呤和黄嘌呤，还能与亚硝基硫醇反应产生部分 ROS 和 NO。eNOS 是一种细胞色素 P_{450} 还原酶样酶，是血管内皮细胞产生 ROS 的主要来源。eNOS 利用 BH4L 精氨酸产生 NO，BH4/L- 精氨酸缺乏的 eNOS 可以分解并产生 O_2^- 或 H_2O_2。

（2）病理　慢性肾脏病中肾脏暴露于相对低氧状态，且因局部缺血导致缺氧状态加重。与肺部的表现相似，缺氧肾脏也通过诱导线粒体途径和较低的清除性能产生大量的 ROS。在肾脏的构成中，足细胞被认为是导致蛋白尿和 ROS 的靶细胞。足细胞是构成肾组织的结构之一，其损伤和脱落将导致蛋白尿和肾小球硬化症，此外还与周围细胞的存活相关。为了保护肾脏缺氧，转录因子如低氧诱导因子（HIF）或 Keap1-NRF 复合物上调了一些肾脏保护因子如 VEGF 和糖酵解酶。除氧化应激外，体液因素同样在肾功能不全的进展中起到了重要作用。长期醛固酮和盐负荷可减少肾小球足细胞的数量，从而导致蛋白尿和肾功能损害。饮食中的盐已被发现会引起各种器官的氧化应激，醛固酮加上盐负荷进一步激活 NADPH 氧化酶和导致活性氧增加。这个效果是通过存在于肾脏、血管平滑肌细胞和内皮细胞的盐皮质激素受体拮抗剂被抑制。这表明通过活化醛固酮，盐皮质激素受体可增加活性氧以加速器官损伤。Rac1，一个 NADPH 氧化酶的组成成分，可将盐皮质激素受体转移进入醛固酮的细胞核，并可诱导靶基因表达如 SGK1。这表明，即使醛固酮水平较低，氧化应激反应仍可激活在内脏盐皮质激素受体。这一观点在心脏病的临床研究中被证实。心肌细胞的局部醛固酮水平较低。然而，在循环醛固酮低表达而 ROS 高表达的心功能衰竭患者，醛固酮受体阻滞剂具有保护作用。临床研究发现盐皮质激素受体阻断可以对如糖尿病性肾病、慢性肾疾病这样 ROS 高表达的疾病发挥肾脏保护作用。

4. 生长因子

（1）RAS

①生理：自从 Tigerstedt 和 Bergman 两人发现了肾素，作为一个内分泌（循环）系统，肾素 – 血管紧张素系统（RAS）被认为在多个器官中起到维持钠和细胞外液体平衡，以调节血压的作用。血管紧张素 Ⅱ（Ang Ⅱ）是这个系统内作用最强的生物学产物，其作用是通过血管紧张素 Ⅱ 1 型（AT_1）和 2 型（AT_2）受体和血管紧张素 1 ~ 7 受体来实现。近年来，这个系统由于发现了一些新的肽类、蛋白质、酶通道而变得复杂。肾脏局部 RAS 是独一无二的，因为所有产生肾内血管紧张素 Ⅱ 的必要成分都存在于间质和管内的隔间沿肾单位。近年来，大量的临床和动物实验证实了组织 RAS 在许多器官的高血压、炎症、氧化应激、组织纤维化中均扮演了重要角色。众所周知，肾脏内表达 RAS 里的所有分子，局部 Ang Ⅱ 的表达在肾脏的发育、血压调节以及慢性肾脏病的进展中均起到了重要作用。

②病理：大多数 CKD 从肾小球疾病进展至肾功能不全。一个严重的肾小球疾病大多会导致以大量细胞外基质积聚、局灶性的鲍曼球囊粘连和 / 或新月体形成而导致肾小球硬化。血管紧张素 Ⅱ 通过诱导肾小球性高血压以及非血液动力学的影响，包括产生活性氧簇（ROS），上调

促纤维化生长因子（血小板衍生的生长因子、转化生长因子 -B、肿瘤坏死因子 -a），促使巨噬细胞的激活和浸润，已逐渐成为进展性肾小球损伤中的核心基质。血管紧张素 II 导致的严重病理改变和恶性循环涉及了所有肾小球细胞的四种类型 [肾小球系膜细胞（MC）、内皮细胞（GEC）、脏层和壁层上皮细胞（POD 和 PEC）]，最终造成了肾单位丧失及疾病进展。在对人类疾病和动物模型的广泛研究表明，ACE 抑制剂（ACEIs 类）和 / 或 AT1R 阻断剂（ARBs）防止进行性肾小球性恶化的作用优于其他抗高血压剂，这支持了血管紧张素 II 作为肾局部旁分泌 / 自分泌效应的受体影响了肾小球损伤的发展。

肾素 – 血管紧张素系统（RAS）是糖尿病肾病肾损伤的重要介质。血管紧张素 II 是肾小球血流动力学损伤中起到了核心作用。然而，直接测量都未能证实糖尿病肾内血管紧张素 II 的持续升高。在正常生理条件下，足细胞在维持肾小球内 RAS 与酶活性的平衡中发挥特定的作用，这种平衡主要是促进 ANG1 ~ 7 和 ANG1 ~ 9 的形成，以及血管紧张素 II 的降解。ANG1 ~ 7 具有抵抗血管紧张素 II 的促炎作用。在模拟糖尿病肾病的高血糖状态下，这些酶的活性发生了改变。对局部肾小球内 RAS 的检测将帮助我们理解 DN 早期的发病机制。最近的证据表明，直接抑制肾素能够改善糖尿病肾病，这样的结果表明了肾素在糖尿病肾病发病机制中的直接作用。此外，功能性肾素的受体在肾小球系膜上细胞表达。

（2）TGF–β 和 CTFG

①生理：转化生长因子 β（transforming growth factor，TGF–β）家族由一类结构、功能相关的多肽生长因子亚家族组成，其中包括 TGF–β、活化素（activin）、骨形态发生蛋白（BMP）、生长分化因子（GDF）等。TGF 家族目前已发现有 5 种亚型 TGF-β1 ~ 5，其中哺乳动物中常见 TGF–β1、TGF–β2、TGF–β3 三种亚型。在肾脏，TGF–β1 表达得最多，且主要在肾小管上皮细胞和肾小球，TGF–β2 只表达于肾小球旁器，而 TGF–β3 表达数量较少。许多细胞如 T 淋巴细胞、

单核细胞、内皮细胞、纤维母细胞等都可分泌 TGF-β1。在正常情况下循环中 TGF-β1 主要来源于血小板，以 α-颗粒的形式释放 TGF-β1。TGF-β 是一种多功能的调节器，参与炎症反应和组织修复，具有抑制免疫活性细胞的增殖、调节细胞表型、抑制淋巴细胞的分化、抑制细胞因子产生等多种功能。TGF-β 能够促进细胞合成胶原蛋白、纤连蛋白、层连蛋白和蛋白多糖等。TGF-β 能激活成纤维细胞、单核细胞、刺激它们产生其他的细胞因子。

TGF-β1 通过与细胞表面特定的受体（TGF-βR）结合而发挥作用。TGF-βR 存在着 Ⅰ、Ⅱ、Ⅲ 型三种形式。人类肾小球细胞表面有 TGF-β1 受体，其分子构成是由两个含有 112 个氨基酸的多肽单体以二硫键组成的二聚体，分子量为 25kD。Ⅰ、Ⅱ型 TGF-βR 为糖蛋白，与 TGF-β1 的亲和力较 TGF-β2 的亲和力大 10～80 倍；Ⅲ型受体是一种蛋白聚糖，它与 TGF-β1、TGF-β2、TGF-β3 的亲和力近似，是为 TGF-β 主要的受体，可能在 TGF-β 发挥生物学功能中起着主要作用。TGF-βRⅢ 又名 Endoglin，CD105、TGF-β1 和 TGF-β3 为其主要配体。

TGF-β/Smad 信号转导通路是肾纤维化主要的、最终通路，Smads 蛋白家族中参与 TGF-β 信号转导的有 Smad2、Smad3、Smad4、Smad6、Smad7。Smad6 和 Smad7 均是 TβR Ⅰ型受体丝/苏氨酸激酶的拮抗蛋白。Smads 家族蛋白在将 TGF-β 信号从细胞表面受体传导至细胞核的过程中起到关键性作用，且不同的 Smad 介导不同的 TGF-β 家族成员的信号转导。TGF-β 作为配体形成的受体复合物，激活 Smads 进入核内，共同激活或抑制它们调节的靶基因的转录。

许多学者在不同的条件下研究 CTGF 与 TGF-β 的关系时发现，在 TGF-β 致纤维化这一通路中，CTGF 发挥了重要的作用，CTGF 属于即刻早期基因 CCN 家族成员（CTGF 也称 CCN2）。人、大鼠和小鼠 CTGF 氨基酸序列同源性 >90%，说明在进化中 CTGF 高度保守，具有重要的生物学活性。在人的心、脑、肾、肺、肝、胰腺、肌肉、胎盘和结缔组织中均有 CTGF 的表达，尤其在肾组织中含量最高。

②病理：TGF-β 是目前已知的促进肾脏疾病进展的主要细胞因子，它不仅能促进细胞外基质分泌，而且诱导纤维激活物的抑制物产生，从而抑制细胞外基质的降解，并能趋化单核巨噬细胞，促进成纤维细胞分化、肾小管和肾小球上皮细胞分化表达。平滑肌 α-SMA 致肾小球硬化和间质纤维化的发生，是目前公认的肾纤维化指标。

TGF-β 已被越来越多的认为作为中央参与者造成这些事件。在多种肾脏病中尿 TGF-β 被检测升高，包括肾病综合征、IgA 肾病和局灶性节段性肾小球硬化（FSGS）。有趣的是，虽然检测尿 TGF-β 可以检测 FSGS 和非纤维化进程的微小病变，但不能用来预测对皮质类固醇治疗的反应性，尽管某些抗纤维化治疗可以减少 TGF-β 的水平。在对人类 FSGS 和肾纤维化实验模型的研究中发现，TGF-β 与 ECM 积聚有关。过表达 TGF-β 可以激化肾纤维化，相应的转基因小鼠发现肾小球硬化。与之对应，对 TGF-β 的抑制（反义寡核苷酸注射或是抗体对冲）可缓解纤维化。

TGF-β 可能从四个方面（细胞增殖、细胞数目减少、表型改变和 ECM 集聚）影响细胞功能，从而导致肾衰竭。细胞增殖可能会改变结构，导致其功能异常；相反，细胞凋亡或类似的事件可能导致细胞数目减少，直接或间接导致萎缩和结构或功能的完整性丧失。这些改变往往会导致表型改变，并改变细胞对各种刺激的正常反应。正常情况下，这些变化导致细胞相对去分化，又称为肾小管上皮细胞向间充质细胞转化（EMT）。最终，ECM 集聚的结果是形成疤痕，进一步导致器官失去功能。这些疤痕可以由增加的基底膜基质蛋白质形成，如某些层粘连蛋白或Ⅳ型胶原；也可能成为其他的蛋白组成，比如层粘连蛋白或Ⅰ型胶原。

Smad 蛋白在 TGF-β 信号通路中的作用不完全相同，活化型和辅助型 Smad 蛋白是正调控分子，而抑制型 Smad 蛋白是负调控分子。Smad2、Samd3 是活化型 Samd 蛋白，为 TGF-β 1 下游调节因子，在 UUO、5/6 肾切除肾病、糖尿病肾病（DN）等动物模型中均高表达；

Smad4 是辅助型 Smad 蛋白，通过结合磷酸化的 Smad2/Smad3 调节下游靶基因，可通过 Smad7 调节ⅠκBα表达抑制 NF-κB 活化，抑制肾脏慢性炎症；Smad7 为抑制型 Smad 蛋白，可抑制 CTGF 的表达，可作为内源性 TGF–β 拮抗剂，抑制 TGF–β/Smad 信号通路。

CTGF 的有丝分裂原活性，能刺激成纤维细胞的活化和增殖，并诱导成纤维细胞和肾小管上皮细胞向肌成纤维细胞转化，是近年备受关注致纤维化因子。病理情况下，CTGF 在成纤维细胞内过度表达，与肾纤维化的发生密切相关。Ito 等采用原位检测表明，在无明显间质病变的肾脏疾病中仅有极少量的 CTGF mRNA 表达；而在伴随细胞增生和基质沉积的慢性间质性肾脏疾病，随间质损害程度加重，CTGF mRNA 分子的细胞数量显著增加，并与间质纤维化的程度呈正比。

（3）VEGF

①生理：血管内皮生长因子（VEGF–A 或 VEGF），以前叫 vasculotropin 或血管通透性因子（VPF），属于一个多能细胞因子家族，还包括 VEGF–B、VEGF–C、VEGF–D、VEGF–E 和胎盘生长因子。VEGF–A 的 mRNA 可剪接为 7 种异构体，分别为 VEGF121、VEGF145、VEGF148、VEGF165、VEGF183、VEGF189、VEGF206。VEGF 可以刺激内皮细胞的增殖和分化、增加血管通透性、介导的内皮依赖性血管舒张，并且通过抑制内皮细胞凋亡的维持血管存活。此外，VEGF 诱导纤溶酶原激活物（PA）、纤溶酶原激活物抑制剂 –1（PAI–1）和间质胶原酶，从而调控基质重塑。此外，VEGF 还可以促进单核细胞趋化和黏附分子的表达。VEGF 与其受体（VEGFR）结合后发挥生物学效应。VEGFR 先前被描述为 fms 样酪氨酸激酶（FLT–1）和胎肝激酶 1（Flk–1/KDR），现在称为 VEGFR–1 和 VEGFR–2，是高亲和性跨膜酪氨酸激酶受体。可溶性 VEGFR–1（sVEGFR–1）是 VEGFR–1 的剪接体，通过在循环中结合 VEGF 调节 VEGF 的可用性。Neuropilin–1 和 Neuropilin–2 是 VEGF 的非酪氨酸激酶受体。缺氧是 VEGF 的表达和 / 或产生主要刺激。多种生长因子和细胞因子如表皮生长因子（EGF）、

转化生长因子 β（TGF–β）中、血小板衍生的生长因子（PDGF）、胰岛素样生长因子 I（IGF–I）、血管紧张素 II（Ang II）、白细胞介素 –1（IL–1）和 IL–6 都可能上调 VEGF 表达。

培养的大鼠和人肾小球系膜细胞表达 VEGF121、VEGF165 和 VEGF189 的 mRNA 和 VEGF 蛋白。在啮齿动物和人类的肾脏，VEGF mRNA 蛋白和 / 或主要在肾小球足细胞、远端小管和集合管表达，其次在一些近端肾小管。在正常人肾小球 VEGF 不同亚型的表达是复杂多变的，并存在明显的个体差异。而 VEGF 受体主要表达在入球小血管、肾小球和管周血管内皮细胞。

虽然 VEGF 和 VEGFR 在正常肾脏功能上的作用尚未可知，但由其在肾脏分布的特性，衍生出一些假说。VEGF 在足细胞强表达，而它的结合位点被定位于肾小球内皮细胞。假设肾小球旁分泌机制的存在，那么 VEGF 必须向肾小球滤液的相反方向移动以结合其受体。如此复杂的机制提示，在对 VEGF 释放产生的正确感知并做出反应的过程中，足细胞的定位显得尤为重要的。VEGF 可能参与了在肾小球毛细血管内皮细胞窗孔的形成和功能维持。尽管普遍认为，毛细血管的窗孔并不是最终的滤过屏障，但是如果 VEGF 具有促血管通透性的作用，可以推测 VEGF 具有调节肾小球通透性的作用。最近的体外证据表明，VEGF 可以作为自分泌因子以维持人足细胞钙稳态和细胞存活。与 VEGF 系统在成人肾脏的高表达相反的是，其表达的增强或抑制对正常成年动物似乎不产生明显影响。体外实验显示，离体灌注的大鼠肾脏给予 VEGF 可增加其肾血流量，但不影响肾小球滤过率或选择渗透性；相同的，在体内对大鼠肾动脉局部灌注 VEGF 也不影响蛋白排泄率。另一方面，对 VEGF 的拮抗对肾小球滤过率或肾小球体积均没有影响。给正常大鼠注射 VEGF165 拮抗剂，对肾脏和肾小球形态没有影响，对蛋白尿、肾小球细胞增殖和内皮细胞窗孔的数量均无影响。与之相反，足细胞特异性的 VEGF 纯合缺失的小鼠出现围产期致死，主要原因是肾小球内皮窗孔的缺失和滤过屏障的形成失败；杂合缺失导致在 2½ 周龄出现蛋白尿和内皮增生；过表达 VEGF165 则导致塌陷性肾小球病。

②病理：在对 1 型和 2 型糖尿病的患者和实验动物的研究中，发现 VEGF 及其受体的上调，抑制 VEGF 可改善糖尿病诱导功能和结构改变，提示 VEGF 在糖尿病肾病的病理学中可能扮演了有害因素。VEGF 在代偿性的肾小球和肾小管肥大和增殖中是必不可少的，不仅如此，VEGF 的缺失也会导致残余肾的肾小球硬化进展和小管间质纤维化。尚无明确的证据证实 VEGF 在微小病变或膜性肾小球肾炎中的作用。VEGF 可能是增殖性肾小球肾炎恢复的重要介质。血栓性微血管病和环孢菌素肾病的肾小球和肾小管间质修复也可能与 VEGF 有关。总之，肾小球和小管内皮细胞的增殖是依赖 VEGF 的。

膜性肾病（MN）：由 MN 患者分离培养的淋巴细胞上清液中没有检测到 VPF 的存在。在大鼠被动型 Heymann 肾炎中 VEGF165 拮抗剂治疗 7 天无效。与正常人相比，MN 患者的尿 VEGF 排泄率降低，但与血浆 VEGF、肾功能和蛋白尿没有相关性。然而，对一些患者 1 年的随访发现，蛋白尿与尿 VEGF 成负相关。MN 的 VEGF 排泄降低可能提示足细胞损伤，而增加则与足细胞功能的部分恢复有关。一项对 10 例出现显著的肾小球硬化的 MN 患者的研究显示，VEGF 的 mRNA 表达与正常的肾脏无差异，并且和蛋白尿的程度也没有相关性。另一项研究对比了特发性 MN 和 IV 型狼疮性肾炎患者的肾脏 VEGF 蛋白及 mRNA 的表达，结果显示两者之间没有差异。另有研究显示，VEGF mRNA 和蛋白表达与残余肾小球显著相关，在肾小球硬化区域 VEGF 的表达则明显减少或缺失。还有研究表明，MN 患者的肾小管上皮细胞 VEGF 的表达降低。VEGF -460C/T 多态性的 C 等位基因与终末期肾衰竭有关。

一系列的研究并未发现 VEGF 变化的普遍模式。MN 患者的肾活检 VEGF 表达差异可能与肾小球硬化的程度有关，如足细胞损失引起的 VEGF 损失。因此，目前尚不清楚 VEGF 在 MN 的病理生理作用。

5. 基质金属蛋白酶（Matrix metalloproteinases，MMP）

（1）生理　由于肾脏纤维化是 CKD 常见的最终结果，最初认为基质金属蛋白酶可通过对抗细胞外基质积聚起到全球保护作用。随着新的MMP底物清单日益扩大，MMP的作用并不限于分解基质。最近的研究提出了肾脏纤维化似乎通过一系列作用实现，包括炎症、成纤维细胞/成肌纤维细胞的活化、基质沉积和纤维化。可以确信基质金属蛋白酶参与了此病理过程的各个阶段以及细胞凋亡和血管生成。

（2）病理

①炎症：基质金属蛋白酶在炎症细胞募集和趋化中起关键性作用，从而调节炎症反应。ICAM-1，一种促进白细胞回到组织中的细胞表面分子，被MMP-13和MMP-14裂解清楚提示了其抗炎作用。与此一致的是，通过转基因过度表达TIMP-1会增加近端小管上皮细胞ICAM-1的表达。MMP-9通过产生胶原蛋白片段，趋化和刺激白细胞来释放更多的MMP-9，以发挥其自蔓延的炎性作用。此外，MMP-9能介导树突状细胞（DC）的迁移能力，并且也结合到细胞表面的共刺激分子。MMP-14似乎同样有DC迁移的刺激作用。MMP-7分解蛋白多糖及其附属的中性粒细胞趋化因子，通过产生级联的趋化反应加重炎症。此外，MMP-7可以通过促进巨噬细胞释放 TNF-α 以促进炎症反应。MMP也可裂解 E-钙黏蛋白，调节包含 E-钙黏蛋白受体 CD103（$\alpha E\beta 7$-整联蛋白）的DC迁移。

趋化后，MMP还能调节炎症细胞的功能。明胶酶抑制剂可抑制体外和体内实验性肺疾病淋巴细胞的增殖。MMP-8和MMP-9促进嗜中性粒细胞存活。虽然未经证实，但是已有研究提出MMPs可以通过分裂基底膜发挥暴露免疫反应抗原决定簇的作用，从而致使免疫复合物沉积。而炎症细胞因子也可调节产生MMP。

②上皮间质转分化：上皮间质转分化（EMT）是上皮细胞转化为成纤维细胞或肌纤维母细胞的表型。虽然EMT在肾纤维化中的作用存在争议，但是显然，在实验条件下MMPs是其调节的一部分。MMP-2定位于所谓的EMT区域，并且，当加入到上皮细胞的培养液中，MMP-2

足以诱导表达 α－平滑肌肌动蛋白（α–SMA），一种肌成纤维细胞标记物。此外，小鼠 MMP–2 在近端肾小管上皮细胞的过度表达诱导 EMT，特征性表现为基底膜破坏，导致在慢性肾损伤的同时发生肾小管萎缩。MMP–3 诱导肺上皮细胞的 EMT，促进体内纤维化。MMP–9 可介导 EMT 并增加肾脏上皮细胞的迁移能力。MMP–3 和 MMP–9 通过活化 β－连环蛋白导致上皮细胞标记物 E– 钙黏蛋白的裂解，进一步诱导肾小管细胞 EMT121。与这些结果一致，MMP–9 敲除小鼠通过检测 α–SMA 发现 EMT 下调以及缓解梗阻引起的纤维化。

③细胞增殖和凋亡：一个对 MMPs 有趣的发现是其参与细胞增殖和细胞凋亡。MMPs 主要通过间接机制调节细胞增殖。例如，MMP–9 可分解膜结合型前体蛋白，并释放随后结合 EGF 受体的 EGF 样配体。类似地，MMPs 可螯合 TIMP–1，这可抑制 TIMP–1– 介导的成纤维细胞增殖。

通常抑制 MMP 能阻碍抗 Thy1。肾炎的系膜细胞周期和凋亡，而 TIMP–1 同样减少应激条件下肾小球系膜细胞的凋亡。MMP–7 可以通过裂解和产生活性可溶性 Fas 配体导致细胞凋亡。另一方面，MMP–9 通过释放可溶性干细胞因子（SCF）即 c–kit 酪氨酸激酶受体配体以保护急性肾损伤细胞发生凋亡。

MMPs 还可通过不同于细胞外逃离的特殊机制调节细胞凋亡。MMP–8 敲除小鼠通过下调半胱氨酸蛋白酶减少中性粒细胞的凋亡。有趣的是，MMP–3 实际上可进入哺乳动物细胞的细胞核并刺激细胞凋亡，并且这种效应依赖于其保留的催化活性。同样，MMP–1 可定位于线粒体和各种类型细胞的细胞核中，并且通过小干扰 RNA（siRNA）敲除 MMP–1 使细胞易于凋亡。但是仍需要进一步研究以确定这些机制是否影响肾脏疾病的发展。

④ECM 积聚：肾小球系膜细胞活化被认为可促进肾小球硬化的发展，这与 MMP–2 在肾纤维化时上调相关。当培养的肾小球系膜细胞暴露于 ECM 成分包括胶原蛋白 1，玻连蛋白和纤连蛋白暴露时 MMP–2

的产物增加。MMP-2 高表达的培养肾小球系膜细胞具有更强的增殖能力，易迁移，并产生更多的 α-SMA 和胶原蛋白。因此，出人意料的是，MMP-2 可促进肾细胞 ECM 生成和积聚。MMP-2 通过直接还是间接机制来发挥如促进纤维化细胞因子释放的作用，仍有待确定。

⑤ ECM 的降解：CKD 患者 ECM 的过度积累很可能涉及 MMPs/TIMPs 的水平异常。TIMP-1 在有胶原沉积的老化肾脏中表达下调。纤维化时 TIMP-1 则过度表达，可促进独立于抑制 MMP 的成纤维细胞的增殖作用。TIMP-1 的缺失并不能阻止纤维化，可能是由于其他蛋白酶抑制剂的代偿性上调。

而 MMPs 降解 ECM 蛋白是有益的，因为它减少了基质积累，ECM 成分降解产物具有一定的生物活性。在这个方面，最近的研究表明，仅当肾小管细胞培养于基底膜时 MMP-9 能诱导体外 EMT 的发生，这表明 MMP-9 水解基底膜的产物有助于促进 EMT。因此本质上，增加 MMPs 催化 ECM 的降解，不会减少 CKD 的肾纤维化。

基底膜主要由 Ⅳ 型胶原和层粘连蛋白组成，MMPs 如 MMP-2，MMP-7 和 MMP-9 降解可能不利于保护肾实质的完整性，从而促进 CKD 进展。已有研究表明，尽管 tPA 可活化肾成纤维细胞的有丝分裂原（成肌纤维细胞），并促进其存活，其诱导 MMP-9，而 MMP-9 反过来又会损伤肾小管基底膜，可能在肾纤维化中发挥关键作用。综上所述，CKD 中 ECM 降解 MMPs 的作用非常复杂，而且对病情进展是否有利取决于 MMP 底物的特异性、疾病类型以及疾病所处阶段。

⑥血管重塑：MMPs 在调节内皮细胞和血管壁硬度/弹性，进而影响血管的生理和病理中发挥重要作用。众所周知，MMPs 产生的胶原蛋白水解产物，如血管内皮抑制素，是调节内皮细胞生物学和血管生成的关键介质。血管抑素，由 MMP 介导的胶原蛋白降解产生，具有抗血管生成的作用并且在缺血性损伤时表达增加，与急性肾衰竭后肾髓质肾小管周围毛细血管密度的降低一致。这种现象可在缺血再灌注损伤后伴随的持续性缺氧，最多存在 5 周。这些肾血管的变化可能预示着肾脏预后

不良以及之后对损害的易感性。

最近的研究证实，急性缺血性损伤后血管周为 MMP-2 和 MMP-9 表达增加，MMP-9 敲除小鼠能够减少缺血后微血管的损伤，这与保存了 VEGF 水平相关。抑制 MMPs 使血管通透性降低。全身效应也同样存在，如 CKD 和透析患者肾外动脉有较高的 MMP-2 和 MMP-9 表达，这与动脉钙化和弹性丧失有关。MMP 抑制剂能够改善血管舒张功能。

6. 应激活化蛋白激酶通路

（1）生理　应激活化蛋白激酶（SAPK）是一组属于丝裂原活化蛋白激酶（MAPK）家族的丝氨酸 / 苏氨酸激酶。c-Jun 氨基末端激酶（JNK）和 p38 MAPK 是两种主要的 SAPK，它们通过调节转录因子功能介导各种应力的细胞应答，从而在改变基因转录模式中起着关键作用。它们的直接致病机制是磷酸化转录因子，间接致病机制是 MAPK 活化的蛋白激酶（MAPKAPK）。通过激活 p38 和 JNK 通路可以诱导各种不同的生物功能，包括分化、增殖、炎症、凋亡以及纤维化。

（2）病理

①人类肾脏疾病中的应激活化蛋白激酶（SAPK）：人体肾活检标本免疫染色发现非增生及增生性肾小球肾炎，肾小球和肾小管的 P-P38$^+$ 细胞数量明显增加，以及增生性肾小球肾炎间质 P-P38$^+$ 细胞的显著增加。肾脏固有细胞（足细胞、内皮细胞和肾小管上皮细胞）、浸润的巨噬细胞和中性粒细胞，以及 α 平滑肌肌动蛋白阳性（α-SMA$^+$）的肌纤维母细胞均存在活化的 p38。P-P38$^+$ 的肾小球细胞数量与节段性增生和坏死性病变、新月体形成和巨噬细胞聚集相关。同时，间质 p38 的活化与间质炎症程度相关。在人类和实验性糖尿病肾病中 p38 激活显著增加，P-P38$^+$ 小管间质细胞的数量则反映了肾小管间质病变的严重程度。这些研究表明，活化的 p38 是人类肾脏疾病的重要致病因素。

JNK 信号的激活已在肾脏疾病中被研究。通过免疫染色磷酸化 c-Jun，一个 JNK 信号标记物，确定了在各种肾小球肾炎、高血压和糖尿病肾病的多种肾脏疾病中 JNK 活化均显著增加。在许多肾小球和肾小管细胞中 p–c–Jun 均显著表达。事实上，p–c–Jun⁺ 肾小球细胞数量与肾小球硬化的程度相关，而肾小管间质表达 p–c–Jun 与间质纤维化和肾功能障碍相关。

②实验性肾脏疾病模型中的应激活化蛋白激酶：对 p38 和 JNK 信号在各种动物模型肾脏疾病中的作用，通过使用小分子的激酶抑制剂进行研究 p38 和 JNK 在肾固有细胞以及炎症细胞中均可被激活。因此，在大多数情况下，仍然难以确定哪个细胞类型是这些激酶抑制剂药物发挥作用的主要靶点。

③肾小球疾病中的 p38 MAPK：抗肾小球基底膜（GBM）肾炎是一种进展性的炎症性疾病，其中巨噬细胞诱导了肾脏损伤。抗肾小球基底膜肾炎模型大鼠表现出肾小球 p38 随着肾小管间质 p38 上调而显著增加，其在浸润的巨噬细胞、中性粒细胞、肾小球内皮细胞、足细胞、肾小管上皮细胞以及肌成纤维细胞中均能被轻易发现。几个独立的研究使用不同的激酶抑制剂阻断 p38 α / β 信号成功地抑制了这个模型的尿蛋白排泄及组织学损伤。阻断 p38 的具体作用包括抑制内皮细胞 P 选择表达导致中性粒细胞浸润减少，以及抑制单核细胞趋化蛋白 -1（MCP-1）的上调，这与抑制肾巨噬细胞浸润和肾小球损伤相关。

在 MRL–Fas lpr 小鼠，一种狼疮性肾炎模型中，p38 抑制剂 FR167653 的治疗抑制了肾脏病理的进展，延长了生存期。这些保护作用都与抑制巨噬细胞和 T 细胞浸润、MCP–1 和 TNF–α 的表达和减少肾小球 IgG 沉积相关。

阻断 p38 信号还可直接防止足细胞损伤和相关的尿蛋白排泄。与人体研究的结果一致，嘌呤霉素（PAN）肾病和阿霉素肾病模型中足细胞 p38 的激活发生在蛋白尿之前。在两种模型中使用 p38 抑制剂预处理均可防止足细胞损伤，抑制蛋白尿的产生，因此学者们认为 p38 信号参与了足细胞损伤从而导致蛋白尿。这一假设获得了许多研究的支持，体内和体外白蛋白超负荷通过转化生长因子 –β（TGF–β1）/p38 途径诱导足细胞损伤和蛋白尿产生，在培养足细胞中，PAN 诱导的肌动蛋白重组需要 p38 信号的参与。此外，对 TGF-β1 和血管紧张素 Ⅱ 介导的足细胞凋亡也需要 p38 信号的参与。但是，在补体依赖的足细胞损伤的被动性海曼肾炎大鼠模型中发现一个完全不同的结果。阻断 p38 信号导致足细胞损伤和蛋白尿产生，而抗体和补体介导的足细胞的损伤也被证明有赖于 p38 的活化。过表达 TGF-β1 活化激酶 1（TAK1）持续活化的突变体能诱导 p38 活化增加，进一步抑制抗体和补体介导的足细胞损伤。

在 5/6 肾切除大鼠中 p38 的阻断被认为是不利的，因为 p38 抑制剂的应用加剧肾脏疾病。疾病的这种恶化归因于细胞外信号调节激酶（ERK）信号传导的上调。

④肾小球疾病中的 JNK：大鼠抗 GBM 肾炎中 JNK 活性亦增加，对 p-JNK 和 p-c-Jun 的免疫染色显示在肾小球巨噬细胞、足细胞、肾小管上皮细胞和 α-SMA$^+$ 肌成纤维细胞 JNK 的活化均增加。在此模型中，JNK 对巨噬细胞介导肾脏损伤中的作用通过使用定向转染的方法进行研究。在去白细胞大鼠转为抗 GBM 血清后，给予巨噬细胞 JNK 抑制剂刺激不能阻断巨噬细胞进入肾小球，但明显减少蛋白尿排泄、系膜细胞增生的作用，提示巨噬细胞的应答被修饰了。事实上，阻断 JNK 显著减弱了培养巨噬细胞的 TNF-α 应答。

在随后的研究中，口服高选择性 JNK 抑制剂（CC-401）应用于大鼠抗 GBM 肾炎标准模型中。CC-401 治疗能有效抑制 JNK 活性，而无须抑制 p38 和 ERK 活性。尽管肾小球巨噬细胞浸润明显，但是阻断 JNK 减少了蛋白尿并减轻肾小球和肾小管间质病变的严重程度。分析结果表明，阻断 JNK 能抑制巨噬细胞活化标记物（iNOS 和 TNF-α）的表达，而 T 细胞和体液免疫应答未改变，从而得出结论：阻断 JNK 的效果是抑制了巨噬细胞的亲炎症性反应。最近的一项研究支持了这些发现，在这项研究中，WKY 大鼠抗肾小球基底膜病的遗传易感性归因于 Jun D 的上调，从而增加了 AP-1 活性和巨噬细胞促炎表型的表达。

在非免疫性肾小球模型 JNK 的活性研究中。单一大剂量注射 PAN

诱导了与大量蛋白尿相关的足细胞损伤和凋亡。这种疾病模型中第4天蛋白尿开始明显，此时肾小球足细胞上JNK信号显著增强，这表明激活JNK信号通路对足细胞损伤具有潜在作用。在这种疾病模型中，JNK信号是否直接促进足细胞损伤需要功能性的研究来确定。

⑤肾间质纤维化中的应激活化蛋白激酶SAPK：肾脏疾病的所有进展形式涉及一种病理过程，其中细胞外基质的累积破坏了细胞结构致使进行性纤维化，最终导致终末期肾衰竭。生长因子，如TGF-β1和血管紧张素Ⅱ是公认的致肾纤维化因子。然而应激活化蛋白激酶信号传导通路通过刺激成纤维细胞增生，使其转变成α-SMA$^+$肌成纤维细胞、生成过多的TGF-β1、TGF-β1进一步诱导胶原蛋白和纤连蛋白产生，以及促进TGF-β1诱导的肾小管上皮细胞纤连蛋白转变成肌成纤维细胞，在促进纤维化中起重要作用。

单侧输尿管梗阻模型广泛用于研究肾脏纤维化。这种独立于免疫反应的模型因小管机械性梗阻导致纤维化发生迅速。梗阻后肾小管上皮细胞和间质α-SMA$^+$成纤维细胞的p38活性显著增加。应用p38α抑制剂能有效地减少梗阻肾的肾脏肌纤维母细胞积聚和胶原蛋白沉积。有趣的是，阻断p38并没有阻止TGF-β1mRNA或蛋白的上调，这表明p38信号传导作用于TGF-β1的下游。在梗阻侧肾脏，进一步研究了上游激酶MKK3对p38活化和肾间质纤维化的作用。尽管与野生小鼠相比其正常侧和梗阻侧肾脏p38的活性均受到抑制，但是在MKK3$^{-/-}$小鼠中发现有肾脏MKK6的代偿性上调。MKK3$^{-/-}$小鼠不能阻止其肾脏纤维化，显示在此反应中MKK3和MKK6的表达过剩。然而，MKK3$^{-/-}$小鼠没有发生肾小管细胞凋亡，证实了MKK3-p38信号在这个应答中的特定作用。

JNK信号传导途径在梗阻肾脏的肾小管上皮细胞和成肌纤维细胞中亦显著活化。应用JNK抑制剂能有效预防c-Jun的磷酸化，并显著减少间质成纤维细胞的积累以及胶原蛋白的合成和沉积。相比阻断p38，在梗阻性肾脏中抑制JNK信号传导可引起TGF-β1 mRNA显著减少，表明 TGF-β1 的表达上调需要 JNK 而非 p38 信号传导通路。由于 JNK1 和 JNK2 亚型均表达于肾脏，在梗阻性肾脏中分别研究了 JNK1$^{-/-}$ 和 JNK2$^{-/-}$ 小鼠的肾间质纤维化。在梗阻性肾脏观察到 JNK1 或 JNK2 基因的缺失不能明显阻止 JNK 信号传导的激活，或影响肾纤维化的发展，表明这两个激酶亚型存在过剩。然而，Jnk1$^{-/-}$ 小鼠肾小管上皮细胞的凋亡显著减少，确定了在肾损伤方面该亚型的特定作用。梗阻诱导的肾小管上皮细胞凋亡依赖 p38 和 JNK 信号传导的研究结果，证实了阻塞肾脏的肾小管细胞凋亡需要 MKK3 和 JNK1 的参与。

⑥肾小管损伤中的应激活化蛋白激酶 SAPK：缺血/再灌注损伤或顺铂给药诱导的急性肾衰竭模型中 p38 和 JNK 通路显著激活。这主要发生在肾小管上皮细胞的快速应答。应用 p38 或 JNK 抑制剂已被证实可以减轻缺血/再灌注肾脏模型急性肾衰竭的肾小管细胞凋亡和组织学损伤。同样，阻断 p38 和 JNK 可预防急性肾衰竭，肾小管细胞凋亡和病理损害及顺铂引起的急性肾衰竭。这些发现由体外研究支持，在这些研究中阻断 p38 或 JNK 信号传导可以抑制缺氧或 H_2O_2 诱导的肾小管上皮细胞凋亡。此外，通过反义寡核苷酸方法已证实缺氧诱导的人肾脏细胞凋亡需要 JNK1 的参与，其与 Jnk1$^{-/-}$ 对小鼠梗阻肾的肾小管细胞凋亡的保护机制抑制有关。

在具有同形式的肾小管损伤的常染色体显性多囊肾病（PKD）中，免疫组织化学染色发现人类和小鼠多囊肾管囊肿中磷酸化 c-Jun 和激活的转录因子 2（ATF2）表达增加，表明 JNK/p38 MAPK 信号通路可能参与形成囊肿。此外，PKD1 和 PKD2 蛋白均能通过 JNK 激活 AP-1。然而，这是否与 PKD（其中 PKD1 及/或 PKD2 突变）中 JNK 信号通路的激活相关尚不清楚。

第二节　与肾相关疾病的临床及基础研究

一、"肾主生殖"与生殖系统疾病

"肾主生殖"对男女双方的生育具有重要的意义，其中"肾生殖系统"的男科常见疾病为男性不育症、阳痿及不射精症等；常见女科疾病为不孕症、性欲低下、多囊卵巢综合征等疾病。而这些疾病受"肾生殖系统"的主宰和影响。

（一）生殖系统疾病的中医基础理论研究

1. 男科疾病

（1）男性不育症　男性不育是指夫妇婚后同居 1 年以上，未采取任何避孕措施，由男方原因造成女方不孕者称为男性不育症。这是困扰男女双方的全球性问题，尤其在中国传统观念的影响下，不育对一个家庭的打击可以说是毁灭性的。据相关统计，我国男性不育症的发病率在 10% 左右，并有增加的趋势，而男性生育能力缺陷所致不育占不育夫妇的 50%，并且有相当数量的男性不育的病因不明。

《黄帝内经》认为肾藏精，主生殖，肾精衰少、肾气不足可导致不育，即如《素问·上古天真论》云："丈夫八岁，肾气实，发长齿更；二八，肾气盛，天癸至，精气溢泻，阴阳和，故能有子……七八，肝气衰，筋不能动，天癸绝，精少；八八，则齿发去，天癸尽矣，故发鬓白，身体重，行步不正，而无子耳。"《诸病源候论·虚劳精少候》指出"肾主骨髓而藏于精，虚劳肾气虚弱，故清液少也"。唐代《备急千金要方·求子论》中进一步指出"五劳七伤，虚羸百病"则不能有子。元代朱丹溪则更认识到不育"更当查男子之形气虚实任何，有肾虚精弱不能融育成胎者，有禀赋原弱气血虚损者，有嗜欲无度阴精衰惫者，各当求期原而治之"。张景岳依据命门学说指出本病的病机为"阳不足""精不足"，使命门学说与生殖系统紧密相关。肾藏精，主生殖，《素问·上古天真论》所说："肾气盛，天癸至，精气溢泻，阴阳和，故能有子。"故不育的病位在肾，病机是肾虚，以补肾生精入手治疗男性不育症而成为共识，但中医学认为脏腑是统一的整体，相互影响和制约，任何一脏出现异常都会影响其他脏腑的功能，尤其"肾者主水，受五脏六腑之精而藏之，故五脏盛，乃能泻"。因此，补肾生精当与调节其他脏腑的功能结合，统筹兼顾，才能种子毓麟。现代医学发现，导致男性不育症的众多因素之一就是精液黏稠、不液化，抑或精子活力差等，《黄帝内经》曰："年过四十，阴气自半。"随着年纪长大，或热病之后，或房事不节等，均易耗损真阴，引起不育。阴分的主要功能，除了滋养、濡养各脏腑组织外，还负责制约阳气，以免阳气外露。阳气是以热、动、升为特点，阴分则以寒、静、降相对应。若阴分亏虚，无力制约阳气，人体会出现阳气偏盛的虚热状态，所谓"阴虚则生内热"。随着科技的迅速发展，当代人都过着一种快节奏的生活，加班、熬夜等生活方式容易造成虚火内生，影响津液的运行；或放浪形骸，施精过度，不知保全，肾阴亏损于下，虚火泛炎于上，炼精（津）为痰，导致精稠不化，死精子过多，活动力低下，进而影响生育。

（2）阳痿　又称性功能勃起障碍（erectile dysfunction，ED），是指阴茎不能达到和（或）维持足够的勃起，以完成满意的性交。且ED 的发病率随年龄增长而升高，55 岁以下为 7%，60 岁以上为18.6%～75%。中医学称阳痿为"筋痿""阴器不用""不起""阳不举"等，并按照阴阳平衡失调，把其分为阴茎不能勃起、勃而无力、勃而不坚、进入阴道内立即疲软等状态。

巢元方在其《诸病源候论·虚劳阴痿候》中记载："肾开窍于阴，若劳伤于肾，肾虚不能荣于阴器，故痿弱也。"这也符合历代医家对阳痿病因病机的看法。在现代社会，已不是古代日出而作，日落而息的生活方式，人们现在处于一种紧张的生活、工作状态，经常熬夜加班、喜食辛辣、久坐，这些不良习惯都会使患者伤津耗气，而肾为气之根，耗气过多、过长，必将导致肾气不足。在正常状态下，肾气充足则可使气血灌注于阴茎的血脉之中，使之勃大且坚。若肾气不足，不能鼓动气血的流注，容易使气血发生瘀滞，影响阴茎的正常勃起，发为阳痿，所以李海松教授认为肾虚血瘀为阳痿的主要病机之一。《证治概要》曰："阴茎以筋为体，宗筋亦赖气煦血濡，而后自强劲有力。"宗筋的振奋，是以血液充实为基础，气血畅通，阴阳调和，宗筋经络得以充盛，阳事易兴；若诸多病因致气血运行瘀阻，甚或瘀滞精窍，经脉不畅，阳气难以达于阴茎，势遂不举。李海松教授认为阳痿的病因病机突破了以虚为重点，进而转变为实多虚少的病机特点，总结为肝郁是主要特点，肾虚是主要趋势，血瘀为终极病机。肾气为五脏六腑气之根本，也说明肾气对男性勃起的重要性，所以只有肾气充足，才能推动全身气血运行、渗注，才能维持身体的各项功能。临床表现主要为：阳痿时轻时重，重时痿软不举，轻时举而不坚，性欲下降，精神疲惫、易疲劳，头晕耳鸣，腰膝酸软，舌淡胖，苔白，脉沉细无力。

（3）不射精症　指男子阴茎在性交中能维持坚硬勃起，并可做正常的抽送动作，但是无法达到性高潮，也不能在阴道内射出精液，性交后尿液检查无精子及果糖，而有时有遗精现象或手淫时能射精的一种性功能障碍，是导致男性不育的原因之一。属于中医学"精不泄""精闭""精瘀"的范畴。

①肾虚为本：中医学认为，肾藏精，主蛰，主生殖，为封藏之本，兼施射精。中医学认为肾为先天之本，贯穿于人的生、长、壮、老、已全部过程，在调节人体相关神经、内分泌、免疫等系统方面发挥着巨大作用。《黄帝内经》有云："二八肾气盛，天癸至，精气溢泻，阴阳和，故能有子。"可见天癸是在肾精充盈到一定程度上产生的，是射精的主要动力之一。徐福松教授认为不射精的主要病机在于肾亏、精关开阖失度；同时胡德宝也认为不射精的病机在肾虚。肾虚可分为肾阳虚、肾阴虚、肾气虚及肾精亏虚，该病主要在肾气虚及肾精亏虚上：一个体现在

射精的动力上，一个体现在生成精液的量上。何梦瑶在《医碥》中认为："气根于肾，亦归于肾，故曰纳气，其息深深。"肾有"职司开阖"的作用，肾精亏损，一方面致无精可射或是精液量少而不足以射，发为不射精症；另一方面精关开阖失司，肾阳不足，精关开启无力，无法将精液射出去，最后发为本病。另外，不射精症患者多有频繁的手淫史，房事不节，损伤肾气，精源化生不足，而致射精不能。不射精症的病机为肾虚为本，血瘀为标。在临床中不射精症的病因病机单因素的较少，常常兼夹他症，而且虚实夹杂，或虚中夹实，或实中带虚，并且相互影响，相互转化。

②血瘀为标：患者多发于性知识缺乏的年轻人，在性爱过程中忍精不射，导致瘀阻窍道，最后射精不能。而正常的血液运行有赖于气的推动及脉道的通利，《血证论·阴阳水火气血论》说："运血者，即是气。"因此，只有气足够充盛，气机调畅，则气能行血，血液的正常运行才得以保证。反之，气的亏少则无力推动血行，发生血瘀的病变。肾气为各脏腑气之根，只有肾气充盛，血行才能正常。《血证论·吐血》说："血为气之守。"血又能载气，血虚可致气道不畅而气滞，所以肾气和血运正常是相互作用的，共同维持着精液的正常分泌、排泄。随着现代社会节奏越来越快，尤其是办公电子化，很多上班族久坐、加班熬夜，缺乏相应的体育锻炼，造成气血运行障碍，易为血瘀。故血瘀在当今社会是导致不射精症的常见病因之一。

（4）慢性前列腺炎症

①肝肾亏虚，肾虚肝郁：慢性前列腺炎之本虚主要表现为肾阴不足，水不涵木，肝气郁结，虚火内灼，除慢性前列腺炎的一般临床表现外，兼见腰膝酸软，五心烦热，潮热盗汗，耳鸣，失眠多梦，早泄（亦有阳痿），性欲亢进（亦有性欲减退），不育，小便短赤，舌红少苔，脉细数。慢性前列腺炎多发于青壮年。因性欲旺盛、过度手淫、经常性交中断、过多性欲思虑、紧张和焦虑、嗜烟酒辛辣或禀质阴虚等导致前列

腺充血，不易消退，并日久致瘀。青壮年相火妄动无制，肾阴易耗，肾阴不足则相火妄动，从而加重前列腺充血，瘀血难化。《格致余论·房中补益论》曰："盖相火藏于肝肾阴分，君火不妄动，相火惟有禀命守位而已，焉有燔灼之虐焰，飞走之狂势也哉。"《医宗必读》曰："心动于欲，肾伤于色，败精流溢，乃为白浊。"火性动易而静难，善养者，修心淡定，则君火静而相火内守，阴虚火旺亦是湿热成因之一。《宣明论方·水湿总论》曰："夫诸湿者，湿为土气，火热能生土湿也，故夏热则万物湿润，秋凉则湿物燥干也。湿病本不自生，因于大热怫郁，水液不能宣通，即停滞而生水湿也。"肾主水，具蒸腾气化和泌别清浊之功。少数患者阴损及阳或禀质阳虚，则湿邪易于羁留下焦，盘踞不散，复因肾阳不足，性功能减退，残精败浊易于潴留，并与浊邪相搏，阻遏气机，脉道不利，血络瘀阻，日久不愈，痰积渐生。《灵枢·百病始生》曰："湿气不行，凝血蕴里而不散，津液涩渗，着而不去，而积皆成矣。"

②中气不足：《灵枢·口问》曰："中气不足，溲便为之变。"《灵枢·本神》曰："脾气虚则四肢不用，五脏不安，实则腹胀，经溲不利。"脾胃亏虚是慢性前列腺炎的重要病因病机之一，临床表现为面色萎黄或淡白无华，气短懒言，怠惰嗜卧，食欲减退，大便溏泄，尿末滴白，尿急不尽，尿后余沥，劳后尤重，少腹坠胀，舌淡苔白，脉缓弱，部分患者常兼有肾阴不足的病证特点。脾胃气虚，湿自内生，下留于肾。肾阴不足，相火亢盛，上汲脾土之湿以为自救，湿邪留注下焦，郁而蕴热，遂成阴虚合并脾虚湿热之棘手难治之势。《脾胃论·饮食劳倦所伤始为热中论》曰："脾胃气虚，则下流于肾……脾胃之气下流，使谷气不得升浮，是春生之令不行，则无阳以护其荣卫，则不任风寒，乃生寒热，此皆脾胃之气不足所致也。"脾胃一虚，肺气先绝，卫外失司，风寒湿热之邪时常侵袭，内舍肝肾，疏泄与蛰藏均失其能，则精窍不利，小便短赤涩痛。患者得此疾病后，常精神紧张和焦虑，导致肝郁脾

虚和心脾两虚，加重病情。

③湿热下注：前列腺属中医外肾，为肝经所布。肝肾同主下焦，前列腺的生理功能由肝肾共同所主。其一，精血同源，互相滋生，同盛同衰；其二，肝之疏泄与肾之封藏相互协同，共同完成精液的储存与排泄。肝经绕阴器，抵小腹，故湿热循肝经下注，舍于外肾，导致封藏失司，疏泄乖逆，脂液下流，症见尿频、尿痛、尿急，白浊多如脂膏，终末尿浑浊，尿末滴白，大便时尿道滴白，舌红，苔黄，脉滑数。朱丹溪曰："淋病所感不一，或由房劳，阴虚火动也，或由醇酒厚味，酿成湿热也。积热既久，热结下焦，所以淋沥作痛。"他经湿浊或热毒亦可流注下焦。李东垣制通关丸治疗小便淋闭，曰："治不渴而小便闭，热在下焦血分也。"程仲龄制程氏萆薢分清饮治疗下注之白浊，曰："浊之因有二种：一由肾虚败精流注；一由湿热渗入膀胱。"

④瘀血内阻，痰瘀互结：慢性前列腺炎证属血瘀者，其临床表现为小便滴沥涩痛，或见肉眼血精，会阴部刺痛明显，痛引睾丸、阴茎、小腹或腰部，眼眶黧黑，舌色紫黯或有瘀点瘀斑，脉细涩。形成血瘀证的病因病机有以下几点：a.精液的排出（包括前列腺的炎性渗出物）由肝之疏泄所司，肾阴不足，水不涵木，紧张和焦虑等不良情绪使肝经气机郁滞，形成气滞血瘀。b.脾气亏虚，气血不足。气虚血行乏力则血瘀，血虚脉道艰涩而血滞，脾虚生湿，湿气循肝经下注，阻遏经气，则血行不畅。c.肾阴虚则脉道涩滞，肾阳虚则血脉凝泣。d.热与血搏。王清任曰："瘟毒在内烧炼其血，血受烧炼，其血必凝。"血与热结而致瘀，"热附血而愈觉缠绵，血得热而愈形胶固"。瘀由热成，"留瘀化火"，终致瘀热搏结，壅滞下焦。e.久病必及于肾，久病入络，久痛入络。肝肾脉络长期瘀滞，则形成痰积，即现代医学所谓的纤维化或纤维组织增生，而此更进一步导致下焦气血乖戾，形成恶性循环。

2.女科疾病

（1）不孕症　育龄妇女结婚 1 年以上，夫妇同居，配偶生殖功能正常，不避孕而未能受孕者，称为"原发不孕"；曾有孕产史，继又间隔1年以上，不避孕而未能怀孕者，称为"继发不孕"。实践表明，根据中医"肾主生殖"的理论，在辨病和辨证相结合的中西医结合治疗原则指导下，对排卵功能障碍、黄体功能不全、免疫性不孕、习惯性流产、妊高征所致的不孕症，采用以补肾为主的中药人工周期法或者中西药或针药联用法进行治疗，疗效显著高于单纯中药或西药治疗，而且还可有效促使排卵功能恢复。

肾虚证不孕的机理：肾主藏精而为生殖之本。肾精宜封藏，不宜妄泄，妄泄则虚，故其病机以虚为多。①肾精不足：肾所藏之精包括先天之精与后天之精，二者相互依存、相互促进。肾精不足，则精卵生成障碍，生殖之精匮乏，从而导致不育不孕。②肾气亏虚：肾气具有促进天癸充盛的作用，天癸充盛则具备生殖能力。同时，肾气还有职司精关开阖的作用，肾气盛，则精关开阖有时，生殖之精藏泄合宜，从而发挥其对生殖功能的调控作用。肾气亏虚，天癸不充，则生殖之精生成不足，从而导致不孕。肾气亏虚则精关开阖失常，常阖则致经行不利，常开则致崩中漏下，均可导致不孕。③肾阴不足：肾阴具有滋养脏腑、濡润组织、充养精血的作用。精属阴，肾阴不足则肾精亦亏，肾精不足则经血量少，从而导致不孕。阴虚则火旺，虚火内扰，迫血妄行，则可导致经期延长，从而引起不孕。④肾阳虚衰：肾阳具有兴奋性欲、鼓动性器，以维持正常性事功能的作用。肾阳又有真火之称，具有温煦脏腑组织器官，推动脏腑功能活动的作用。肾阳衰惫，不能温暖胞宫，可致胞宫虚寒，从而引起不孕。⑤肾阴阳两虚：肾之阴阳是五脏阴阳的根本。由于阴阳互根的关系，阳虚日久则损阴，阴虚日久则损阳，亦可导致肾之阴阳两虚。阳虚则鼓阳无力，阴虚则肾精亦亏，从而引起阴冷，卵子生成障碍，导致不孕。

肾本虚标实为不孕的病机：主要包括肾虚湿热、肾虚血瘀、肾虚痰阻。①肾虚湿热：胞宫属肾所主，或因过食肥甘厚味，或因外感六淫湿热，致湿热蕴结胞宫，扰动经血，带下量多，黄稠而臭，月经紊乱，时少时多，从而导致不孕。湿热搏结下焦，腐蚀阴器，影响卵巢排卵，导致卵子生成排出障碍，引起不孕。②肾虚血瘀：血液瘀滞肾经，阻塞卵子通道，或湿热蕴结阴器，阻碍精血运行，卵子通行困难，精卵不能适时结合，从而导致不孕；或者瘀血结聚阴器，形成包块，产生疼痛，影响性事，亦可导致不孕。③肾虚痰阻：痰浊结聚阴器，卵子排出受阻，从而导致不孕。

（2）多囊卵巢综合征　多囊卵巢综合征（Polycysticovarysyndrorne，PCOS）是妇科常见的一种以雄性激素过多，长期无排卵且伴有内分泌和代谢紊乱的疾病，临床以月经不调、闭经、不孕等为表现。本病发病机理较为复杂，研究发现其与原发性卵巢、下丘脑功能异常、原发性肾上腺功能异常和高胰岛素血症等有一定关系。基于 PCOS 属生殖内分泌疾病，而中医学认为"肾为先天之本""肾主封藏""肾主生殖"，故有学者提出本病与肾虚有一定的关系。肾为先天之本，所藏之精为生长发育和生殖的动力，而冲为血海，任主胞胎，三者与女子生殖功能密切相关。

①肾气不足：月经来潮及其形成周期节律性者，与肾的关系最为密切。天癸将至，冲任盛与通，对月经的来潮有着极为重要和直接的作用。正如《校注妇人良方》曰："女子二七而天癸至，肾气全盛，冲任流通，经血即盈，应时而下，否则不通也。"若先天肾气不足，或房劳太过，致肾精亏耗、天癸不充、冲任不足，可导致月经稀少或闭经、不孕。宋代《圣济总录》指出："妇人所以无子，由冲任不足，肾气虚寒也。"清代肖赓《女科经纶》说："妇人不孕……有肾虚精弱，不能融育成胎……有嗜欲无度，阴精衰惫。"肾对生殖功能的调节是通过心（脑）-肾-冲任-子宫的环节而进行的，多囊卵巢综合征为内分泌失调性疾病，与中医肾的功能失调导致痰湿作祟有相似之处。

②痰湿：本病多出现肥胖亦和肾虚有关。肾在人体水液代谢过程中

起重要作用。痰湿，一般情况来看，其产生与脾胃有关，所谓"脾为生痰之源"，后天水谷精微不能运化就会产生痰湿，但就妇科月经而论，若肾蒸腾气化失常，水湿停滞体内；另肾阳亏虚，命门火衰，火不暖土，脾气亦虚，水湿停聚，痰阻胞宫，冲任不通，亦可致闭经、不孕。

③肝郁凝痰化火：赵献可在《医贯》中写到"七情内伤而生痰"，可见七情内伤，导致肝郁，肝郁凝痰。因肝有疏泄功能，亦能助脾胃升降运化，特别是脂浊的运化，更有重要意义。《济生方》谓："人生气道贵乎顺，顺则津液流通，绝无痰饮之患。"肝郁气滞，易于凝聚痰湿脂浊，而且肝郁之后，又易化火，故可见食欲亢进、烦躁口渴等现象。

④痰瘀成癥：痰阻胞宫，气机不畅，血脉瘀阻，卵巢呈多囊性增大。《证治准绳·女科》云："妇人癥瘕，并属血病……瘀血停凝，结为痞块。"《妇科经论》云："痞一癥二，曰血曰食，而不及痰饮何也？盖痞气之中，未尝无饮，而……血癥之内，未尝无痰。"因此，当血癥形成之后，或日益加深，闭经日趋顽固，而气滞血瘀也日益加深，痰湿脂浊的表现也日益明显，治疗当以补肾化痰，佐以活血。

（3）习惯性流产　早在《金匮要略》中就有记载，如"妇人有漏下者……假令妊娠腹中痛，为胞阻"，《诸病源候论》亦有"妊娠腹痛候""妊娠漏胎候""妊娠胎动不安候"的论述。其病因多端，但与肾气不足关系密切，肾为先天之本，主藏精，司冲任，冲为血海，任主胞宫，肾气亏虚，冲任失固，胎元不实，胎失所系，而为胎漏、胎动不安。《医宗金鉴·妇科心法要诀》云："孕妇气血充足，形体壮实，则胎气安固。若冲任二经虚损，则胎不成实，或因房劳伤肾，则胎气不固，易至不安。"《景岳全书·安胎总论》云："盖胎气不安，必有所因，或虚或实，或寒或热，皆能为胎气之病，去其所病，便是安胎之法。"胎元不固多因母体先天禀赋不足、孕产频多、房劳不节致肾气不足、胎失所系，补肾为安胎的重要治法。罗元恺教授在寿胎丸基础上创制了滋肾育胎丸（吉林参、党参、白术、菟丝子、桑寄生、续断、阿胶等），治疗先兆流产、习惯性流产 133 例，有效率为 94.35％。此方中吉林参、党参补肾益脾，菟丝子补肾益精，桑寄生补肝肾养血安胎，续断既补肝肾又可固冲止血安胎，阿胶养血安胎，白术健脾以资气血生化之源，全方紧紧围绕肾脾亏虚这一核心病机，补肾健脾，滋养气血，使气旺则胎得以系，血旺则胎得以养。

（4）子宫发育异常 子宫发育异常较为少见，包括子宫未发育或发育不良、始基子宫、幼稚子宫、一侧单角子宫与发育不良的残角子宫、双侧发育正常完全分离的双子宫、两角分离的双角子宫与纵隔未被吸收或吸收不良的纵隔子宫。中医学认为子宫发育异常，主要与先天的肾气天癸有关。由于先天肾气欠盛，天癸欠充，则子宫失于滋养和温煦，以致子宫发育异常。肾主系胞宫，得于先天肾藏精气的滋养和推动，完成月经和胎孕的任务。肾气、天癸不足，阴阳欠充实，子宫失于涵养和动力，以致子宫发育异常，而致不孕。先天肾气、天癸，亦需得后天脾胃水谷精气之濡养，如后天不足，营养不良，或久病不已，可形成肾虚，此即"久病及肾"之说，肾虚则阴阳不足，肾精匮乏，冲任气血衰少，胞宫失于营养而发育异常。本病以阴虚及阳，精气不充为主，但尚有一些兼夹因素，如肝郁脾虚：或后天脾胃素虚，或婚后不孕，思想（思虑）过多，精神压力太大，情怀不畅，以致肝郁脾虚，必致阴阳更弱；血瘀：阴虚及阳，阳不足则气化推动不力，瘀浊不化则冲任子宫易于留瘀，或经行感冒饮冷，寒凝血阻，常致瘀血，痰湿：脾肾阳虚，则运化乏力，兼之嗜食甘腻之物，以致痰湿内阻，脂肪蓄积。

（5）更年期综合征 西医认为，卵巢功能衰退是引起本病的主要原因。由于卵巢分泌雌、孕激素的功能减退，使下丘脑、垂体和卵巢间的功能平衡失调，雌激素对脑垂体的反馈抑制作用减弱，导致垂体促性腺激素的分泌增加，从而影响下丘脑与脑垂体的调节机制及其他内分泌腺（如甲状腺、肾上腺）与垂体间的平衡关系，并干扰大脑皮层与自主神经系统的功能，从而出现各种临床表现及代谢紊乱，其中自主神经功能紊乱的临床症状尤为常见。但本病的发生及其症状程度的轻重，除与上述内分泌功能状态有关外，同时与人的体质、心理健康状态、精神和环境因素密切相关。

更年期肾气渐衰，天癸将绝，冲任功能减退，月经渐趋失调而致断绝，原为女性生殖生理的自然衰退现象。但有些妇女因社会、心理因素的影响较大，或自身体质较差，或数脱血，或劳心过度，紧张不已，或生活不规律，长期失眠，必然引起原本肾之阴阳有所失衡的状态加剧。据夏桂成教授临床观察，本病90%以上属肾阴虚或偏阴虚。阴虚天癸竭乏，上则影响心肝，下则影响冲任。心肝两脏，原为阴中之阳脏，心者君火也，肝者相火也，阴虚不能涵阳，水亏不能养火，心肝气火偏旺，火旺不仅上扰心神，出现情志异常，而且将下扰血海，出现月经紊乱。重于心者，必致心烦失眠，且心者，主神明，又主血脉，血脉失和，神明失守，自然致烘热汗出、胸闷心悸、怔忡不安等症；重肝者，必致头痛头晕、焦躁忿怒、胸胁胀痛等症；但病发于心者多见，因为胞宫、胞脉、包络下系于肾，上通于心。心、肾、胞宫有着内在的联系，天癸既竭，胞宫失养，经血失调或闭止，则气火不得随经血下泄，从而又将随胞脉、包络扰乎心肾，使心肾更不得交济，心（脑）-肾-胞宫间更加失衡。

阴虚即久，又必及阳，或者素体脾肾阳虚者，天癸既竭，阴虚心火上炎，阳虚则火不暖土，脾胃不运，水湿不输，则见腹泻便溏、面浮肢肿等复杂病症，甚则上热下寒等病理变化。此外尚可能由于心肾失济、肝脾不和，从而又将致痰湿、血瘀、郁结等病理产物，形成更年期综合征中更复杂的病变。

（二）生殖系统疾病的临床研究

肾生殖系统的临床疾病，在治疗时应从肾入手辨证论治，或温补肾阳或滋补肾阴或益肾填精；在此基础之上，同时根据患者的其他症状配以益气、疏肝、活血、清热利湿、化痰散结之法。

1. 男性生殖功能障碍

（1）不育症　针对男性不育症，张树成等对肾阴虚型少弱精子症进行以五子衍宗方为基本方（枸杞子、菟丝子、覆盆子、五味子、车前子），加旱莲草、川牛膝、龟板、生地黄、何首乌、白芍、甘草等为滋肾生精方剂进行干预，发现五子衍宗方有促进精子运动能力增强的作用，服药 1 个疗程（服药当月）即可显效，精子活动能力在服药后即可明显增强，并可直接提高精子数量。韩亮、李海松等用中成药五子衍宗丸对肾精亏虚型精液异常男性不育患者进行对照治疗，也显示了其在提高精液量、精子密度、精子活动度等方面都有明显作用。李海松等进行了右归胶囊对肾阳亏虚型精液异常男性不育症的治疗，发现应用右归胶囊治疗肾阳亏虚型男性不育症可以有效地改善精液质量及生殖内分泌水平，具有较好的临床疗效。同时韩亮、李海松等人对肾阴不足、肾精亏虚型精液异常的男性不育患者进行了左归丸的治疗干预，发现在中医辨证的基础上应用左归丸治疗肾阴不足或肾精亏虚不育症患者，在提高患者精液量、精子密度，改善精子活力、活率等方面显示了很好的疗效，同时对提高患者体内睾酮、促黄体生成激素水平也有一定的作用。

（2）阳痿　在医学上又被称为阴茎勃起功能障碍。刘澄波等人选取了患有肾虚型阳痿的 322 位患者，将其分为治疗组及对照组，其中治疗组采用补肾壮阳汤进行临床治疗，对照组采用健阳胶囊治疗，发现治疗组的各项生理指标均较对照组有较大程度的改善，提示补肾壮阳对于肾虚型患者有明显治疗意义。

李曰庆认为阳痿的发病为本虚标实，肾虚为本，肝郁为标，临床治疗时应肝肾同治。其收录门诊肾虚肝郁型病人 50 例，全部服用自制兴阳冲剂（药物组成：柴狗肾、仙灵脾、巴戟天、山萸肉、柴胡、当归、白芍、鹿角胶、枸杞子），结果显示痊愈 21 例，占 42%；显效 15 例，占 30%；有效 7 例，占 14%；无效 7 例，占 14%。

齐锦河选取 82 例肝郁型阳痿患者，以观察组与对照组区分，每组 41 例。对照组采用逍遥散加味给予治疗，观察组采用滋肾解郁汤给予治疗，对比两组患者的治疗效果以及不良反应发生率，结果观察组患者总有效率为 95.12%，对照组患者总有效率为 73.17%，观察组治疗效果明显优于对照组，组间数据对比差异明显，具有统计学意义（$P < 0.05$）。观察组不良反应发生率为 9.75%，对照组不良反应发生率为 12.19%，两组患者不良反应发生率没有明显区别（$P < 0.05$）。结论：滋肾解郁汤用于肝郁型阳痿患者的临床治疗中，获得了较为明显的治疗效果，不良反应小，安全性高，值得临床推广。

（3）不射精症　不射精症在临床上属于男科的疑难病之一，因其没有特效的治疗药物和方案，临床疗效有限。目前认为其主要病机以肾虚为主，尤其以肾阳虚及肾气虚为主。

李海松等人提出治疗上以温肾活血为治疗的基本思路，在临床中用药以温和类，以求"温中求阳"，用药如巴戟天、菟丝子、山萸肉等，该类药温而不燥，作用明确，多入肾经和肝经，也体现了"精血同源"的特殊关系。而同时佐以活血化瘀药如丹参、王不留行等。在温肾活血基础上佐以疏肝，在临床中常用疏肝解郁药如柴胡、牛膝、白芍、青皮、郁金等。柴胡、白芍为逍遥散中之主药，可疏肝解郁、养血柔肝，且牛膝能补肾活血，可以增强活血化瘀的功效。而运用青皮、柴胡、郁金等药，可以助行血、温肾阳，改善射精阈值，达到射精的目的。同时重视综合治疗，利用针灸、心理治疗等方面以达到疗效。

徐福松教授认为不射精症其病在肾，早期以性欲旺盛、阳强不倒、射精不能、遗精频繁为多，治疗当以通精窍为主，只要同房时能够射精，其余诸症均可随之改善。本病后期则以性欲减退、阳痿难起、射精不能、遗精减少为主，治疗当以增强性功能为主，然后始能言及治疗不射精。治疗上以多用"疏""导""调"三法为主，治疗初期，常用大补阴丸加山栀、龙胆草等以滋阴降火。但黄柏、山栀、龙胆草等苦寒泻火之品宜暂不宜久、宜轻不宜重，以免苦寒过度，相火泻之太过，影响正常性功能，造成性欲淡漠、阳痿、遗精，其后果不堪设想。

2. 女性生殖功能障碍

（1）不孕症　程泾等将本病分为气滞血瘀、寒凝瘀阻、湿热瘀滞、气虚血瘀、阴虚血瘀、肾虚血瘀六型，分别用膈下逐瘀汤、少腹逐瘀汤、红藤汤、补气通管方、益肾通管方、滋阴通管方等加减治疗。

许士英等将本病分为阳虚痰阻、肝肾阴虚、肝郁气结、寒凝阻滞四型，以益气养血、活血化瘀、通络散结为原则，在此基础上按各型进行加减治疗。

赵红与经燕将本病分三型：肝郁血滞型，予四逆散加减；瘀血内阻型，予瓜蒌根散加减；瘀湿互结型，予桂枝茯苓丸加减。

赵素蕊将本病分为四型，采用基本方（丹参、赤芍、鸡血藤、路路通、炮山甲、连翘、乌药、续断、杜仲）分型加味用药：气滞血瘀者加柴胡、郁金；寒湿瘀滞者加小茴香、肉桂；湿热瘀阻者加败酱草、黄柏；气虚血瘀者加生黄芪。治疗40例，痊愈30例，妊娠23例，有效率92.5%。

刘静君将本病分为四型：气滞血瘀型、寒凝血瘀型、肾虚夹瘀型、湿热瘀阻型。治疗以通任种子汤（香附、丹参、赤芍、白芍、桃仁、连翘、小茴香、当归、川芎、延胡索、莪术、皂刺、穿山甲、炙甘草）为主分型加减。气滞血瘀型，经前乳房胀痛者，加柴胡、陈皮；肾虚夹瘀型加仙灵脾、紫石英；湿热瘀阻型去炒小茴香，加金银花、蒲公英。治疗60例，痊愈33例，占55%；显效20例，占33.33%；无效7例，总有效率为88.33%。

朱文琳将本病分两型：肝经瘀阻型与肾虚夹瘀型。肝经瘀阻又分为三型：肝郁型，予逍遥散加减；湿热型，予龙胆泻肝汤加减；气滞血瘀型，予柴胡疏肝散加减。肾虚夹瘀又分两型：肾虚血瘀型，予归肾汤合三七片加减；肾虚痰瘀型，予归肾汤合启宫丸加减。治疗本病72例，治愈 31 例, 占 43.06% ; 有效 20 例, 占 27.78%, 总有效率 70.83%。

研究证明, 输卵管炎性不孕与全身的免疫状态密切相关。中西医对该病病因病机的认识均提示其发生与免疫低下或紊乱有一定联系, 在各项关于输卵管炎性不孕患者的临床和实验研究中, 对患者免疫指标检测的结果分析与这一认识是相符的。张燕等通过对 46 例不孕妇女的免疫功能及凋亡淋巴细胞检测发现, 该组患者的整体免疫功能明显降低或存在不平衡状态。主要表现为 $CD4^+$、$CD4^+/CD8^+$、IgG 降低, $CD8^+$、淋巴细胞凋亡率 (PCD) 明显升高。程玲通过观测 34 例输卵管炎性不孕患者的血清中免疫指标发现, 输卵管炎性不孕患者在体液免疫及细胞免疫均存在异常表现, 这类患者血清中表现为 IgG、IgM 升高, C3、C4 降低, $CD3^+$、$CD4^+$、$CD4^+/CD8^+$ 显著低于正常健康人, $CD8^+$ 显著高于正常健康人。而五脏的功能及分布均与免疫相关, 其中, 以脾、肺、肾三脏与免疫关系密切, 又以肾为主。肾为先天之本, 肾藏精、主水、纳气, 主骨生髓, 为水火之脏, 藏真阴 (肾阴) 真阳 (肾阳)。肾阴对人体各脏腑器官起着濡养和滋润的作用, 为人体阴气之根; 肾阳对人体各脏腑器官起着温煦和生化的作用, 为人体阳气之本。从中医先天之本和后天之本的观点来看, 人体免疫力的来源与获得无外乎有两种可能: 一种是禀受于父母, 藏于胚胎之中, 来源于生命之初, 因遗传而获得, 即现代免疫的固有免疫 (天然免疫、非特异性免疫); 一种是人出生后靠脾胃受纳和运化水谷精微构建人体内环境的过程中, 与外界自然环境相互作用获得, 即现代免疫的适应性免疫。

李丽芸认为, 对于排卵障碍性不孕患者的治疗应以补肾为首, 分为肾虚血瘀型、肝郁肾虚型、脾肾两虚型、痰湿阻滞型, 分别予以二仙汤合四物汤加减、定经汤加减、右归丸合四君子汤加减、苍附导痰汤加减。同时结合月经周期的月经期、经后期、氤氲期、经前期四个不同时期, 加减化裁, 调理脏腑功能, 以畅达冲任经脉。

王兴娟从肝、脾、肾论治排卵障碍性不孕症, 指出治疗宜用柔肝养血、健脾化湿、补肾滋阴等法，并应注意结合心理辅导和生活指导等。

张洛琴将本病分为肾虚血瘀型、肾虚肝郁型、肾脾两虚痰湿壅阻型、肾阳虚损型、寒湿凝滞型，肾虚血瘀型又分为阴虚血瘀型和阳虚血瘀型，各型按照月经周期灵活用药。

李玉芹将无排卵性不孕分为阴血亏虚型、肾阳亏虚型、肝郁气滞型、脾虚痰湿型、瘀血内阻型，以促孕汤（熟地黄 15g，菟丝子 15g，覆盆子 10g，枸杞子 20g，女贞子 15g，山茱萸 15g，当归 15g，白芍12g，黄芪 20g，茯苓 15g，山药 20g，丹参 15g）为基本方，配合辨证治疗。

在对该病的治疗上，众多医家学者多以补肾为主，调肝、祛痰、活血、养血等辨证论治。

谭新开等将卵泡发育不良性不孕患者分为治疗组 86 例及对照组 39例。治疗组采用自拟促卵泡方（太子参 20g，菟丝子 15g，巴戟天 15g，炙黄芪 20g，补骨脂 15g，鹿角霜 15g，淫羊藿 15g，肉苁蓉 15g，覆盆子 15g，河车粉 8g，怀山药 15g，杜仲 15g，枸杞 20g，枣皮 12g）每天 1 剂，分 2 次水煎。早晚空腹各服 1 次，于月经干净后第 2～3 天开始服药，连服 15 天为 1 个疗程，连续治疗 3 个疗程。对照组于月经来潮第 5 天口服克罗米芬 50～100mg，每日 1 次，连服 5 天；月经周期第 10 天肌注绒毛膜促性腺素，每次 1000～5000U，每天 1 次，5 天为 1 个疗程，连续服药、注射 3 个疗程。结果显示，治疗组总有效率（96.5%）高于对照组（89.7%）（$P < 0.05$）。

刘涓将 90 例中医辨证为肾虚型的排卵障碍性不孕症患者，随机分为 2 组，治疗组（50 例）服用中药补肾活血助孕汤（菟丝子 15g，赤芍12g，白芍 12g，女贞子 12g，枸杞子 12g，桃仁 10g，泽兰 10g，鸡血藤 10g，刘寄奴 10g，覆盆子 15g，茺蔚子 15g，怀牛膝 10g，柴胡 9g），对照组（40 例）服用克罗米芬。分别治疗 3 个周期，结果显示：治疗组痊愈率 24.0%，显效率 56.0%，有效率 16.0%，总有效率 96.0%；

克罗米芬对照组痊愈率15.0%，显效率42.5%，有效率25.0%，总有效率82.5%。两组比较，有显著差异（$P < 0.01$）。两组治疗前后卵泡直径比较均有极显著差异（$P < 0.01$），两组间治疗后无显著差异（$P > 0.05$）。治疗组治疗后子宫内膜厚度显著高于治疗前（$P < 0.01$），与对照组比较有显著差异（$P < 0.05$）。证明补肾活血助孕汤促卵泡发育效果显著，通过促进卵泡生长发育及增强子宫内膜的生长和增厚，以及良好的调经作用，从而达到助孕目的。

李淑玲等将90例排卵功能障碍性不孕症患者随机分为益肾活血汤治疗组60例和克罗米酚对照组30例。治疗组以中药益肾活血汤（菟丝子、枸杞子、覆盆子、淫羊藿、女贞子、当归、泽兰、鸡血藤、益母草、赤芍药、白芍、柴胡、川牛膝、紫石英、甘草）治疗。于月经周期第1～4天及第12～15天服用，共服8剂，治疗3个月经周期。在此期间妊娠者停药。对照组采用克罗米芬常规治疗，结果显示：治疗组与对照组总排卵率无明显差异；治疗组妊娠率明显优于对照组（$P < 0.05$）；治疗组血清 E_2、LH、FSH 含量较对照组升高（$P < 0.05$），PRL则明显下降（$P < 0.01$）；治疗后治疗组子宫内膜厚度的改善程度优于对照组（$P < 0.05$）。提示益肾活血汤能促进卵泡及子宫内膜生长发育，改善卵巢的分泌功能，从而达到助孕的目的。

王玉东等运用补肾活血方（枸杞子、菟丝子、女贞子、肉苁蓉、熟地黄、赤白芍、当归、川芎、香附、酸枣仁、川牛膝）对25例肾虚型卵泡发育障碍患者进行治疗，结果显示促卵泡发育成熟总显效率为80%，并且内膜厚度治疗前后有相应增加（$P > 0.05$）。提示补肾活血法是肾虚型卵泡发育障碍的有效治法，且较单纯补肾气疗效显著。

陆华等采用补肾填精法治疗26例卵泡发育障碍的患者，经治疗后临床治愈4例（15.38%），显效18例（69.23%），有效3例（11.54%），无效1例（3.85%），卵泡发育成熟率（总显效率）为84.62%。

夏桂成常用归芍地黄汤以补肾养阴，在经后期采用动态补阴的方法，加入适量的补阳药，顺应阴阳的消长转化，以促进卵子的发育成熟。

林金妹总结吴熙教授运用祛痰补肾法治疗无排卵性不孕症患者132例，分为补肾祛痰组67例，补肾组65例。补肾方组成：紫石英、淫羊藿、川椒、巴戟天、枸杞子、续断、熟地黄、肉苁蓉，紫河车粉；补肾祛痰方：由上方加陈皮、半夏、茯苓、竹茹、白芥子组成。两药从第5天开始服，每日1剂，连服6～10剂，月经紊乱者每服3剂停3天，结果前者治愈16例，无效49例，后者治愈28例，无效39例，证实补肾与祛痰相结合可以起到较好的卵泡生成及排出的效果。

（2）复发性流产　对于不明原因型复发性流产，陆华等人采集正常早孕组及URSA组患者外周静脉血清，实验室采用ELISA法对两组血清的sHLA-G进行测定，比较两组患者血清sHLA-G的水平差异。选择合格受试URSA患者，分成中西医组（补肾健脾中药加黄体酮）16例、西医组（单纯使用黄体酮）15例。2周1个疗程。动态监测两组患者血清可溶性人类白细胞抗原（sHLA-G）、孕酮（P）、绒毛膜促性腺激素（β-HCG）数值。观察两组患者治疗前后的一般情况、主要的临床症状、体征、舌象、脉象等，B超监测患者孕囊大小、形态及胎心搏动情况，观察胚胎发育情况。将治疗前后各项数据进行统计学分析。得出结论，从肾论治运用补肾中药加黄体酮治疗URSA，在患者提高sHLA-G水平、改善中医症状、促进胎芽生长以及提高继续妊娠率方面优于单纯运用黄体酮治疗，为治疗不明原因型复发性流产提供了思路。

（三）生殖系统疾病的实验研究

1. 补肾与肾虚自然流产的实验研究

叶平将雌性CBA/J与雄性DBA/2小鼠合笼交配，造成自然流产模型。孕鼠随机组，中药益气补肾方（黄芪、党参、当归、陈皮、升麻、柴胡、白术、菟丝子组成）高剂量组、中药中剂量组、中药低剂量组、阳性对照组、阴性对照组，分别于妊娠第 9 天、第 14 天将其处死，其中孕第 14 天计算胚胎吸收率，并采用流式细胞术分析 Foxp3 因子比例。研究认为益气补肾法可使自然流产模型小鼠脾脏 CD4$^+$ CD25$^+$ T 细胞上 Foxp3 因子高表达并有降低胚胎吸收率的趋势，为益气补肾中药在临床的应用提供了理论依据。

周英建立肾虚 – 黄体抑制病证结合流产模型，观察助孕 3 号方对肾虚黄体抑制模型大鼠母胎界面 Th1/Th2 细胞因子的影响。RT–PCR 检测蜕膜组织 Thl/Th2 细胞因子 mRNA 表达。实验显示，补肾健脾中药助孕 3 号方可抑制肾虚黄体抑制模型大鼠 Thl 细胞因子分泌，促进 Th2 细胞因子分泌，具有纠正肾虚流产大鼠母胎界面中 Th2/Th1 平衡偏移的作用，降低母体免疫排斥，增强了母胎免疫保护，降低肾虚黄体抑制模型大鼠的流产率，防治流产。中药高、低剂量组均有纠正母胎界面细胞因子平衡向 Th1 偏移的作用，但以中药高剂量组为优。研究表明，补肾健脾中药助孕 3 号方具有调节流产大鼠外周血中 TCRγδT 细胞水平及 TCRγδT 淋巴细胞 CD3 T 淋巴细胞比值的作用。

曾诚等以羟基脲灌胃建立肾虚流产大鼠模型研究大鼠蜕膜 CD80/CD86 表达及补肾中药助孕 3 号丸（组成：菟丝子、桑寄生、续断、黄芪、党参、女贞子等）对妊娠免疫调节的作用，探讨自然流产与母胎界面协同刺激分子 CD80/CD86 关系，以及中药干预协同刺激信号 CD80/CD86 诱导 Th2 型免疫偏倚以改善妊娠结局的作用机理。认为孕鼠表现出中医肾虚证候，脏器指数下降，流产率升高，并出现母胎界面免疫失衡状态，经补肾中药治疗后能纠正免疫失衡，降低母体免疫排斥，增强母胎免疫保护，降低肾虚流产模型大鼠的流产率。

熊程悄等建立反复自然流产小鼠模型，随机分为模型组、阳性对照药组、中药组。观察各组流产率、蜕膜 VEGF、VEGFR2 的蛋白表达，观察补肾健脾中药（补肾安胎冲剂由菟丝子、川断、桑寄生、熟地黄、太子参、阿胶、白术、黄芩等组成）的干预作用。研究认为反复自然流产小鼠蜕膜存在 VEGF、VEGFR2 表达不足，补肾安胎冲剂能上调 VEGF、VEGFR2 的表达，促进血管的形成，促进胚胎发育，降低流产率。

2. 补肾与卵巢功能低下的实验研究

药物造模形成的卵巢功能低下模型：顺铂对女性生殖器官的影响临床类似于卵巢早衰，巴文君等观察补骨脂颗粒不同剂量灌胃对顺铂损伤后小鼠形态和体重的影响，以及对小鼠卵巢和子宫质量和形态的影响。补骨脂颗粒大、中、小剂量组不同幅度的调节小鼠的激素水平，并提高卵巢和子宫质量及系数，增加发育中的卵泡数量，提高芳香化酶的表达，促进底物转化为雌激素；能保护顺铂损伤后卵巢颗粒细胞形态和数量，缓慢长久地提高芳香化酶的活性，使雌激素分泌量在一定时间内近于稳定，维持在一定的范围内。据此认为补骨脂颗粒可以在一定的剂量下，对顺铂所致的卵巢损伤有良好的保护作用。

张妙用雷公藤多苷片制作卵巢储备功能下降大鼠模型。观察大鼠一般情况、卵巢指数、卵巢组织病理形态、血清 E_2、FSH、FSH/LH 水平及卵巢颗粒细胞凋亡因子 Bcl-2、Bax、Caspase-3 蛋白表达。观察补肾益冲抗衰汤（由仙灵脾、熟地黄、巴戟天、当归、鹿角片、龟甲、怀山药、牛膝、茺蔚子、灵芝、枸杞、菟丝子、太子参、丹参、紫河车、知母、黄柏等组成）对大鼠卵巢颗粒细胞凋亡因子 Bcl-2、Bax、Caspase-3 蛋白表达的影响。认为雷公藤多苷片致 DOR 大鼠模型与人类卵巢储备功能下降的临床表现基本一致。细胞凋亡调节因子 Bcl-2、Bax、Caspase-3 蛋白与卵巢储备功能密切相关，补肾益冲抗衰汤有抑制卵巢颗粒细胞凋亡、减少卵泡闭锁，从而改善卵巢储备功能的作用。

王琳采用动情期延长的昆明雌性小鼠作为初老小鼠模型，随机分为模型对照组，二至天癸颗粒高、中、低剂量组，阳性对照组。采用血清药理学方法，以不同含药量的初老小鼠血清，与体外培养的小鼠颗粒细胞共同培养 48h，收集培养液，测定其 E_2、P 以及 INHB 的含量；观察各组小鼠卵巢组织形态学改变，并采用原位杂交方法检测卵巢颗粒细胞 Inhibin α mRNA、FSHR mRNA 的表达量。实验认为二至天癸颗粒提高高龄不孕妇女卵巢反应性的机理与其增加颗粒细胞雌激素、孕酮、抑制素 B 的分泌量和上调 Inhibin α mRNA、FSHR mRNA 的表达有关。推论 INHB、AMH 增高是高龄妇女出现肾虚证候的原因，是"五七阳明脉衰"的现代辨证依据。

许小凤观察了补肾、活血法对雷公藤多苷致 DOR 大鼠一般情况（体重、饮食、活动、动情周期变化、卵巢指数）、生殖激素、卵巢组织形态（光镜）、细胞凋亡（Bax、Bcl–2、Caspase3 蛋白）、血管生成（VEGF、VEGF 受体）的影响；补肾活血法（熟地黄、龟板、白芍、山萸肉、菟丝子、川断、丹参、赤芍等）促进雷公藤多苷致 DOR 大鼠离体颗粒细胞分泌功能及生长情况。实验发现，补肾与活血方药的协同作用能升高 DOR 大鼠血清 E_2、P 水平，降低 FSH、T 水平，上调颗粒细胞凋亡抑制因子 Bcl–2，下调凋亡促进因子 Bax、CasPase3 蛋白的表达，增加卵巢颗粒细胞 VEGF 及 VEGF 受体，补肾活血法对卵巢储备功能低下干预的效应明显优于单纯补肾法或活血法。

3. 补肾与超促排卵的方法对卵巢功能影响的实验研究

杨丽芸等将小鼠随机分为对照组、正常组，补肾高、低剂量组（补肾调经方：熟地黄、当归、山药、山萸肉、女贞子、枸杞子、紫河车、淫羊藿、菟丝子、覆盆子、香附），疏肝高、低剂量组（逍遥丸制成混悬液），测定各组小鼠血清 E_2、LH、FSH 的水平，比较各组排卵数、优质卵泡数，检测卵母细胞中 GDF9 蛋白和 GDF9mRNA 的表达。各给药组 FSH、LH、E_2 表达和 GDF9 蛋白及其 mRNA 高于对照组，补肾高剂量组和疏肝高剂量组均显著高于补肾低剂量组和疏肝低剂量组。各给药组优质卵泡数均高于对照组。对照组及各给药组排卵数较正常组显著增加。据此认为补肾法、疏肝法可增加小鼠卵母细胞数量、提高优质卵泡率、促进卵子排出，其作用机制可能与调控卵母细胞 GDF9 表达相关。

段彦苍等用补肾法（补肾调经Ⅱ号方：女贞子 9g，熟地黄 15g，山茱萸 15g，枸杞子 12g，当归 9g，白芍 9g，紫河车 3g。补肾调经Ⅲ号方：紫石英 10g，仙茅 12g，淫羊藿 12g，熟地黄 15g，菟丝子 12g，丹参 10g，枳壳 10g，当归 9g，覆盆子 10g，肉苁蓉 10g）、疏肝法（逍遥丸混悬液）对促性腺激素预处理小鼠卵巢排卵前卵丘细胞外基质结合蛋白 PTX3 mRNA 的影响。据此认为补肾法、疏肝法均可上调促性腺激素预处理小鼠排卵前卵巢 PTX3 mRNA 的表达，促进卵丘细胞外基质的形成，使卵丘充分膨胀，诱导排卵。

陈艳花等采用 IVF-ET 治疗中常规应用的控制性超排卵方案，治疗组在 IVF 治疗周期加用二至天癸颗粒（由女贞子、旱莲草、枸杞子、菟丝子、当归、白芍、川芎、熟地黄、制香附、炙甘草组成）；对照组用安慰剂颗粒。观察临床肾虚证候积分变化情况，Gn 用量及用药天数，取卵数、优质卵率、受精率、优质胚胎率、临床妊娠率及颗粒细胞 GDNF、GFRα-1 mRNA 的表达情况。同时行颗粒细胞体外培养 24h、48h 后，观察 E_2、P 的分泌情况，了解颗粒细胞的分泌功能。观察补肾中药对超排卵周期颗粒细胞胶质细胞源性神经营养因子 GDNF 家族特异性受体 α-1 的影响，从卵母细胞生殖泡裂解、第一极体的排出及其成熟旁分泌调节的角度，研究补肾中药改善卵母细胞质量，提高控制性超排卵妊娠结局的机制。据此认为补肾中药提高了颗粒细胞 GDNF、GFRα-1 mRNA 的表达，改善了颗粒细胞分泌功能、卵母细胞成熟度，提高了卵细胞质量，明显改善患者肾虚症状，减少 Gn 用量，提高优质卵率、优质胚胎率，进而改善临床妊娠率。

4.补肾与着床障碍的相关实验研究

韩霞用胚胎着床障碍小鼠模型研究补肾安胎中药坤元汤（黄芩、炒白术、菟丝子、桑寄生、川断、黄芪、熟地黄、升麻、炙草）对着床障碍小鼠子宫组织血管内皮生长因子和金属蛋白酶 mRNA 表达的影响。

使用荧光定量 PCR 技术检测小鼠子宫组织 VEGF\MMP9 mRNA 的表达。发现坤元汤明显提高小鼠子宫 VEGF\MMP9 mRNA 的表达，提高着床障碍小鼠的子宫重量、脏器指数以及着床位点数。表明补肾安胎中药坤元汤通过调节 VEGF\MMP9 mRNA 的表达来促进胚胎着床明显改善着床障碍。

孟艳岑通过 COH 动物模型，动态观察子宫内膜着床期 MMP2、MMP9、TIMP3 的表达变化，用补肾、活血中药进行干预，即补肾安胎方（菟丝子、桑寄生、川断、黄芪、当归、丹参）。检测 mRNA 的表达和蛋白表达。从滋养细胞侵袭的角度，研究中药复方对超促排卵模型的改善作用。胚胎植入阶段，应用活血药有助于提高局部血流灌注，改善局部血管形成，及胎盘形成阶段的血管重塑。

屠庆年等用吲哚美辛诱导小鼠胚泡着床障碍模型，予补肾安胎方、补肾方、活血方治疗，补肾安胎方由菟丝子、桑寄生、续断、黄芪、当归、丹参等组成；补肾组由菟丝子、桑寄生、续断等组成；活血组分由黄芪、当归、丹参等组成。比较各方对胚泡着床障碍小鼠子宫内膜容受性的影响。采用免疫组织化学的方法检测 VEGF 蛋白的表达 RT–PCR 检测子宫 VEGF mRNA 的含量。认为补肾安胎方可以提高着床障碍小鼠子宫内膜 VEGF 蛋白和 mRNA 的含量，促进着床的作用，而补肾方和活血方单独使用则不能。

5. 补肾与子宫内膜容受性的相关研究

张晓庆等以补肾助孕方作为补肾法的代表方，逍遥丸作为疏肝法的代表方。在前期临床研究证实补肾法、疏肝法具有改善子宫内膜容受性作用的基础上，比较补肾助孕方与逍遥丸对 LPAR3 及 Galectin3 影响的异同，研究补肾法、疏肝法恢复子宫内膜容受性功能的作用机制和作用环节。补肾助孕方、逍遥丸均能改善子宫内膜容受性障碍模型小鼠子宫 LPAR3 蛋白、Galectin3 蛋白和 LPAR3 mRNA、Galectin3 mRNA 的表达，认为两方均能通过此途径提高子宫内膜容受性。

贡欣通过复制大鼠超促排卵模型，以补肾活血方（由紫河车、熟地黄、丹参、当归等组成）分别干预未孕及妊娠大鼠，分析子宫内膜形态、血管、子宫容受性分子标志物的改变；基于 uNK 细胞与子宫内膜上皮细胞以及间质/上皮细胞三维立体培养的旁分泌系统，应用基因芯片技术研究明确中药补肾活血方的作用。研究结果表明，补肾活血方可改善未孕超促排卵大鼠模型子宫内膜 MVD 和 LIF 表达，其机制可能是增加子宫内膜的厚度、调节血管生成和调节子宫内膜容受性的相关因子；补肾活血方可改善超促排卵大鼠围种植期子宫内膜 MVD 及血管生成相关因子 VEGF 和 OPN 的表达，降低 COH 的负面作用，改善子宫内环境提高妊娠率。补肾活血法可以改善子宫内膜容受性，其途径可能是通过 uNK 旁分泌系统实现的。

王颖造肾虚大鼠模型，动态观察造模未妊娠组、造模妊娠组、正常组大鼠不同生理期扫描电镜下子宫内膜胞饮突表达、血清 E_2、P 含量。实验发现妊娠第 2 天，正常组大鼠扫描电镜下见大量成熟胞饮突表达，提示妊娠第 2 天，可能是大鼠的围着床期。经基脲 250mg/kg·d、450mg/kg·d 造模，均可使子宫内膜发育落后于动情周期，子宫内膜发育不同步，低剂量造模未妊娠组，尚可于动情后期观察到成熟胞饮突形成，但成熟胞饮突量较正常不同笼组明显减少，且与未成熟胞饮突并存；高剂量造模未妊娠组大鼠，大鼠微绒毛发育受到抑制，微绒毛短小、融合，在整个动情周期均无成熟胞饮突形成。造模妊娠组大鼠，大鼠围着床期子宫内膜胞饮突发育均受到抑制，高剂量造模妊娠组大鼠子宫内膜发育明显不同步，围着床期无成熟胞饮突形成。

孙振高以性成熟昆明种小鼠为研究对象，随机分为试验组（超排卵加二至天癸颗粒），二至天癸颗粒由女贞子、旱莲草、枸杞子、菟丝子、当归、白芍、川芎、熟地黄、制香附、炙甘草等药物组成。对照组（超排卵）和正常组，于合笼第 0 天、第 2 天、第 4 天、第 6 天、第 8 天五个时间点取小鼠子宫内膜，采用原位杂交法，检测整合素 β3 及其配体骨桥蛋白 mRNA 的时序表达。实验研究表明，整合素 β3 及其配体骨桥蛋白在围着床期子宫内膜的表达呈时间上高度一致性，二者协调表达可作为子宫内膜容受性建立和着床期开放的重要标志之一；超排卵可能影响整合素 β3 及其配体骨桥蛋白 mRNA 的时序表达，使整合素 β3 表达峰值提前，破坏整合素 β3 与骨桥蛋白表达的内在协调关系，从而影响子宫内膜容受性的建立；补肾中药可能通过调整整合素 β3 及其配体骨桥蛋白 mRNA 的时序表达，改善超排卵周期子宫内膜的容受性。

李小妮将中药方剂补肾助孕汤制成培养基，体外培养子宫内膜基质细胞，观察其成长状况及白血病抑制因子（LIF）、表皮生长因子（EGF）、降钙素（CT）的表达，研究中药补肾助孕汤（川牛膝、川断、当归、丹参、菟丝子、枸杞子、陈皮、赤白芍等）对人子宫内膜基质细胞体外培养影响。认为中药方剂补肾助孕汤可以促进子宫内膜细胞在体外增殖，增强 LIF、EGF、CT 等因子的表达。

刘卉采用聚类分析结果表明，IVF–ET 降调节后主要表现为肾虚证，以肾阴虚为主，兼有肾阳虚症状。实验研究用 GnRH–a 降调节小鼠模型和 GnRH–a 超排卵小鼠模型，与正常小鼠及加用二至天癸颗粒小鼠对照，观察对阴道涂片、子宫和卵巢指数、子宫和卵巢组织形态学、血浆 cAMP 和 cGMP 含量、子宫内膜 HOXA10 mRNA 表达的影响。GnRH–a 降调节后，小鼠体重下降；阴道涂片表现动情间期；子宫、卵巢指数下降；子宫内膜厚度明显变薄，腺体显著减少，部分腺体萎缩消失；卵泡层次紊乱，部分卵泡闭锁，部分卵泡细胞坏死，炎细胞浸润，部分间质纤维组织增生；cAMP 含量及 cAMP/cGMP 比值明显升高；HOXA10 基因表达下调；二至天癸颗粒可提高 cAMP 含量、上调 HOXA10 基因会改善子宫内膜容受性的作用。

6. 补肾与多囊卵巢综合征的相关实验研究

杨正望等从大鼠近成熟卵泡分离出颗粒细胞，进行肿瘤坏死因子和雄激素诱导培养后将细胞随机分为观察组（含补肾活血方大鼠血清，基

222

本方：紫石英、菟丝子、桑寄生、地龙、路路通、泽兰、泽泻等随证加减）、阳性对照组（孕马血清）、空白组和模型组，观察各组培养细胞增殖、形态、分泌性激素和细胞胰岛素样生长因子 –1（IGF–1）及其受体的表达情况。10% 补肾活血含药血清对正常大鼠颗粒细胞生长具最佳增殖作用；补肾活血含药血清培养液对体外诱导培养大鼠颗粒细胞形态学的影响优于各实验组，能促进 E_2 分泌，能促进 IGF–1 的基因表达。故认为补肾活血含药血清，促进颗粒细胞增殖及性激素分泌与胰岛素样生长因子受体表达增加有关。

张永锋等将雌性小白鼠随机分为正常组、模型组、克罗米酚组、济坤煎剂组（菟丝子、女贞子、山茱萸、当归、川芎、白芍、陈皮、制半夏、茯苓、生甘草等）；光镜观察阴道脱落细胞涂片的周期性变化以及卵巢、卵泡发育情况，免疫组化法检测卵巢组织胰岛素样生长因子 –1 的表达水平。观察济坤煎剂对多囊卵巢综合征高雄激素血症小鼠卵巢排卵的干预作用。实验表明，济坤煎剂组小鼠有明显的性周期变化，卵巢、卵泡发育基本正常，卵巢组织 IGF–1 的表达明显降低。表明济坤煎剂有促进模型小鼠的排卵作用，下调卵巢组织 IGF–1 的表达为其作用机制之一。

张萌选择硫酸普拉睾酮钠造模法对大鼠进行 PCOS 造模，30 只大鼠随机分为正常组、模型组、中西药组。观察三组的阴道涂片、子宫和卵巢指数、子宫和卵巢组织形态学、血清 FS 及组织 FS mRNA 含量变化，探讨补肾中药治疗 PCOS 的作用机理。实验显示：二至天癸颗粒（女贞子、旱莲草、枸杞子、菟丝子、当归、白芍、川芎、熟地黄、制香附、炙甘草等）可以调节 FS mRNA 的表达，减少血清 FS 含量，促进成熟卵泡的产生，提高卵细胞质量。故认为补肾中药能够在基因水平发挥整体调节之优势，改善卵泡功能的旁分泌和自分泌的微环境，与外源性性激素协同作用，重建生殖内分泌环境的平衡。

7. 补肾与黄体功能不全、排卵障碍的实验研究

游方复制肾虚型卵巢储备功能下降致卵泡发育障碍的生殖功能低下动物模型，将造模成功的大鼠随机分为模型对照组、中西药联合组、西药组及调经助孕方组（调经助孕方：熟地黄、菟丝子、巴戟天、肉苁蓉、山茱萸、枸杞、龟板、当归、川芎、白芍、丹参、香附、白术等）。采用酶联免疫吸附法和化学发光免疫法检测血清促卵泡生成素、促黄体生成素、雌二醇、孕酮及抗苗勒管激素水平；利用组织病理学方法研究各组大鼠卵巢、子宫的形态及组织病理学改变，并统计各级卵泡及黄体计数；借助蛋白质印迹法观察卵巢内相关细胞因子：干细胞因子、生长分化因子 –9 及骨形态发生蛋白 –15 的蛋白表达水平变化；通过免疫组化法及末端脱氧核苷酸转移酶介导的 dUTP 缺口末端标记测定法，分别观察卵巢细胞促凋亡基因 Bax 的表达情况及卵巢细胞凋亡率的变化。研究表明，调经助孕方能通过下丘脑 – 垂体 – 卵巢生殖轴以调节紊乱的生殖激素水平、修复模型大鼠子宫、卵巢组织损伤并改善其显微结构的病理改变；促进模型大鼠卵泡及黄体发育，减少闭锁卵泡的生成，并提高卵巢内相关细胞因子的蛋白表达量来调节模型大鼠卵巢的自 / 旁（邻）分泌功能；抑制模型大鼠卵巢内卵泡颗粒细胞的凋亡、减缓卵泡闭锁以正向调节卵泡的正常发育；调经助孕方还能上调围着床期时子宫内膜 CT mRNA 的表达来提高内膜的容受性以利于胚胎的着床。

赵新伟将大鼠卵巢颗粒细胞培养体系随机分为 5 组，分别加入正常大鼠血清、FSH 含药血清、小剂量育泡饮含药血清、中剂量育泡饮含药血清、大剂量育泡饮含药血清，48h 后用放免法测定各组颗粒细胞培养液中 E_2 含量，用 RT–PCR 方法测定颗粒细胞 FSHR mRNA 的表达量。实验研究证明，育泡饮含药血清能促进大鼠卵巢颗粒细胞分泌 E_2，与 FSH 效果无显著性差异，能促进颗粒细胞 FSHR mRNA 表达，小剂量组疗效显著低于 FSH，中、大剂量疗效与 FSH 无显著性差异。由此推测，育泡饮可能通过改善卵巢内分泌功能，提高卵巢颗粒细胞对 FSH 的敏

感性，进而促进卵泡发育，并能增加子宫内膜厚度，从而达到调经助孕的功效。

　　杨桂云用中药补肾活血汤加减血清进行细胞、胚胎培养，对中药在小鼠体外受精及早期胚胎发育过程中的作用进行了实验研究。实验以经验方补肾活血汤的兔含药血清作为培养基添加剂，设空白组、模型组、正常血清组（含2%浓度腹腔液及10%浓度兔空白血清）、药物血清组。动态观察卵子受精及早期胚胎发育情况。实验研究表明，补肾活血汤药物血清加入培养后小鼠的体外受精率高于空白血清组；小鼠受精卵及早期胚胎体外培养过程中的细胞期胚、桑椹胚、囊胚发育率亦显著提高。实验证明，补肾活血法对受孕的极初期阶段能提高卵子受精率和促进早期胚胎发育。

　　马从顺利用排卵障碍模型小鼠，观察仙茅、巴戟天、菟丝子、淫羊藿、白芍、甘草六味补肾调肝中药对子宫及卵泡发育的影响。观察小鼠的子宫指数、卵巢指数，免疫组化检测GDF-9，放射免疫法测定小鼠血清雌二醇及卵泡刺激素浓度。实验结果表明仙茅、巴戟天、菟丝子、淫羊藿、白芍、甘草六味补肾调肝中药对排卵障碍小鼠具有促卵泡发育的作用，补肾调肝中药能上调排卵障碍模型小鼠卵母细胞GDF-9表达，这可能是上述补肾调肝中药促卵泡发育的机制。

　　赖佳绢将雌性大鼠，随机分为阴性对照组、模型组、克罗米芬组、归肾丸高、中、低剂量组，观察卵巢生长卵泡、黄体数目、闭锁卵泡数目、子宫腺体数、子宫内膜厚度。实验结果提示，归肾丸高剂量可促进肾虚模型SD大鼠卵巢原始卵泡向初级卵泡、次级卵泡发育。归肾丸能够改善肾虚排卵障碍模型大鼠的卵泡发育，提高大鼠血清P水平，归肾丸具有促进卵巢卵泡发育的功能，可能通过调整肾－天癸－冲任－胞宫生殖轴，达到肾精渐盛，冲任气血通调，促进卵泡发育和排卵。

　　8. 补肾与卵巢早衰相关的实验研究

　　李杏杏用小鼠透明带三多肽片段建立免疫性卵巢早衰小鼠模型。以补肾活血方（组成：熟地黄 10g，菟丝子 10g，仙灵脾 10g，当归 10g，川芎 10g，白芍 10g，柴胡 6g，知母 10g，黄柏 10g）高、低剂量进行干预，设补佳乐为对照，连续灌胃 4 周，用光学显微镜、微毛细管式细胞分析 / 计数仪、RT–PCR 等检测各组小鼠卵巢形态、脾脏 $CD4^+CD25^+$ 调节性 T 细胞占 $CD4^+$ 细胞百分比、Foxp3 mRNA 的改变。观察补肾活血方对免疫性卵巢早衰小鼠的卵巢形态、脾脏 $CD4^+CD25^+$ 调节性 T 细胞占 $CD4^+$ 细胞百分比及 Foxp3 mRNA 的影响。故认为：①补肾活血方可能通过提高免疫性卵巢早衰小鼠的卵巢指数，改善卵巢功能。②补肾活血方可能通过调节脾脏组织中 $CD4^+CD25^+$ 调节性 T 细胞占 $CD4^+$ 细胞百分比及 Foxp3 mRNA 的水平发挥免疫调控作用。

刘慧萍采用透明带（ZP3）作抗原，对 BALB/C 雌性小鼠皮下多点注射，建立免疫性 POF 模型。用补肾活血方（组成：补骨脂、紫石英、菟丝子、生熟地黄、桑寄生、覆盆子、山茱萸、土鳖虫、水蛭、鸡内金、路路通、泽泻、泽兰、桔梗、乌药、甘草）低、中、高剂量进行治疗，设倍美力为阳性对照药，采用 ELISA 法测定外周血清抗透明带抗体（AzpAb）的含量，进行脏器指数及卵巢病理学观察，免疫组织化学 SABC 法检测卵泡凋亡调控基因（bcl–2/Bax）表达变化，研究补肾活血方对卵巢早衰（POF）小鼠卵泡凋亡调控相关基因的表达。实验证明，补肾活血方可能通过调节凋亡调控基因（bcl–2/Bax）的表达，使 AzpAb 表达明显下降，从而调节免疫反应，抑制抗体集聚，阻止卵泡的过度凋亡，改善卵巢的免疫功能，使有生机卵泡增加，淋巴细胞、浆细胞浸润减少，达到抑制自身免疫损伤、保护卵巢、改善卵巢功能的目的。

李花用小鼠 ZP3 进行免疫造模，建立卵巢早衰模型，将造模成功小鼠采用随机方法分到西药组、模型对照组、补肾活血方（由紫石英、川牛膝、石斛、丹皮、桑椹子、覆盆子、菟丝子等组成）高、中、低剂量组（中高、中中、中低组），各组分别予补佳乐、生理盐水、补肾活血方，高、中、低浓度药液灌胃，持续 4 周后测量小鼠体重。光镜下观察卵巢组织学变化，用 ELISA 法检测以下血清 FSH、LH、E_2 水平；用 RT–PCR 法检测卵巢组织抗苗勒管激素（AMH）mRNA、生长分化因子 –15 基因 BMP–15mRNA 的表达水平。实验证明，补肾活血方能够促进卵巢早衰小鼠卵泡的生长及卵巢修复，改善内分泌及卵巢功能，其中以高剂量效果明显，且优于西药。补肾活血方可能是通过提高卵巢 AMH、BMP–15mRNA 的表达，促进早期卵泡增生发育，提高卵巢的储备功能，抑制卵巢功能的过早衰竭。

李红梅建立小鼠免疫性卵巢早衰模型，随机分为模型组、左归丸高、低剂量组，强的松组、己烯雌酚组和对照组，共灌胃给药 4 周。免疫组化法检测 GDF–9、BMP–15 蛋白的表达。左归丸低、高剂量组及己烯雌酚组与模型组相比，GDF–9 蛋白表达水平增加，左归丸高剂量组 GDF–9 蛋白表达水平也较强的松组增加。该实验明确了促卵泡发育的卵巢卵母细胞自分泌因子 GDF–9、BMP–15 的表达不足在免疫性卵巢早衰发病中的重要作用，实验证实补肾中药复方左归丸通过调节卵母细胞自分泌因子的表达，对卵巢起到保护作用，促进卵泡的发育。

李珂采用雌性 SD 大鼠设置模型组与加减归肾丸（菟丝子、枸杞子、仙灵脾、熟地黄、当归、党参、柴胡等）组。采用放免法测定 FSH、E_2，酶免法测定血清 VEGF、IHN 检测含量。双侧卵巢、胸腺称重，计算其脏器指数；卵巢切片，常规 HE 染色，镜下观察初级卵泡数、次级卵泡数、黄体数。采用具有补肾健脾、调肝养血活血作用的加减归肾丸灌胃治疗，能够使卵巢早衰动物模型大鼠血清 VGEF、IHNB 水平升高，FSH 降低，E_2 升高，抑制卵泡闭锁，证明补肾健脾调肝、养血活血中药可以改善血管生成，改善卵巢血供，具有雌激素样作用，通过调整下丘脑 – 垂体 – 卵巢轴的功能，调控卵巢的生殖内分泌功能，使卵巢功能恢复。

李晓红用雷公藤多苷建立小鼠卵巢早衰模型，分为空白组、模型组、给药组、阴性对照组，观察小鼠的体重变化、动情周期变化、卵巢指数、子宫指数、卵巢及子宫的组织形态学变化。研究补肾养血方对雷公藤多苷致卵巢早衰小鼠的治疗作用。模型组小鼠逐渐出现动情周期紊乱，时间相对较早，动情间期延长，阴道细胞涂片主要表现为大量白细胞及少量有核上皮细胞；卵巢体积缩小，成熟卵泡少，卵泡颗粒细胞层较正常减少，排列紊乱，部分卵泡发育不良，卵巢间质可见较多淋巴细胞及浆细胞浸润；补肾养血方处理后 POF 小鼠的上述情况均有不同程度的改善。研究认为，补肾养血方有助于改善卵巢早衰及卵巢功能衰退的动情周期紊乱和卵巢发育不正常。

9. 肾虚不孕的实验研究

郭焱等采用主动免疫法制作免疫性不孕小鼠模型，提取卵巢细胞总RNA，采用 RT–PCR 技术，检测药物对卵巢细胞 ZP3 mRNA 的影响，观察补肾中药（菟丝子、枸杞子、仙灵脾、丹参、桃仁等）对免疫性不孕症相关基因 ZP3 mRNA 表达的影响。实验结果显示，补肾中药可明显下调免疫性不孕小鼠卵巢细胞 ZP3 mRNA 的水平。

连方等将雌性小鼠随机分为正常组、肾阴虚模型组、肾阴虚治疗组、肾阳虚模型组、肾阳虚治疗组。进行超排卵，观察卵细胞印迹基因Snrpn 和 Peg1/Mest 甲基化状态，合笼后观察受精卵数目、卵裂率、成胚率。研究二至天癸颗粒（由菟丝子、女贞子、墨旱莲、枸杞子、熟地黄、当归、川芎、白芍、制香附、炙甘草组成）和右归丸改善体外受精 – 胚胎移植结局，实验显示：肾虚可致卵细胞印迹基因 Snrpn 和Peg1/Mest 发生异常去甲基化，二至天癸颗粒和右归丸可防止印迹丢失的发生，改善肾虚小鼠的卵裂率、囊胚形成率，发挥补肾治疗不孕症作用。

张建伟将小鼠随机分为三组：治疗组（中药配合 MHG 组）、模型组（MHG 组）、正常组（生理盐水饲养组），连续每日定时灌胃给药（治疗组用二至天癸颗粒，模型组及正常组用等量生理盐水），观察二至天癸颗粒对促排卵小鼠子宫内膜厚度、组织形态学指标及 IL–1p mRNA

与 LIF mRNA 表达的影响。实验证明，二至天癸颗粒对 IVF–ET 过程的影响，是通过多途径调节的，改善促排卵周期小鼠着床期子宫内膜组织形态学指标，提高子宫内膜成熟度，并通过旁分泌的形式促进促排卵期小鼠着床期子宫内膜 LIF mRNA 的表达，发挥整体调节之优势，与外源性性激素协同作用，互补长短，相辅相成，从而调整机体潜在的自稳调节系统，重建生殖内分泌环境的平衡。

10. 肾虚小鼠模型与生殖轴的实验研究

陈金秀等观察保坤丹丸（鹿角霜、当归、红花、川芎、陈皮、茯苓、生地、黄芩、香附等）对正常大鼠和肾虚模型小鼠生殖器官和内分泌功能的影响。保坤丹丸能增加正常大鼠和肾虚小鼠的卵巢重量，提高正常大鼠血清 FSH、LH 水平和肾虚小鼠子宫重量；对正常大鼠垂体前叶、子宫重量及肾虚小鼠自主活动次数、探究次数有增加趋势，认为保坤丹丸可影响生殖内分泌轴，同时对中枢神经系统有一定的调节作用。

龙泳伶将"阴中求阳"代表方金匮肾气丸进行原方与拆方的配伍研究，分为正常组、模型组及拆方肾气丸各组：补阳组（附子、桂枝、茯苓、泽泻、丹皮）、补阴组（干地黄、山茱萸、山药、茯苓、泽泻、丹皮）、阴阳双补组（肾气丸全方组：附子、桂枝、干地黄、山茱萸、山药、茯苓、泽泻、牡丹皮）。复制肾阳虚雌性大鼠模型，观察肾气丸各拆方组对肾阳虚证模型动物灌胃活体、下丘脑、垂体、肾上腺重量，卵巢、子宫脏器重量指数，肛门温度，自主活动情况，抗疲劳试验。采用光镜、酶联免疫分析、免疫组织化学分析、RT–PCR 等方法，对各组大鼠进行肾上腺、子宫内膜、卵巢组织的形态学及超微结构观察，计算各级卵泡总数、病理性囊性扩张卵泡总数，测定血清 HPA 轴（促肾上腺皮质激素 ACTH、皮质醇 COR）及 HPO 轴激素（FSH、LH、E_2、PRL、P、T）水平，测定卵泡细胞凋亡途径相关因子（TXF–a–a、Bcl–2、Bax）表达、卵巢组织 FSHR mRNA 表达测定，探讨金匮肾气丸"阴中求阳"配伍结构对肾阳虚雌性大鼠 HPA 轴和 HPO 轴功能的调控。实验显示：

肾阳虚雌性大鼠呈现肾阳虚症状，下 HPA、HPO 轴功能紊乱，相关激素水平异常；肾上腺、卵巢及子宫内膜组织形态和超微结构被破坏；卵巢颗粒细胞凋亡因子及卵泡刺激素受体 mRNA 表达异常。实验说明，金匮肾气丸及其拆方所代表的不同补肾法能不同程度的改善肾阳虚雌性大鼠受损的卵巢功能，但单一的补阳法或补阴法效果不佳，阴阳双补法可提高疗效。纠正 HPA、HPO 轴激素水平紊乱，纠正细胞凋亡因子 TNF-a、Bax 表达，增强卵巢颗粒细胞 FSHR mRNA 的表达，都可能是肾气丸"阴中求阳"治疗肾阳虚证的配伍机制。

生殖相关的肾虚病、证，存在着多个器官的组织形态学和功能上的改变，尤其以下丘脑－脑垂体－生殖腺轴系列器官系统组织学形态上的变化和功能上的改变最为显著，对生殖相关的肾虚证的研究目前已经深入到基因和分子水平。基于此，补肾中药对生殖相关的肾虚证的治疗作用机制研究也取得了很大的进展，但仍存在一些不足，特别是生殖相关的肾虚证动物模型的造模法的客观性仍有待于进一步探讨和商榷。

二、"肾主骨，肾藏精"、肾"其充在骨"与运动系统疾病

人体的运动系统由骨、骨连结（关节附件）和骨骼肌三部分构成。其中，骨作为人体的运动框架、骨连结作为运动轴承、骨骼肌则作为运动单元，三个环节组成一个严密的整体，支配人体的正常活动。临床上将骨、关节、肌肉、韧带等部位的疾病称作运动系统疾病，常见分类：骨骼疾病，如骨质疏松、骨折等；骨关节疾病，如关节和椎间盘退行性变；肌肉疾病：肌肉劳损、萎缩等。当运动系统任一环节出现问题，除导致局部症状及功能受限，其他部分也会因病情的发展而受到影响，甚则引起全身功能及状态的障碍。

临床上从肾论治运动系统疾病，不仅有着中医传统理论的系统论述，还有现代医学研究的微观阐释，下面主要从"肾主骨""肾藏

精""肾其充在骨"三个方面论述。

（一）"肾主骨，肾藏精"、肾"其充在骨"的基础研究

1. 肾主骨与骨骼疾病相关性

骨具有支撑、保护人体及脏器的作用，随着人体的生、长、壮、老、已，其强度、韧性和结构等也不断发生变化，这一过程受到内、外多因素的综合调控和影响，其中，中医理论及历代医家认为"肾"在骨的生长过程中发挥着重要作用。文献中也记载了大量有关肾、骨在生理、病理方面的密切联系。

《素问·宣明五气》说"五脏所主……肾主骨"，《素问·六节藏象论》说"脊者……其充在骨"，《素问·阴阳应象大论》说"肾生骨髓"。骨的正常发育及功能作用均离不开肾的充养，肾作为先天之本，禀赋父母的先天之精，是人体器官组织、生理系统生长发育的关键物质。肾主藏精，精能生髓，髓居骨中，骨得髓之濡养，坚而有力，从而支撑人体进行正常的功能活动。肾的功能正常与否，又会影响骨的功能，《素问·痿论》谓："肾气热，则腰脊不举，骨枯而髓减，发为骨痿。"《灵枢·经脉》谓："足少阴气绝则骨枯……故齿长而垢。"当肾中精气受损后，化生乏源，髓不能满，骨失濡养而枯，类似于临床常见的骨质疏松症、骨质软化症等。除了引起骨自身疾病外，古代医家还认识到肾可通过骨而影响人的正常活动功能，清代医家陈治在《幼幼近编》中曰："行迟，属肝肾俱虚。肾主骨，肾虚则骨髓不满骨，故骨软不能行。"明代著名儿科医家万全提出："肾属水，乃天一真精之所生也……肾主骨，肾虚者，骨髓不满也。儿必畏寒，多为五软之病。尻骨不成，则不能坐，髋骨不成，则不能行。""小儿初生至周岁者，皆为胎疾……受肾之气为骨，肾气不足则骨软……子之羸弱，皆父母精血之弱也……故儿有头破颅解，神慢气少，项软头倾，手足瘫弱，齿生不齐，发生不黑，行走坐立，要人扶掖，皆胎禀不足。"由于小儿早期的生长发育多依赖父母的先天之精，父母肝肾精血亏虚，易致小儿禀赋不足，肾精虚衰，则

其气化、推动乏力，脏腑组织等得不到正常的濡养，若骨发育迟缓，失其坚强，支撑无力，必将影响小儿行走坐立等正常活动，如临床上小儿先天性髋关节发育不良、脊柱侧弯等。

2. 肾与骨代谢的现代研究

肾脏是人体的重要脏器，具有生成尿液，清除体内代谢产物及某些废物、毒物，同时经重吸收保留水分及其他有用物质，如葡萄糖、蛋白质、氨基酸、钠离子、钾离子、碳酸氢钠等，以调节水电解质平衡及维护酸碱平衡的基本功能。同时还有内分泌、生成活性维生素 D_3 等功能，为机体部分内分泌激素的降解场所和肾外激素的靶器官。现代研究发现，肾通过下丘脑－垂体－靶腺轴（靶腺轴主要包括肾上腺轴、甲状腺轴和性腺轴，三者之间存在相互影响）三层结构，参与神经内分泌免疫网络的调控作用，肾的异常会导致结构中不同环节、不同程度的紊乱，从而引起相关系统的功能障碍。其中，甲状腺和性腺的功能在生命活动中起重要作用，包括对人体骨代谢的影响，调节骨发生与骨重建。肾的功能活动，可影响垂体－甲状腺轴和垂体－性腺轴两条轴的功能，进而影响骨代谢。

（1）肾与基础代谢

①维生素 D 的代谢：维生素 D 在维持骨钙的正常吸收、沉积和血清钙磷平衡过程中起着十分重要的作用。但维生素 D 必须经过肾脏的转化及其皮质中存的羟化酶系统（1α－羟化酶）羟化后，使无活性的维生素 D 形成具有生物活性的维生素 $D_3[1,25-（OH）_2D]$，$1,25-（OH）_2D$ 进入血液循环后，与维生素 D 结合蛋白相结合，到达其作用的靶器官，如小肠——可促进小肠上皮细胞对钙磷的吸收；骨——直接刺激成骨细胞，促进血和骨中柠檬酸与钙螯合成复合物，转运至新骨处，有利于钙盐的沉积。另外，肾脏中的 24－羟化酶系统起着消化维生素 D 活性的作用，在新骨形成上具有较强的作用。若肾功能出现障碍，则会引起维生素 D 和钙的代谢异常。

②钙、磷的代谢：钙、磷是骨骼生长发育所必需的微量元素。肾在钙、磷代谢中起着主宰作用。一方面，被肾激活的维生素 D 能使肠管吸收钙、磷；另一方面，肾脏直接参与钙磷的排泄、肾小球对钙磷的滤过、肾小管对钙磷的重吸收，以及合成、分泌钙调节蛋白和骨钙蛋白，从而维持血钙和血磷的相对稳定并促进骨的钙化。国内学者发现，随年龄增长，骨钙含量的变化情况与中医"肾主骨"的理论基本相符，肾精亏虚者的骨钙含量明显低于健康者，这是因为肾脏中羟化酶的活性因年龄增加而逐渐降低，合成 1,25- 二羟维生素 D_3 的功能衰退，导致肠钙吸收减少，骨矿化延迟，成骨细胞不足，破骨细胞增加，引起骨量大量丢失，形成骨质疏松。

（2）肾与垂体 – 甲状腺轴

①甲状旁腺素（PTH）：是调节人体钙磷代谢的主要激素之一，而血 Ca^{2+} 浓度又是影响 PTH 分泌的重要因素。在一定范围内，血 Ca^{2+} 浓度越低，PTH 分泌值越高；反之亦然。继发性甲状旁腺功能亢进（secondary hyperparathyroidism，SHPT）是慢性肾衰竭（CRF）的常见并发症，也是引起血 PTH 异常升高的主要原因，其发病因素包括低钙血症、磷潴留和 1,25-$(OH)_2D_3$ 缺乏等，可导致心血管系统、血液系统、内分泌系统、骨骼等受损。由于继发性甲亢导致体内的一系列变化，可促使破骨细胞的活性和骨吸收增强，骨盐溶解，骨的胶原基质被破坏并被纤维组织所代替，进而骨内广泛纤维增生，最终产生纤维性骨炎，以及骨质疏松、骨硬化、骨软化、自发性肌腱断裂和近端肌无力等运动系统疾病。肾功能异常引起 PTH 分泌紊乱，导致骨相关疾病的机制包括：一方面，钙敏感受体（calcium sensing receptor，CaSR）主要分布在甲状旁腺、肾脏及甲状腺 C 细胞，通过与细胞外钙离子相结合，调节甲状旁腺素（PTH）分泌，参与机体"钙调定点"的设置，调节 PTH 合成及组织增生、肾脏钙的排泄及肾脏活性维生素 D 的合成网。当胞外 Ca^{2+} 浓度升高，激活 CaSR，由 G 蛋白介导的 1,4,5 三磷酸肌醇（IP3）和二

乙酰甘油（DG）合成增加，促进胞内 Ca^{2+} 动员和胞外 Ca^{2+} 内流，抑制细胞释放 PTH，同时促进其在胞内的降解，致使血 PTH 水平迅速下降；反之，当胞外 Ca^{2+} 浓度降低时，PTH 分泌增多。通过激活 CaSR，血 Ca^{2+} 能独立、快速地影响 PTH 的释放。因此，CaSR 的正常表达是维持机体 Ca^{2+} 平衡、保持内环境稳定的必要条件。若肾脏受损严重，不能对 PTH 作出反应，及时排出过多的磷；PTH 的增多又促进骨吸收，使骨骼中的钙和磷释放、进入细胞外液，最终导致高磷血症，而磷的潴留可能是引起 CaSR 下调的一个重要原因。维生素 D 是机体调节 PTH 分泌和甲状旁腺增生的另一个重要物质，既可直接与甲状旁腺细胞核内特异性受体（vitamin D receptor，VDR）结合，引起 VDR 迅速磷酸化，又能吸引核内维甲酸受体（retinoid X receptor，RXR），形成 VDR–RXR 异二聚体进而与 PTH 基因启动子中维生素 D 反应元件（Vitamin D re-sponse element，VDRE）紧密结合，抑制 RNA 聚合酶 II 介导的 PTH 基因转录及蛋白合成。另一方面，有研究显示，SHPT 腺体中 PCNA 表达增加，而其细胞凋亡指数则明显下降，尤其是结节性增生组织，甲状旁腺细胞凋亡和增生失去了平衡，腺体细胞增生过盛，机体不能通过凋亡方式来有效清除多余的腺体细胞，从而使腺体细胞数量和重量不断增加，致使 PTH 分泌增加。

②降钙素（calcitonin，CT）：是一种含有 32 个氨基酸的直线型多肽类激素，主要由人体甲状腺的滤泡旁细胞（parafollicularcells，又称 C 细胞）分泌，C 细胞有 1,25– 二羟维生素 D_3 特异性受体，因此 1,25- 二羟维生素 D_3 的缺乏会影响 CT 分泌和（或）产生。CT 受血浆钙离子浓度负反馈机制调节，主要在肾脏中代谢排泄，若肾脏受损时，不能有效清除 CT，可使 CT 水平升高。研究发现，降钙素直接作用于破骨细胞上的降钙素受体，抑制破骨细胞的数量和活性，使骨骼中钙的释放降低，而血液中钙进入骨骼的过程仍继续。小剂量的降钙素可抑制小肠对钙的吸收，而大剂量的降钙素促进小肠对钙的吸收。近来研究还发现，

CT 可能直接影响成骨细胞的合成代谢，增加大鼠和兔皮质骨的生长，亦可间接地增加细胞的繁殖，这种作用主要表现在维持骨形成率上。

（3）肾与垂体–性腺轴

①雌激素：是一种女性激素，由卵巢和胎盘产生，肾上腺皮质也可少量产生。雌激素具有促进阴道、子宫、输卵管和卵巢本身的发育，月经的产生，促使体内钠和水的潴留，骨中钙的沉积等。绝经后妇女由于内源性雌激素水平迅速下降，导致骨质疏松的发生，其机制包括：雌激素缺乏使甲状腺 C 细胞对钙离子的敏感性下降，从而减少了降钙素的分泌；雌激素缺乏，抑制了肝脏、肾脏对维生素 D 的羟化作用，使体内 $1,25-(OH)_2D_3$ 合成减少，从而使肠钙的吸收减少；雌激素缺乏造成钙负平衡，引起继发性甲状旁腺功能亢进，破骨细胞对甲状旁腺素的敏感性增加，从而破坏了骨吸收和骨形成之间的偶联关系，促进骨吸收，抑制骨形成，使骨转换率增加。

②雄激素：是睾丸和肾上腺分泌的 C-19 类固醇，主要为睾酮（T），在 20～30 岁达到最高峰。雄激素对男性获得骨量峰值和维持骨质量起重要的作用，通过直接作用于雄激素受体，或在脂肪和骨髓的芳香化酶作用下转化为雌激素，间接作用于雌激素受体（ER），具有影响生长激素、$1,25(OH)_2$ 维生素 D 对胰岛素样生长因子的调节作用，以及增加 TGF-β、IGF-1 和 IL-6 分泌量来发挥抗骨吸收作用。研究发现在老年男性中，BMD 的下降常伴随着睾酮、IGF-1 和血清雌二醇（E_2）血浓度的下降。因此，随着年龄增长，男性体内睾酮分泌水平逐渐下降，雄激素的缺乏会导致骨吸收大于骨形成，出现 OP。

（4）转化生长因子–β（TGF-β1） 转化生长因子–β 属于一类新近发现的能刺激细胞表型发生转化的生长因子，是细胞生长与分化的重要调节因子。一般在成骨细胞、肾脏、骨髓和肝的造血细胞等分化活跃的组织中常含有较高水平的 TGF-β。其中，骨是体内 TGF-β1 最丰富的来源组织，骨组织中 75% 的 TGF-β 是 TGF-β1，TGF-β1 具有促进细胞增殖、分化和促进细胞外基质合成的作用，参与骨与软骨的形成。国内研究发现，去卵巢大鼠血清 TGF-β_1 浓度随 E_2 水平的下降而降低，当体内雌激素缺乏时，TGF-β_1 产生减少，成骨细胞数量减少和活性下降，而破骨细胞形成不受限制，导致骨形成减少，骨吸收超过骨形成，引起骨量丢失和骨质疏松，而老年男性骨质疏松的血清 TGF-β_1 水平，与相关测量部位的骨密度或骨矿含量及 E_2 水平呈正相关，但与睾酮水平不相关，因此，提示 TGF-β_1 的分泌可能需要血清雌二醇（E_2）的介导。

（5）生长激素（GH） 生长激素是由腺垂体嗜酸性细胞分泌的一种蛋白质激素，可促进生长期骨骺软骨的形成和骨、软骨的生长，致使人（躯）体增高；还可增强对钙、磷等重要元素的摄取与利用。研究认为，青春期通过下丘脑 – 垂体 – 性腺轴功能的活跃，产生大量的性激素（雌激素和雄激素），雌、雄激素通过不同机理作用于下丘脑弓状核及腹内侧核的分泌生长激素释放激素（GHRH）的神经元，使其合成及分泌 GHRH 增加，此激素通过垂体门脉系统作用于腺垂体生长激素细胞，促进 GH 的合成、分泌增加，而位于长骨干骺端生长板处的 GH 对骨生长发育起主要作用。目前认为，GH 可直接或间接作用于生长板，使软骨细胞、成骨细胞增殖、分化，矿物质沉积，从而加速骨生长。若幼年时生长激素分泌不足，会导致全身骨组织生长发育迟缓、停滞，躯体异常矮小，称为"侏儒症"；如果生长激素分泌过多，可引起全身各组织，特别是骨的过度生长，可导致躯体异常高大，称"巨人症"；而成年后，骨骺已融合，长骨不再生长，此时若生长激素分泌过多，将刺激肢端骨、面骨、软组织等过度增生，表现为手、足、鼻、下颌、耳、舌以及肝、肾等内脏显示出不相称的增大，称"肢端肥大症"。生长激素对人体正常发育起着关键作用，其在体内的含量主要受下丘脑所产生的生长激素释放素和生长激素抑制激素调控。性激素可通过各种机制促进 GH 的分泌，性激素主要由性腺（卵巢和睾丸）分泌，少量来源于肾上腺等组织。传统医学早就认识到"肾藏精……统生殖"，并在一定时令形成"天癸"，促进人体生殖功能的成熟，《素问·上古天真论》记载了天癸在人类生长发育不同阶段的重要作用。因此，天癸是促进性发育和维持性功能（包括生殖功能）的一种精微物质，其职能是促进男女性征及生殖器官的发育成熟，并随着肾中精气的充盈而"至"，亏虚而"竭"。《黄帝内经太素》谓："天癸，精气也。"《简明中医词典》指出天癸来源于先天肾精，须后天脏腑之精供养。肾通过天癸实现了对生殖发育的调控，有国内学者发现补肾中药通过调节肾 – 天癸 – 冲任 – 胞宫生殖轴（下丘脑 – 垂体 – 卵巢轴），相继影响下丘脑促性腺激素释放激素（GnRH）、促黄体生成激素（LH）和促卵泡激素（FSH）的分泌，对卵巢和睾丸的内分泌和生殖功能起治疗作用，及提出"天癸相当于与促性腺激素释放激素（Gn2RH）、促性腺激素（FSH 和 LH）相关的神经元观点"。通过"天癸"，肾可以调节性腺分泌性激素，进而促进生长激素的分泌、合成，从而实现了"肾主骨"。若肾中精气亏虚，生长激素分泌缺乏，会影响关节软骨及骨的发生。以上是"肾主骨"与骨骼疾病相关性的传统医学与现代医学的理论基础，也是运用"肾主骨"防治运动系统疾病的理论支持。

　3. 肾藏精与运动系统疾病相关性

（1）肾精与神经 – 内分泌 – 免疫网络（NEI）　在人体生长发育生殖防御以及维持机体稳态中发挥着重要的调节作用，与肾藏精主生长发育生殖的功能之间存在着本质上的联系。NEI 网络从现代科学理论角度，在一定程度上阐述了中医肾藏精对人体生命活动的调节机制。通过下丘脑 – 垂体 – 靶腺轴，由下丘脑产生释放激素和释放抑制激素，经垂体门脉系统，调节腺垂体各种激素的分泌，其中促激素作用于靶器官，如肾上腺、甲状腺、性腺等，释放相应靶腺激素，直接或间接参与调节某些器官组织的生理功能。同时靶腺所产生的各种激素又经血液环流，通过下丘脑 – 垂体 – 靶腺轴，反馈影响垂体及下丘脑的功能活动，NEI 网络通过该三层结构轴调节体内多种激素的分泌，进而调节人体的生长发育与生殖。其中，骨、关节、肌肉等运动系统的发展修复及功能活动，受到包括生长激素（GH）、降钙素（CT）、甲状腺激素（TH）、甲状旁腺激素（PTH）、雌激素（E）、雄激素（A）、糖皮质激素（GC）等协同作用的调控。

同样，肾精也可通过激素调节方式，实现对机体病理情况的干预。脾、肾与肌肉疾病：研究发现，脾气虚大鼠骨骼肌肌纤维明显变细，其中Ⅱ型肌纤维蛋白质分解增强，说明脾气虚状态下，机体的能量代谢及蛋白质的物质代谢出现异常，使肌肉组织的蛋白代谢呈负平衡状态；骨骼肌中线粒体结构损伤，骨骼肌的有氧代谢受到影响。另外，脾虚大鼠垂体–甲状腺轴功能低下，血清T3、T4、FT3、FT4、γT3及其垂体、血清促甲状腺激素的含量降低。

甲状腺素可对骨骼肌代谢产生多方面影响，骨骼肌细胞具有专一的T受体，甲状腺激素可促进线粒体的氧化磷酸化过程，增加细胞膜Na^+–K^+–ATP酶的合成。然而甲状腺激素过多，可抑制磷酸肌酸激酶的活力，减少骨骼肌内肌酸和磷酸肌酸的含量，同时肌细胞内线粒体释放ATP含量减少，从而引起肌无力；当氧耗增加，肌肉蛋白质的分解代谢明显增强时，则引起肌肉萎缩。过多的甲状腺激素，还可引起Na^+泵活性增强，促使细胞外钾向细胞内转移而导致周期性麻痹的发生。

肝、肾与骨质疏松：肝脏与肢体运动紧密相连，肝气血衰少，血不荣筋，则动作迟缓，行则掉振鼓栗，不能久行久立，从而发为骨痿。现代医学则认为OP主要受内分泌因素（雌激素、雄激素、甲状旁腺素、降钙素等）、营养状况（蛋白质及钙的摄入等）、遗传因素、物理因素（缺乏运动、缺乏日照等）、免疫因素，以及年龄种族性别等其他因素影响。根据老龄化人群中抑郁症和骨丢失的普遍出现，目前的数据表明抑郁症作为一种潜在的骨质疏松症和相关骨折发生率增加的主要危险因素。Raz Yirmiyas等通过慢性温和刺激（CMS）诱导小鼠抑郁症，发现抑郁症与低骨量以及骨质疏松性骨折发病率增加相关，可导致骨质疏松和骨结构损伤。研究结果说明，在抑郁症、过多的肾上腺素能活性和骨形成减少之间存在一种联系，抑郁症引发的骨质流失与骨去甲肾上腺素水平的大量增加有关，也显示出行为反应－大脑－骨之间的相互作用可以导致骨结构受损。

因此，无论是肝郁或脾虚，所引起的运动系统疾病，其发生机制都与 NEI 网络有关，其主要表现在对内分泌系统的影响，即与下丘脑－垂体－靶腺轴的功能紊乱，导致垂体－甲状腺、肾上腺等腺体的功能衰退，最终引起骨代谢的异常。那么通过调养肾精，维持肾中阴阳的平衡，调节下丘脑－垂体－靶腺轴激素分泌功能的稳定，保持体内腺素的水平正常。这也是肾藏精直接或间接参与运动系统疾病的可能途径。

（2）肾藏精、主骨与干细胞　干细胞是一类具有自我更新与增殖分化能力的细胞，能产生表现型与基因型和自己完全相同的子细胞。干细胞还具有可塑性，能跨胚层转分化。先天之精是构成人体的基本物质，从精的来源角度来看，先天之精即禀受于父母的生殖之精，受精卵是由父母的精子与卵子结合而成，即全能干细胞，故先天之精内涵包括全能干细胞内的全部遗传物质及其蕴藏的种属特异的发育信息；从功能角度来看，精的繁衍生殖功能是由生殖干细胞完成的，其调节生长发育的功能与基因控制为主的成体干细胞的增殖分化机理相关，研究还发现某些单能干细胞除具有向其终极细胞分化能力外，在特定的条件和诱因下还具有一定的可塑性，即分化为其他细胞的能力。如未纯化的造血干细胞可分化为脑细胞、骨骼肌细胞、心肌细胞和肝细胞；骨髓基质干细胞可分化为心肌细胞、骨骼肌细胞、脂肪、骨和软骨；神经干细胞可分化为血细胞和骨骼肌细胞。肾精能生髓，髓位于骨腔，成为骨髓，营养骨骼；骨髓又能生血，以养全身，髓积于颅腔而为脑髓；精又能化气，气也能生血，精气血三者互根互用，关系密切。同时，髓积于颅腔而为脑髓；干细胞具有多向分化的潜能，可分化为中枢神经系统内神经元、星形胶质细胞、少突胶质细胞三种主要神经细胞，而这些细胞是脑髓的主要组成部分。由此看出，肾精与干细胞在一定程度上的相似性，即干细胞具先天之精的属性，是先天之精在细胞层次的存在形式。

（3）肾藏精、主骨与干细胞调控系统的关系　干细胞分化发育的调控是发育生物学的核心问题，其调控机制分为内源性调控与外源性调控两种模式。由于高等动物胚胎发育的外环境以及成体发育的内环境相对恒定，所以细胞分化更多由基因直接支配。另外，研究发现干细胞所处的微环境（壁龛）对干细胞的分化调控十分重要。肾精是由先天之精与后天之精相结合而成，干细胞的内在基因调控及其对微环境的反应模式可归属于先天之精的内涵中。成体干细胞的微环境调控系统则属于肾精的重要内涵。干细胞的基因特性与微环境是人体生、长、壮、老、已的核心机制，是肾藏精的实质所在。在基因的调节和微环境的影响下，按遗传性规定的严格程序和模式，干细胞执行其生长发育及多向分化的功能，这是干细胞的基本属性，也属于先天之精的内涵，因此，肾精在一定微环境下可参与组织器官的生长、修复功能，如骨质疏松、骨折、肌肉萎缩等疾病。

4. 肾"其充在骨"与运动系统疾病相关性

（1）肾"其充在骨"的传统理论　《素问·阴阳应象大论》谓："肾生骨髓。"肾藏精，精生髓，髓居于骨中称骨髓，而髓分为骨髓、脊髓、脑髓三种成分;《素问·痿论》谓"肾主身之骨髓"，《素问·逆调论》说"肾不生则髓不能满，故寒甚至骨也"，则说明肾可以主持、调节这三种髓的生化，若肾精亏虚，生髓不足，易致外邪侵袭入骨，说明肾精生髓的重要性。《素问·六节藏象论》说"脊者……其充在骨"，《素问·解精微论》说"髓者，骨之充也"，骨作为人体的框架，对机体发挥的支撑作用以及骨的生长发育，均有赖于骨髓的充盈及其营养滋生。实际上"肾主骨生髓""……其充在骨"等是肾精及肾气推动机体生长发育功能的具体体现，因此，肾中精气的盛衰不仅影响肾的发育，还会影响髓的充盈和脑的功能活动。另一方面，《张氏医通》说"（肾）精不泄，归精于肝而化清血"，《黄帝内经》说"骨髓坚固，气血皆从"，《诸病源候论》说"肾藏精，精者，血之所成也"，肾藏精生髓，精髓可化血，血又可生精，精足则血充，因此，精、血、髓三者同源，共同对骨起着濡养作用。

（2）肾"其充在骨"的现代研究　骨髓是人体的造血组织，位于人体多种骨骼内。成年人的骨髓分两种：红骨髓和黄骨髓。骨髓不仅是造血器官，还是重要的免疫器官。现代研究证实，骨髓中主要包含 2 种干细胞成分：造血干细胞（hematopoietic stem cell，HSC）与间充质干细胞（mesenchymal stem cell，MSC）。

①造血干细胞：正常情况下，骨髓中多数的造血干细胞处于相对静止的状态，即 G_0 期，只有一小部分造血干细胞处于比较活跃的细胞分裂状态，在一定条件下，可分化为多种类型的血细胞，包括淋巴系细胞、髓系血细胞和血小板，同时造血干细胞的自我更新能力会随着动物体的衰老而逐渐减弱。造血干细胞作为先天之精的一部分，是精生髓化血功能最完全的执行者。肾精充足，造血干细胞功能正常，则能生血；肾气化生充沛，正气旺盛。如《素问遗篇·刺法论》说："正气存内，邪不可干。"正气即人的免疫功能，主要由造血干细胞分化的淋巴细胞与粒细胞等来实现的。因此，肾精、血液充足和免疫功能正常是机体病理状态修复的基本条件。

②骨髓间充质干细胞（BMSCs）：是骨髓中除造血干细胞以外的另一类具有"无限"增殖和多向分化潜能的干细胞，在一定环境和特殊因子诱导下，BMSCs 具有向成骨细胞、成软骨细胞、脂肪细胞、肌细胞、神经细胞、腱细胞等多个胚层细胞的分化潜能和增殖能力。其还可参与诱导、调节骨髓造血干细胞和基质的发育。故骨髓间充质干细胞对骨的生长发育及功能的维持起着不可缺少的作用。

一方面，通过对单一来源的骨髓间充质干细胞，进行成骨、成软骨及成脂的定向分化研究，结果显示新生克隆与之前分离的骨髓间充质干细胞有共同的表面抗原分子，而其中 6 个克隆都可向骨分化，5 个能向软骨分化，2 个能向脂肪分化，从而充分说明了骨髓间充质干细胞有多向分化的潜能。另一方面，BMSCs 诱导分化为成骨细胞，是一个复杂的过程，并且与某些细胞信号转导通路有关。目前很多研究围绕中药单体通过 MAPK、Wnt/β–catenin、Notch、TGF-β_1/Smad 等信号传导通路诱导 BMSCs 成骨分化。BMSCs 成骨分化路径概括为：BMSCs →骨祖细胞→前成骨细胞→成骨细胞→成熟骨细胞，研究还发现在一定条件下还可诱导骨髓间充质干细胞定向分化为软骨细胞。在人的不同时期，BMSCs 的状态、功能等也不相同：青少年时期，机体发育正处于生长活跃期，BMSCs 不断向成骨分化，以促进骨骼的生长发育；在成年机体内，生理稳态的情况下大多数 BMSCs 并不分化、增殖，以有在疾病、损伤、炎症等病理环境因素的刺激下，部分 BMSCs 才会被激活，从而进行定向分化、增殖，以修复受损组织。但随着年龄的增长，BMSCs 的细胞数量逐渐减少，其分化能力和生物学功能也随之降低，尤其是骨向分化减少，而脂肪细胞生成增多。脂肪细胞又可刺激更多的造血干细胞分化为破骨细胞，致使"成骨细胞 - 破骨细胞"偶联的失稳，最终导致骨量丢失、骨质疏松。这也可能是老年性骨质疏松症发病的重要机制之一。

骨髓间充质干细胞骨向分化条件：BMSCs 在体内的成骨分化，是受多种细胞因子与相关激素的相互调节作用下进行的。

调节 BMSCs 成骨分化的相关因子：①胰岛素样生长因子（IGF）：是多肽物质，主要包括 IGF–1 和 IGF–2，它们是一类多功能细胞增殖调控因子。IGF–1 可能参与成骨成脂方向分化的调节，并有利于成骨方向分化。通过抑制骨髓间充质干细胞的成脂分化，使 Cbf–α1 基因表达水平增高，从而促进 BMSCs 的成骨分化。②核心结合因子 α1（Cbf–α1）：属于 runt 结构域基因家族的转录因子，能激活与启动间充质细胞向成骨细胞系分化和调节成骨细胞的发育，并可能是骨发生、形成过程中成骨细胞分化的特异性标志基因。③骨形态发生蛋白（BMP）：能够诱导动物或人体间充质细胞分化为骨、软骨、韧带、肌腱和神经组织。研究已经证实，BMP2、BMP6、BMP7、BMP9 等具很强的诱导成骨分化的活性。④碱性成纤维细胞生长因子（bFGF）：是具有较高活性的多聚肽，是毛细血管及有丝分裂增殖刺激剂。bFGF 可使细胞表面的骨钙素受体增多，进而使骨钙素分泌增加，钙结节数目增多。⑤转化生长因子（TGF-β）：是具有多功能的蛋白质，对很多细胞的生长、分化、凋亡及细胞免疫调节等功能有影响。$TGF-\beta_1$ 信号转导通路通过下游转导介质 Smad3 的选择性调节作用促进 MSCs 向成骨细胞分化。TGF-β 还能诱导 MSC 转化为前软骨细胞和成软骨细胞，表达软骨细胞的特异性基因，如Ⅱ型胶原蛋白和聚蛋白多糖，由此产生的软骨基质，同时对软骨细胞的分化和功能具有双向调节作用，促进未分化或分化早期软骨细胞 DNA 合成、增殖、分化及细胞外基质的合成，抑制成熟软骨细胞的增殖和分化。

5. 调节 BMSCs 成骨分化的相关激素

（1）雌激素　在组织细胞中广泛存在，是人体内重要的性激素，属于类固醇激素。雌激素能够刺激软骨的发生，骨的成熟和骨骺生长板的融合及生长因子等进行骨重建，并与成骨细胞内的受体结合后，促使其分泌胶原酶、释放细胞因子维持骨代谢平衡。雌激素经血液循环，与 MSCs 内雌激素受体作用，促进细胞转录并合成 BMP2，BMP2 在局部以自分泌或旁分泌的方式促进 MSCs 细胞向成骨细胞分化，同时阻止骨髓脂肪细胞的生成。雌激素还可逆转绝经后骨质疏松患者骨髓间充质干细胞中已减弱的 Notch 信号通路关键分子的表达，从而激活 Notch 信号通路发挥促进成骨分化抑制成脂分化的作用。适当浓度的雌二醇，通过调控骨髓间充质干细胞成骨基因 $RUNX_2$、OCN mRNA 及 $RUNX_2$、SP_7 蛋白的表达，并抑制 miRNA-26a 的表达，促进骨髓间充质干细胞的成骨分化。

（2）降钙素基因相关肽（CGRP） CGRP 是一种能够影响骨细胞代谢的神经肽，目前发现骨组织中的 CGRP 主要由感觉神经和植物神经中的 CGRP 肽能神经分泌，是这些神经发挥调控作用的功能分子。研究证实了 CGRP 对 BMSCs 向成骨细胞转化有着明确的诱导作用，其机制可能为：CGRP 与 BMSCs 接触后，与 BMSCs 表面受体结合，再通过 CGRP 受体的介导作用，进行下游的生物应答，改变细胞内信号系统，首先促进了 BMP–2 的表达增高，随后，BMP–2 与其受体结合，随之激活 Smads（BMP 信号转导蛋白），通过其远端 P1 启动子和近端 P2 启动子启动 RunX$_2$ 基因表达，随后 RunX$_2$ 与成骨细胞特异性基因的启动子上的效应元件结合后调节这些基因的转录，提高了 ALP、COLL–I、ON 以及骨钙素等的表达，提高了细胞外基质的矿化水平。

（3）甲状旁腺激素（parathyroid hormone，PTH） 甲状旁腺主细胞分泌的碱性单链多肽类激素，主要功能是调节脊椎动物体内钙和磷的代谢，促使血钙水平升高，血磷水平下降。目前间断 PTH 处理促进骨形成的作用，可以用于治疗骨质疏松以及骨性关节炎，成为国内外研究的热点，但作用机制尚不明确。国内学者通过 rhPTH（1–34）间断处理，促进 BMSC 的增殖以及骨向分化，可能通过激活 Erk1/2–MAPK 和 P38–MAPK 信号通路，并提高成骨细胞相关基因 Cbfα1、OC、OP 的表达，以及增强 ALP 的活性，从而使成骨细胞活性显著增加。还有甲状旁腺激素相关肽（PTHrp）、1,25– 二羟维生素 D$_3$［1,25（OH）$_2$D$_3$］、糖皮质激素、生长激素等全身激素对 BMSCs 对成骨分化均有影响。

（4）骨髓间充质干细胞成肌分化 MSCs 分化为肌肉细胞是一个极其复杂的生理生化过程。肌肉细胞的分化经历了骨髓间充质干细胞、成肌细胞、Myf$_5^+$、前体细胞、不成熟肌细胞和成熟肌细胞几个阶段。骨髓间充质干细胞的成肌分化需要在特定条件下方可进行，肌损伤后的浸液可促进骨髓间充质干细胞的增殖，但对间充质干细胞无成肌诱导分化作用。有研究通过利用 DNA 甲基化抑制剂 5- 氮杂胞苷（5-Aza），可诱导间充质干细胞表达生肌调控因子中的 Myf₅ 及生肌素，可以使间充质干细胞定向分化为成肌细胞。其可能机制：5-Aza 是一种 DNA 甲基化抑制剂，可与 DNA 共价结合形成复合物，从而导致 DNA 甲基在细胞分裂周期中进行性丢失，发挥去甲基化作用；而甲基化对于基因印记维持是必需的，5-Aza 作用后产生去甲基化作用可使印记丢失，使某些相关等位基因得以表达。MSCs 具有向肌细胞分化潜能，因而在甲基化位置可能含有一个调控成肌分化的位点并处于转录失活阶段，当 5-Aza 作用后，可能使 MSCs 的相关基因发生去甲基化，促使成肌分化的相关调控基因表达，启动向肌细胞的定向分化。另外，17β- 雌二醇可增加 BMSCs 三种骨骼肌特异标志物 myogenin（在成肌细胞分化过程中起着决定性的作用）、MHC（骨骼肌终末分化基因）和 desmin（新生 / 成熟骨骼肌细胞中间肌丝的主要构成成分之一）的表达，对 BMSCs 的增殖具有促进作用，且能增强骨骼肌分化效率。其促进成肌分化作用的机制可能表现在以下 2 个方面：①雌激素的直接刺激效应：雌激素通过受体 α、β 调节，这两种受体已发现表达于 BMSCs。雌激素与受体结合发挥促增殖作用，增加 BMSCs 的数量；②雌激素的间接效应：雌激素作用于 BMSCs，使其分泌细胞因子，如 TGF-β 等，这些细胞因子发挥诱导或促进 BMSCs 成肌分化的作用。

以上是肾主骨、肾藏精、肾其充在骨与运动系统，在生理和病理上相关性的传统理论和现代研究，肾为先天之本，主骨、藏精、其充在骨作为肾的生理功能体现，相互为用，共同调控机体系统的功能，促进组织损伤的修复。因此，这也是临床上从肾论治运动系统相关疾病的理论支持。

（二）从肾论治运动系统疾病的临床研究

1. 骨质疏松症

骨质疏松症可分为原发性和继发性两类，其中原发性骨质疏松症占骨质疏松症的 90%，它一般又可分为两种亚型，即绝经后骨质疏松症（又称Ⅰ型骨质疏松症）和老年性骨质疏松症（又称Ⅱ型骨质疏松症）；继发性骨质疏松症可继发于其他疾病或由药物引起。原发性骨质疏松的病因繁多，年龄、营养、运动及生活习惯等已被证实为重要因素。

根据骨质疏松症的临床表现，中医将主要归属于"骨痿"的范畴。"骨痿"之名，首见于《黄帝内经》，如《素问·痿论》记载："肾主身之骨髓……肾气热，则腰脊不举，骨枯而髓减，发为骨痿。"

病因病机：①肾虚是骨质疏松症的根本原因：《中西汇通医经精义》上卷《脏腑之官》指出："盖髓者，肾精所生，精足则髓足，髓在骨内，髓足则骨强。"说明骨的生长发育依赖肾中精气的滋养与推动，肾主藏精，主骨生髓，肾精充足，则骨髓生化有源，骨得髓养，则生长发育正常而坚固有力。《丹溪心法》卷三《消渴四十六》亦云："肾虚受之，腿膝枯细，骨节酸疼，精走髓空。"若有先天禀赋不足、久病体弱、后天失养、治疗失当，或过劳、生育过多等原因，亦可造成肾虚精亏，不能生髓充骨，骨髓空虚，发为本病。②血瘀是骨质疏松症的病理产物和促进因素：血液运行依赖元气推动，元气为肾精所化，肾精不足，无源化气，必致血瘀，即肾虚血必瘀。机体骨骼的生长发育离不开气血的滋润与濡养，气血瘀滞，骨髓失养，渐发本病。

临床治疗：临床治疗骨质疏松症一般多从补肾壮骨荣筋入手。补肾药治疗骨质疏松症的主要作用机理包括：①类激素样作用：王长海等运用二仙汤加味（补肾法）治疗骨质疏松症的临床疗效优于尼尔雌醇、丙酸睾丸酮组，认为二仙汤有类似激素、尤其是性激素作用，对于因激素失调引起的更年期综合征有良好疗效；廖琳等用补肾生髓法治疗绝经后骨质疏松症，与倍美力＋安宫黄体酮相比，较治疗前均可提高血清雌、孕激素水平，但两组组间治疗效果比较无差异，认为补肾生髓汤具有植物雌激素、孕激素样作用。而第 2～4 腰椎正位及左股骨近端骨密度检测均无变化，两组不能有效提高骨密度，但可以阻断绝经期女性骨密度下降的进程，认为补肾中药和性激素替代治疗可以预防绝经后骨质疏松症。②调节成骨细胞和破骨细胞的作用：芪骨胶囊主要用于治疗肝肾不足型的原发性骨质疏松症，研究证明其具有促进成骨细胞增殖分化和矿化，抑制破骨细胞的骨吸收作用，且可降低血清骨钙素的含量，增强骨的生物力学性能；施杞等以补肾填精冲剂治疗绝经后骨质疏松症，与雌激素干预对照，治疗后血清 PTH 明显下降、降钙素（CT）明显提高、骨钙素（BGP）轻度下降、碱性磷酸酶（AKP）轻度下降，说明雌激素和中药能改善骨代谢，增加骨形成，减少骨吸收。黄建华等用加味左归丸治疗绝经后骨质疏松症肝肾不足证，可明显改善骨质疏松症状、体征、骨密度 T 值，加味左归丸治疗绝经后骨质疏松症肝肾不足证可能机制是起到类雌激素样作用，抑制了破骨细胞的产生和骨的吸收，使成骨细胞活性增强，改变绝经后的高转换状态，从而提高骨密度，对肝肾不足型绝经后骨质疏松症具有良好疗效。③调节体内微量元素平衡，促进矿物质在骨中沉积：苏志伟等运用补肾方治疗 210 例骨质疏松症患者，与维生素 D 钙咀嚼片、骨化三醇胶丸等比较，在提高骨密度、骨质疏松整体疗效及症状缓解方面具有明显优势，同时还可显著提高雌二醇水平，从而改善体内雌激素含量。作者认为方中土鳖虫可促进骨生成细胞活性与数量，功能活性增强。麦饭石可提高骨骼中锌、钛、钙、铜的含量（或活性），有利于钙盐沉积，增强骨强度。骨碎补通过增加胶原的分泌及钙盐的沉积，促进骨缺损愈合、增加骨含量还能改善骨部血液循环、促进钙沉积和钙吸收。

2. 骨折

骨折是骨伤科常见疾病之一，多由直接或间接暴力、积累性劳损及骨骼自身疾病所致，可发生在人体任何部位的骨组织。其中，骨质疏松可引起肌肉的萎缩，从而失去了对关节的稳定，对骨骼的支撑，进一步增加了跌倒的危险；老年骨质疏松患者摔倒后出现骨折，由于身体功能减退，不耐手术，又无其他干预措施，依靠长期卧床及骨骼自身的修复，但愈合时间延长和愈合质量下降，同时，长时间的制动又使肌肉萎缩加重，因此，肌肉、骨骼之间在生理、病理上可以相互影响，相互促进。

古代中医文献早已从生理方面认识了筋（肌肉）与骨之间的密切关系。《杂病源流犀烛·筋骨皮毛发病源流》载"筋者也，所以束节络骨、绊肉绷皮，为一身之关纽，利全体之运动者也，其主则属于肝""所以屈伸行动，皆筋为之"。《素问·上古天真论》对筋骨的描述："筋骨坚""筋骨劲强""筋骨隆盛""骨正筋柔""宗筋主束骨而利机关也""筋骨懈惰"。这里所提的"筋"多指现代解剖中的"肌肉"。

现代研究证实，骨骼肌可分泌多种细胞因子：包括白细胞介素6和细胞介素7、脑源性神经营养因子、类胰岛素一号增长因子、成纤维细胞生长因子2、骨甘氨酸以及促软骨因子等，对于成骨细胞的分化，骨和软骨的生长、发育都起着至关重要的作用。另外，在失用或失重的状态下（长期卧床或太空飞行），会造成肌肉组织和骨质的大量丢失。肌肉组织萎缩或丢失，可导致骨质的流失，而增加骨折的风险；同时，骨质的丢失，也会导致肌肉萎缩。

骨折的愈合过程是一个复杂的机制，受诸多因素影响。全身因素如年龄、体质、基础病等；局部因素如骨折的部位及类型、软组织损伤程度、局部血液循环状况等。对于骨质疏松性骨折、开放性骨折等，骨组织、骨膜和骨髓作为骨折愈合的重要细胞来源，其数量的缺乏，会明显影响日后康复。此时，在骨折早期形成的特定损伤微环境下，临近骨折部位肌肉中的多种肌源性干细胞，可以改变其原本的生长方式，转而向骨组织细胞分化，以弥补骨膜、骨髓等源细胞的不足。

根据骨骼、肌肉之间的密切关系，结合"肝肾同源""先后天之本"的中医理论，以及"肾实质"的现代研究，在论治骨折时，多以补肾填精为大法，充分发挥肾主骨、肾藏精、肾其充在骨的功能。

临床治疗：涂平生等运用补肾方可提高绝经后骨质疏松性骨折女

性患者的血清骨性碱磷酶（BALP）、Ⅰ型前胶原羧基端肽（PICP）、骨钙素（BGP）骨形成生化指标，促进成骨细胞的增殖分化和骨形成的作用；蔡伟华等运用补肾活血法，阴阳同补、补肾壮骨与活血同时治疗100例骨折患者，观察到补肾活血法可以促进患者骨折部位骨痂矿物质的沉积，增强成骨细胞和破骨细胞的活性，加速骨成型，降低骨吸收，从而有效促进骨骼愈合，并减少愈合时间。张弛等运用活血补肾法治疗骨折延迟愈合26例，可明显提高临床疗效，笔者认为活血化瘀、补益肝肾的中药，能有效改善骨折局部血液供应，增强机体代谢，促进钙盐沉积，促进骨、软骨细胞增殖和骨痂生成，减轻骨折病理损伤等，从而加速骨折愈合，达到有效治疗骨折延迟愈合的目的。钟润泉用固肾益精汤治疗79例髋部骨质疏松性骨折，与钙尔奇D治疗相比，固肾益精汤治疗后四个部位BMD均有显著性上升；骨折临床愈合时间明显缩短；血Ca、PTH、尿钙/尿肌酐（Ca/Cr）、DPD排泄率也明显上升。作者认为固肾益精汤治疗中老年人因机体自然衰老而产生的骨质疏松症及合并骨折疾患有显著的疗效，可调节骨代谢，抑制骨吸收，促进骨形成，从而改善骨结构，促进骨折愈合，缩短骨折愈合时间，并且能提高骨密度，有效的治疗和预防骨质疏松症。彭建等比较补肾健骨方与鲑鱼降钙素治疗骨质疏松性椎体骨折的临床疗效，观察结果显示，补肾健骨方可显著减轻骨质疏松性椎体骨折引起的疼痛，改善骨密度及骨折愈合情况（治疗6周），总体疗效不低于鲑鱼降钙素。笔者认为补肾健骨方以补肾壮骨、舒筋通络、祛风湿止痹痛原则组成，具有改善骨松质的超微结构，增加骨强度的功能，对骨质疏松性骨折具有良好效果。

3. 骨性关节炎

膝骨关节炎是一种在力学因素和生物学因素的共同作用下，导致软骨组织正常分解和合成代谢偶联失衡，以关节软骨退变为核心、骨赘形成为特征的常见慢性关节病，又称骨关节病、退行性关节病、增生性关节炎、老年性关节炎等，多表现为膝关节的"痛""拘""肿""畸"四大症。本病多属中医学"痹证""骨痹"等范畴，中医学认为，膝骨性关节炎的基本病机是"本虚标实"，以肝脾肾亏虚、筋骨失养为发病之本，风寒湿邪侵袭、气滞血瘀痰凝、痹阻经络为发病的重要环节。

临床治疗：程维通过独活寄生汤治疗 70 例膝骨性关节炎患者，观察关节滑液中细胞因子水平的改变。结果显示：独活寄生汤可降低膝骨性关节炎患者关节滑液中 TNF–α、IL–1β 和 hs–CRP（高敏 C 反应蛋白）的水平，效果优于西药对照组。现代研究证实了 TNF–α 能选择性地抑制软骨胶原产生，抑制蛋白聚糖合成，同时促其降解，在骨性关节炎膝关节液中升高，与病变程度密切相关。IL–1β 通过与软骨细胞膜上分布的 IL–1 受体结合，干扰软骨细胞的正常代谢活动，刺激软骨细胞和滑膜产生软骨基质金属蛋白酶（MMPs）等，提高软骨基质中溶解蛋白分子酶类活性，而 MMPs 对软骨基质具有明显溶解作用。hs–CRP 水平则与骨关节炎的病情活动性呈正相关。独活寄生汤治疗膝骨性关节炎的作用机制可能与其抑制炎症因子 TNF–α、IL–1β 和 hs–CRP 的产生，从而减少对软骨细胞和软骨基质的破坏，延缓关节软骨的退变有关；张传维等用益肾健步汤可以明显改善患者膝关节功能、减轻患者膝关节疼痛，推测中药可能增加关节软骨的耐磨性和骨的强度，从而对早期骨性关节炎软骨起到保护作用；曾意荣等采用补肾活血中药治疗肾虚血瘀型膝骨性关节炎，膝部活动痛以及上下楼时膝部疼痛、膝部伸直功能和行走距离均有显著性改善，表明补肾活血中药能有效改善患者的临床症状和膝关节功能，优良率达 85.17%。故认为补肾和活血中药均能保护软骨细胞和维护软骨的完整性，延缓软骨内胶原的破坏及性质改变，抑制滑膜炎症及增生，对防止膝骨关节炎的形成和发展起着重要作用。田志清等用健肾拈痛汤治疗肾虚血瘀型膝骨性关节炎患者 30 例，总显效率为 70%，总有效率为 90%，明显优于对照组；证候积分、关节疼痛和关节压痛比较差异有显著统计学意义；而其他主症、X 线分级变化比较差异无统计学意义。笔者分析认为，健肾拈痛汤中活血化瘀、祛风湿类药具有改善关节微循环、抗炎、消肿的作用，从而改善微循环障碍、血流变及血流动力状态，并清除体内特别是膝关节局部组织中过多的氧自由基，有效地阻止了自由基对软骨细胞及其基质的损坏，从而阻断了膝骨性关节炎的发病过程。

4. 椎间盘退变

腰椎间盘突出症是人类常见病、多发病，好发于 20 ~ 50 岁青壮年，是导致腰腿痛的最常见原因之一。椎间盘突出受多因素、多环节的影响，一般认为腰椎间盘突出是在椎间盘退变、变性的基础上，经过反复过度的不良机械负荷或创伤作用，引起纤维环破裂，继而发生髓核突出。椎间盘突出后继发的免疫反应及炎症刺激，可能又加剧椎间盘突出的进展，形成恶性循环。现代医学认为其发病机制相关因素包括：椎间盘营养供应降低；退变椎间盘基质降解酶系统：金属蛋白酶、蛋白多糖酶、弹性蛋白酶的降解；椎间盘内基质酶的调节系统：炎症介质、细胞因子、一氧化氮、免疫球蛋白。腰椎间盘突出症在中医文献中属于"腰腿痛""偏痹"范畴。《诸病源候论·腰脚疼痛候》指出："肾气不足，受风邪之所为也，劳伤则肾虚，虚则受风冷，风冷与正气交争，故腰脚痛。"《普济方·身体门》亦曰："夫足少阴肾之经也，属于腰脚而主于骨，足厥阴肝经也，内血而主于筋。若二脏俱虚，为风邪所乘，搏于经络，流于筋骨，故令腰脚疼痛，筋脉挛急，不得屈伸也。"因此，腰椎间盘突出症中医病机的关键是肾虚精亏、筋骨失养；发病诱因是风寒湿邪外袭、跌仆闪挫损伤；经络学基础是督脉闭阻、阳气失运。

临床治疗：赵春雨通过金匮肾气丸加减治疗腰椎间盘突出症 20 例，治愈 17 例，显效 2 例，好转 1 例。指出活血化瘀药能改善患者微血管形态、毛细血管通透性及椎管内外及微循环。补肾药物能使软骨细胞及软骨下骨小梁排列趋向整齐，软骨细胞退变延缓，对骨质疏松症有一定保护作用。郭继山用健肾祛瘀方治疗 97 例腰椎间盘突出症患者，结果显示健肾祛瘀方对临床疗效及疼痛改善方面，均优于对照组，结合现代药理学研究，笔者指出本方治疗并非使脱出的髓核还纳，而是通过补益肝肾、蠲痹通络、活血化瘀达到止痛的目的，患者腰腿疼痛、麻木症状得以缓解甚至消失，故有较好的临床效果。潘树和根据椎间盘解剖生理特点，认为椎间盘后方的纤维环和后纵韧带较薄弱，且血液及营养供给缺乏，髓核弹性强、张力大，而损伤后不易修复。受到长期反复劳损后，可导致退行性改变，继之使椎间盘变窄。另外，黄韧带皱褶使腰椎管变小，血液运行受阻，经脉出现局部瘀滞，使神经根内致痛性代谢废物积聚而诱发疼痛。外因：寒湿瘀滞经脉，深入骨骼，胶着不去，痰瘀互阻，凝涩不通，肿痛以作。运用补肾壮督活血通络法可改变椎管内环境紊乱，活血通络药还可清除无菌炎症。全方以扶正逐邪并重，注重气血，并施以补肾壮督之法。正气充足，邪无容身之所，阳得以运，血得以行。再加之活血通络之品，则血流通畅，气机升降有常，有助于祛除各种致病因子。

5. 肌无力

重症肌无力（myasthenia gravis，MG）是累及神经–肌肉接头处突触后膜上的乙酰胆碱受体，并主要由乙酰胆碱受体抗体介导、细胞免疫依赖的自身免疫性疾病，发病机制目前尚不完全清楚，可能与遗传因素有关。病理改变主要与自身免疫反应有关。中医认为重症肌无力乃正虚之体，感受邪毒浊气，浸淫肌腠，内犯脏腑，导致肌肉脉络受损，脾肾诸脏被伤而成。脾肾虚损，邪毒凝滞为本病之基本病机。况时祥用补脾益肾扶阳法治疗78例重症肌无力患者，结果：愈显率76.9%，总有效率93.6%。笔者以补中益气汤补脾健中、益气升阳，配菟丝子、淫羊藿等温补肾阳，补脾兼益肾，作为治疗之基础，同时合用麻黄附子细辛汤以扶助阳气、振奋脾肾功能，促使脏腑经脉、肌腠络道间邪毒浊气从表而出，尽快缓解临床症状。

6. 肌萎缩侧索硬化症

肌萎缩侧索硬化症（ALS）属运动神经元疾病，该病选择性地累及脊髓前角运动神经细胞、脑干颅神经运动神经核细胞以及大脑运动皮质锥体细胞，临床特点为上、下运动神经元合并损害，隐袭起病，慢性进行性发展。主要表现为肌无力、肌萎缩、肌束颤动和锥体束病理征阳性，一般无认知、智能和感觉障碍，属难治病症。中医没有肌萎缩侧索硬化症的名称，但根据其起病隐袭，常无外感温热之邪灼肺伤津的过程，其病在脊髓神经，结合中医肾主骨生髓，脾主肌肉，肝肾同源的理论，本病主要是由先天禀赋不足，后天失养，如劳倦过度、精神因素、化学因素、久病失治等损伤肝、肾、脾三脏，损伤真阴真阳，致气血生化乏源或阴精亏耗，筋脉肌肉失之濡养，肌束震颤，肌萎肉脱，发为本病。

临床治疗：罗日永等以补肾养肝益脾，强肌健力治萎软索为主要治法，治疗 26 例肌萎缩侧索硬化症患者，结果：显效 6 例，有效 15 例，无效 5 例，总有效率 80.76%；随访 1 年，总有效率 53.84%。段竹联等以补中益气汤合金匮肾气汤加减治疗重症肌无力 12 例，治愈 10 例，显效 2 例。中医治疗素有"治痿独取阳明"等常法。然以脾肾而言，其症状亦多由脾肾虚损所致，胞睑为肉轮属脾，出现双睑下垂之主症，乃由脾气虚弱，不能开举所致，肾乃一身阳气之所主，咀嚼困难，抬头无力，四肢肌肉无力，声音低嘶诸症必与脾肾虚损相关。笔者指出治病必求于本，扶正固本、补益脾肾是治疗本病的关键诸药合用，使脾肾之阳气得以鼓舞，补阳而不伤阴，滋阴血而不留湿邪，于阴中求阳，使阴阳达到平衡，水谷精微输布正常，筋脉得养，皮毛得濡，机体强壮，肌无力自除。

纵观传统医学理论和现代研究机制，从肾论治运动系统疾病具有可行性和科学性，因此，通过肾主骨、肾藏精、肾其充在骨的理论，可以充分发挥中医药防治运动系统疾病的作用。

三、"肾主骨生髓，髓生血"与血液系统疾病

"肾藏象"理论是建立在临床实践基础上的科学。辨证论治作为中医药临床诊疗的基本模式是以状态调整为导向、证治效紧密相关的一种整体、动态、个体化的复杂干预过程。实践证明，在许多重大疑难病症的防治过程中，运用"肾藏象"理论指导从肾论治，取得显著的疗效。因此，"肾藏象"理论是防治多种重大疑难疾病的重要理论基础。

血液系统疾病是指血液的质和量及其生成和功能发生异常而引发的各种疾病，包括红细胞疾病、白细胞疾病、骨髓增生性疾病、出血和血栓性疾病、淋巴网状内皮系统疾病、浆细胞疾病等。临床表现多表现为贫血、出血、血瘀、感染等。下面重点介绍几种发病与中医"肾髓系统"密切相关的血液病。

（一）与中医"肾髓系统"密切相关的几种血液病

1. 再生障碍性贫血

再生障碍性贫血（AA）是一组由于化学、物理、生物因素及不明原因引起的骨髓造血功能衰竭，外周血全血细胞减少为特征的疾病。临床分为急性和慢性两类，以贫血、出血、感染、发热为主要表现。

关于再生障碍性贫血的发病机制，目前主要有三种学说：造血干细胞存在缺陷，即"种子"学说；机体免疫异常，即"虫子"学说；造血微环境异常，即"土壤学说"。再生障碍性贫血的主要病理生理学改变为造血干细胞和造血祖细胞的损伤，表现为干/祖细胞数量和质量的异常（如集落形成能力低、对造血生长因子反应性减低、细胞凋亡异常、黏附分子异常、干细胞基因表达异常等）。继发性再生障碍性贫血所致干/祖细胞减少是由于射线、药物、生物因素等直接破坏骨髓造血的结果。原发性再生障碍性贫血所致干/祖细胞减少则是 T 细胞介导免疫损伤的结果。因此治疗继发性再生障碍性贫血应以促进造血为主，治疗原发性再生障碍性贫血应以调整免疫为主。

再生障碍性贫血属中医"虚劳""血亡""血痨""血虚""血枯""髓枯"等范畴。中医认为该病发病有"因虚致瘀"和"因瘀致虚"两大类，与心、脾、肝、肾等脏有关，尤其与肾关系最为密切。再生障碍性贫血的基本病机主要为脾肾亏损、髓海瘀阻、邪毒内侵，病本为肾虚（包括肾精亏、肾阴虚、肾阳虚、肾阴阳两虚等），肾虚症状贯穿再生障碍性贫血全过程，以瘀血、邪毒、痰浊为标。再生障碍性贫血的治疗应以补肾填精为本，辅以健脾、活血、解毒、化痰等法，达到治病求本、驱邪、去瘀生新等作用。

2.珠蛋白生成障碍性贫血

珠蛋白生成障碍性贫血又称地中海贫血（简称地中海贫血），是由于一种或一种以上珠蛋白基因突变或缺失造成血红蛋白珠蛋白肽链合成受抑制，导致肽链失平衡而引起的慢性溶血性疾病。

临床主要表现为贫血和慢性溶血。贫血症状主要有面色苍白或萎黄、头晕、心悸、唇舌色淡、脉沉细或虚数等；溶血主要表现为黄疸、皮下出血等。地中海贫血患者由于大量溶血，代偿性地引起骨髓造血异常活跃，可导致骨骼变大、髓腔增宽，骨骼变形（头颅变大、额部隆起、颧高、鼻梁塌陷，两眼距增宽，形成地中海贫血特殊面容），极易发生骨折。慢性贫血及溶血可导致机体对铁的吸收增加，过多的铁沉着于心肌和其他脏器如肝、胰腺、脑垂体等，容易引起肝硬化、内分泌改变、糖尿病、心力衰竭等并发症。

无效造血及溶血是地中海贫血的重要特征之一，而相对过剩的珠蛋白链的存在是发生无效造血及溶血的根本原因。相对过剩的珠蛋白链可干扰正常红母细胞成熟的多个阶段，引发其发生髓内溶血，从而造成大量无效红细胞生成；相对过剩的珠蛋白链可直接与红细胞膜结合，改变膜结合蛋白质的组成，或干扰细胞骨架蛋白与膜的联结，从而导致红细胞膜变硬，变形能力下降；过剩的珠蛋白链附着在红细胞膜上可诱发膜脂质过氧化反应，导致连接细胞骨架的膜蛋白发生氧化损伤，使膜与细胞骨架连接受阻，从而造成红细胞膜机械稳定性下降；红细胞内过剩变性的珠蛋白链在红细胞膜上的沉积诱导了膜蛋白的聚集和自身抗体与补体的结合，促进了红细胞从循环中的快速清除；继发性酶和代谢异常，可导致细胞内能量代谢和氧化还原反应障碍，加重红细胞的氧化损伤；离子通透性异常，导致红细胞脱水和阳离子转运异常。总之，地中海贫血红细胞的破坏和生存期缩短是继发于红细胞内珠蛋白链相对过剩的多种病理改变的结果，因此地中海贫血不仅是一个血红蛋白病，更是一个累及所有红细胞的病变。

目前国内外对地中海贫血尚无确切有效的治疗方法。临床上对无症状的轻型地中海贫血无须治疗，对重型和部分中间型 β‑地中海贫血患者一般采用输血并配合除铁剂外药物、脾脏切除、造血干/祖细胞移植等方法进行治疗。

中医古籍中对地中海贫血虽无专门论述，但根据其临床表现可归属于中医"血证""血虚""虚劳""童子劳""虚黄""积聚""五软五迟"等范畴。因该病是由于先天基因缺陷而导致的红细胞慢性溶血性贫血，故"先天禀赋不足，肾虚髓损，精血化生无源"为其核心病机。治疗应以补肾益精、生髓化血为大法，根据不同证型及兼症还可辅以健脾、养阴、温阳、活血化瘀、利湿退黄、凉血止血等法。

3. 白细胞减少症

白细胞减少症是由多种原因导致外周血白细胞总数持续低于 4×10^9/L 的一种综合征。临床上以免疫功能低下，反复感染、发热为主要表现。

引起白细胞减少的原因有多种，其中药物（如抗肿瘤药、免疫抑制剂等）、化学毒物（如苯及其衍生物、二硝基酚、砷等）、放射线（如X线、中子等）、免疫（如自身抗体、T淋巴细胞、自然杀伤细胞等）、全身感染（如细菌、病毒感染等）、异常细胞浸润骨髓（如非血液系统的实体肿瘤、骨髓转移、造血系统恶性疾病、骨髓纤维化等）、骨髓内细胞成熟障碍——无效造血（如叶酸和维生素 B_{12} 缺乏、先天性粒细胞缺乏症、急性非淋巴细胞白血病、骨髓异常增生综合征、阵发性睡眠性血红蛋白尿等）所导致的骨髓损伤在白细胞减少症发病中占有较大比例。治疗上应结合病史分析原因，积极去除各种可影响骨髓造血和白细胞生存能力的因素，如慢性隐匿性感染病灶、肿瘤或血液系统恶性疾病等，同时还可使用药物来升高白细胞以预防感染。

白细胞减少症可归属于中医"虚劳""血虚"等范畴。病因主要是由于近年来肿瘤患者增多，放、化疗的普遍开展以及各种化学制剂药物的广泛应用，外感邪气久羁体内未除，或因起居不慎、饮食不节、劳倦过度，或大病之后失于调理等而使脾、肾受损。故该病病机关键是"脾肾亏虚，气血化生乏源"。治疗上应从健脾补肾、益气养血入手进行治疗。

4. 白血病

白血病是某一系列血细胞异常增殖，并广泛浸润至全身各组织脏器和正常血细胞减少的血液系统恶性肿瘤。分为急性和慢性两大类。临床上常见贫血、发热、出血，疲乏、胸骨压痛，以及肝、脾、淋巴结肿大等表现。

白血病的病理机制主要是异常的造血细胞增殖失控、分化受阻、凋亡受抑，导致细胞停滞在发育的不同阶段，大量增生积累并浸润其他器官和组织。化疗是目前西医治疗白血病的首选方案。

白血病归属于中医"虚劳""热劳"和"急劳"等病范畴，为本虚邪实证。病因为正气亏虚，邪毒内侵，骨髓受损，导致精亏血枯，兼有邪毒瘀阻。故该病病本为肾虚，以邪毒、瘀血为标。治疗应以补肾益精、调整阴阳亏虚为根本，同时清热解毒、化瘀消癥。

5. 特发性血小板减少性紫癜

特发性血小板减少性紫癜是因血小板免疫性破坏，导致外周血中血小板减少的出血性疾病，以广泛皮肤、黏膜自发性出血，外周血小板减少，血小板寿命缩短，骨髓巨核细胞数正常或增多，脾脏无明显增大，以及缺乏任何原因包括外源的或继发性因素为特征。

目前公认本病是一种获得性器官特异性自身免疫性疾病，是由于人体内产生抗血小板自身抗体导致单核 – 巨噬细胞系统破坏血小板过多而造成的血小板减少，其病因可能与感染、免疫因素、脾脏的作用、遗传等因素有关。目前研究发现其发病机制涉及 T 细胞、B 细胞、巨核细胞、细胞因子等，是多步骤功能失调的结果，尤其是 T 细胞免疫在巨核细胞受抑和血小板破坏中起了关键作用。

本病属中医"血证""虚劳"等范畴。因免疫和中医"阳气"的防御功能密切相关，而肾阳为一身阳气之根本。若肾阳虚则导致卫气不足，六淫易袭，邪郁肌表而化热，伏热随卫气周流，损伤脉络，迫血妄行，则血溢为癥。故本病病位在肾，以肾阳虚为本，肾精无以化生血小板为起始因素，以伏热为标。治疗强调以温肾填精为大法，温以求化，填以求实。

6. 骨髓增殖异常综合征

骨髓增生异常综合征（MDS）是一组以髓系细胞分化和成熟异常、难治性血细胞减少并高风险进展为急性髓系白血病（AML）为特征的造血系统肿瘤性疾病。其临床表现以倦怠、嗜睡、头晕、心悸、纳差、面色苍白等虚证为主，兼有出血、发热、胁下积块等症状。MDS 发病是一个累及多基因、多阶段的病理过程，造血干细胞基因异常、造血微环境改变和免疫机制缺陷在发病中均起着重要作用。

MDS 属于中医"虚劳""血证""癥积""热劳"等范畴。病因多为肾精亏虚，邪毒深伏骨髓所致，病机特点可概括为"脾肾亏虚为本，瘀毒内停为标"。故健脾补肾、扶正固本、填精生血是治疗本病的根本大法，而清解邪毒、活血化瘀为治标之法，邪毒去，瘀血化，则新血生。

（二）补肾益髓治疗地中海贫血的临床研究

地中海贫血是因先天性基因缺陷致使珠蛋白合成障碍引起的一种遗

传性血液病，也叫珠蛋白合成障碍性贫血。它是世界上发病率高、危害大的单基因遗传病，至今尚无有效的治疗方法。课题组长期坚持深入高发区，根据中医"肾藏精生髓、髓生血"理论，运用补肾益髓法的代表方（益髓生血颗粒），在高发区采用大样本、多批次的临床规范研究，探讨了中药治疗地中海贫血的证治规律，提出了中医治疗地中海贫血的理论基础和中医核心病机假说，形成了系统的理论与有效治法。

依托多项国家基金，从整体效应、基因突变与疗效关系、骨髓有效造血、红细胞结构与功能、珠蛋白基因表达调控、激活内源性干细胞、促进干/祖细胞增殖、诱导红系分化等不同层面，探讨了补肾益髓中药治疗地中海贫血的疗效特点和作用环节，进而又建立了相关实验细胞及动物模型，包括骨髓白血病细胞（K562 细胞）、辐射损伤小鼠，肾虚AA 大鼠、继续探讨补肾益髓法代表复方及单体对肾虚模型的影响及机制研究，研究结果从一个侧面揭示"肾藏精"及"与肾相关"疾病的内在关系，初步阐释"肾藏精生髓，髓生血"藏象理论的科学内涵。

1.地中海贫血是世界范围内发病率高危害最大的单基因遗传病

地中海贫血属常染色体隐性遗传病，是由 α－珠蛋白基因或 β－珠蛋白基因先天性突变所致。根据遗传规律，当夫妻双方均为 α 或 β 病地中海贫血基因携带者，其后代就有 25% 的概率罹患重型或中间型α 或 β－地中海贫血，重型 α－地中海贫血也叫 Bart's 胎儿水肿综合征，出生前即成死胎或出生后即夭亡；重型 β－地中海贫血患儿出生几个月后即发病，出现溶血性贫血，极易因重度贫血在 4～5 岁夭折，活下来的也只能靠输血维持生命。重型 β－地中海贫血预后严重，不仅为家庭、社会带来沉重负担，也严重影响小儿健康和人口素质的提高。据WHO 秘书处报告，全世界约有 1 亿多人携带地中海贫血基因，每年约有 30 万婴儿在出生时患有地中海贫血综合征。β－地中海贫血是在地中海盆地、中东和亚洲最常见的血红蛋白病。严重的 α－地中海贫血在东南亚常见，在某些东南亚国家中，多达 40% 的人口可能携带显著血红蛋白突变，导致婴儿出生时地中海贫血患病率升高。我国南方是地中海贫血的高发区，仅广西、广东、海南三省地中海贫血基因携带者达2000多万，2005年南宁市2044对农村育龄青年地中海贫血筛查结果显示：α–地中海贫血基因检出率为17.33%，β–地中海贫血基因检出率为8.67%，总检出率为26%。地中海贫血是严重致死、致残性疾病，包括我国南方在内的中、重型地中海贫血患儿的出生是世界公认的公共卫生问题。因此，对该病的防治关系到人口与健康，特别在我国，它关系边远民族地区人口素质、社会稳定和发展，有重大社会效益和实际意义。

2. 对地中海贫血治疗至今国内外尚无有效办法

对于地中海贫血国内外仍以输血为主要治疗方法。但由于β–地中海贫血病人大量溶血而引起巨脾，脾功能亢进，加重贫血和其他血细胞损伤，这种治疗最多只能维持十几年。国内外有人尝试用烷化剂（羟基脲、5–氮胞苷等）、丁酸盐及其衍生物、马利兰等药物治疗地中海贫血，由于这些药物有极强的副作用，限制了在临床的应用；骨髓和干细胞移植由于配型和髓源限制、实施中的风险以及昂贵的费用，很难在临床上普及，只限于个别案例。基因疗法虽然是未来的治疗方向，但因同源重组率很低而很难进行，目前无法在临床上应用。用传统中医药治疗地中海贫血出现可喜苗头，但仅限个别案例，缺乏系统的研究报道。因此，对地中海贫血的治疗至今仍是国际上没有解决的难题之一。

3. 提出"肾藏精生髓、髓生血"是中医治疗地中海贫血的理论基础

在国家"七五"攻关课题"肾生髓理论现代研究"中，据中医"理、法、方、药"统一性的原则，结合临床实践拟定出滋补肾阴法配方（后来形成了"益髓生血颗粒"），为验证中医肾藏精生髓理论的客观性，通过对补肾益髓药干预治疗多种动物模型的相互验证，初步对"肾藏精生髓"理论进行了现代科学的阐述，提出了肾生髓、髓生血理论假说，并验证了它的客观性。20世纪80年代后期，课题组在肾生髓与肾

藏精的关系研究中，采用阉割公鸡模型，对滋补肾阴、温补肾阳两种补肾法，在促进阉割公鸡性征发育及生血作用上进行了比较研究：发现滋补肾阴的补肾益髓药在促进阉割公鸡的性征发育，促进鸡冠生长，使鸡冠充血鲜红方面优于温补肾阳药，表现出明显的后效应。在对去势公鸡血红蛋白组分进行 HPLC 分析发现，补肾益髓药可显著提高珠蛋白链比与鸡胚心脏血分析的结果一致。这一结果提示：补肾益髓中药能促进造血，提高血红蛋白含量，可能对溶血性贫血和治疗早期造血障碍有作用，如到广西高发区，尝试治疗重型 β-地中海贫血，按国际公认的诊断与疗效标准进行评价，观察结果：经补肾益髓中药治疗 3 个月后，6例重型 β-地中海贫血患者，5 例有效，1 例无效。为益髓生血复方治疗 β-地中海贫血提供了实践依据，由此提出了中医"肾藏精生髓、髓生血"理论是中医治疗 β-地中海贫血理论基础的假说，此后在广西高发区，进行多批次治疗重型 β-地中海贫血的临床观察，均取得肯定疗效，验证了这一理论的客观性。

4. 地中海贫血的中医基本证型、中医证候与遗传背景的关系调查研究

（1）中间型地中海贫血患者中医证候、基因突变型、遗传背景的家系调查：为探讨地中海贫血患者的中医证候特点，于 2006 年 7月~2008 年 10 月在广西地中海贫血高发区，对中间型地中海贫血患者进行了中医证候、证候与基因突变型、遗传背景与家系进行了初步调查。提出了该病的基本中医证型为肾精不足、精血亏虚、肝肾阴虚证。对 168 例中间型地中海贫血患者基因突变型（遗传背景）和中医证候的关系进行系统分析。结果表明：临床表型为 β_0 的中间型 β-地中海贫血和带有非缺失型突变的 α-HbH 病患者的中医证候（临床表现）较为严重，说明中间型地中海贫血患者中医证型的分布、中医证候积分的高低与基因突变型存在密切关系。对 73 个家系共 198 人进行子代、亲代基因突变型检测和中医证候等的家系调查，分析了遗传背景、先天禀赋

与中医证候的关系，发现子代比亲代临床血虚表现严重，这种临床表现的差异与基因突变型、遗传修饰成分等有关。该结果为认识地中海贫血的中医核心病机和辨证治疗提供了科学依据。

（2）地中海贫血患者临床中医证候分布规律的流行病学调查：2010年在广西高发区对重型 β-地中海贫血 249 例，中间型 α-地中海贫血 214 例患者，进行了临床基础数据采集和中医证候调查（包括患者发育情况、症状、基因型、铁蛋白及血液学相关参数、心脏彩色 B 超、肝脾 B 超和肝肾功能等基本情况调查以及中医四诊信息等），同时对中间型地中海贫血患者基因型（遗传背景）和中医证候进行流行病学调查。在调查的 299 例地中海贫血患者中，证候分布情况是，中医证候以肾阴虚证 195 例（65.2%）最为多见，其次为肾精不足 89 例（29.8%）和肾阳虚 15 例（5.0%）。证候分布规律与以往调查结果基本一致，即地中海贫血的基本中医证型为肾精不足、精血亏虚、肝肾阴虚证。

5. 提出地中海贫血的中医核心病机和治则治法

中医古籍中对地中海贫血虽无专门论述，但历代医家多根据患者的临床表现，将该病归属于中医"血证""血虚""虚劳""童子劳""虚黄""积聚""五软五迟"等范畴，该病多为婴幼儿、少年发病，临床表现为虚劳、血虚、眩晕、心悸、黄疸、面色萎黄、腹中癥积、生长发育迟缓，此外病人还多伴有不同程度的腹部膨隆、肝脾肿大、头颅方大、颧骨突起、鼻梁凹陷、眼距增宽等明显的地中海贫血面容等体征。

中医认为该病多因先天禀赋不足，精血不充所致，在临床表现既有肾精亏虚，脾肾两虚，精血不足，又有黄疸、积聚。通过对地中海贫血患者的病因、临床表现、中医证候、基因型及遗传背景的家系调查，提出"先天禀赋不足，肾虚髓损，精血化生无源"是地中海贫血的中医核心病机。治疗上应采用补肾益髓法：以滋肾养肝、益精生血、健脾补气、消癖退黄为治疗原则。

针对地中海贫血患者的证型特点、核心病机，采用补肾益髓法（益髓生血颗粒），在广西高发区开展了多批次的临床观察，均取得了可重复的肯定疗效，通过系列的临床研究验证了该理论基础、核心病机、治则治法的客观性和有效性。

6. 高发区临床研究进一步验证理论假说的客观性

（1）补肾益髓治疗 β－地中海贫血自身对照的 156 例临床观察：1989 年 7 月 ~ 2005 年 1 月，在广西南宁、百色、河池地区及与云贵交界地区，收集符合条件的可治疗病例，用补肾益髓法的代表方益髓生血颗粒治疗，累积治疗 β－地中海贫血患者 156 例，其中男性 100 例，女性 56 例；年龄 2 ~ 30 岁，14 岁以下者 85 例；汉族 38 例，壮族 110 例，瑶族 7 例，布依族 1 例；基因型：重型 63 例（重型复合血红蛋白 E 者 18 例），中间型 93 例（中间型复合血红蛋白 E 者 35 例），用益髓生血颗粒治疗，疗程 3 个月，按张之南主编《血液病诊断与疗效标准》中对 β－珠蛋白生成障碍性贫血的诊断标准并参考第四届国际血红蛋白基因相关会议提出的标准，研究结果表明，患者服药后精神振奋，食欲增加，肝脾肿大缩小，不易患感冒和感染性疾病。重型 63 例患者治疗后 Hb、RBC、Ret、HbF 指标均非常明显提高（$P < 0.001$），中间型 93 例患者治疗后除 Hb 上升（$P < 0.05$）外，其余 RBC、Ret、HbF 上升均十分显著（$P < 0.001$），患者临床症状的明显改善与血液指标的升高有非常好的一致性；156 例 β－地中海贫血患者中有效 145 例，无效 11 例，总有效率 92.90%。

对 145 例有效病例进行停药后 3 ~ 6 个月随访，疗效维持以 Hb 高于给药前为有效，平均疗效维持时间为 2 ~ 4 个月。高发区临床验证进一步证实"肾生髓、髓生血"理论是中药治疗地中海贫血理论基础的客观性。

（2）随机、单盲、安慰剂平行对照治疗 β－地中海贫血 60 例临床观察：2004 年 10 月 ~ 2005 年 1 月开展了中药随机、单盲、安慰剂平行对照治疗 β－地中海贫血 60 例（其中重型 20 例、中间型 40 例）临床研究。按张之南主编的《血液病诊断与疗效标准》中对 β－珠蛋白生成障碍性贫血的诊断标准，并参考第四届国际血红蛋白基因相关会议提出的标准进行评价。临床观察结果：治疗组 30 例中有效 28 例、无效 2 例，有效率 93.33%；安慰剂组 30 例中有效 3 例、无效 27 例，有效率 10%。两组比较，其疗效差异具有极显著性意义（ $P < 0.001$ ）。经益髓生血颗粒治疗 3 个月后，患者临床中医证候评分量化分析六种症状中，除"食少纳呆"一项改善不具统计学意义外，"面色萎黄""头晕目眩""心悸""气短""倦怠乏力"等症状均有明显改善（ $P < 0.05$ ）；安慰剂组患者临床中医证候量化分析结果显示，服药前后无明显改变。

对第一阶段服安慰剂的 30 例 β－地中海贫血患者，采用自身对照比较方法，在第二阶段改服益髓生血颗粒进行治疗，疗程为 3 个月。动态观察两个阶段患者的临床症状和血液指标（Hb、RBC、Ret、HbF）变化。结果表明：患者在服安慰剂阶段，临床症状、主要疗效性血液指标均无改善；而在服益髓生血颗粒阶段，临床症状改善，患者 Hb、RBC、Ret、HbF 等疗效性血液指标与服安慰剂第 3 个月比均有极其明显地提高（均 $P < 0.001$ ）。结果显示：患者服安慰剂和服益髓生血颗粒两个阶段疗效比较，具有非常显著性意义（ $P < 0.01$ ）。

（3）随机、单盲、安慰剂平行对照治疗 α-HbH 病 59 例：2007 年 7～11 月在广西高发区，采用随机、单盲、安慰剂平行对照方法，将入选的 α–HbH 病 59 例患者随机分为益髓生血颗粒治疗组（27 例）和安慰剂对照组（32 例），分别给予益髓生血颗粒和安慰剂口服，疗程 3 个月。临床观察结果：益髓生血颗粒组治疗后患者 Hb、RBC 明显提高（ $P < 0.01$ ， $P < 0.05$ ），中医证候总积分减低明显（ $P < 0.01$ ），治疗组 27 例中有效 21 例、无效 6 例，有效率 77.8%；安慰剂对照组患者外周血液指标 Hb、RBC 及中医证候总积分均无明显改善（均 $P > 0.05$ ），32 例患者中，有效 5 例、无效 27 例，有效率 15.6%。两组比较，疗效差异具有非常显著性差异（ $P < 0.01$ ）。对第一阶段服安慰剂的 32 例 α–HbH

病患者，采用自身对照比较方法，在第二阶段改服益髓生血颗粒进行治疗，疗程均为 3 个月。动态观察两个阶段患者的中医证候和血液指标（Hb、RBC、Ret）的变化。结果表明：患者在服安慰剂阶段中医证候、主要疗效性血液指标均无明显改善；而在改服益髓生血颗粒阶段，中医证候及 Hb、RBC、Ret 等均有明显地提高（均 $P < 0.05$）。结果显示：患者服安慰剂和改服益髓生血颗粒两个阶段的疗效比较，差异具有显著性意义（$P < 0.05$）。

（4）多批次中药治疗地中海贫血临床验证，取得了可重复肯定的疗效：从 1989 年 7 月 ～ 2010 年 12 月，课题组在广西南宁、百色、河池地区及与云贵交界地区，对符合纳入条件的地中海贫血病例采用益髓生血中药治疗，疗程均为 3 个月。先后进行了 11 批次的临床验证，共累积治疗 β–地中海贫血 313 例，其中重型 75 例（重型复合血红蛋白 E 者 33 例）、中间型 229 例（中间型 β–地中海贫血复合血红蛋白 E 者 77 例）；治疗 α–地中海贫血 90 例，均为中间型（HbH 病）。中药治疗疗程均为 3 个月，采用自身对照法观察中药治疗前后，患者临床症状及主要疗效性血液指标 Hb、RBC 等的改变。按照国际公认的珠蛋白合成障碍性贫血诊断与疗效标准进行评价，以 Hb 上升 5g/L 为有效。结果显示：治疗 β–地中海贫血 313 例中，有效 238 例，无效 30 例，总有效率为 89.45%；治疗 α–地中海贫血（HbH 病）90 例中，有效 71 例，无效 19 例，总有效率为 78.9%。治疗后有效病例的 Hb 可增加 5 ～ 32g/L，平均增加（15±6）g/L。患者临床症状的改善与血液指标的提高相一致，且中药治疗期间未见与药物相关的不良反应。

（5）补肾益髓治疗中间型地中海贫血随机、双盲、安慰剂平行对照临床研究：2011 年 1 月 ～ 2012 年 3 月在广西高发区，对符合纳入条件的中间型地中海贫血 120 例（其中 α–HbH 病 80 例、β–地中海贫血 40 例）采用安慰剂平行对照，区组随机、双盲临床试验设计方法，每个适应证试验组与安慰剂对照组的比例均为 1∶1。疗程设定为 12 周，开展了中药益髓生血颗粒治疗地中海贫血的随机、双盲、安慰剂平行对照的临床研究（临床研究国际注册编号：clinicaltrial.gov：NCT01549080）。以主要疗效性血液指标 Hb 上升 5g/L 为有效。同时采用第三方编盲与第三方统计学处理，评价益髓生血颗粒治疗地中海贫血的临床疗效。观察结果：以血红蛋白为疾病疗效的主要指标，益髓生血颗粒治疗 4、8、12 周各时间节点疾病疗效，实验组总有效率分别为 60%、58%、58%，对照组为 9.26%、9.26%、14.81%（两组比均为 $P < 0.01$）；α–HbH 病患者经益髓生血颗粒治疗 4、8、12 周后，实验组有效率分别为 67.74%、64.52%、61.29%，对照组分别为 8.82%、11.76%、20.59%（两组比均为 $P < 0.001$）；β–地中海贫血患者经益髓生血颗粒治疗 12 周后实验组有效率分别为 47.37%、47.37%、57.89%，对照组分别为 10%、5%、5%（两组比均为 $P < 0.001$）。

7. 补肾益髓法治疗地中海贫血近期疗效与疗后生存调查

（1）补肾益髓法治疗地中海贫血近期疗效　为明确补肾益髓法治疗地中海贫血的临床后效应，先后对 1993～2004 年采用该法治疗的 58 例有效病例进行了停药后疗效维持时间观察。结果表明：经益髓生血颗粒治疗后，患者的 Hb 水平有明显提高，治疗期间 Hb 的最高增加值为（16.5±6.3）g/L。停药后患者的疗效一般可维持 3～6 个月，经统计平均疗效维持时间为 4 个月，且疗效维持时间不受性别、地中海贫血类型、临床分型以及基因型等因素的影响。

（2）补肾益髓法治疗地中海贫血症后生存调查　为了解经补肾益髓法治疗的不同类型地中海贫血患者的生存情况，本课题组于 2007 年 3 月对 1990 年 11 月～2007 年 1 月经益髓生血颗粒治疗的 197 例地中海贫血患者进行了调查随访。197 例患者中 β–地中海贫血患者 167 例，存活 142 例，存活率 85.0%；重型患者 70 例，存活 46 例，存活率 65.71%；中间型患者 127 例，存活 126 例，存活率 99.2%。α–地中海贫血患者 30 例，存活 30 例，存活率 100%。对于 β–地中海贫血患者，存活率：重型<中间型，患者基因突变型为纯合子的<双重杂合子<杂合子，说明 β–地中海贫血患者的存活率与临床分型、基因类型等因素密切相关。

8. 从"肾"论治地中海贫血临床实践，验证了中医"肾藏精生髓、髓生血"理论的客观性

对比国内外治疗地中海贫血个别案例的临床报道，我们根据中医"肾藏精生髓、髓生血"理论，运用补肾益髓法的代表方（益髓生血颗粒），在广西高发地区进行了大样本的临床规范研究，累计治疗地中海贫血 600 余例。首次提出中医治疗地中海贫血的理论基础、地中海贫血中医的核心病机假说，形成了系统的理论和有效治则治法。多批次的临床研究取得了可重复的肯定疗效，进一步验证了地中海贫血中医核心病机的客观性及从肾论治对应治则治法的有效性。中药治疗地中海贫血的临床实践，不仅从滋肾填精一个侧面揭示了中医"肾"藏象理论的科学内涵，也验证了基于"肾"藏象理论"从肾论治"疑难病的可行性。

补肾治疗地中海贫血是中医药治疗疑难病领先的优势项目研究，沈自尹院士指出"中药治疗 β–地中海贫血的成果，其重要意义在于这是首次在国际上用药物对单基因遗传病实现不改变基因结构，而是修饰、调节基因表达与基因产物功能获得无副作用和后遗症的显著疗效"。

（三）补肾益髓治疗地中海贫血的疗效机制研究

"肾藏精生髓、髓生血"理论内涵的研究包括三个部分内容：①补肾益髓治疗地中海贫血疗效生物学基础研究，本部分以地中海贫血患者为研究对象和取样来源，采用现代生物信息学前沿技术，从不同层面深入探讨了补肾益髓治疗地中海贫血临床疗效生物学机制。②补肾益髓药有效单体诱导白血病细胞 K562 向红系分化研究，利用构建的转入 β–珠蛋白基因簇小鼠红白血病稳定细胞系（MELGM979），创建研究药物对珠蛋白基因表达和开关影响的实验体系，探讨了大黄素诱导 K562 细胞向红系分化及其作用机制。③补肾益髓法干预治疗再生障碍性贫血大

鼠（AA大鼠）作用的免疫药理机制研究。

1.补肾益髓治疗地中海贫血疗效生物学基础研究

从整体效应、基因突变与疗效关系、骨髓有效造血、红细胞结构与功能、珠蛋白基因表达调控、激活内源性干细胞、促进干/祖细胞增殖、诱导红系分化等不同层面，探讨了中药治疗地中海贫血的疗效特点和作用环节，首次提出：中药治疗地中海贫血不改变基因突变型，而是修饰、调控功能基因表达，改善珠蛋白链比，明显减低红细胞包涵体，促进骨髓有效造血。研究不仅阐释了肾藏精、生髓理论的客观性，也使中医药治疗地中海贫血整体水平达到了新的高度。

（1）益髓生血颗粒治疗 β–地中海贫血疗效与基因突变型关系研究　益髓生血颗粒治疗 β–地中海贫血，疗效与患者基因突变型的动态分析：在取得明显疗效基础上，我们对其中41例观察病例进行了大样本的基因突变型的动态检测：人工合成引物，现场取样，分离白细胞，提取DNA经PCR扩增，PCR–SSCP分析突变位点的扩增片段，检测CD2多态性，再与PCR–sDNA直接测序结合起来，确定每一例病人的基因突变型改变。在治疗前后系统基因型分析的35例患者中，杂合子基因突变型23例，纯合子基因突变型4例，异源双重杂合子基因突变型8例。以治疗后血红蛋白增加为有效。与治疗前比Hb升高1g左右，与治疗前比Hb升高不足1g左右，与治疗前比Hb升高2g以上，与治疗前比Hb下降不到2g，与治疗前比Hb升高3g以上。研究提示：中药治疗不改变基因突变型，不同基因突变型疗效有明显差异。杂合子基因突变型患者疗效优于纯合子基因突变型。

（2）从红细胞结构与功能探讨中药治疗地中海贫血的疗效机制　针对地中海贫血患者红细胞寿命短、溶血性贫血的临床特点，课题组从红细胞膜骨架蛋白组表达、红细胞氧化损伤、红细胞包涵体等方面，初步探讨了中药治疗地中海贫血的疗效机制。

补肾益髓中药中间型地中海贫血患者骨髓幼稚红细胞DNA荧光强

度影响：无效造血是地中海贫血的重要特征之一，其主要原因是由于细胞内相对过剩的珠蛋白链聚积导致地中海贫血红细胞前体凋亡加速。为探讨中间型地中海贫血患者骨髓幼稚红细胞 DNA 结构的影响，采用激光扫描共聚焦显微镜对地中海贫血患者治疗前后及正常人的骨髓涂片进行了 DNA 荧光强度的观察。结果表明：经中药治疗后，中间型地中海贫血患者骨髓幼稚红细胞核 DNA 荧光强度明显增强，缺损程度减轻，表明益髓生血颗粒能够影响骨髓幼稚红细胞的正常结构和生理形态，促进有效红细胞生成和生理功能的恢复。

补肾益髓治疗地中海贫血对患者外周血红细胞膜骨架蛋白的 mRNA 表达水平影响：益髓生血颗粒治疗前后 34 例中间型地中海贫血患者外周血红细胞膜蛋白的 mRNA 表达水平进行检测，结果表明：经中药治疗后，患者外周血红细胞膜 α– 收缩蛋白（SPTA1）、β– 收缩蛋白（SPTB）、锚蛋白（ANK1）、带 3 蛋白（Band3）、带 4.1 蛋白（EPB4.1）的 mRNA 表达均呈上调趋势，其中 α– 收缩蛋白、β– 收缩蛋白、带 4.1 蛋白的 mRNA 表达上调具有统计学意义（均 $P < 0.05$）。提示中药益髓生血颗粒能够有效改善地中海贫血患者的溶血程度，可能从改善红细胞膜骨架蛋白的 mRNA 表达这方面，一定程度发挥了稳定红细胞膜骨架的作用。

补肾益髓治疗地中海贫血对患者外周血红细胞抗氧化指标的影响：益髓生血颗粒治疗的 α–HbH 病对患者抗氧化指标的影响：2012 年 9 月，对经益髓生血颗粒治疗的 α–HbH15 例有效病例的外周血红细胞膜的抗氧化指标检测发现：经补肾益髓治疗 3 个月后，患者红细胞膜上的抗氧化指标 MDA 含量有下降趋势，SOD、GSH–PX 的含量上升。2012 年 12 月对经益髓生血颗粒治疗的 28 例 α– 地中海贫血（α–HbH）患者血清和红细胞 SOD、MDA、GSH–PX 进行检测，结果表明：与治疗前比，经益髓生血颗粒治疗 3 个月后患者血清 SOD、GSH–PX 活性有上升趋势；α–HbH 病患者红细胞 SOD、MDA、GSH–PX 指标水平均显著改善：患者红细胞 SOD、GSH–PX 活性均有明显上升（$P < 0.01$），MDA 疗后有明显降低（$P < 0.01$）。两批试验得到了比较一致的结果，研究表明：益髓生血颗粒能有效缓解 α–HbH 病患者红细胞的氧化损伤程度，从而改善无效造血的产生，这与临床观察和血液指标的检查结果一致。

益髓生血颗粒治疗 β–地中海贫血安慰剂平行对照临床观察对患者抗氧化指标的影响：2012 年课题组在广西高发区开展了益髓生血颗粒治疗 β–地中海贫血的安慰剂平行对照临床观察。β–地中海贫血患者血清和红细胞抗氧化指标检测结果表明：与治疗前比，益髓生血颗粒治疗组患者血清 SOD 活性治疗后有上升趋势，而安慰剂组患者治疗后 SOD 水平与治疗前比明显降低（$P < 0.01$）；益髓生血颗粒治疗组患者外周血红细胞 SOD 上升明显（$P < 0.01$），而安慰剂组则无明显变化。

从益髓生血颗粒治疗 β–地中海贫血平行对照临床观察和治疗 α–HbH 病自身对照临床观察的结果表明：益髓生血颗粒补肾治疗地中海贫血，可明显提高地中海贫血患者抗氧化能力，显著提高贫血患者血清 SOD，提高 GSH–PX 活性，显著提高地中海贫血患者外周血红细胞 SOD，提高 GSH–PX 活性，明显降低 MDA，可利于维持红细胞正常结构与生理形态，减少溶血发生，缓解临床症状。

补肾益髓治疗地中海贫血对患者外周血红细胞包涵体的影响：课题组采用透射电镜观察了益髓生血颗粒治疗前后 6 例 HbH 患者外周血红细胞中包涵体的改变。结果显示：治疗前 HbH 病患者不同放大倍数的红细胞中均分布有大量深色重染颗粒，即由红细胞中相对过剩的 β–珠蛋白链变性聚积而成的包涵体，患者外周血红细胞中包涵体的阳性率为 100％。经中药治疗后，患者不同放大倍数的红细胞中深色重染颗粒均明显减少（包涵体的阳性率小于 10％）。提示：益髓生血颗粒能明显减少 α–HbH 病患者外周血红细胞中的包涵体，从而有效改善患者的溶血程度。

2. 补肾益髓治疗地中海贫血调控珠蛋白基因表达的分子机制研究

（1）补肾益髓治疗地中海贫血对患者外周血珠蛋白 mRNA 转录水平的影响　课题组对 25 例中间型 β–地中海贫血患者、23 例 α–HbH 病患者进行了治疗前后外周血珠蛋白转录水平的测定。

结果表明：益髓生血颗粒可使 β–地中海贫血患者外周血有核细胞 Gγ–珠蛋白基因的表达量比治疗前显著提高（$P < 0.01$），而且 Gγ$^-$/Aγ$^-$ct 比值也比治疗前明显上升（$P < 0.05$）。提示益髓生血颗粒的作用机理之一是可能通过重新开启 γ–珠蛋白基因（Gγ）开关，促进 Gγ–珠蛋白转录与表达，与患者体内游离的 α–珠蛋白结合形成 α2Gγ–2，阻止其在体内发生沉淀，减轻对红细胞膜的损伤，以减少溶血的发生。α–HbH 病患者治疗后 α–链珠蛋白和 β–链珠蛋白基因的表达与治疗前相比无显著差异，但 α–珠蛋白/β–珠蛋白基因的表达比值却较治疗前有显著增加，说明补肾中药可以协调 α–HbH 病患者外周血有核细胞 α–珠蛋白和 β–珠蛋白基因 mRNA 的表达状态，使 α–珠蛋白和 β–珠蛋白链的合成趋向平衡，促进正常血红蛋白的生成，改善患者的贫血症状。

（2）补肾益髓治疗地中海贫血对珠蛋白表达调控发挥主要作用的红系特异反式作用因子影响　红系特异反式作用因子是调控珠蛋白表达的重要调控因子。课题组采用 RT–PCR 法对 8 例 β–地中海贫血患者治疗前后骨髓有核细胞红系特异反式作用因子 GATA–1、GATA–2、NF–E2、EKLF、FKLF 的基因表达进行了检测。

结果表明：益髓生血颗粒能显著提高红系特异反式作用因子 GATA–1、GATA–2、NF–E2 的基因表达（均 $P < 0.05$），促进有效红细胞生成，防止相对过剩、游离的 α–珠蛋白链在活性细胞中沉积，与其他珠蛋白基因表达转录因子共同作用，开启 γ–珠蛋白基因，诱导 HbF 合成增加，代偿 β–珠蛋白的合成不足。NF–E2 表达量的提高，还可改善体内铁的代谢，有效防止铁在体内蓄积。益髓生血颗粒对 EKLF、

FKLF 的基因表达无明显影响。

（3）补肾益髓治疗地中海贫血对患者外周血和骨髓有核细胞 AHSP 及其转录因子 mRNA 表达影响　α–血红蛋白稳定蛋白作为 α–血红蛋白的分子伴侣，它可以结合和稳定游离的 α–珠蛋白链，阻止氧自由基产生，降低对红细胞的氧化损伤。

α–血红蛋白稳定蛋白（α–AHSP）表达水平的改变可以影响 β–地中海贫血的严重程度，与地中海贫血患者病情转归似有相关性。为此，对 25 例中间型 β–地中海贫血患者外周血 AHSP 及其转录因子基因表达进行了分析。结果显示：中药治疗后患者外周血有核细胞 AHSP 基因的表达量明显升高，与治疗前相比差异有显著性意义（$P < 0.01$）；两种转录因子 GATA–1 和 Oct–1，其中 GATA–1 治疗前后表达量无明显变化，而患者治疗后外周血 Oct–1 的表达量与治疗前相比有明显提高（$P < 0.05$）。

对益髓生血颗粒治疗前后 8 例 β–地中海贫血患者骨髓有核细胞的 AHSP 及其转录因子的表达进行了分析。结果显示：经益髓生血颗粒治疗后，骨髓有核细胞 AHSP 和红系转录因子 GATA–1 的 mRNA 表达量显著升高，与治疗前比较差异有统计学意义（分别 $P < 0.05$，$P < 0.01$）。

研究结果提示：AHSP mRNA 表达水平与 β–地中海贫血的溶血贫血程度、临床治疗转归、中医证候改善密切相关。经中药治疗后，患者外周血和骨髓有核细胞的 AHSP mRNA 表达量明显提高，与临床症状的明显改善、血液参数提高相一致。由此提出 AHSP mRNA 表达水平改变，可能是 β–地中海贫血患者临床中医证候变化的重要分子标志物之一。

采用 DDRT–PCR 技术，观察患者治疗前后骨髓有核细胞功能基因表达的差异，患者经 3 个月中药治疗后，抽取治疗前后骨髓，分离有核细胞，配对同步试验。通过异硫氰酸胍一步法提取总 RNA、同位素 γ–32PATP 标记随机引物，PCR 扩增后，测序性聚丙烯酰凝胶电泳，经放射自显影后，获得治疗前后样品 4 条随机引物单引物 PCR 反应的对照扩增结果，将所得差异片段纯化后测序，测序结果进入 Genbank 查询，发现有 1 条差异片断序列与铁蛋白部分序列相吻合，具有同源性。

采用 DD–RT–PCR 技术证明：益髓生血颗粒治疗 β – 地中海贫血可显著改变患者骨髓有核细胞功能基因表达：益髓生血颗粒治疗 3 个月后，骨髓有核细胞中铁蛋白基因表达量显著降低，铁蛋白代谢相关基因 NF–E2 表达增强，中药通过下调铁蛋白基因表达，干预铁蛋白代谢，促进体内铁的吸收和代谢，有效降低了体内铁负荷，减少体内铁的蓄积，明显缓解临床症状。影响功能基因表达是中药治疗 β – 地中海贫血显著疗效特点之一。

（4）益髓生血颗粒治疗 β – 地中海贫血对 β 珠蛋白簇位点调控区（LCR）特异结合位点（高敏位点 HS2 位点）DNA 与核蛋白结合作用的影响　采用凝胶滞后实验技术，取治疗前后患者骨髓，提取有核细胞的核蛋白；将 HS2 位点序列 pBSK 质粒 – 转染大肠杆菌（JM109）–DNA 质粒 –PCR– 酶切 – γ 32pATP 末端标记 DNA 片段 – 制成放射性核素探针；将探针与核蛋白结合 PAGE，观察核蛋白与 HS2 位点序列结合改变。结果发现：患者治疗前核蛋白与探针结合的电泳速率明显滞后，疗后核蛋白与探针结合的电泳速率与正常接近。

（5）补肾益髓中药对不同发育阶段小鼠造血组织珠蛋白基因表达的影响　人类的珠蛋白基因表达具有严格的红系组织特异性和发育阶段特异性。珠蛋白基因簇在不同发育阶段存在着基因开关，γ – 珠蛋白基因主要在胎肝红细胞中表达，出生后自动完成 γ – β 基因表达转换；β – 地中海贫血不能正常完成 γ – β 珠蛋白合成转换。

为探讨补肾益髓中药是否能激活 γ – 基因启动子，促进 γ – 珠蛋白表达，课题组观察了益髓生血颗粒对不同发育阶段小鼠造血组织 β – minor 基因（类似人 γ – 珠蛋白）表达的影响。结果显示：胎鼠（孕 21 天）经中药干预后，珠蛋白程序性表达发生改变。胎肝、胎脾的 β –

minor 珠蛋白基因出生前表达应逐渐降低，中药干预后其表达量显著升高（$P < 0.05$）；而正常成年鼠经中药干预后，β–minor 珠蛋白基因表达量也明显升高（$P < 0.01$）。

研究提示：补肾益髓中药可能影响基因开关，开启已关闭的 γ–珠蛋白基因，激活 γ–珠蛋白表达，诱导 HbF 合成增加，从而代偿珠蛋白功能缺陷，使患者的贫血状况得到缓解。

3. 益髓生血治疗地中海贫血对基因网络的影响

筛取用药前后疗效较好的 3 例患者，取外周血细胞，分离有核细胞，行基因芯片技术分析，利用多重比较检验对用药前、用药后进行差异基因筛选，按照 $P < 0.05$ 筛选，得到差异的表达基因。然后取差异表达的基因，根据基因的表达情况，根据用药前、用药后各自的基因间的表达相关性，构建每个状态下基因的共表达网络。

取有效患者 3 例，采集外周血细胞，利用多重比较检验对用药前、用药后进行差异基因筛选。

用药前后的基因调控网络中，相同基因具有不同的调控地位，根据基因在两个网络中调控地位的变化情况，筛选出对于用药前后差异最大的基因，正是这些关键基因调控地位的变化，使样本在用药后表现出一定的治疗效果，所以这些调控地位变化最大的基因就是药物作用相关的关键基因。

4. 益髓生血治疗地中海贫血改善造血微环境影响造血刺激因子活性与表达研究

（1）益髓生血颗粒治疗 β–地中海贫血对造血刺激因子表达的影响　2003 年 9 月采用 ELISA 法检测外周血 Epo，real–time–PCR 法检测外周血 Epo mRNA，c–kit 和骨髓 SCF 基因表达，采用 RT–PCR–PAGE–放射性自显影，检测外周血 SCF 表达。结果显示：益髓生血颗粒可明显下调 Epo、EpoR 表达（$P < 0.05$）；提高外周血 GM–CSF（$P < 0.01$）和骨髓 GM–CSF（$P < 0.01$）表达；提高外周血 c–kit 基因表达及外周血

c–kit/SCF mRNA 表达（$P < 0.05$）、提高骨髓 SCF 表达。研究结果提示，益髓生血颗粒治疗 β–地中海贫血，可通过降低外周血 Epo 表达，提高外周血 c–kit 基因表达及外周血 c–kit/SCF mRNA 表达水平，提高骨髓 SCF 表达，提高外周血 GM–CSF mRNA 表达，来影响患者 SCF–GM–CSF–Epo 轴的生理功能，促进造血刺激因子表达，促进有效的红细胞分化成熟，达到缓解症状的目的。

（2）益髓生血颗粒随机双盲安慰剂平行对照试验治疗地中海贫血患者对细胞因子活性的影响　在广西高发地区选取符合纳入条件的 120 例地中海贫血患者（α–地中海贫血患者 80 例、β–地中海贫血患者 40 例），采用随机、双盲、安慰剂对照的临床观察方法（临床研究国际注册：clinicaltrial.gov：NCT01549080）对患者进行疗效观察，对造血相关细胞因子（SCF、GM–CSF、IL–3）的活性和表达进行检测。

益髓生血颗粒治疗 40 例 β–地中海贫血，对患者外周血相关细胞因子（SCF、GM–CSF、IL–3）活性与表达影响：40 例 β–地中海贫血患者（益髓生血颗粒 20 例，安慰剂组 20 例），两组地中海贫血患者治疗前及治疗后 3 个月外周血相关细胞因子活性与基因表达结果比较，结果显示：与治疗前相比，益髓生血颗粒治疗组 β–地中海贫血患者血浆 SCF 活性有上升趋势；安慰剂对照组疗后 SCF、GM–CSF 下降明显（$P < 0.05$），两组 IL–3 均无明显变化。益髓生血颗粒治疗组疗后 3 个月患者血浆 SCF mRNA 基因表达水平较疗前提高，GM–CSF 而安慰剂组治疗 3 个月后患者血浆 SCF 和 GM–CSF 基因表达水平较疗前表达水平却明显降低，IL–3 表达无明显变化。

益髓生血治疗 80 例 α–HbH 病对患者外周造血因子 SCF、IL–3、GM–CSF 活性与表达的影响：在广西高发地区选取符合纳入条件的 α–地中海贫血患者 80 例，采用酶联免疫吸附实验方法和 RT–PCR 方法检测相关造血细胞因子的活性与表达，研究结果提示，益髓生血颗粒治疗 α–HbH 病可提高患者外周血 SCF、GM–CSF 活性与表达，下调 IL–3

活性与表达。

此外，对经益髓生血颗粒治疗的 5 例地中海贫血患者骨髓及外周血血浆采用酶联免疫检测相关造血细胞因子 SCF、G–CSF、IL–6、TNF–β 活性，活性检测结果显示 SCF、G–CSF、IL–6、EPO 均有不同的上升趋势。

造血相关细胞因子活性与表达实验结果显示，补肾益髓治疗地中海贫血可改善造血微环境，影响造血相关因子的活性，减少溶血的发生，促进有效红细胞的生成。

5. 补肾益髓中药激活内源性干细胞，促进骨髓造血干/祖细胞增殖研究

（1）补肾益髓治疗地中海贫血对患者内源性骨髓造血干细胞活力的影响　2013 年，在南宁 303 医院进行安慰剂平行对照临床研究中，选益髓生血颗粒治疗组 5 例患者，与治疗前、治疗 3 个月后，分别行腰椎骨穿，取骨髓样，进行骨髓干细胞分离：3 ~ 5mL 新鲜骨髓血样，经密度梯度离心获得单个有核细胞，再经磁珠分选获得 CD34+ 细胞。

5 例地中海贫血患者治疗前、治疗后骨髓造血干细胞体外培养结果：与治疗前比，在培养 24h、48h、72h、96h、120h、144h、168h 等不同培养时间计数，每例患者治疗前、治疗后造血干细胞 CD34+ 细胞增殖情况。结果表明，与治疗前比，治疗后每例患者骨髓造血干细胞 CD34+ 细胞增殖均显著高于治疗前（P < 0.01）。结果提示：补肾益髓治疗地中海贫血可激活内源性干细胞，促进造血干细胞的增殖。

（2）补肾益髓中药活性组分可促进人骨髓造血干细胞增殖　选取健康人受试者，行腰椎骨穿，取骨髓样，进行骨髓干细胞分离：3 ~ 5mL 新鲜骨髓血样，经密度梯度离心获得单个有核细胞，经磁珠分选获得 CD34+ 细胞。培养基含 15% FBS、100U/mL 青链霉素、100mg/mL 链霉素，观察淫羊藿苷、补骨脂素、大黄素、二苯乙烯苷等补肾药活性组分不同药物剂量干预下对骨髓造血干细胞增殖的影响。

实验结果显示：与空白对照组比，淫羊藿苷在 $10\mu g/mL$，药物干预培养 24h 时，可促进人骨髓 $CD34^+$ 细胞增加（$P < 0.05$）；补骨脂素在 $5\mu g/mL$，药物干预培养 24h 时，可促进人骨髓 $CD34^+$ 细胞增（$P < 0.05$）；大黄素在 $100\mu g/mL$，药物干预培养 48h、72h 时，可显著促进人骨髓 $CD34^+$ 细胞增加（$P < 0.01$）；二苯乙烯苷分别在 $200\mu g/mL$、$100\mu g/mL$ 药物干预培养 24h、48h、72h、96h、120h 时，均可显著促进人骨髓 $CD34^+$ 细胞增殖（均为 $P < 0.01$）。

6. 补肾益髓中药及其活性组分对辐射损伤诱发肾虚髓损模型小鼠骨髓造血干 / 祖细胞增殖的影响

利用 3.5Gy 照射辐射损伤诱发肾虚髓损模型实验平台，完成了滋肾填精药（益髓生血颗粒）及其有效组分大黄素、补骨脂素等对红系、粒系、混合系（CFU-GM、CFU-E、CFU-Meg、CFU-Mix）造血祖细胞增殖分化及对 CD34 细胞增殖影响的研究。研究结果提示：补肾填精可明显促进肾虚小鼠骨髓造血干 / 祖细胞增殖分化；益髓生血颗粒各剂量组均能升高外周血白细胞数，促进 CFU-GM、CFU-E、CFU-Meg 增殖，升高小鼠骨髓中 $CD34^+$ 细胞数，其中高剂量组对外周血白细胞作用显著，高、中剂量组对骨髓造血干 / 祖细胞作用显著，低剂量组对 $CD34^+$ 细胞作用显著。大黄素在造模后第 13 ~ 17 天均促进白细胞的升高，补骨脂素在造模后第 15 天促进白细胞的升高，大黄素和补骨脂素可提高骨髓对 $CD34^+$ 细胞作用。

临床研究结果表明：补肾益髓治疗地中海贫血可激活内源性干细胞，经益髓生血颗粒临床治疗 3 个月后，5 例地中海贫血患者骨髓造血干细胞 $CD34^+$ 细胞增殖均显著提高（$P < 0.01$）；补肾益髓复方及其有效单体可显著提高辐射损伤小鼠骨髓造血干 / 祖细胞增殖，促进 CFU-GM、CFU-E、CFU-Meg 增殖，升高小鼠骨髓中 $CD34^+$ 细胞数，高、中剂量组对骨髓造血干 / 祖细胞作用显著，低剂量组对 $CD34^+$ 细胞作用显著，大黄素和补骨脂素可提高骨髓对 $CD34^+$ 细胞作用；补肾益髓

复方可显著提高再生障碍性贫血大鼠骨髓造血干/祖细胞增殖，促进CFU–GM、CFU–E、BFU–E 增殖。

7. 益髓生血颗粒及其有效活性组分对调控 K562 细胞 γ–珠蛋白基因表达的影响

本研究以 K562 细胞为模型，选取了包括 γ–珠蛋白基因及其转录因子 FKLF、GATA$_1$、GATA$_2$ 和对红系增殖、发育调控起重要作用的信号通路中的关键信号分子 Ckit、EpoR、Spi 基因表达作为分子标志，观察了益髓生血颗粒对 γ–珠蛋白基因表达影响，从复方→单味中药→中药有效单体三个不同的层次探讨了益髓生血颗粒调控 γ–珠蛋白基因表达的分子机制。

结果显示：益髓生血颗粒复方水提物可显著增加 γ–globin、EpoR、FKLF、Spi 基因表达，降低 CKit、GATA$_1$、GATA$_2$ 基因表达；组成复方的各单味中药中首乌、党参、炙黄芪水提物显著增加 γ–珠蛋白基因表达，而鳖甲、熟地黄则显著降低 γ–珠蛋白基因表达，对其余几个基因表达的影响并不一致，提示复方作用是各单味中药相互协调作用的整体效应。

8. 从化学组学角度探讨益髓生血颗粒及其有效组分治疗地中海贫血药效物质基础

采用中药色谱指纹图谱相似度评价系统（2004A 版）精密度、稳定性、重现性实验中指纹图谱相似度均为 0.99 以上。

益髓生血颗粒对 K562 细胞作用具有上调 γ A–globin、γ G–globin 的表达的作用，且随着作用时间的延长，各浓度对其促进表达的作用增强，尤以浓度为 40mg/mL 样品作用最强，对 α–globin、β–globin 无上调表达的作用。大黄素、食子酸、芒柄花素等在一定浓度范围内，可促进 K562 细胞 α–globin、γ A–globin、γ G–globin 表达。临床上，益髓生血颗粒对 α–地中海贫血、β–地中海贫血均有肯定的疗效，化学组学试验结果表明，各化合物虽然对 α–globin、γ A–globin、γ G–globin

均表现出一定的上调作用，但主要是对 γ－珠蛋白基因的作用更显著，可能主要是通过调控 γ－珠蛋白链表达，进而改变 α－珠蛋白链比、β－珠蛋白链比发挥作用的结果。益髓生血颗粒对 K562 细胞的作用是多组分协同作用的结果。

（四）补肾益髓药有效单体诱导白血病细胞 K562 向红系分化

利用构建的转入 β－珠蛋白基因簇小鼠红白血病稳定细胞系（MELGM979），创建研究药物对珠蛋白基因表达和开关影响的实验体系，探讨了大黄素诱导 K562 细胞向红系分化及其作用机制。

1. 检测了 6 种益髓生血颗粒主要成分对于珠蛋白的调节作用

在开展的不同浓度补骨脂素、淫羊藿苷、大黄素处理后，K562 细胞中人 γ－珠蛋白、ε－珠蛋白、α－珠蛋白、β－珠蛋白和 δ－珠蛋白的表达变化研究基础上，重点完成了大黄素促进 K562 细胞向红系分化的机制研究。发现大黄素能够诱导 K562 细胞向红系分化同时促进其中珠蛋白的表达。未见马钱苷、二苯乙烯苷、齐墩果酸诱导 K562 细胞向红系分化，同时促进其中珠蛋白的表达。

大黄素能够诱导 K562 细胞向红系分化，联苯胺染色阳性细胞比例增加，各珠蛋白表达升高；大黄素能够促进 K562 细胞红系分化标志基因的表达，且具有剂量依赖性。大黄素诱导 K562 细胞向红系分化的可能机制是：促进正向调控因子 c-Kit、ALAS2 高表达，促进负调控因子 miR-221、miR-222 低表达。大黄素为益髓生血颗粒复方中何首乌的主要活性成分之一，从大黄素能够诱导 K562 细胞向红系分化及其机制研究，揭示了该复方激活内源性干细胞、促进骨髓造血干 / 祖细胞增殖药效作用的细胞分子机制，研究结果为阐释中医"肾藏精生髓，髓生血"理论的客观性提供了实验依据。

2. 从补肾益髓法干预治疗再生障碍性贫血大鼠（AA 大鼠）作用的免疫药理机制研究，探讨"肾生髓、髓生血"理论内涵

采用 60Co-γ 射线 4.0Gy 照射结合环磷酰胺 25.0mg·kg^{-1} 腹腔注

射，制备再生障碍性贫血动物大鼠模型，探讨益髓生血颗粒对再生障碍性贫血大鼠造血功能的影响

大鼠经 60Co-γ 照射和注射环磷酰胺后，活动减少，皮毛耸立缺乏光泽，部分大鼠有脱毛现象，大鼠饮食、饮水减少，大便溏薄，体重明显减轻。与模型对照组比，益髓生血颗粒可明显改善辐射所致大鼠贫血症状，提高整体效应状态。益髓生血颗粒治疗作用具有剂量依赖关系。

3. 采用皮下隔天注射苯（1mL/kg）和腹腔注射环磷酰胺（25mg/kg）化学损伤制备大鼠再生障碍性贫血模型，观察益髓生血、滋肾阴浸膏，温肾阳浸膏对贫血模型的治疗作用：①一般状态：大鼠注射苯和环磷酰胺后，与正常组相比，其余组大鼠精神渐显不佳，皮毛耸立并光泽度降低，部分大鼠有脱毛和皮损现象，大鼠饮食饮水量降低，排尿排便量减少，行动减少，稍见迟缓，体重降低明显。②血液指标检测：血常规：检测红细胞、白细胞、血红蛋白数量，正常组与模型组比较，均有统计学差异。流式细胞：检测 CD3、CD4、CD8、CD4／CD8 状况，正常组与模型组比较，均有统计学差异；CD3 中，益髓生血组与模型组比较，有统计学差异；CD4 中，西药组与模型组比较，有统计学差异，益髓生血组与阳性药物组比较，有统计学差异。③形态学观察（血涂片、骨髓涂片瑞氏染色）：血涂片模型组与正常组相比，红细胞呈散状分布，白细胞降低，退化细胞较常见。骨髓涂片模型组与正常组相比，脂肪滴明显增多，有核细胞增生降低，红系、粒系、巨核系细胞均降低，出现非造血细胞等。正常组分布均匀，形态正常；模型组白细胞减少；药组细胞增多，退化细胞减少，通透性好；益髓生血组细胞增多；温肾益髓生血组：细胞增多；滋肾益髓生血组：细胞增多，退化细胞减少，通透性变好。④骨髓有核细胞计数，各组与模型组比较，均有统计学差异。益髓生血法对苯与环磷酰胺诱导大鼠再生障碍性贫血骨髓细胞的影响：补肾益髓生血法对苯与 CTX 诱导 AA 大鼠脾组织 IFN-γ、T-bet、GATA-3 蛋白的影响。CFU-E：组间 $P < 0.01$；与正常组相比，

模型组 CFU–E 集落数目显著减少（$P < 0.01$）；与模型组相比，各治疗组 CFU–E 集落数目显著增加（$P < 0.01$）；滋肾生血组优于益髓生血组（$P<0.05$）。BFU–E：组间 $P < 0.01$；与正常组相比，模型组 BFU–E 集落数目显著减少（$P < 0.01$）；与模型组相比，各治疗组 BFU–E 集落数目显著增加（$P < 0.01$）；中药复方各治疗组没有统计学差异。CFU–GM：组间 $P<0.01$；与正常组相比，模型组 CFU–GM 集落数目显著减少（$P < 0.01$）；与模型组相比，各治疗组 CFU–GM 集落数目显著增加（$P < 0.01$）；益髓生血组优于温肾和滋肾生血组（$P < 0.05$）。

采用 60Co–γ 射线 4.0Gy 照射结合环磷酰胺 $25.0mg \cdot kg^{-1}$ 腹腔注射，制备再生障碍性贫血（AA）动物大鼠模型，采用皮下隔天注射苯（1mL/kg）和腹腔注射环磷酰胺（25mg/kg）化学损伤制备再生障碍性贫血（AA）大鼠模型，用补肾益髓生血法的代表方益髓生血颗粒、益髓生血颗粒加味仙灵脾（温肾阳）、益髓生血颗粒加味女贞子（滋肾阴）进行干预治疗均得到了基本一致的结果：补肾益髓生血法的代表三方对 AA 大鼠均有肯定疗效。补肾益髓生血法可有效地提高 AA 大鼠外周血象和骨髓有核细胞数，减轻 AA 大鼠骨髓病理损伤，调节 T 细胞亚群的异常，降低 AA 大鼠造血负调控因子 TGF–$β_1$ 水平；降低骨髓和脾组织 FN–γ、T–bet 表达，提高 GATA–3 表达水平，促进 AA 大鼠骨髓造血祖细胞 CFU–GM、CFU–E、BFU–E 增殖。研究结果为阐释中医"肾藏精生髓，髓生血"理论的客观性提供了实验依据。

4. 基于"肾生髓，髓生血"理论从肾论治地中海贫血对阐释肾藏象理论内涵的重要意义

基于"肾生髓，髓生血"理论从肾论治地中海贫血，是中医药治疗疑难病的优势项目，从与肾相关疾病的一个侧面阐释了肾藏象理论的科学性和客观性。藏象理论是中医基础理论的核心，五脏中"肾"为先天之本，生命之源；五脏阴阳都植根于肾，肾藏"先天之精"，为脏腑阴阳之本，生命之源，其功能尤为突出，"肾"功能推动着生、长、壮、

老、已之生命全过程。肾藏精，精聚为髓，精髓化生为血，肾精是血液生成之源泉，《中西汇通医经精义·脏腑之官》谓："盖髓者，肾精所生，精足则髓足，髓在骨内，髓足则骨强。"髓由先天之精所化生，由后天之精所充养，有养脑、充骨、化血之功。肾中精气的盛衰不仅影响骨的生长和发育，并且直接关系到脊髓和脑髓的充盈和发育。

"肾藏精、生髓""髓生血""精血同源"理论奠定了补肾治疗地中海贫血的理论基础。"肾藏精"是中医藏象理论的重要组成部分，肾藏象理论是建立在临床实践基础上的科学。实践表明，在许多重大疑难病症的防治过程中，运用肾藏象理论指导从肾论治，均取得显著的疗效。对比国内外治疗地中海贫血个别案例的临床报道，根据中医"肾藏精生髓，髓生血"理论，运用补肾益髓法的代表方（益髓生血颗粒），在广西高发地区对相同中医证型（肝肾阴虚，精血不足证）不同基因型（α、β两种类型）的地中海贫血，采用自身对照和随机安慰剂平行对照的临床规范研究，后期的临床研究进行了国际注册，以国际公认的地中海贫血诊断与疗效标准评价，累计治疗地中海贫血 600 余例。临床实践进一步验证了地中海贫血中医核心病机的客观性及从肾论治对应治则治法的有效性，对中药治疗地中海贫血从临床证治规律、理论基础、核心病机、治则治法，提出了较明确的理论认识，形成了系统的理论与有效治法，探索出了中医药治疗地中海贫血的新思路。中药治疗地中海贫血的临床实践，不仅从滋肾填精一个侧面揭示了中医"肾"藏象理论的科学内涵，也验证了基于"肾"藏象理论"从肾论治"治疗疑难病的可行性。

（1）从"肾生髓，髓生血"内涵研究部分揭示了"肾藏精"及"与肾相关疾病"的内在关系　从补肾益髓治疗地中海贫血疗效生物学机制研究阐释了"肾生髓，髓生血"理论的科学性和客观性。

在临床取得肯定疗效研究基础上，依托多项国家基金，课题组从整体效应、基因突变与疗效关系、骨髓有效造血、红细胞结构与功能、调控珠蛋白 mRNA 表达等不同层面，探讨了中药治疗地中海贫血疗效的生物学机制，首次提出：中药治疗地中海贫血不改变基因突变型，而是修饰、调控功能基因表达，平衡珠蛋白链比，减低红细胞包涵体，改善造血微环境，激活内源性干细胞，促进骨髓造血干/祖细胞增殖，诱导红系分化等在多层面、多环节发挥作用，探讨了中药治疗地中海贫血疗效特点和作用靶点的分子机制，使中药治疗地中海贫血整体水平达到了新高度。研究结果从一个侧面揭示了"肾生髓、髓生血"现代生物学基础。

利用构建的转入 β - 珠蛋白基因簇小鼠红白血病稳定细胞系（MELGM979），创建研究药物对珠蛋白基因表达和开关影响的实验体系，发现益髓生血颗粒复方君药何首乌的有效活性组分大黄素，有诱导 K562 细胞向红系分化的作用。从诱导 K562 细胞中各珠蛋白以及红系分化表面标志蛋白的表达、大黄素对 K562 细胞蛋白编码基因表达谱、大黄素对 K562 细胞 mRNA 表达谱的影响等，探讨了大黄素诱导 K562 细胞向红系分化的可能机制，是促进正向调控因子 c-Kit、ALAS2 高表达，促进负调控因子 miR-221、miR-222 低表达。研究结果为揭示补肾法治疗地中海贫血临床疗效的分子机制提供了实验依据，丰富了中医"肾生髓，髓生血"的理论内涵。

采用 60Co-γ 射线辐射损伤制备再生障碍性贫血（AA）大鼠模型，和采用皮下注射苯、腹腔注射环磷酰胺化学损伤制备再生障碍性贫血（AA）大鼠模型。发现用补肾益髓生血法的代表方治疗，对两种 AA 大鼠模型均有肯定疗效，补肾益髓生血法可有效提高 AA 大鼠外周血象和骨髓有核细胞数，减轻 AA 大鼠骨髓病理损伤，调节 T 细胞亚群的异常，调控造血相关因子的活性与表达促进 AA 大鼠骨髓造血祖细胞 CFU-GM、CFU-E、BFU-E 增殖。研究结果为阐释中医"肾藏精生髓，髓生血"理论的客观性提供了实验依据。

（2）综合障碍性贫血临床与实验研究取得的结果表明：肾藏精生

髓、髓生血部分体现为补肾益髓治疗地中海贫血与调控 NEI 网络相关；补肾益髓治疗地中海贫血可影响地中海贫血患者基因开关，促进 γ-珠蛋白表达，调控功能基因表达；可维持患者红细胞正常结构与生理功能，促进有效红细胞形成；可改善造血微环境，调控造血相关细胞因子的活性与表达；可促进 r-globin 表达；可激活内源性造血干细胞，促进骨髓造血干细胞增殖。

补肾益髓中药活性组分可促进人骨髓造血干细胞增殖；补肾益髓中药及活性组分可促进骨髓造血干/祖细胞增殖；促进 γ 射线照射小鼠骨髓 CFU–E、BFU–E、CGU–Gm、CFU–Meg 增殖；促进 AA 大鼠骨髓 CFU–E、BFU–E、CFU–GM 增殖，补肾益髓中药可显著提高 AA 大鼠骨髓造血和提高免疫功能；补肾益髓中药活性组分可诱导 K562 细胞向红系分化。

"肾生髓，髓生血"内涵的研究，探讨了"肾精"的物质基础，通过"以效证因"从一个侧面阐明了"肾精"与"肾生髓，髓生血"的内在关系，揭示了"肾髓系统"的现代生物学基础，丰富了"肾藏象"理论内涵。

5. 基于肾藏精藏象理论治疗与肾相关疾病研究展望

（1）基于"肾藏精生髓，髓生血"理论指导治疗障碍性贫血对骨髓造血系统影响的深入探讨　"肾藏精"理论是中医藏象理论的重要组成部分。藏精，是肾的主要生理功能，先天之精与后天脏腑之精统归于肾，精气是构成人体的基本物质，也是人体生长发育及各种功能活动的物质基础，血液是构成人体和维持机体生命活动的基本物质，精血同源。"肾藏精生髓，髓生血"研究是"肾藏精"功能的一个重要组成部分。造血干细胞是一种高度自我更新、定向分化的。这种高度增殖分化潜能，受造血微环境严密的调控作用，其反应模式与肾精–生髓–化血的内涵是一脉相通的。

人类体内的造血是源于干细胞分化，是一个极其复杂精细的动态调控过程，涉及造血干/祖细胞、造血微环境（Niche）（骨髓间充质干细胞、造血相关因子之间的相互作用与制约）。

造血微环境包括了除造血细胞以外的所有（微血管系统、神经、基质、结缔组织等间质成分）支持和调节造血细胞定居、增殖、分化、发育和成熟的内环境。主要由基质细胞（成纤维细胞、巨噬细胞、脂肪细胞、网状细胞和内皮细胞）、细胞外基质（胶原、蛋白多糖和纤维连接蛋白、层粘连蛋白、血细胞黏结蛋白等糖蛋白）及造血生长因子组成。Pittenger 等于 1999 年提出造血干细胞微环境由细胞的异质群体构成，包括成纤维细胞、脂肪细胞、上皮细胞和成骨细胞，所有这些细胞均由间质细胞分化而来，且均来自于一个间质前体。

造血依赖于造血细胞 HSC/HPC 以及支持造血细胞生长发育的骨髓造血微环境的相互作用。而骨髓间充质干细胞作为骨髓造血微环境中重要的一部分，发挥着重要的作用。人骨髓间充质干细胞是骨髓的成体干细胞之一，与造血关系密切，在体内外可支持、扩增造血干/祖细胞及促进造血功能重建。

与肾相关的血液系统疾病的研究离不开对体内造血系统的研究，其中以造血干细胞的增殖与分化为主体，涉及造血间充质干细胞为主体的造血微环境共培养体系的体外模型建立尤为重要，如何建立一个稳定的体外造血模型对血液系统疾病的研究，探讨干细胞生存的内环境及其调控机制，对阐释"肾藏精生髓，髓生血"理论内涵和对指导与肾相关疾病的临床实践，具有重要的理论与实际意义。

（2）对"肾藏精生髓，髓生血"与"肾主骨生髓""肾生髓通于脑"等的关联研究有待深入 采用现代生物信息学前沿技术，从整体-细胞-分子基因、蛋白等不同层面初步探讨了"肾藏精生髓，髓生血"理论的生物学基础，从一个侧面阐释了"肾精"的物质基础。但对"肾藏精生髓，髓生血"与"肾主骨生髓""肾生髓通于脑"等的关联研究，及"肾髓系统"与其他"肾系统"的关联研究，尚缺乏深入、系统的研究。

（3）补肾中药有效组分配伍探讨"肾藏象"理论的研究 中医药历经几千年的临床实践，形成了独特的理论体系，中医药有效组分配伍是从复方中各层次（部位－组分－成分）药效物质出发的新研究模式，近年来成为研究的热点。中医临床处方的配伍多源于历代医家的经验积累，形成了中药配伍理论。组分配伍遵循了传统中医理论指导，有效成分和作用机理相对清楚，是多种组分间协同、加合、拮抗的协调统一。因此，中药有效组分配伍复方可能为中医理论现代研究，揭示其经典理论的科学内涵，提供一个新的模式。

中医药复方的组方依据中医理论进行君臣佐使配比，其中涉及中药的药性（阴阳、寒热、五味等）、中药的计量、中药的配伍，以及相应的中药炮制。项目组在研究过程中不但对治疗与肾相关的各种疾病的复方进行了深入研究，并且对相关小复方、含药血清以及复方的有效活性组分（单体）进行了相关研究，从不同层面为揭示肾藏象理论内涵提供了实验依据，内容非常丰富。但是，对结论的阐释我们应当注意单体的属性在单味药和复方中的作用。利用组分配伍进行药物干预试验，可能更贴近中医理论思维，是值得推崇和重点关注的科学问题。基于君、臣、佐、使组方配伍理论能否应用于组分配伍（有效活性组分小复方）进行体外相关实验，可能对揭示复方疗效作用的物质基础，阐释治则治法及中医理论的科学内涵，更有实际意义。

四、"肾藏精，精生髓""脑为髓之海"与老年性疾病

老年性疾病又称老年病，是指人在老年期所患的与衰老有关的，并且有自身特点的疾病。伴随人口老龄化步伐的加快，老年性疾病发病率逐年上升，成为老年人致残率、致死率升高的主要根源，给老人、家庭、社会带来了严重的负担。《黄帝内经》认为"生、长、壮、老、已"是人类生命活动的全过程，衰老是这一过程中不可避免的环节，而肾气

盛衰决定了衰老的程度。《灵枢·经脉》又提到"人始生，先成精，精成而脑髓生"，肾精亏虚则髓减脑空。可见，老年性疾病与肾、髓、脑三者密切相关。本章节将选取痴呆、风痱、颤证、眩晕、健忘、耳聋耳鸣等相关的老年性疾病，从文献研究、临床研究、实验研究、热点问题等方面进行系统论述，以期为以"肾藏精，精生髓""脑为髓之海"理论指导治疗这些老年性疾病提供部分诊疗及基础研究依据。

（一）痴呆

痴呆又称呆病，是以呆傻愚笨为主要临床表现的一种神志疾病。早期以记忆力减退为主，病情轻者可见近事遗忘，反应迟钝，寡言少语，日常生活活动部分自理；病情重者常表现为远事亦忘，时空混淆，计算不能，不识亲人，言辞颠倒，或语言重复，或忽哭忽笑，神情淡漠或烦躁，不欲饮食，或饮食不洁，或数日不知饥饱，日常活动完全需要别人照料，直至卧床不起。

1.有关痴呆的基础研究

中医学对本病的认识，源于《黄帝内经》。先秦时期《黄帝内经》中首先提出"肾藏精，精生髓""脑为髓之海"理论。《灵枢·经脉》曰："脑为髓之海，为元神之府。""人始生，先成精，精成而脑髓生。""肾主骨，生髓通于脑。""肾藏精，精充髓，髓荣脑。"《灵枢·五癃津液别》曰："五谷之津液和合而为膏者，内渗入于骨空，补益脑髓。"形象地阐释了肾所生之精化髓，进而荣养于脑的过程。若"肾不生，则髓不能满"（《素问·逆调论》），《灵枢·海论》则进一步指出："髓海不足，则脑转耳鸣，胫酸眩冒，目无所见，懈怠安卧。"阐释了肾精不足则脑髓失养导致善忘的过程，并明确指出脑记忆功能与肾脏密切相关。

两汉至金元时期对"肾藏精，精生髓""脑为髓之海"理论的认识变得多元化，多与心、脾亏虚同时出现，并兼有痰瘀。唐代孙思邈在《备急千金要方·心脏脉论》中提出："愁忧思虑则伤心，心伤则苦惊喜忘善怒。"并在《备急千金要方》进一步指出:"好怒好忘,足下热痛,四肢黑,耳痒,名曰:肾湿热也。"认为健忘源由心伤,并与肾阴虚兼夹湿热有关。

明清时期对"肾藏精,精生髓""脑为髓之海"理论中"肾-髓-脑"之间的关系认识达到了新的高度。王清任在《医林改错》中明确指出"脑为元神之府,灵机记忆在脑不在心",将痴呆的病位定位于脑,并指出"灵机记性在脑者,因饮食生气血,长肌肉,精汁之清者,化而为髓,由脊骨上行入脑,名曰脑髓"。提出了"脑髓学说",同时进一步指出"小儿无记性者,髓海未满;无记性者,髓海渐空",明确阐述了脑记忆力的产生源于脑,脑髓渐空是老年性痴呆的重要因素。王学权则在《重庆堂随笔》中将"肾-髓-脑"的关系进行了更为系统的阐述,曰:"盖脑为髓海,又名元神之府,水足髓充,则元神精湛而强记不忘矣,若火炎髓竭,元神渐昏,未老健忘,将成劳损也。"明确指出痴呆发病是由于肾精亏虚,脑失濡养,脑髓渐空所致。

阿尔茨海默病(Alzheimer's disease,AD)又称老年性痴呆,主要病理基础为大脑萎缩,老年斑、神经纤维缠结和广泛的海马神经元缺失是其主要病理特点。血管性痴呆(Vascular dementia,VD)又称为"中风后痴呆",是指由一系列脑血管因素如缺血性、出血性、急慢性缺氧性脑血管病等导致脑组织损害引起的以认知功能减退为特征的一组临床综合征。其发病有虚实之分,实证中以瘀阻脑络证发生频率为最高,虚证中则以肾虚髓亏证出现频率最高,其中肾精亏虚是血管性痴呆发生的根本,这两种痴呆均属于中医"呆病""健忘"等范畴。

本病属于中医"呆病"范畴,为老年人的常见病、多发病,其发病原因不同:或由于年老体衰,肝肾亏虚,精亏髓减;或久病迁延不愈,脾肾受损,气血生化失常,气虚血少,髓海空虚;或情志不遂,郁闷不舒,加之年老肾水衰少,心肝火旺,水不济火,神明被扰;或中风后脑部受损,气血运行不畅,痰湿瘀血闭阻脑络,气血精微难以濡养,脑窍失荣，浊毒瘀阻，神机失用所致。病位在脑，与心、肝、脾、肾相关。与肾的关系尤其密切。病性以虚为主，虚为本，实为标，常表现为虚实夹杂证。虚多为肝肾精亏，脾肾两虚，髓海不足，实则多为痰、瘀、火、毒。

肾藏精生髓，脑为髓海，且为元神之府，肾主水液代谢，主纳气，与五脏六腑相关。痴呆患者，往往因先天禀赋不足，元气匮乏，至老年肾气日衰，髓海失养，元神不充，神志失用，而发痴呆。王清任在《医林改错》云："小儿无记性者，髓海未满；年高无记性者，髓海渐空。"

肾藏精，肝藏血，"精血同源"，肝肾同源。肾阴虚，肝阴虚也，肝肾精亏，阴不制阳，"水不涵木"，阳亢风动，上犯脑窍，神明被扰，发为痴呆。肾主先天，脾主后天，脾主运化水谷精微，须借助肾中阳气的温煦；肾所藏精气亦赖水谷精气的不断充养。两者相互资生，相互促进，病理上相互影响。年老久病，脾肾俱虚，气血生化不足，髓海空虚，神机失养，遂致痴呆。

本病以老年为主，发病缓慢，早期不易察觉，多为脏腑功能和气血津液运行失常所致。本虚为主，但多夹杂标实，表现为痰瘀火毒为患。实际上这些病理产物也和肾脏功能失常相关。

肾主水，痰饮的形成主要关系到肺、脾、肾三脏，与水液代谢和气化息息相关。而肾阳主蒸化水液，若肾阳不足，水不能化气，停而为痰为饮。脾虚运化无权，常见生痰生湿。瘀血的形成，多见血行受阻，无论气滞还是气虚，都可造成瘀血阻络。而肾气为阳气之根，是人体生命的原动力，"气为血之帅"，肾元充足，血行通畅，瘀血不生。

本病所涉及之"火"，一指心火，一指肝火。七情所伤，肝郁日久化火，肝肾同源，肾水可滋养肝阴，以水灭火。肾主水，心主火，肾水与心火必须既济，才能维持两者之间的动态平衡。水不济火，心肾不交，心火独亢，扰乱神明，发为痴呆。

"毒"多指由于脏腑功能失常及气血津液运行不畅产生、郁积酿生的内毒素，包括痰毒、火毒、瘀毒等。这些毒邪可败坏形体，损伤脑络，使神机失用，形成痴呆。至于中风后痴呆，责之于中风以后，由于脑络为风痰瘀血痹阻，变生浊毒，气血精微难以上输，清窍失养，脑髓消减，而发痴呆。

老年性痴呆多为渐进性加重，病程较长，有早、中、晚期及轻、中、重症之别，早期轻症是治疗的最佳阶段，血管性痴呆患者除急性或亚急性起病的特征外，多数患者病程进展多是经历三个时期，即平台期、波动期、下滑期。其治疗节点也是在早期，主张长期综合治疗，以达到延长平台期、缩短波动期，防止下滑的目的。

老年痴呆的治疗根据证型不同，采用的方药也有所区别，对于本虚之肝肾精亏，治则为补益肝肾，兼潜阳息风，多选用左归饮加减；脾肾不足则采用补肾健脾、培元生髓，常用还少丹加减；髓海不足多数应用滋补肝肾、填精养脑，选用七福饮加减。而标实所涉及的风、火、痰、瘀、毒则随症加减治疗。

徐晶等通过温补肾阳、填精益髓以左归丸治疗老年痴呆效果良好。傅凯莉等通过补肾、化痰、祛瘀，虚实兼顾，标本同治，采用益肾化浊方、地黄饮子等治疗本病，进一步细化了病因病机。庞声航等认为脾为后天之本，髓海充养取决于先天与后天的给养。不仅肾精不足可致脑府失养，神明呆滞，倘若脾脏亏虚，气血生化之源不足，亦可致髓海失充，发为痴呆，治疗常以益气聪明汤加减健脾益肾。"痰积于脑中，盘踞于心外，使神明不清而成呆病矣"（《辨证录·呆病门》），周婧等认为，痴呆为患多数为脾肾亏虚兼痰瘀，治宜补肾健脾、豁痰开窍、活血化瘀，以参乌胶囊治疗老年性痴呆效果肯定。

吴正治认为，养肝、补肾、健脾对记忆障碍的改善有很大作用，建议采用补肝养髓法治疗老年性痴呆。通过系列实验证实，补肝养髓法治疗老年性痴呆主要是通过改善脑内 SOD 活性，拮抗氧自由基损害，保护神经元结构，促进突触再生，进而改善认知功能。临床对补肾养髓复方天泰 1 号治疗轻度认知障碍进行前瞻性多中心随机双盲对照研究发现，天泰 1 号可以显著改善 MCI 患者综合认知能力并能降低 MCI 向 AD 的转化，为临床从肝肾亏虚论治老年性痴呆提供了较全面的证据。

刘一玄认为老年痴呆以髓海不足和痰瘀交阻为主要病理变化，痰、虚、瘀三者互为影响，终致脾肾亏虚，痰瘀内阻而成痴呆，采用益智胶囊治疗老年性痴呆 56 例，发现其可以改善 MMSE、ADAs-cog、ADL 评分，提高中医症状评分，明显改善脾肾亏虚、痰浊血瘀型老年性痴呆认知功能。通过现代生物学手段研究其治疗机理，发现益智胶囊可提高脑内脑组织中 SOD、GSH–Px 的含量及改善神经元超微结构，具有抑制老年性痴呆神经系统氧化性损伤的作用。

杨柏灿等通过观察 139 例老年性痴呆患者发现，尽管心、肝、脾、肾与老年性痴呆的发病都有一定的关系，但心、肾两脏的功能失调更为明显，其中涉及肾脏的频次最高，占 87.76%。田金洲等利用中医证候学研究 75 例可疑性痴呆患者中发现，肾虚证所占比例高达 77.05%。该研究团队开展的流行病学调查同样发现，在 664 名老年性痴呆患者中，556 例为肾虚型，占老年性痴呆患者总数的 83.7%。此结果从证候学方面印证了老年性痴呆的发病与肾密切相关。

傅凯莉、张玉莲等应用补肾中药复方益肾化浊方治疗轻度老年性痴呆患者，发现益肾化浊方对患者的中医症状、认知功能及日常生活能力方面均有一定改善作用。

2. 实验研究

AD 目前较为公认的发病机制包括：遗传因素学说、β 淀粉蛋白瀑布学说、Tau 蛋白学说、神经递质学说、氧化应激学说、金属离子学说、神经炎症学说等。目前的实验研究均基于以上这些假说，其中与肾精相关的研究有以下几个方面。

（1）肾精亏虚与干细胞　沈自尹院士研究认为，肾所藏之"精"与胚胎干细胞及成体干细胞相互对应，干细胞具有"先天之精"的属性。

干细胞平时处于沉默休眠状态，在人体修复损伤时被唤醒与激活，发挥其功能，与传统中医理论描述"肾精"的特点"肾者，主蛰，封藏之本，精之处也"（《素问·六节藏象论》）相互印证，揭示与精平时藏而不露相对应的现代生物学机制。该理论将现代医学干细胞移植纳入到中医补肾填精的范畴中来，神经干细胞作为填精类药物，移植到 AD 模型鼠后，可促进神经元再生，改善模型鼠空间学习与记忆能力。但进入脑内的神经干细胞分化取决于脑内的微环境。张玉莲等发现何首乌有效成分二苯乙烯苷可促进 AD 细胞模型（对 Aβ25–31 诱导神经干细胞）向神经元方向分化，验证了补肾中药具有激活神经干细胞，决定神经干细胞分化方向，修复 AD 损伤神经元的功能。以上研究均体现了传统中医与现代医学的相互结合，提示肾精亏虚可导致 AD，而补肾填精法为该类患者的治疗提供了新的手段。

（2）肾精亏虚与基因　周岚等认为"肾为先天之本"隐含基因学的思想和认识，因此老年性痴呆中的肾精亏虚型与 ε4 基因（老年性痴呆危险因子）之间有一定的关系。通过纳入肾精亏虚、痰浊蒙窍、瘀血阻络三个证型 41 例老年性痴呆患者对比 85 例健康老年人 APOE 基因及其等位基因发现，ε4 基因为老年性痴呆的危险因子，ε3 基因为老年性痴呆的保护因子，肾精亏虚型老年性痴呆与 ε4 等位基因密切相关，其他证型与 ε4 等位基因无关。从基因角度阐释肾精与 ε4 基因之间的关系，为老年性痴呆证型的现代医学判断提供了理论支持。

载脂蛋白（ApoE）基因：ApoE 是血浆脂蛋白的主要成分，是脑内胆固醇最重要的载体。临床上将 AD 根据发病年龄和有无家族倾向分为早发家族型、晚发家族型和散发型。ApoE 基因与晚发型、散发型 AD 关系最为密切。ApoE 存在 3 种主要亚型：ApoE2、ApoE3、ApoE4、分别由 19 号染色体长臂上的等位基因 ε2、ε3、ε4 编码。其中 ApoE ε4 广泛参与 AD 发病的各个方面，主要与 β 淀粉样蛋白沉积和 Tau 蛋白磷酸化有关。李新毅等研究发现远志能改善腹腔注射 D– 半乳糖并联合使用 ApoE4 双侧海马注射的 AD 模型大鼠的学习记忆功能。

APP 基因：APP 基因位于 21 号染色体上，与早发型 AD 密切相关，是最早发现与 AD 有关的突变基因，其转录产物因剪接方式不同可生成多种异构体，最主要的是 APP695、APP751、APP770。赵长安等研究发现补肾填精方可抑制端脑皮质 APP695 mRNA 的过量表达，防治 AD 模型大鼠学习记忆能力损害。官杰等通过免疫组织化学法结合彩色图像分析法发现，何首乌有效成分二苯乙烯苷可通过减少脑组织的 APP 含量及抑制 β – 分泌酶和 γ – 分泌酶，从而减少 AD 模型小鼠脑组织 Aβ 的生成及淀粉样沉积的形成，进而改善其学习记忆能力。

早老素 –1 和早老素 –2 基因早老素与早发家族型 AD 相关。在已知的家族性 AD 基因变异中约有 90％ 与 PS–1、PS–2 有关。位于 14 号染色体上的 PS–1 是神经元发生和存活所必需的。而位于 1 号染色体上的 PS–2 与 PS–1 有很高的同源性（67％），变异的 PS–2 基因可引起细胞凋亡。张玉莲等通过 RT–PCR 研究发现补肾中药有效成分可通过下调 6 月龄 SMAP8 小鼠海马 PS–1 基因的表达，进而达到治疗 AD 的作用。邢颖等运用免疫组化发现二苯乙烯苷可以抑制 PS–1 的表达进而改善学习记忆能力。李浩等使用还脑益聪方提取物干预 APP 转基因小鼠发现其海马 CA1 区 PS–1 表达降低，进而减少 Aβ 生成，改善小鼠的学习记忆能力。

（3）β 淀粉蛋白瀑布学说 β 淀粉蛋白（amyloid β–protein，Aβ）瀑布假说始于 20 世纪 80 年代中期，认为 38～42 个氨基酸组成的 Aβ 多肽沉积诱发脑内神经细胞功能失调及死亡。Aβ 来源于 APP，经 β 和 γ 分泌酶水解产生。研究表明，过量的淀粉样蛋白毒性作用和对神经元损伤在 AD 发病中起主要作用。安红梅等研究发现补肾填精方对 $Aβ_{1}$–40 所致 AD 模型大鼠海马 CA1 区神经元、突触损伤有着积极的防护作用，进而改善大鼠学习记忆能力。袁海峰等发现脑尔康可以降低 Aβ 表达，从而对慢性铝中毒 AD 模型具有显著的抗痴呆作用。韩文文等研究发现二苯乙烯苷对 A β 25–35 诱导的神经干细胞损伤具有一定保护作用。

（4）Tau 蛋白学说　Tau 蛋白是一种微管相关蛋白（MAPs），始发现于 1975 年。在神经系统的形成和轴突的传导中起关键作用。Tau 蛋白异常过度磷酸化，是导致神经元纤维缠结（NFT）形成的关键。张魁华等采用补肾益智方干预 AD 模型大鼠，发现能较有效地改善大鼠脑内神经元的 Tau 蛋白过度磷酸化，并促进 PP–1、PP–2A 的表达。王纯庠等研究发现健忆口服液对老年小鼠脑组织 A β 和 Tau 蛋白具有明显改善治疗作用。胡慧等研究证实补肾化痰法可以降低 Tau 蛋白异常磷酸化水平，进而发挥其抗老年性痴呆的作用。

（5）神经递质学说　近年研究发现 AD 的发生与乙酰胆碱、谷氨酸、5– 羟色胺、去甲肾上腺素、 γ – 氨基丁酸等神经递质相关，神经递质的减少或过度兴奋导致 AD 病理产物堆积，加重病理变化。程书珍等研究发现通过补肾复方可以提高海马中胆碱乙酰转移酶活性，抑制乙酰胆碱酯酶活性，增加乙酰胆碱的含量，改善 AD 模型大鼠中枢胆碱能系统失衡的状况。张万勇等也证实使用补肾化痰法对 AD 模型大鼠中枢胆碱能损伤具有保护作用。乔之龙等研究发现补肾益智汤可降低乙酰胆碱酯酶活力、提高去甲肾上腺素、多巴胺、5– 羟色胺的含量实现其对 AD 模型大鼠的治疗作用。

（6）氧化应激学说　脑组织老化过程中，神经元细胞膜上的不饱和脂肪酸被氧化而产生大量的氧自由基，从而促进 A β 转向 β 折叠的构象，进而相互聚集形成纤维，还可以促进 APP 裂解，增加 A β 的毒性和聚集，诱导脑神经元凋亡，促使 AD 发病。杨晓娟等研究发现健脑益智汤可以降低丙二醛含量，增加超氧化物歧化酶活性，影响自由基水平，改善 AD 大鼠学习记忆能力，对 AD 有一定防治作用。程书珍等发现补肾中药方可显著提高 AD 模型大鼠抗氧化能力，从而对中枢神经系统有保护作用。尹刚等实验发现，肉苁蓉多糖可以提高 AD 模型大鼠抗氧化能力、加速自由基清除，改善学习记忆功能。

（7）金属离子学说　近年来研究发现脑内 Al、Fe、Zn、Cu 等金属元素及相互间的作用与 AD 的发生发展关系密切。铁、铜离子代谢紊乱与氧化应激、Aβ 沉积相关，导致 AD 发生。实验研究证实，补肾中药复方可以减轻金属离子造成的 AD 模型大鼠损伤，对中枢神经系统有保护作用，改善学习记忆能力。

（8）神经炎症学说　炎性反应与 AD 发生密切相关，小胶质细胞在细胞病变中，如 Aβ 沉积和神经元纤维缠结，扮演重要的角色。周志昆等研究发现补肾活血方能明显抑制中枢神经系统的免疫炎性反应，抑制神经元变性、坏死，从而达到治疗 AD 的作用。胡玉萍等发现补肾化痰益智法能够有效抑制 AD 炎性信号通路相关蛋白 NF-κB、COX-2 的表达，阻断炎性反应过程。

血管性痴呆（VD）的发病机制尚不明确，主要包括胆碱能系统、突触的改变、氧化应激、兴奋毒性、细胞凋亡、炎性反应等。目前的实验研究也基本围绕这几个热点。其中与肾精相关的研究有以下几个方面。

①胆碱能系统：乙酰胆碱是一种与学习记忆密切相关的神经递质。研究表明，胆碱能系统受损与 VD 的发生有关。陈永红等研究发现益肾降浊方可通过提高 VD 模型大鼠胆碱乙酰化酶和胆碱能受体（M-R）最大结合容量来改善其智能障碍。司银楚等发现聪圣胶囊通过上调胆碱能系统的功能，对去皮层血管后造成的皮质、海马、大细胞基底核的损害具有明显的保护和治疗作用，进而改善学习、记忆功能。张杰等发现复智胶囊能提高胆碱能系统活性来改善 VD 模型大鼠的学习记忆能力。

②突触改变：突触及突触传递是神经系统功能不可或缺的，突触可塑性是学习记忆的神经生物学基础。脑组织在缺血缺氧的损害下，亦会引起相关脑区的突触改变，这可能是导致 VD 学习记忆功能障碍的原因。赵小贞等研究发现，黄精口服液可使 VD 模型大鼠海马 CA1 区突

触界面曲率增大、突触后致密物增厚、突触活性区增长，重塑突触结构与功能、改善 VD 模型大鼠学习记忆能力。戴建国等发现通脉益智方通过减轻突触的损伤及对神经细胞的保护作用，从而改善了 VD 模型大鼠学习记忆能力。过伟峰等也发现通脉益智方可减轻 VD 模型大鼠海马 CA1 区 Gray Ⅰ型突触形态结构的损伤来改善学习记忆能力。

③氧化应激：脑缺血时会产生过量的自由基，出现氧化应激过程。资料支持氧化应激在 VD 中的作用，许多研究检测到循环中氧化应激的标志。松果菊苷是肉苁蓉提取物，有补肾壮阳之功。马婧怡等发现松果菊苷能降低 VD 模型大鼠皮层及海马组织中一氧化氮合酶（NOS）的活力，增加还原型谷胱甘肽（GSH）含量与谷胱甘肽过氧化物酶（GSH–Px）的活力，对 VD 模型大鼠氧化应激损伤有较好的保护作用。张红等研究发现脑舒胶囊可提高氧化物歧化酶（SOD）、谷胱甘肽过氧化物酶（GSH–Px）活性，降低丙二醛（MDA）含量，改善 VD 模型大鼠学习能力。

④兴奋毒性：兴奋毒性是由兴奋性氨基酸（excitatory amino acid，EAA）受体激活而引起的神经元细胞死亡。EAA 包括谷氨酸、N–甲基 –D– 天冬氨酸（N-Methyl-D-asparticacid，NMDA）、天冬氨酸、红藻氨酸等。EAA 的突触后膜受体分为 NMDA 受体、α–氨基 –3–羟基 –5– 甲基 –4– 异恶唑丙酸（alpha–amino–3–hydroxy–5–methyl–4–isoxazolepropionicacid，AMPA）受体、红藻氨酸受体等。作为中枢神经递质 EAA 与学习记忆功能相关。有研究报道，脑缺血谷氨酸释放过多，作用于突触后膜的 NMDA 受体，使 Ca^{2+} 内流，胞内 Ca^{2+} 超载，产生一系列病理反应，引发突触间信息传递障碍，导致学习记忆能力损害。张孟仁等研究发现，补肾活血方通过抑制海马 NMDA 受体活性的升高，对抗兴奋毒性，保护神经元免受损伤；且明显缩短拟 VD 小鼠在 Morris 水迷宫中找到站台所需时间，改善其学习记忆能力。

⑤细胞凋亡：主要表现为细胞皱缩、染色质浓缩、凋亡小体形成，

是一种不同于细胞坏死的细胞死亡方式。近年来研究发现，不同脑区神经元对缺血的敏感性不同，海马是最为敏感的区域，CA1 区与空间辨别及学习记忆关系最为密切。郑攀等研究发现，补肾醒脑方具有抑制 VD模型大鼠脑神经细胞凋亡，缓解兴奋性毒性损伤，保护大脑神经细胞的作用。马云枝等研究复智胶囊能抑制 VD 模型大鼠脑神经细胞的凋亡，进而改善其学习记忆能力。陈江瑛等运用补肾化痰祛瘀方干预 VD 模型大鼠结果表明，治疗组大鼠脑组织海马区凋亡细胞数明显减少，抗凋亡基因 Bcl–2 蛋白表达显著增加，凋亡基因 Bax 蛋白表达降低，VD 大鼠认知功能改善。

⑥炎性反应：脑缺血后的炎性反应是一个连锁过程，研究证明，相关的急性炎性反应会促进继发性脑损伤的发展。胡久略研究发现，补肾醒脑方对 VD 模型大鼠炎性反应有阻抑作用，其能显著降低 VD 模型大鼠脑组织促炎因子 TNF–α、IL–1β 的含量，明显降低抗炎因子 IL–10、TGF–β 的含量。王宝奇等研究认为复智胶囊能显著降低缺血再灌注早期 IL–6 的表达和炎症反应早、晚期 TNF–α 的表达。

3. 临床研究

临床研究表明，肾精的物质基础（主要或部分）体现为干细胞及其功能，肾精亏虚导致老年性痴呆也势必影响到干细胞（神经干细胞）及其功能。我们将从以下两个部分探讨老年性痴呆的发生与神经干细胞的关系：

（1）老年性痴呆、阿尔茨海默病与神经干细胞的内在联系　老年性痴呆（属于中医的老年呆病）也即相当于 AD，两者的发病机制与神经干细胞的变化密切相关。其相关性主要体现在以下两个方面：①老年性痴呆首先是由肾精亏虚引起，肾精不足则无法调节脏腑之精（NSCs）生髓（神经元）冲脑；AD 则首先在大脑局部，尤其是海马和皮层出现由 β– 淀粉样蛋白（Aβ）聚集形成的老年斑（SP）和由 Tau 蛋白异常磷酸化而形成的神经纤维缠结（NFT），并伴有炎性因子浸润、氧化应激等，导致 NSCs 分化为神经元潜能下降。②发病日久，老年性痴呆可见脑髓（神经元）消减；AD 可见神经元的缺失。两者最终均导致脑萎缩的发生，形成老年性痴呆（AD）。因此，促进 NSCs 向神经元方向分化，减少神经元凋亡成为治疗老年性痴呆的突破口之一。

哈佛医学院麻省总医院 2006 年在《Nature》上发表论文称，增加细胞周期依赖性激酶抑制因子 p16INK4a 因子在 NSCs 衰老致 AD 过程的表达，可有效抑制脑内 NSCs 及神经元发生老化，可见，神经干细胞的衰老与 AD 密切相关，阻止神经干细胞的凋亡可相应减缓 AD 的发生与发展。同时，NSCs 是一类可以向神经元、星形胶质细胞、少突胶质细胞分化的成体干细胞，可补充因外伤、年龄增长及环境因素等引起的大脑内神经细胞的丢失，保持脑内神经元的数量。因此 NSCs 的调控与应用，成为治疗老年性痴呆的重要手段。

（2）神经干细胞可用来治疗老年性痴呆　老年性痴呆的主要治疗方法是修复和替代受损的神经元，重建细胞环路和细胞功能。应用 NSCs 替代及修复神经元是现今治疗老年性痴呆的方法之一，其主要包括外源性途径（替代）和内源性途径（修复）两种方式。

外源性途径（替代）是指将未分化的细胞培养分化为适合移植到患者体内的已分化细胞，或直接把干细胞移植到体内，通过信号引导作用使其分化成神经元来治疗神经系统疾病的方法。《美国国家科学院院刊》2009 年报道，NSCs 移植是通过脑源性神经营养因子（BDNF）增强了海马神经元突触的密度，进而改善 AD 三重转基因小鼠的空间学习及记忆能力。ChenSQ 等移植 C57BL/6 小鼠海马 NSCs 到三重转基因小鼠中 2 个月后发现，三重转基因小鼠可通过神经元再生提高其空间学习及记忆能力。Dongsun Park 等研究发现，移植人类 NSCs 到 AD 模型鼠中，人类 NSCs 可以分化为神经元和星形胶质细胞，同时人类 NSCs 可以表达胆碱乙酰转移酶，改善 AD 模型鼠的认知功能。

神经干细胞主要来源于早期胚胎、脐带血、成人脑组织、骨髓等 8

种组织，但是由于移植后神经干细胞的增殖、分化、迁移机制等调控机制不明确，及干细胞移植在体内的成瘤性问题，使得干细胞移植在治疗老年性痴呆的疗效及安全性上存在问题，目前大多数移植只是处于动物实验阶段，将神经干细胞移植应用于临床还有较大的风险。

为了解决外源性神经干细胞的缺陷，近些年来众多学者开始关注应用诱导多能干细胞治疗老年性痴呆。2006 年日本京都大学在世界著名学术杂志《细胞》上率先报道了诱导 iPS 的研究，iPS 即是将体细胞经诱导因子诱导，重编程为多潜能干细胞，可不受细胞来源、免疫排斥、伦理等多方面限制，为 NSCs 移植的临床应用提供可能。《神经科学》杂志 2013 年发表论文称，iPS 之所以能治疗 AD，主要是因为 iPS 能分化成神经干细胞和间充质干细胞来替代受损的细胞，同时神经干细胞又可以修复受损的神经细胞功能；此外，间充质干细胞可阻止 AD 细胞模型中 Tau 蛋白诱导的细胞死亡，增强细胞迁移，提高代谢能力等，所以iPS 可有效治疗 AD。

内源性途径（修复）是通过激活大脑自身存在的内因性 NSCs，使其再进入细胞循环，并诱导其增殖、分化，产生各种神经细胞替代缺损的细胞，对神经系统细胞损伤进行修复的途径。Kunlin Jin 等研究发现，在 AD 海马内神经再生增加，再生神经可取代失去的神经元。因此，刺激海马内神经再生的发生，为治疗 AD 提供了一种新的策略。激活内源性神经干细胞治疗老年性痴呆主要有三种方式：a. 直接诱导神经干细胞分化：补肾阳中药淫羊藿苷提取物淫羊藿素（ICT）可诱导胚胎干细胞分化为神经干细胞，并具有抑制 Aβ 25–35 肽损伤大鼠原代培养神经细胞凋亡的作用。临床中应用的部分补肾益智中药及中药提取物均可抑制神经干细胞凋亡，降低脑内神经元、星形胶质细胞的凋亡百分比，促进神经元再生。b. 通过细胞因子激活神经干细胞：神经干细胞可以在表皮营养因子（EGF）作用下被激活，分化为神经元及胶质细胞，在此基础上，Ashok K.Shetty 等发现神经干细胞在不同的细胞因子作用下，神经干细胞向不同的方向分化。秦龙等发现银杏提取物可以上调海马区脑源性神经营养因子（BDNF）的表达，进而激活神经干细胞。c.通过基因或信号转导通路调控神经干细胞：中药可调控炎症通路或 Notch 信号通路等多种途径，直接或间接的影响 NSCs 的分化，并对神经干细胞增殖及神经元的稳定有很大作用。

我们在老年性痴呆补肾益脑理论指导下，通过对"肾藏精生髓""脑为髓海"理论与现代生物学相关性的研究，通过补肾中药对老年痴呆的作用以及相关影像学变化，以神经干细胞为切入点，阐释了"肾精亏虚，脑髓消减"是老年性痴呆发病的基础，亦是老年性痴呆的生物学基础表现形式，为进一步研究提示方向。

展望：目前国内外对 AD、VD 的研究越来越多，但因其发病机制复杂，各机制之间相互联系与影响较多，但明确的发病机制仍不十分清楚，早期预防虽可延缓 VD 的进展，但仍不能有效地逆转其病理过程。AD 的治疗也一直没有大的突破，治疗药物也多针对某一靶点，临床疗效并不理想。因此，溯本求源，找寻有效的治疗手段和措施迫在眉睫。

VD 与 AD 同属中医"呆病""健忘"等范畴，大量实验研究也证明了肾与脑的密切关系和通过补肾疗法改善认知功能的可行性与可靠性，在此基础上对相关机制做更深入的研究十分必要，这不仅为临床提供实验证据，还为防治 AD、VD 提供了新的理论指导。

热点问题：中医认为，老年"呆病"的主要病理因素是"虚""痰""瘀"，其中肾精亏虚、脑消髓减是老年性痴呆最主要的病理机制。从肾论治老年性痴呆也取得了很好的疗效，但怎样把老年性痴呆补肾益脑理论与"肾藏精生髓""脑为髓海"理论与现代生物学的哪些病理机制联系起来？"肾精"与脑相关的具体生物学表现是什么？这些是在老年性痴呆研究过程中一直困惑我们的问题。笔者团队通过研究，对这些困惑问题进行了系统地梳理、分析，以期为今后相关研究工作启发思路，指明方向。

（二）颤证

颤证也称颤振、"振掉"，是指以头部或肢体摇动、颤抖为主要表现的病症。轻者仅有头摇，或限于手足、肢体的轻微颤动，尚能坚持工作；重者头部震摇大动，甚至扭转痉挛，全身颤动不已，或肌肉僵硬，颈项僵直，四肢拘挛，卧床不起。

其病位在筋脉，与肝、肾、脾等脏关系密切。临床多以虚实夹杂为主。现代医学的帕金森病、特发性震颤等均属颤证范畴。

1. 文献研究

《素问·至真要大论》曰"诸暴强直，皆属于风"；"诸风掉眩，皆属于肝"；"诸寒收引，皆属于肾"，所列症状：强直、掉、收引与本病临床表现的肌肉僵直、肢体震颤和关节拘挛三大主症相关，同时指出本病病因在于肝，且与肾密切相关。《素问·灵兰秘典论》曰："肾者，作强之官，伎巧出焉。"说明肢体运动不灵，行动迟缓与肾相关。《灵枢·海论》中的"髓海不足，则脑转耳鸣，胫酸眩冒，目无所见，懈怠安卧"，均指出年近花甲，肝肾亏损，精血不足，髓海空虚，脑失髓养，水不涵木，则上下俱虚，所形成的振掉、眩晕、足膝无力等症状与震颤麻痹颇为相似。《灵枢·邪客》有"邪气恶血固不得住留，住留则伤筋与骨关节，不得屈伸故拘挛亦"等描述，阐述了本病以肢体摇动为主要症状，与肝肾相关，为后世对帕金森病的认识奠定了基础。

后汉时期，对颤证体征的记录变得多元化，后汉华佗的《中藏经·论筋痹第三十七》中所谓的"行步奔急""不能舒缓"，恰如颤证的慌张步态。隋代巢元方《诸病源候论》进一步解释了强直和姿势障碍的病机，其中《中风四肢拘挛不得屈伸候》谓："此由体虚腠理开，风邪在于筋，故也。邪客关机，则使筋挛；邪客于足太阳之络，令人肩背拘急也。"

唐宋以后，尤其是明清时期，对颤证病因在肾的认识已经非常明确和详细了。《赤水玄珠》中将其病因病机归为"乃木火上盛，肾阴不充，下虚上实，实为痰火，虚则肾虚，法则清上补下"。赵献可在《医贯·痰论》指出："肾虚不能制水，则水不归源，如水逆行，洪水泛滥而为疾。"明确指出风之产生，责之于肾阴；痰之产生，责之于肾阳。何梦瑶在《医碥》中谓："颤，摇也；振，动也。亦风火摇撼之象，由水虚而然。风木盛则水土虚，脾为四肢之本，四肢乃脾之末，故曰风淫末疾。风木盛而脾虚，则不能行其津液，而痰湿亦停聚，当兼去痰。"指出该病由于肾水亏虚，水不涵木，而致肝火亢盛，肝火盛则克脾土，致使脾虚不能主四肢、布津液。津液不布，则聚津成痰。进一步说明了本病属于本虚标实，即以肝、脾、肾三脏虚为本，风、火、痰为标。

2. 临床研究

颤证在临床中最常见的为帕金森（Parkinson's disease，PD）病，又称震颤麻痹（paralysisagitans），是一种常见于中老年的神经系统变性疾病，临床上以静止性震颤、运动迟缓、肌强直和姿势平衡障碍为主要特征。中医认为肾虚为重要发病原因之一。

《黄帝内经》中称本病为"振掉"，现为老年人的常见病之一。其发病原因不同，或由于年老体衰，久病脏衰，精气渐亏，精亏髓减，或禀赋不足，摄生不慎，肝肾阴亏，肝血暗耗，髓海不足，神机失养；或房劳过度，下元亏损，肾阳亏虚，命门火衰，或情志不遂，五志化火，肝阳化风，虚风内动，均导致脑髓筋脉失养，发为头项、肢体震摇颤动。其病位在脑髓、肾、肝，与心、脾相关。病性以虚为主，虚为本，实为标，常表现为虚实夹杂证。虚多为肝肾精亏，实则多为风、痰、瘀、火。

颤证的治疗原则为补益肝肾，填精益髓。其治疗节点也是在早期，主张长期综合治疗，临床诊断宜辨轻重，查虚实，在滋养肝肾、补益气血之外，还应注意对标实的治疗，配合清热化痰、息风通络。

对于本虚之肝肾精亏，治则为补益肝肾，兼育阴息风，多选用大补阴丸加减；病程较长者可改用大定风珠；而标实所涉及的风、火、痰、瘀则随症加减治疗。

王德刚等采用补肾养肝息风方药（熟地黄、生地、白芍、钩藤、制首乌等）治疗。王文同在滋阴息风法之上加活血药，观察发现，中药有效改善肝肾阴虚型 PD 患者的运动功能、非运动症状，能减少患者服用多巴制剂剂量、减少患者服药带来的副作用，提高患者的生活质量，一定程度上延缓 PD 病程进展。李彬等以真武汤加减治疗 PD，可有效缓解和控制震颤、僵直等主症，还使其临床伴随症状也得到了相应改善，明显提高了患者的生存质量，且疗效持久。

现代中药药理研究表明，滋补肝肾、通络解毒中药复方中白芍总苷既能清除超氧阴离子和羟自由基，又能抑制脂质过氧化。何建成等通过实验证明，补肾中药可以有效提高机体抗氧化能力，从而使机体免受自由基损害。田季雨等发现培补肝肾复方具有清除过氧化脂质及自由基的作用，提高机体的抗氧化能力。

王荣贵通过熟地黄、当归、何首乌等组成的补肾养肝方药治疗帕金森。发现补肾中药可以有效地减轻患者症状，并且减少西药的服用剂量，有效地延缓帕金森病的进程。朱建军、王缨通过使用地黄饮子治疗颤证发现中药可以有效延长西药使用时间，大幅度降低西药的毒副作用，防止细胞膜过度氧化以及神经元变性，减缓病情进展。张乃征等通过研究针刺治疗震颤麻痹发现大椎穴对治疗极为重要，即时疗效颇佳，可有效减轻患者症状。

中医治疗强调宏观和整体，它的作用是多靶点、多途径的，具有多因素调节的优势。综上所述，从肾论治帕金森能明显提高临床疗效，可有效减轻患者症状，补肾中药的神经保护作用及治疗 PD 的有效性也证明了这一论点。

3. 实验研究

帕金森病（Parkinsondisease，PD）属中医"颤证"范畴。主要病理改变为黑质多巴胺（DA）能神经元变性、丢失，但为何会引起黑质多巴胺能神经元变性死亡尚未完全明了。目前发病机制可大致分为环境因素、遗传因素、神经系统老化、多因素交互作用等方面。

临床采用地黄饮子加以美多芭联合治疗，得出地黄饮子可通过提高红细胞中 SOD 的含量来提高机体的抗氧化能力，防止脑细胞膜过度氧化及神经元变性，减缓病情的进展。临床证实，采用滋补肾阴的经典方药六味地黄丸加以治疗，可在泌尿系统、体温调节和性功能等多方面改善 PD 自主神经症状，并且可在执行功能方面改善认知功能。

PD 致病的氧化应激学说已获共识，氧自由基在 PD 发病中起重要作用。PD 患者机体处于氧化应激状态。视神经毒 6- 羟基多巴胺（6-OHDA）和 1- 甲基 -4- 苯基 -1,2,3,6- 四氢吡啶（MPTP）在人和灵长类均可诱发典型的帕金森病，MPTP 在化学结构上与某些杀虫剂和除草剂相似。MPTP 或 6- 羟基多巴胺（6-OHDA）在脑内可转化为自由基，破坏纹状体 DA 能神经，抑制线粒体活性，导致多巴胺能神经元变性、丢失，使人及动物出现 PD 样表现。肉苁蓉总苷可以明显抑制 MPTP 制备的 PD 模型小鼠脑黑质 DA 神经元的数量减少和纹状体 TH 表达的降低。

在意大利、希腊和德国的个别家族性 PD 患者中发现有 α- 突触核蛋白基因突变，呈常染色体显性遗传，其表达物是路易小体的主要成分。目前认为约有 10% 的患者有家族史，绝大多数为散发性。万金城等认为鱼藤酮能诱导小鼠出现 PD 样行为学和病理学改变并使得在黑质区 DA 能神经元内出现 α-syn 表达增高并聚集。经实验证明，松果菊苷可有效地选择性改善鱼藤酮诱导 PD 为小鼠所致的肝肾损伤。

帕金森病主要发生于中老年人，40 岁以前发病少见。有资料显示 30 岁以后随年龄增长，黑质多巴胺能神经元始呈退行性变，多巴胺能神经元渐进性减少，但老年人患病率也只是少数，故神经系统老化只是其促发因素。酪氨酸羟化酶（TH）是多巴胺合成代谢的限速酶，用它的基因治疗 PD 模型鼠能增加纹状体内 DA 的含量，减轻疾病的症状。

补肾中药在临床治疗 PD 有良好的疗效，有实验表明补肾活血饮可能通过增加 PD 模型大鼠脑组织内 TH 含量起到治疗 PD 的作用。有实验证明，淫羊藿能增加 PD 模型小鼠脑黑质中 TH 的含量，使脑内 TH 的含量达正常水平，从而改善帕金森临床症状。

展望：目前认为帕金森病是多因素交互作用下发病，除基因突变导致少数患者发病外，基因易感性也可增加发病概率。在环境因素、神经系统老化等因素的交互作用下，通过氧化应激、线粒体功能紊乱、蛋白酶体功能障碍、炎性和（或）免疫反应等机制导致黑质多巴胺能神经元大量变性、丢失，最终导致病发。

PD 的发病机制极为复杂，尚未完全明了。目前临床治疗多采取早期保护治疗，中医或针灸的多元化治疗对改善症状方面起到了一定的作用。基于"肾虚髓空为发病之本"的中医理论，中药提取物和电针干预对于 PD 的研究开拓了新的领域，对临床的治疗有重要的指导意义。

热点问题：中医多元化、个体辨证论治的特点在治疗颤证上具有独特的优势，补肾中药在治疗肾虚髓空所致帕金森病在临床和实践中均取得了显著的成果，但仍存在一些问题值得讨论。

（三）健忘

健忘是指记忆力减退、遇事善忘的一种病症，亦称"善忘"。多见于中老年人，但各个年龄阶段均可发病。其病位在脑，与心、脾、肾密切相关，肾精亏虚，不能益髓充脑，导致脑失所养而形成健忘最多见。因此肾在健忘中的作用尤为重要。现代医学的脑动脉硬化症、轻度认知障碍以及阿尔茨海默病（早期阶段）出现记忆力障碍时均属于"健忘"的范畴。

1. 文献研究

"肾藏精、主志"的水平高低决定着人的智力水平，其中包括记忆、思考等。《黄帝内经精义》中明确指出："事物之所以不忘，赖此记性，记在何处，则在肾精。益肾生精，化为髓，而藏之于脑中。"中医认为记忆的形成和"肾精"密切相关。"肾藏精，精舍志"，作为长期记忆的"志"必须藏于肾精之中，并受其涵养，若肾精亏虚则志无所藏，转瞬即逝，发为健忘、痴呆等症。

《黄帝内经》对健忘病因病机的认识可分六个方面：气血逆乱致病、瘀血致病、七情所伤、脾胃虚弱致病、心阳虚致病、肾阳虚致病。其中关于肾阳虚的论述见于《素问·四时刺逆从论》"冬刺肌肉，阳气竭绝，令人善忘"，首次提出肾虚是导致健忘的主要原因之一。

隋代巢元方认为健忘属虚劳范畴，五劳六极均可出现健忘，在脏为心肾虚衰，在气血精津液为精血亏虚。其在《诸病源候论》对肾脏虚衰进行了详细论述"精虚肾不能志，志者，记忆也。故精极者健忘"，提出了志与肾精的关系。唐代孙思邈发展了巢元方的理论，并认为七伤皆令人健忘，但七伤之诸病状，皆为肾阳虚衰，阴精不足所致，并明确提出老人健忘是肾阳日渐虚衰所致，在其《千金翼方》专以论之："人年五十以上阳气日衰，损与日俱，心力渐退，忘前失后，兴居怠惰，计授皆不称心。"

明清时期医家在历代认识的基础上，进行阐发、丰富和总结，尤其是关于心肾不交健忘的认识达到了一个新的高度。陈士铎、程国彭、沈金鳌等著名医家认为健忘由心肾不交而成，心血涸、肾水竭均可致忘。陈士铎在其《辨证录》中单列"健忘门"，专门论述心肾不交致健忘："夫心肾交而智慧生，心肾离而智慧失，人之聪明非生于心肾，而生于心肾之交也。肾水资于心，则智慧生生不息，心火资于肾，则智慧亦生生无穷。"明代李中梓《医宗必读·健忘》指出："心不下交于肾，则火乱其神明；肾不上交于心，精气伏而不用。火居上则因而为痰，水居下则因而生燥，昏而不宁，故补肾而使之时上，养心而使之善下，则神气清明，志意常治，而何健忘之有。"此时，随着西医解剖学的介入，结合西方医学脑主记忆的观点，及中医对肾精和脑髓、心和神明、心和肾之间关系的认识，逐渐发展成一种新的发病学说——"肾精髓脑学说"。

王清任在《医林改错》提出"灵机记性在脑""因饮食生气血，长肌肉，精汁之清者，化而为髓，由脊骨上行入脑，名曰脑髓。盛脑髓者，名曰髓海……两耳通脑，所听之声归于脑……两目即脑汁所生，两目系如线，长于脑，所见之物归于脑……鼻通于脑，所闻香臭归于脑"。将健忘和脑、髓紧密联系起来。林珮琴在其《类证治裁》"健忘论治"专篇提出"脑为元神之府，精髓之海，实记忆所凭也"，"夫人之神宅于心，心之精依于肾，而脑为元神之府，精髓之海"，"心之神明，下通于肾，肾之精华，上升于脑。精能生气，气能生神，神定气清，自鲜遗忘之失"，成为"肾精髓脑学说"之前驱。

2. 临床研究

本病最早见于《黄帝内经》，称为"善忘"，为中老年人的常见病。本病病因比较复杂，主要由于年老体衰，房事不节，肾精暗耗，脑亏髓减，或劳思伤脾，耗伤心血，以及七情所伤，变生痰饮瘀血，气血运行不畅，脑髓失养，记忆下降。其发病以内伤为主，病位在脑，与心、脾、肾相关，与肾的关系较为密切。病性常表现为虚实夹杂证。虚多为髓海不足、心肾不交，实则多为痰浊瘀血。

肾藏精生髓，脑为髓海。年老体衰，肾精亏虚，髓海失充，神明失养，则遇事善忘；或房事不节，阴精暗耗，肾阴亏于下，心火亢于上，心肾不交，均导致神明失聪。肾主水，若肾虚不能化气行水，水泛为痰，痰阻脑络，蒙蔽心窍，则健忘迟钝。

健忘虚多实少，"虚则补之、实则泻之"健忘的治疗根据证型不同，采用方药也有所区别，对于肾精不足之健忘，多采用填精补髓之法，选用河车大造丸加减；而对于心肾不交者，则常用交通心肾之法，常用心肾两交汤化裁。而标实所涉及的痰浊瘀血则随症加减治疗。

对古代治疗健忘方的研究发现，在不同历史时期，治疗健忘方中补阴药、补阳药的使用侧重有所不同，但补阴药的应用频数略大于补阳药，以枸杞子、麦门冬、天门冬等具有滋养肾中之阴作用的药物出现频数较高，以熟地黄、白芍等具有滋养肝肾阴精作用的出现频率最高，因此，从对健忘的用药频数侧面反映了滋养肾精在治疗健忘中的重要性。

健忘最主要的证型是心肾不交，心火不能下交于肾，则心火炽盛，上扰神明；肾水不能上济于心，则肾精不能上行输布，心肾不交应从肾为主治之，可选用交泰丸等。近年治疗健忘的临床报道并不多，一般采用补益心脾、交通心肾、化痰活血法综合调整。耿海玉采用枸杞子等治疗健忘取得较好疗效。

蒋垂刚认为督脉作为肾和脑之间沟通的纽带，起着输布精髓的作用，可将肾精化生的髓通过经络藏于脊髓管内和颅内，分别化为脊髓和脑。健忘的病位在脑，其脏腑辨证主要病机为肾虚髓空，经脉阻滞，痰瘀内停而致脑失所养，督脉从风府入脑，故肾有病变必然影响督脉经气的运行。针刺督脉及肾经的相关穴位太溪穴利于健忘的治疗。研究结果显示，针刺太溪穴可以引起健忘患者相应脑区血氧代谢的变化，激活健忘患者的双侧额内侧回、左侧顶叶中央后回、右侧边缘叶扣带回等特定脑功能区，有效防治健忘。

李斌等人以补肾安神、行血化痰法治疗老年轻度认知障碍，有效改善神疲健忘、记忆力减退等症状。员晋锋等认为，益智醒脑、健脾益肾为中医治疗轻度认知功能障碍的根本方法，采用还少胶囊治疗后，MoCA 量表积分、证候积分与临床痊愈率均高于对照组。现代药理研究证明，还少胶囊具有提高脑内乙酰胆碱含量，促进蛋白质和核酸合成，保护脑神经元，促进脑神经细胞发育等功能。黄小波等用脑康Ⅱ号治疗轻度认知障碍，方中以补肾中药为主，且研究显示，该方能够通过多种途径促进海马中干细胞的分化，并抑制海马神经元凋亡，从而改善了MCI 患者的学习记忆能力。张俊龙采用复合伤肾法制作肾精虚大鼠模型时发现，模型组大鼠单胺类神经递质降低，记忆明显减退，得出"肾精不足，脑髓不充"的病理特征。

3. 实验研究

脑动脉硬化症（CAS）是由于血管壁增厚，管腔狭窄，使脑实质慢性缺血，引起的大脑功能减退，主要是高级神经活动障碍症候群。中医病名中没有脑动脉硬化，根据典型临床表现归属于"健忘"等范畴。脑动脉硬化症病因尚不完全清楚，其病理过程大致分为以下几方面。

动脉粥样硬化：动脉粥样硬化（atherosclerosis，AS）是心脑血管疾病的主要病理学基础，脑动脉硬化是 AS 的一种。张光银等研究发现补肾抗衰片可能通过调控 HO–1 mRNA 基因的表达以及影响 SOD、GSH–Px 酶的活性，同时清除脂质氧化终产物 MDA，从而对 AS 所致的脑损伤产生抗氧化作用。赵珊珊发现通脉地仙丸能稳定或消退 AS 斑块，有效改善斑块内新生血管面积，从而延缓 AS 疾病进程。陆金宝等使用补肾益气方干预兔胸主动脉、冠状动脉粥样斑块，发现其具有消退动脉粥样硬化斑块的作用。

脑供血不足：由于脑动脉粥样硬化和小动脉硬化导致相应供血区供血不足，引起的脑组织病变表现为神经细胞变性坏死而致功能障碍。许娜研究发现百会等穴位丛刺法可通过影响 TH 的表达，降低慢性脑缺血大鼠额叶皮层及海马神经细胞的缺血损伤，从而改善其学习记忆能力。赵海兵发现健脑益智方可降低慢性脑供血不足大鼠全血黏度，升高GSH–PX 活性，进而影响其学习与记忆能力。

展望：脑动脉硬化症病因虽尚不十分清楚，但可根据其归属于中医"健忘"的范畴，理解为脑失所养、神机失用。补肾疗法取得的满意疗效，再次体现了"肾藏精，脑为髓之海"理论的现代意义与异病同治的指导思想。但对于补肾药作用机理的研究尚显不足，需要日后进一步深入研究。

热点问题：健忘乃老年人常见症状，临床上以虚为主是发病特点，采用补肾填精的方法治疗取得了满意疗效。

（四）眩晕

眩晕是以头晕与目眩为主要表现的病症。头晕指感觉自身或外界景物摇晃、旋转，站立不稳；目眩即眼花或眼前发黑，视物模糊。两者常同时并见，故统称为"眩晕"。轻者仅有眼花、头重脚轻之感，闭目即止；重者如坐舟船，视物旋转，不能站立或行走，伴有恶心呕吐，汗出，面色苍白，甚至仆倒等。

其病因多为情志、内伤、体虚、失血等，引起风、火、痰、瘀上扰清窍或精亏血少、清窍失养，其病位在脑，责之于肝、脾、肾，为本虚标实之候。以肾精不足为主，研究认为本病以肾虚为本，精虚为始，虚实夹杂更为多见。现代医学中椎－基底动脉供血不足、颈椎病、贫血、高血压、梅尼埃病等出现类似症状可按照于中医"眩晕"辨证施治。

1. 文献研究

本病的发生与肾有关。《素问·上古天真论》云："肾者主水，受五脏六腑之精而藏之。"肾的功能为藏精、主骨生髓通于脑。"脑为髓之海"位于颅内，由精髓汇集而成，其发挥功能的作用赖于气血津液的濡养。督脉上通于脑，下通于肾，为"精髓升降之道路"。肾精充足，则髓化有源；肾精化气则充养督脉，使其发挥相应生理功能；督脉盈盛始能输精于上，布达于周，神机得养。倘督脉不振，阳气虚弱，气血不足，则精血不能上达；抑或肾阴不足，虚阳上浮皆可导致眩晕。病理情况下，肾虚导致髓海空虚，大脑功能失常。故有"髓海有余，则轻劲有力，自过其度；髓海不足，则脑转耳鸣，胫酸眩冒，目无所见，懈怠安卧"。《灵枢·口问》指出："上气不足，脑为之不满，耳为之苦鸣，头为之苦倾，目为之眩。"眩晕之名，首见于宋代陈言的《三因极一病证方论》。指出与寒相关，"夫寒者……在人脏为肾，故寒喜中肾。肾中之，多使挛急疼痛，昏不知人，挟风则眩晕，兼湿则肿痛"。《严氏济生方》中最早把"眩晕"作为本病正名记载，同时还对眩晕的概念给予了较明确的论述。

明清时期，对肾与眩晕之间的关系有了更多的认识，《石室秘录》中记载"肾水不足，而邪火入脑"，又云"若只治风，则头痛更盛，而眩更剧，法当大补肾水，而头痛眩运自愈"。张景岳指出"无虚不作眩，眩晕虚者居其八九"。

综上所述，肾虚精亏髓虚不能充脑，脑失滋养，五神失常，发为眩晕，是本病的病机特点。

2. 临床研究

现代医学认为，眩晕是一种运动性或位置性错觉，造成人与周围环境空间关系在大脑皮层中反应失真，产生旋转、倾倒及起伏等感觉。根据解剖部位不同，一般分为前庭神经系统和非前庭神经系统病变，临床一般以前者较为常见。这里以老年病常见之椎-基底动脉供血不足和颈椎病所致的眩晕为例进行阐述。这两种眩晕临床上合称"颈性眩晕"。其发病机制目前尚未完全清楚，主要有颈椎病之说，还包括体液因子学说以及本体感受器学说。近年来，由于这类病人发病率逐年提高，逐渐受到研究者重视，临床基础及实验研究也以此类居多。中医认为，其病位在脑，与肝、脾、肾密切相关，其发病与"髓海不足，则脑转耳鸣"相类似。据统计，本病临床中医分型中以肝肾阴虚最为常见。

本病最早见于《黄帝内经》，称为"眩冒"，为老年人的常见病。其发病以内伤为主，病位在脑，与肝、脾、肾相关，与肾的关系较为密切。病性常表现为虚实夹杂证。虚多肾精不足、气血亏虚，实则多为风、痰、瘀。

肾藏精、生髓，脑为髓海，髓海有余则轻劲多力，髓海不足则脑转耳鸣。年老肾精亏虚，或房事不节，阴精暗耗，或劳役过度，阴虚火旺，扰动精室，滑泄无度，均使肾精不足导致眩晕。肝肾同源，肾阴素亏不能养肝，阴不制阳，"水不涵木"，肝风内动，发为眩晕。肾主先天，脾主后天。肾主水，若肾虚不能化气行水，水泛为痰，痰阻脑络，清阳不升，脑窍失养，则可发眩晕。而肾气为阳气之根，阳虚气运无力，血行不畅，瘀血阻滞脑络，气血不能荣于头目，或跌仆外伤，瘀血阻络，发为眩晕。

眩晕的治疗根据证型不同，采用方药也有所区别，对于肾精不足之眩晕，多采用补肾益精、充养脑髓之法，选用河车大造丸加减；偏于阴虚者，宜补肾滋阴清热，可用左归丸或知柏地黄丸加减；偏于阳虚者，则用右归丸。而标实所涉及的风、痰、瘀则随症加减治疗。

阎骏等以滋肾平肝活血法组方，以怀山药、枸杞子、杜仲、白芍、牛膝、山茱萸等为主治疗肝肾阴虚型眩晕疗效显著。傅应昌等以滋肾益肝活血汤治疗老年性眩晕取得满意疗效。赵国庆等采用针刺百会、太溪等穴位治疗肝肾阴虚型颈性眩晕，效果优于药物组。

何兴伟等认为治疗"眩晕"应从补肾调督理论入手可通髓达脑，改善精神及运动功能。牟新军以补肾定眩汤治疗椎 – 基底动脉供血不足患者，发现补肾定眩汤对血液流变学指标、血脂、血浆 TXB_2，6-Keto-PGFla、TNF 及 TCD 等有明显改善作用，从而促进微循环，增加脑血流量，减轻临床症状。从肾脑相关入手，补肾填精辨证治疗眩晕，不失为一种新思路。

3. 实验研究

胡玉英使用补肾填精法治疗椎 – 基底动脉供血不足性眩晕患者，发现治疗组脑干听觉诱发电位的异常发生率明显降低。研究表明，通过补益肝肾能一定程度上缓解以虚为主的眩晕症状，为临床治疗本病提供了新的思路。

椎 – 基底动脉供血不足性眩晕，占中老年人各种眩晕的 60% 以上。在治疗方面，除了常规的改善椎 – 基底动脉系统血循、调节交感神经功能、缓解颈椎病症状外，周志彬等在对颈性眩晕模型的家兔进行"大椎"振动按摩治疗后，其眼震电图示部分指标好转。郑重等研究发现慢性椎 – 基底动脉供血不足时前庭神经和半规管功能较蜗神经功能更易严重受累，风池等穴位电针治疗可改善脑干神经元突触效能和前庭蜗神经通路传导，恢复前庭蜗器官功能，进而缓解眩晕症状。江建春等研究发现益气化瘀补肾方可通过调节免疫系统、代谢系统、凝血系统和内分泌系统等指标，改善肾虚型颈椎病证候指标，并延缓椎间盘退变。

血液里的体液因子主要由血管内皮细胞、交感神经元细胞，以及腺体分泌，通过与血管壁内的相应受体结合而发挥缩血管作用。神经肽 Y 是一种高效的缩血管因子，不仅可以直接使血管收缩，还可以加强其他缩血管因子的作用。钱会南等研究发现，补肾药具有调节脑内神经肽 Y 水平和基因表达的功能。

展望：眩晕的发病机制较为复杂，尚在不断研究过程中。从传统的解剖结构水平向分子乃至基因水平深入是当今的研究趋势。与现代医学不同，中医认为眩晕与肝、肾关系密切，尤有"髓海不足则脑转耳鸣，胫酸眩冒"，这不仅补充了相关领域对于眩晕认识的不足，而且为临床治疗开辟出新的思路。

热点问题：眩晕发病率极高，且常虚实夹杂，治疗上较为棘手。采用补益肝肾为主的疗法，能有效地改善症状，临床上疗效满意。但如何掌握标本关系，以哪一脏腑来统领治疗效果，同样值得商榷。

（五）风痱

风痱是一种慢性虚损性疾病，以两手笨拙，取物不准，行走摇摆，手足震颤，站立不稳，动则加剧为特征。可伴有语言不清、构音困难、思维迟钝、记忆力下降及计算力降低等症状。

其病位在脑与肾，与脾相关。病性以虚为主，多由肾精亏虚所致。现代医学的遗传性共济失调，尤其是小脑性共济失调、脊髓结核以及多系统萎缩等类似于本病，可参考治疗。

1. 文献研究

"痱"首见于《黄帝内经》。《黄帝内经》有两处关于"痱"的记载，其一，《灵枢·热病》记载："偏枯，身偏不用而痛，言不变，志不乱，病在分腠之间，巨针取之，益其不足，损其有余，乃可复也。痱之为病也，身无痛者，四肢不收，智乱不甚，其言微知，可治，甚则不能言，不可治也。"后世对此有两种认识观点，即：因中风所导致的身无痛，手足废而不收为特征的症候群，与偏枯是两种不同的疾病，丹波元简、张景岳、李中梓等多从此说；二是由于热邪侵袭伤脾，脾主四肢功能丧失所致的身无痛，手足废而不收为特征的症候群，张志聪等多从此说。其二，《素问·脉解》云："内夺而厥，则为喑痱，此肾虚也，少阴不至者，厥也。"认为其为肾气内夺，肾气虚弱、厥逆致舌不仁、足废不能用为特征的症候群，《金匮要略·中风历节病》中更载续命汤以治此病。

"风痱"一词首见于隋代巢元方《诸病源候论·风病诸候》："风痱之状，身体无痛，四肢不收，神智不乱，一臂不遂者，风痱也。时能言者可治，不能言者不可治。"可见《诸病源候论》所论"风痱"与《灵枢·热病》所论"痱"实为同一种病。其主要表现为"身体无痛，四肢不收"，根据病情的轻重，又有语言和神志方面的改变。

唐代孙思邈的《备急千金要方》卷八《诸风》曰："岐伯曰：中风大法有四：一曰偏枯，二曰风痱，三曰风懿，四曰风痹……风痱者，身无痛，四肢不收，智乱不甚，言微可知，则可治，甚即不能言，不可治。"在其《诸风·风痱第五》论曰："夫风痱者，卒不能语，口噤，手足不遂而僵直者是也。"明确将"风痱"作为中风病的一种类型进行论述，其主要表现亦为"身无痛，四肢不收"，根据病情轻重有"智乱不甚，言微可知""甚即不能言""卒不能语，口噤，手足不遂而僵直者"的临床表现。而到了金元时期，刘河间宗《黄帝内经》喑痱的病机而设的地黄饮子是治疗风痱最著名的方剂。明代方贤《奇效良方》谓："风痱者，身无疼痛，四肢不受，智乱不甚，言微有知可治，甚则不能言者不可治。"清朝林珮琴宗《千金》之说，于《类证治裁》曰："《千金》引岐伯论中风，大法有四：一曰偏枯，半身不遂也；一曰风痱，四肢不收也；三曰风懿，奄忽不知人，舌强不能言也；四曰风痹，诸痹类风状也。"其在论述中风四肢不收时又对《千金》作了发挥，其云："（四肢不收）诸阳经皆取于手足，循行身体，如邪气客于肌肤，随其虚处停滞，脉缓大有力，土太过也，当泻其湿，胃苓汤；脉细小无力者，当补其气，补中汤。"认为外邪侵袭，导致脾胃受损，脾不能主四肢功能，亦为风痱发病的病机之一，从而使风痱的病机认识更加完善。

2. 临床研究

本病最早见于《黄帝内经》。随着影像学的发展，该病的诊断率逐渐提高，已经成为老年病之一。中医认为其发病原因主要为先天禀赋不足，或年老体衰、久病劳损，或房事不节，耗伤肾精肾气，引起肾元亏乏。《素问·灵兰秘典论》谓："肾者，作强之官，伎巧出焉。"说明只有肾脏作强功能正常，人体才能动作协调，技巧自如。倘若肾元不足，精亏髓减，就会作强不能，即不能维持人体精细动作，故而足不能履用，行走摇摆，四肢不收，运动失调发为风痱。其病位在脑、肾；与肝、脾相关。病性以虚为主，多为肾精亏虚，元阳不足，且有逐渐加重的特点。

风痱治疗原则是在补肾填精的基础上，根据肾阴、肾阳、肾气、肾元偏盛偏衰加减应用。对肾元不足，脑髓亏损者，治疗应以培补肾元、养脑益髓为大法，方选地黄饮子加减；对肾阳虚衰者，应该温阳补肾，方选右归丸化裁；而肾阴亏虚者，法应滋阴补肾，方选左归丸加减。责之于肾元不足，封藏失职者，应予培补元阳、固摄肾气，方选肾气丸合金锁固精丸。

因本病为遗传性疾病，故病机责之于肾虚无疑。因肾藏精、主骨、生髓、通脑，肾虚则脑髓失充，筋骨失荣。正如张从正在《儒门事亲》中所说"髓竭足"，故有幼年即发病者。然而有部分于成年后发病，甚至年过花甲后始显病症者，究其原因亦肾虚之由。肾藏元阴、元阳，五脏之阴气非此不能滋；五脏之阳气非此不能发。该病肾虚脑萎乃是其本，涉及肝、脾两脏。

目前中药对风痱的治疗大致可分两类：一类从虚立论，辨其脏腑之虚损，分别从补肾、补脾、益精、填髓等法施治；另一类从瘀立论，因虚致瘀，虚实夹杂，采用益气健脑、活血化瘀等法施治。以前法应用较多。

陈金亮等以补肾填精、调补奇经治疗本病，以熟地黄、山萸肉、鹿角胶、龟甲胶、紫河车、肉苁蓉、菟丝子、杜仲、牛膝等为基本方加减，效果明显。李如奎将患者分为肾精亏虚、脾肾两虚，以温肾补脾法治疗本病，随访观察半年至一年，部分患者症状改善，其余患者病情无加重。贺裕元等则认为本病由先天肾阳不足所致，以熟附片、桂枝、当归、三七、全蝎、蜈蚣、黄芪、吴茱萸等组成的桂附稳步汤加减治疗，效果肯定。卢明等以补气为主，兼以养血益肾为法治疗后也均取得了不错的效果。刘明武以地黄饮子加减治愈 1 例小脑共济失调。张华等采用滋补肝肾、益气升阳法，以知柏地黄丸、地黄饮子、补中益气汤加减治疗多系统萎缩，控制行动欠稳，改善二便失禁，取得较好疗效。杨炳初以右归丸加减治疗遗传性小脑性共济失调 5 个月，效果满意。

3. 实验研究

遗传性小脑共济失调，属介于脊髓型至脑干小脑型及小脑型之间的遗传性共济失调，包括 Sanger-Brown 型、橄榄-桥脑-小脑萎缩（OPCA）、小脑实质萎缩及脊髓小脑萎缩等。本病首先表现为缓慢进程的步态不稳，走路易跌，但肌力通常正常；两手逐渐出现动作笨拙、震颤而不能完成精细动作；构音障碍，口齿不清，语言音节断续、顿挫而呈爆发性；双下肢肌张力增高、腱反射亢进，病理反射阳性，是一大类临床表现比较相似、遗传方式比较一致的遗传异质性疾病。

遗传性小脑共济失调的病因尚未完全明了，多数人认为属常染色体显性遗传性疾病，该病基因定位于 6P24~P23，其遗传的分子生物学基础是三核苷酸（CAG）发生了动态突变，子代的重复数明显多于亲代。

董江宁等研究 2 个家系遗传性小脑性共济失调时，发现其在核磁显像上主要表现为小脑萎缩，可伴有脑干不同程度的萎缩，桥脑腹侧向前隆起的弧度存在。史婷慧等采用多种形式诱发电位对 36 例遗传性小脑共济失调患者进行检测，并与 30 ~ 40 名健康者做对比，结果显示，全部患者至少存在 1 种以上的诱发电位异常。磁刺激运动诱发电位（MEP）、脑干听觉诱发电位（BAEP）及胫后神经与正中神经体感诱发电位（tSEP、mSEP）的异常率分别为 83.3％、88.9％、80.0％和62.5％。不同类型小脑共济失调的诱发电位异常率不同，各型 BAEP 的异常率普遍较高，橄榄 - 桥脑 - 小脑萎缩患者的 MEP 与遗传性痉挛性共济失调的 tSEP 异常率也很高。MEP 测试时，刺激皮质在患者中所记录到的双峰波、多相波以及波宽增加，表明皮质运动神经元的异常放电，并认为多形式诱发电位改变应列为慢性小脑变性分类学上的诊断依据，其与临床观察、影像学检查三结合，将会使小脑性共济失调的分类更臻完善。

展望：遗传性小脑共济失调临床相对少见，文献报道也较少，许多问题尚在探索之中，其分型众多，基因诊断尚在起步阶段，影像诊断、诱发电位及临床表现"三结合"对它的分类起到了很好的补充作用。目前西医治疗并无多大进展，研究热点多集中在中医药的治疗上，从文献上可以看出补肾填精为其主要治法，配合补脾、柔肝、益气、活血化瘀等法取得了不错的疗效。

但尚存在几点不足：①由于本病临床表现极为复杂多样，其命名、分型和诊断标准一直以来较为混乱，目前已有的文献缺乏统一的病例入组标准；②目前临床研究为验证某一治法或验方的个案报道，缺乏大样本、多中心、随机双盲对照试验的依据，因此其疗效的可靠性受到怀疑，影响了这些治法或验方的进一步推广；③由于缺乏一套标准化的疗效评估体系来客观地评价某一治法或验方的疗效，因此对疗效的评价主观性较强。

热点问题：本病被古今医家视为顽疾，《黄帝内经》便有"不可治"

之训。早期症状轻微者，疗效尚可，后期症状严重者，疗效欠佳，预后极差。现代医学寄望于基因治疗能有所突破，但目前进展缓慢。临床只能缓解一时症状，难以应对复杂病变及保持疗效。中医学因人、因地、因时的个体化辨证治疗模式符合遗传性小脑共济失调多态性的特点，一定程度改变了以往本病患者仅依靠西药治疗且预后较差的现状，并为中医药治疗神经系统遗传变性疾病提供了新的思路，研究热点多为中药、针灸、按摩等，我们从肾论治风痱，取得很不错的效果，但现代临床及实验研究很少，甚至没有关于中药方面的实验研究，提示我们这也许就是今后研究的方向之一。

（六）耳鸣耳聋

耳聋是指患者不同程度的听觉减退，甚至丧失听力；耳鸣是自觉耳内鸣响，如闻潮声，或如蝉声。两者虽然临床表现和伴发症状不相同，但中医认为病因病机相似，且在治疗方法上亦无甚区分，故将二者一并论之。其病位在耳，涉及脏腑主要在肾，与肝、脾等脏亦有关联。本病是机体脏腑官窍形态结构老化、功能活动衰减的结果，故虚证为多，实证较少。肾虚血瘀窍闭是老年性耳聋的主要病机。因此临产上多以补肾活血开窍为主。现代医学的老年性耳聋、突发性耳聋、神经性耳聋等疾病均属于"耳聋""耳鸣"的范畴。

1. 文献研究

早在东汉至先秦时期提出肾与耳的关系，如《中藏经》曰：肾者，精神之舍，性命之根，外通于耳。若久患耳聋，则属肾虚，精气不足，不能上通于耳……其患耳鸣如蝉声、如钟鼓声，皆以前法治之。"《素问·阴阳应象大论》曰："肾主耳……在窍为耳。"《灵枢·决气》曰："精脱者，耳聋。"《灵枢·五阅五使》曰："耳者，肾之官也，官之为言司。"《灵枢·脉度》说："肾气通于耳，肾和则耳能闻五音矣。"《素问·阴阳应象大论》曰："年四十而阴气自半也，起居衰矣；年五十，体重，耳目不聪明矣。"《灵枢·海论》曰："……髓海不足，则脑转耳鸣……"阐明了肾与耳的密切关系，及肾之精气的盛衰对耳有极其重要的作用。

两汉至金元时期对"肾藏精，精生髓"与耳的关系有了进一步更系统的认识，《诸病源候论·耳病诸候》曰："肾为足少阴之经，而藏精气，通于耳。耳，宗脉之所聚也。若精气调和，则肾脏强盛，耳闻五音。"金元四大家的刘完素也明言"老人之气衰，多病头目眩晕，耳鸣或聋"。可见耳与肾的关系十分密切，病阐明了肾精亏虚与耳的关系。

至明清时期对"肾藏精，精生髓""肾开窍于耳"理论中"肾－髓－耳"的关系认识有一定的高度。《景岳全书》曰："耳为肾窍，乃宗脉之所聚，若精气调和，肾气充足，则耳目聪明，若劳伤血气，精脱肾惫，必至聋。故人于中年之后，每多耳鸣，如风雨，如蝉鸣，如潮声者，是皆阴衰肾亏而然。"《证治汇补》卷之四说："肾气充足耳闻耳聪，若疲劳过度，精气先虚，四气得以外入，七情得以内伤，遂致聋聩耳鸣。"《简明医彀·耳证》认为："若劳伤气血，耗损精髓……皆致耳鸣。"进一步说明耳鸣耳聋是多由肾精亏虚，髓海不足所致。

2. 临床研究

本病首见于《黄帝内经》，为老年人的常见病之一。其发病分为虚实两种。病位在肾，表现在耳，与肝、脾关系密切。肾虚为本，风火痰瘀为标，久治不愈则虚实夹杂，相互为患。虚多为肾精亏虚，中气不足，实则多为痰、瘀、风、火。

肾藏精生髓，脑为髓海，耳为肾之外窍，为十二经宗脉所灌注，内通于脑，肾精充沛，髓海得养，则听觉正常，若素体亏虚、久病伤肾，或恣情纵欲，肾精损耗，髓海亏虚，则发为耳聋、耳鸣。肾藏精，肝藏血，肝肾同源。肾水不足，"水不涵木"，肝火偏亢，上犯耳窍，循经上扰，发为耳病。

耳聋、耳鸣的治疗根据证型不同采用的方药也有所区别，对于本虚之肾精不足，多数应用补益肾精，选用耳聋左慈丸加减，或补肾丸加减。偏于肝肾阴虚者，可加枸杞子、女贞子、旱莲草等；偏于阳虚的，则加入附子、肉桂。标实所涉及的风、火、痰、瘀则随症加减治疗，如加防风、细辛以祛风；黄连、黄柏以泻火；半夏、陈皮以化痰；桃仁、红花以化瘀，石菖蒲、葛根以通窍，标本同治。

肾精亏虚，髓海不足，耳失聪养是老年性耳聋的主要证型。王彩云以补肾益精佐以活血法，自拟聪耳止鸣方治疗肾虚型耳鸣耳聋，疗效可靠。韩梅等临床采用益气养阴法，自拟复聪散、补肾聪耳片等治疗，同样效果理想。干祖望教授认为耳聋、耳鸣之症，常与"瘀滞"有关，治疗应该加入通窍活血类药物，自拟"化瘀聪听丸"治疗，疗效显著。魏炯洲等以补肾填精为主，以活血开窍为辅，采用通气散合耳聋左慈丸治疗，达到虚实兼顾、标本同治。

3. 实验研究

老年性耳聋（年龄相关性听力损失）是指人体由于年龄增长而出现听觉器官衰老、退变，致使双耳产生对称、缓慢进行性感音神经性听力减退，其典型症状是不明原因的双耳对称性缓慢进行性听力下降，以语言交流困难为主要表现，进而影响患者的认知功能、语言功能、社会生活能力、个人生活能力，甚至出现心理障碍和人格障碍等。其病理变化以耳蜗毛细胞和螺旋神经元的减少和退化为主要病理基础。

GJB3 基因的功能之一是介导细胞间通讯，参与上皮分化和对外界因素的反应。其分布在身体的多个组织器官上，但以皮肤和内耳最多，GJB3 基因突变可导致听力损伤和周围神经病变。铁岭等研究发现，肾虚血瘀型患者占 58.5%，且肾虚血瘀型患者中有偏高的分布趋势。因此 GJB3 基因可能与肾虚之间有一定的联系。

肾上腺皮质是中医肾功能中的重要组成部分，肾上腺皮质功能低下被认为是肾虚的主要表现。以往的研究认为，肾上腺盐皮质激素——醛固酮是中医肾主耳的物质基础之一。曾兆麟等提出肾阴虚与肾阳虚病人的小便中盐皮质激素——醛固酮的排出量发生改变，说明肾上腺皮质激素是中医"肾"功能中的一个重要组成部分。莫启忠等研究发现，醛固酮通过调节离子代谢对内耳功能有促进作用。此外，研究显示糖皮质激素与听觉系统衰老及相关基因的变化密切相关，可能是老年性耳聋与中医肾虚相关的重要物质基础之一。因此传统中医与现代医学的相互结合，为肾虚精亏导致老年性耳聋的治疗提供了新的治疗思路。

刘鲁明发现肾虚耳鸣耳聋组，血、尿钙离子的降低，很可能是内耳分泌功能降低等因素的综合，因此认为肾虚耳鸣耳聋与血清钙之间存在密切的关系，而血钙偏低则可能是肾虚患者产生耳鸣耳聋因素之一。李爱英同样研究发现微量元素钙生化代谢的变化，与肾虚有密切的关系，可能是中医"肾"与耳联系的物质基础之一。

孙爱华等从感觉神经性耳聋患者血清铁变化的角度，探讨中医"肾"与耳的关系，研究表明，肾虚耳聋病人明显低于无肾虚见证者，微量元素铁很可能是"肾"开窍于耳的生物化学物质之一。王东方同样发现缺铁可能是肾虚感觉神经性耳聋的发病因素之一，研究揭示肾主耳与内耳铁的代谢、铁酶含量及活性关系，微量元素铁很可能是中医"肾"与耳联系的物质基础之一，说明古代耳聋左慈丸以补肾为主，其中采用含铁的灵磁石治疗耳聋有一定道理。

肾在生理与病理上均与老年性耳聋有一定的关系，大量实验研究证实，通过补肾中药治疗耳聋有肯定的疗效。林文森等用补肾聪耳片治疗肾虚型感音神经性耳聋，发现补肾聪耳片能保护动物耳蜗不受氨基糖苷类抗生素的耳毒性损害，能提高内耳耳膜 SOD 和降低 LOP 含量变化。张美莉等在补肾防治耳聋的实验研究中发现，补肾方——六味地黄汤加味能明显减轻庆大霉素耳毒性作用，改善听力损害，认为六味地黄汤作用途径可能是通过促进中医"肾"的功能间接增加内耳对耳毒性抗生素的抵抗力，直接促进了内耳组织能量代谢、蛋白质合成以及对外来有害物质的分解、消化、排泄等一系列代谢过程。施建蓉亦研究发现，温补肾阳药能增强肾阳虚动物的听功能，减轻耳毒性抗生素对耳的损害作用。

耳蜗肌动蛋白是耳蜗听毛细胞骨架及收缩结构的主要组成成分，其数量的变化与听毛细胞的功能状态密切相关。张梅丽等认为肾虚影响到豚鼠耳蜗肌动蛋白的代谢，尤其是对已经造成听力损失的豚鼠，两者之间的关系更为密切。研究证实补肾方剂对听毛细胞肌动蛋白基因表达可能具有某种调控作用。岳波等应用经铁必复治疗铁缺乏诱发的肾虚耳聋大鼠，发现大鼠内耳耳蜗膜性组织蛋白质表达水平的发生变化，进一步指出铁与耳聋的关系。

目前国内外大多数学者认为，耳蜗毛细胞和螺旋神经元的减少和退化是老年性耳聋形成的主要因素。可见耳蜗毛细胞的减少与退化是导致老年性耳聋的主要病理变化之一。刘蓬等发现肾阳虚可造成动物耳蜗第1～2回外毛细胞部分坏死，导致高频听力减退，且温补肾阳的肾气汤可对抗动物的肾阳虚表现而保护听力。李同德等亦以"肾开窍于耳，肾气实则耳聪，肾气虚则耳聋"的中医理论为依据，采用耳聋左慈丸加减治疗发现，耳聋左慈丸加减具有明显的降低庆大霉素耳毒性，保护耳蜗组织的作用。因此补肾中药可能具有通过保护耳蜗组织，进而改善听力的作用。

琥珀酸脱氢酶（SDH）是线粒体酶的标志酶，SDH 的活性变化反映了线粒体的功能状态。GM 能抑制毛细胞 SDH 的活性，导致细胞能量代谢障碍，影响细胞各种需要能量的功能活动，最终造成毛细胞的损坏。邱芳等用耳聋左慈丸加减而成的，具有补肝益肾、潜阳聪耳之功效的补肾复方进行临床研究，实验结果表明补肾复方有降低 GM 耳毒性的作用，保护耳蜗毛细胞 SDH，维持毛细胞能量代谢，从而提高了毛细胞对 GM（庆大霉素）耳毒性的抵抗力。

中医学认为老年性耳鸣耳聋与"肾虚"关系密切。现代医学研究提示，下丘脑－垂体－肾上腺、甲状腺及性腺三个轴是组成中医"肾"的重要内容。动物实验表明，甲状腺激素能增强内耳细胞酶的活性，加速细胞生物氧化过程，能减轻耳毒性抗生素对耳的致聋作用。补肾药具有直接促进肾功能的作用，在"肾"功能提高的基础上，增强耳对药物抵抗能力，它的作用机理可能是通过增强与"肾"有关的各种内分泌腺的功能和对内耳的作用，也有可能对内耳组织细胞发挥直接作用。

大量的氧自由基抑制实验也证实：氧自由基介导的损伤是多种内耳疾病的重要机制。SOD 是体内清除自由基的主要酶，它通过歧化反应将生成的超氧阴离子清除，从而阻断自由基的连锁反应。在病理状态下，当自由基的生成量超过了机体的清除能力时，则引发自由基的连锁反应，自由基和细胞膜上的不饱和脂肪酸发生脂质过氧化反应，生成 LPO 等代谢产物，造成内耳组织细胞损伤，影响耳部毛细胞 DNA 的氧化，最后导致耳蜗功能下降。林氏等采用补肾聪耳的方法对 310 例 sND 进行了治疗，研究发现，该方法能有效防治氨基糖苷类抗生素所致的药物中毒性耳聋，能调整耳蜗组织的环核苷酸含量，提高耳蜗组织 SOD 含量和降低 LPO 含量。梁晓春等认为温补肾阳方金匮肾气丸可抑制体内过氧化物的生成，并提高 SOD 的水平，对抗自由基的损伤反应。李莉等认为补肾活血通窍中药复方可增加肾阳虚大鼠血清中 SOD 含量，抑制体内过氧化物生成，抗自由基的损伤反应，有效保护自由基导致的毛细胞膜上的不饱和脂肪酸破坏，保护膜蛋白免受一些降解产物引起的不可恢复的聚合，增强耳蜗功能。

展望：老年性耳聋的发病机制较复杂，其发病机制仍不清楚。因此通过探索其发病机制，为实验基础研究和临床研究提供可靠的实验依据，进而为开发预防和治疗老年性耳聋的药物提供理论依据。目前，治疗老年性耳聋的药物多针对其某一靶点，临床疗效欠佳，而中药具有多靶点、多层次的作用特点，故临床可以选取中药治疗为防治老年性耳聋提供了新思路。在中医理论"肾藏精，精生髓""肾开窍于耳"的理论指导下，大量实验研究证明，肾与耳具有密切的关系，通过中药补肾疗法可以改善患者的听力。但关于此方面的研究还不够深入，故需在此基础上做进一步的深入研究。

热点问题：现代研究揭示老年性耳聋与肾的关系。王彩云等采用聪耳止鸣方治疗肾虚型耳鸣耳聋临床研究，发现本品治疗耳聋，具有增加冠状动脉血流量、改善微循环、扩张脑血管及内耳血管、调节血运的作用，在促进内耳毛细胞功能恢复方面有明显效应。林文森等认为肾虚是老年性耳聋的主要病因，临床治疗以益气养阴、补肾填精为主，用补肾聪耳片（由淫羊藿、何首乌、龟板、熟地黄、黄精、黄芪、磁石、川芎、郁金、僵蚕等组成）治疗感音神经性耳聋130例（其中96%有氨基糖苷用药史），有效率为69.5%。

实验结果显示：①对老年豚鼠SOD（过氧化物歧化酶）、LPO（过氧化脂）水平研究，结果补肾组动物组织SOD明显高于对照组，LPO明显低于对照组。提示补肾聪耳片能提高器官组织SOD，降低LPO，防止保护器官组织脂质氧化物的损伤破坏。②对抗氨基糖苷对内耳毛细胞损害作用的研究结果表明，给予动物豚鼠补肾聪耳片能对抗氨基糖苷对内耳毛细胞的损伤，保护毛细胞形态和功能，而达到提高听力的作用。③对大鼠甲状腺和性腺激素水平的影响的研究表明，补肾聪耳片能调整动物甲状腺素和性激素水平，初步阐释了补肾中药治疗老年性耳聋的作用机制。

五、"肾主水"与肾脏系统疾病

在中国和许多其他亚洲国家，中医药经常被用来与西药结合使用治疗肾脏疾病。中医师的治疗手段是由临床经验积累而来的。而近年来随着中西医的结合，中医医生应用西方分子和成像诊断工具对肾脏疾病的诊断补充了传统的诊断方法，也利用现代技术的手段开展了一些治疗机制的研究。

（一）中医药在肾脏疾病中的临床运用

1. 原发性肾小球肾炎

（1）IgA 肾病（IgA nephropathy，IgAN） IgAN 是 亚 洲 发 病 率最高的原发性肾小球肾炎。根据临床表现，IgAN 属中医"尿血""水肿""虚劳""关格"范畴，其病机多为正虚标实。近年来，有众多学者开展了本病的中医证型规律研究，较典型的一项对 1016 例 IgAN 患者肾活检辨证分型的分析发现，阴虚、气虚、阳虚、湿热及血瘀还出现的概率超过 10%；其中气阴两虚证最多（41.4%），脾肾阳虚证最少（8.1%）；随着年龄的增长，脾肺气虚证患者比例下降，而脾肾阳虚证患者比例上升；兼证中湿热（31.6%）和血瘀（28.9%）最为常见。脾肺气虚、气阴两虚和肝肾阴虚证 24h 尿蛋白定量、血肌酐、尿素氮显著低于脾肾阳虚证（$P < 0.05$）；脾肺气虚、气阴两虚证的血压水平显著低于肝肾阴虚证和脾肾阳虚证（$P < 0.05$）。通过进一步前瞻性、多中心、双盲双模拟、随机对照试验，发现肾乐片治疗肺脾气虚型 IgAN（70 例）、肾华片治疗气阴两虚型 IgAN（131 例）的疗效均优于福辛普利阳性对照组。另有研究认为，IgAN 分为肝肾阴虚兼血瘀型、脾肾阳虚兼血瘀型、阴阳两虚兼血瘀型 3 种类型。通过随机对照试验观察 320 例 IgAN 患者，证实"补肾活血、降浊排毒、清利湿热"汤药较对照组潘生丁有效。

另有一些研究则针对单证或用单药或针对某一阶段的 IgAN 进行研究。如一项研究通过多中心、随机、平行对照的临床试验证实了益气滋肾颗粒对气阴两虚型 IgAN 的有效性。对于 24h 尿蛋白定量大于 1g 的 IgAN 患者，有研究证实了火把花根片的有效性，结合使用消栓通络胶囊则疗效更佳。而对于肾功能不全的 IgAN 患者，有研究采用活血法为主，随证加减随机对照观察了 100 例 eGFR15 ~ 60mL/min/1.73m^2 的 IgAN 患者，证实其有效。

（2）特发性膜性肾病（idiopathic membranous nephropathy，IMN） 近

年来 IMN 的发病率有上升的趋势。绝大部分 IMN 临床表现为肾病综合征，西医治疗主要应用激素及细胞毒类药物，临床复发率较高，且长期应用激素，副作用明显，而中医药具有一定的疗效和和良好的安全性。IMN 没有大型的中医证型规律研究。目前临床研究级别最高的一项研究通过多中心、随机对照临床研究证实，具有益气健脾、清热利湿功效的参芪膜肾颗粒与激素联合环磷酰胺对照，1 年降低蛋白尿的疗效相当，但具有改善肾功能、副作用较少的优点。另一项研究采用益气活血利水法与 ACEI 类药物比较 60 例 IMN 患者的疗效，证实该法具有缓解临床症状、减轻尿蛋白及保护肾功能的作用。

2. 继发性肾病

（1）糖尿病肾病（Diabetic Nephropathy，DN） 随着人民生活水平的提高，DN 的发病率也逐年上升。中医药治疗 DN 具有优势，但各家治疗的思路不同，各有特色。目前的临床研究大致分为辨证分型类和单一处方类。辨证分型中又分为肝肾气阴两虚、脾肾阳虚型、阴阳两虚型，另有本虚型肝肾阴虚、脾肾阳虚、心肾阳衰，标实证候血瘀、痰湿、湿浊，以及阴虚型（具备气虚证和阴虚证表现），或阳虚型（具备气虚证和阳虚证表现），或阴阳俱虚型（具备气虚证和阴虚证、阳虚证表现），兼有血瘀、湿浊证表现。

采用单一治法的有 120 例，采用益气养阴、活血通络法治疗 DN（Ⅲ期）104 例，补肾活血法治疗 DN 临床期 206 例，补气升阳、健脾益肾、活血利水、补肾活血法治疗 DN 临床期 214 例，益肾排浊法治疗 DN 肾功能不全患者 261 例，均取得了良好的疗效。此外，一项虫草制剂联合血管紧张素受体阻滞剂治疗糖尿病肾病的 Meta 分析，证实了加用虫草制剂可进一步降低 DN 患者的尿蛋白及改善肾功能。

（2）狼疮性肾炎（Lupus Nephritis，LN） LN 的中医结合西药治疗可减少激素用量及减轻免疫抑制剂的毒副作用，增加疗效的作用。临床的 RCT 研究也分为单方和辨证论治两种类型。单方治疗有使用健脾益肾活血汤和补肾清热毒方结合激素加环磷酰胺与单纯激素加环磷酰胺比较，均随机对照观察了 80 例，提示具有增效减毒作用。辨证治疗多采用基础方结合辨证用药，证型多为热毒炽盛型、阴虚内热型、脾肾阳虚型、肝肾阴虚型、气阴两虚型。

3.慢性肾功能不全

慢性肾功能不全（Chronic Renal Failure，CRF）中医治疗非常普遍，大多学者认为本病属于虚实夹杂，本虚以肾虚为主，可伴有气虚、血虚，而实证多兼夹痰浊、瘀阻。最具代表性的是一项针对 CKD 三期的多中心，随机对照临床研究，一共观察 578 例原发性肾病 CKD 三期的患者，治疗分为 3 组（中药组、苯那普利组、中西医结合组），证实中药能显著改善 eGFR、血红蛋白水平且安全性较高。苯那普利能减少尿蛋白排泄，两药联合使用则联合了两药的优势。另有一项 RCT 研究采用温肾利湿、活血降浊中药汤剂加减治疗 356 例各种类型疾病导致的非尿毒症期 CRF 患者 6 个月，证实该药可以改善 CRF 患者症状及肾功能，延缓慢性肾衰竭的进展。

一项对国内十年间（2002 ~ 2012）正式发表的临床研究文献进行的系统评价研究得出结论，中西医结合治疗 CRF 能有效延缓 CRF 的进展。另一项研究系统评价了中医固脾肾泄浊法治疗慢性肾衰竭的疗效及安全性。研究纳入 15 篇符合纳入标准的随机对照临床试验，结果证实固脾肾泄浊法治疗慢性肾衰竭的疗效优于单纯西医。

（二）中医药治疗肾病的机制研究

1.黄芪及黄芪当归合剂

黄芪含有 60 多种成分，包括多糖、皂苷（黄芪皂苷 I ~ VII）、黄酮、氨基酸，以及微量元素。黄芪可单独使用或与另一中药当归配合使用治疗慢性肾脏病。黄芪的组成成分表现出多种作用，包括刺激免疫系统、利尿、抗氧化和抗炎。此外，黄芪已经被证实具有减少补体膜攻击复合物引起足细胞损伤的作用。在最近的研究中，使用电脑辅助目标识别方案对黄芪甲苷Ⅳ进行了系统分析，发现了该单体 39 种功效，包括抑制钙离子内流、扩张血管、抗血栓、抗氧化、抗炎、调节免疫等。

黄芪的生物学效应已经在肾脏疾病的几种动物模型中得到研究，这些模型包括 5/6 肾切除、阿霉素肾病、单侧输尿管结扎、肾小球肾炎和链脲佐菌素诱导的糖尿病肾病。这些研究结果表明，黄芪可减少蛋白尿和肾损伤。这些作用均与抑制自由基活性、一氧化氮合成以及肿瘤坏死因子 $-\alpha$ 产生相关联。当归黄芪汤也被证明通过抑制转化生长因子 $-\beta_1$ 的表达、巨噬细胞浸润、活性氧产生，以及促进细胞外基质降解，来减轻慢性嘌呤霉素肾病和梗阻性肾病大鼠的肾间质纤维化。

临床研究：黄芪已经被单独使用或在汤剂中作为"君药"之一治疗 CKD。刊登在中文期刊上的几个小型临床研究结果表明，黄芪可以减少肾病综合征患者的蛋白尿，改善胆固醇和血浆白蛋白水平。此外，一项研究对使用黄芪治疗 DN 的随机和半随机临床试验进行了系统回顾，21 个随机对照和 4 个队列研究中包括 1804 名患者（治疗组 945 名，对照组 859 名），结论是黄芪能改善 DN 患者的肾功能，减少蛋白尿。在另一个 DN 的分析中，与对照组相比，黄芪治疗组具有更显著地改善肾小球滤过率、减少尿白蛋白排泄率、抑制肾小球基底膜增厚的作用。在这两项研究中，由于缺乏严重不良事件的监察，作者没有进行对不良影响的系统评价。一篇文章报道了一个 77 岁的 IMN 伴 NS 的女性患者，应用 ACEI、ARB、环孢素 A 和霉酚酸酯治疗失败，服用黄芪 15g/d 减少了蛋白尿，且没有发现副作用。

通常认为黄芪对大多数成年人较为安全。这也可能是由于黄芪的副作用不明显，或与其他药物合用的过程中副作用被掩盖。一般认为黄芪可抑制 CYP3A4，以及影响通过这种酶代谢的某些药物的作用，例如黄芪可减轻环磷酰胺诱导的免疫抑制。

2. 冬虫夏草及其单体

冬虫夏草（Cs）是一种叶片状真菌，其营养成分源于鳞翅目昆虫的幼虫。其次生代谢产物是环肽和 H1–A。Cs 在 2000 多年前的中国古代中药医书中被认为能够治疗排尿障碍和水肿。尽管在当时没有说明可以治疗肾脏疾病，但是根据中医理论这些症状具有肾病特异性。

作用机制：体外研究表明，Cs 整个子实体的水溶性提取物和 Cs 的纯化多糖均具有强效的抗氧化作用。Cs 提取物亦可抑制系膜细胞增殖。

动物研究：Shahed 等人研究了 Cs 水提取物对肾脏局部缺血／再灌注损伤大鼠模型的肾脏保护作用。手术前腹腔注射 Cs 提取物可显著延缓血清肌酐的上升，以及抑制与缺血／再灌注肾脏损伤相关的炎性细胞因子、单核细胞趋化蛋白 –1 和肿瘤坏死因子 –α 的 mRNA 水平的增加。在另一项独立研究中，Cs 被证实能够改善免疫复合物肾小球肾炎（MRL/lpr 狼疮肾炎）小鼠模型的肾功能。在 IgAN 模型中，Cs 子实体的原分馏甲醇提取物显著降低小鼠的血尿和蛋白尿水平，改善肾脏组织学的病变。通过硅胶柱色谱法和高效液相色谱法纯化的 Cs 化合物 H1–A，也显示出对 IgA 肾病的肾脏保护作用。有研究通过肾脏的核磁共振谱分析了 Cs 在肾损伤的 5/6 肾切除大鼠模型中的作用机制。结果显示，Cs 减轻 5/6 肾切除大鼠模型的肾小球硬化和尿白蛋白／肌酐比值。对 5/6 肾切除大鼠模型肾组织进行其代谢产物分析，显示出三羧酸循环的中间体（富马酸盐、琥珀酸盐和苹果酸盐）水平的变化，以及抑制了支链氨基酸（缬氨酸、亮氨酸和异亮氨酸）代谢产物的产生。

临床研究：对 69 例肾移植患者的研究显示，Cs 可逆转环孢素肾毒性。在 202 例接受标准免疫抑制剂治疗的另一项研究中，与空白对照组相比，Cs 组慢性移植肾肾病和总尿蛋白排泄的发生率显著降低。也有其他研究报告了 Cs 对慢性移植肾肾病的有利影响。一些文献研究报道了 Cs 可以改善急性肾损伤或慢性肾脏病患者的肾功能。然而，这些研究具有重大的方法上的缺陷，包括对病人的随访信息不足、缺乏标准治疗的对照组以及样本量较少，故研究力度仍然不足。

副作用：Cs 作为膳食补充剂，其不良反应的报道极少。有些服用 Cs 的患者曾报道有恶心，口干和胃部不适。

（三）中医药治疗肾病的未来

1. 重视中医药的毒性

虽然中药相对安全，在治疗剂量通常不会导致大的毒副作用，但是我们必须认识到一些中药会引起显著的毒性，包括肾脏毒性。这些中药的毒性可能是由中药内在的毒性引起，或与中药及其提取物受到污染有关。据报道，中国台湾地区人口终末期肾脏病事件的 10% 源于中药相关肾病。描述最清楚的与中药相关的肾毒性是马兜铃酸诱导的肾毒性。马兜铃酸诱导肾病的病理特点是广泛的肾间质纤维化和肾小管萎缩，没有明显的肾小球损伤。马兜铃酸肾病还会发生尿路上皮恶性肿瘤这样的长期后遗症。对 86 例马兜铃酸肾病的回顾性研究发现，19 例（22.0%）表现为急性肾损伤，而 67 例（78%）出现 CKD。11 例（57.9%）急性肾损伤患者肾功能恢复，27 例（40.2%）CKD 进展至 ESRD。

此外，我们应该重视慢性肾功能不全患者的中药代谢问题，特别是钾含量较高的中药代谢问题。随着患者 eGFR 的下降，中药的代谢会出现什么变化，其毒副作用是否会随之增加仍是未知领域。

已知黄药子、栝楼、川楝、决明子、沙枣和何首乌具有肝脏毒性。中药引起的肝毒性通常发生在治疗 1～4 周后，其主要临床表现为：疲劳、黄疸和食欲不振。青风藤、硫化汞，以及九节木具有显著的造血毒性，会导致血小板减少和溶血性贫血。这些副作用较罕见，大多发生在过量及长期使用这些中药的易感患者中。

同时使用中药制剂与西药可能会产生严重的药物相互作用，通常由于增加或减少其中任何成分的药效或毒理作用导致并发症的发生。例如，传统上用来降低糖尿病血糖浓度的中药，联合常规口服降糖药可能会引发低血糖；华法林结合当归或丹参时可能增加出血风险。医生应该提醒患者注意中药和西药的联合应用。

2. 展望

中医是人类经验的宝贵遗产，众多的动物研究支持这些中药的潜在疗效。然而，可用的临床研究规模小，且缺乏精心设计。虽然中药及中药提取物的治疗效果没有在大型随机对照试验中进行严格观察，但是积累的成功临床经验支持我们开展更好的临床研究来确定中药的潜在疗效，以补充或扩大现有的肾病治疗手段。目前，支持肾病患者服用中药的证据还不充分。

（1）中草药活性成分的分离　美国有超过 100 个处方药物是从自然界获得的，占总药物的四分之一。目前用于药物中的天然成分表现出广泛的化学多样性。这些化合物以及它们的类似物证实了天然来源的化合物在现代药物领域的重要性。例如，最近应用毛细管气相色谱法和气相色谱 – 光谱的研究方法发现，柴胡具有很强的抗氧化和抗炎活性。另一项研究鉴定并命名了雷公藤内酯醇水溶性类似物 Minnelide，并证明其能有效减少胰腺癌肿瘤的生长和扩散，从而提高患者的生存率。Minnelide 尚未在肾病患者中确定疗效。

（2）缺乏高质量的临床试验　中药的随机对照临床研究难以设计和执行至少有两个原因。首先，对于相同疾病、不同医师，处方变动很大，这种缺乏标准化处方的现象妨碍了疗效的比较。其次，中医师根据患者的症状和体征频繁调整处方，并且这些调整没有标准化。虽然这种做法体现了更为个性化的关怀，但是这也使得随机对照试验几乎不可能实施。唯一的解决办法是规范处方模式和医生之间的剂量调整。至少在临床试验的背景下，这些标准化的方法应在研究期间应用。例如奥司他韦和麻杏石甘 – 银翘散对治疗无并发症的甲型 H1N1 流感的疗效和安全性观察即为设计良好的前瞻性随机临床试验。此外，一项多中心、双盲、随机对照临床试验发布，比较中医药（中药汤剂）与贝那普利对578 例 CKD 三期的原发性肾小球肾炎中国患者的疗效。患者被随机分

为三组：中医药组、贝那普利组，以及中医药联合贝那普利组。经过
24周的随访，中医药联合贝那普利组可改善肾功能，并减少患者的蛋
白尿。

（3）用现代方法分析中药活性化合物的作用机理 中医的实践经验
表明，单剂比配方效果差。方剂学的基本概念是一个处方由多种药物组
成，包括君、臣、佐、使。一般认为，中药通过不同的途径来恢复机体
的阴阳平衡。这一概念与当前系统药理学的概念十分相似，把药物的
治疗目标看做是调控生理反应网络的一部分。系统药理学旨在将全基因
组测量结果和生物网络与药物对细胞、组织和机体的影响很好的关联
起来。

此外，中医辨证论治的方法与现代医学个体化治疗的概念有相似之
处。因此，我们认为，现代系统生物学的概念启发于中医理论。然而，
随着新开发的分子生物学技术，现代系统生物学的方法可以用来研究不
同中药提取物活性成分在细胞或组织中的相互作用。这一领域的先驱
研究由陈竺院士团队完成，这项研究利用系统生物学和分子生物学的方
法，描述了天然雄黄-青黛配方治疗人类急性早幼粒细胞白血病的作用
机制。他们发现，天然雄黄-青黛配方的主要组成药物是雄黄、青黛和
丹参，它们的主要活性成分是四硫化物、靛玉红和丹参酮ⅡA。他们报
告称，这些成分在治疗体内急性早幼粒细胞白血病模型小鼠和体外诱导
急性早幼粒细胞白血病细胞分化中产生协同作用。

3. 结语

中医药的治疗功效主要由中医师的临床经验和小规模临床研究支
持，所以，迫切需要大型随机临床试验以验证这些疗法。许多有前景的
化合物可以从中草药煎剂中被识别，用来开发具有抗炎、抗氧化，或调
节免疫的药物制剂。我们需要用现代科学方法和途径进行更详细的机理
研究，以阐明中医药对肾脏病的治疗潜力。中医的临床医生应了解中医
药的局限性及其毒副作用。中医药毒性申报制度还有待提高，也需要药

理学研究来评估中医药的安全性。希望现代医师和传统医师能够充分合作来寻找并验证更多治疗肾脏疾病的中医药。

六、"肾主纳气"与呼吸系统疾病

肾主纳气理论既有悠久的历史渊源，又有明确的临床应用目标，对指导呼吸系统相关疾病治疗具有重要作用。我们通常认为（高等中医院校教材），肾主纳气是指肾气有摄纳肺所吸入的自然界清气，保持吸气的深度，防止呼吸表浅的作用。因此肾气本身和肺气、自然界的清气就显然是不同的，肾气主要在摄纳方面发挥作用。《黄帝内经》中并没有明确的肾主纳气的提法，该理论也是在历史中逐渐形成的，肾主纳气虽然使用范围明确，但进行现代研究，仍然存在许多困难，我们在此对肾主纳气的现代研究也进行了回顾。

（一）"肾主纳气"与呼吸系统疾病的基础研究

肾不纳气形成具有明确含义的证候术语，大约始于宋、倡于明而盛于清。但它的理论根据和历史背景已经很久了。辽宁中医学院史永常教授、南京中医药大学李文博士、吴承玉教授对肾不纳气有详细的论述。

春秋战国时期：《黄帝内经》没有肾主纳气或者肾不纳气的相关论述，但是多次论及肾与呼吸有关。如《素问·经脉别论》曰："度水跌仆，喘出于肾与骨。"《素问·逆调论》曰："肾者水脏，主津液，主卧与喘也。"《素问·水热穴论》曰："故水病下为胕肿大腹，上为喘呼，不得卧者，标本俱病，故肺为喘呼，肾为水肿，肺为逆不得卧，分为相输，俱受者水气之所留也。"《素问·示从容论》曰："咳嗽烦冤者，是肾气之逆也。"在肾不纳气的历史之中，《难经》是一部不得不提的著作，《难经·四难》指出："呼出心与肺，吸入肾与肝。"这似乎是目前最早提出肾与吸气相关的文献，虽没有明言肾主纳气，但已经相当接近了。

秦汉时期：该时期的医学代表著作为《伤寒论》与《金匮要略》，

可以认为其开创了用补肾纳气法治疗咳喘的先河。《伤寒论》中以真武汤治水气病："少阴病，二三日不已，至四五日，腹痛、小便不利，四肢沉重疼痛，自下利者，此为有水气。其人或咳，或小便利，或下利，或呕者，真武汤主之。"可见其病位在肾无疑。《金匮要略》认为："夫短气有微饮，当从小便去之，苓桂术甘汤主之，肾气丸亦主之。"

宋金元时期：该时期第一次有人明确提出肾主纳气理论。宋代杨士瀛的《仁斋直指方论》第四篇"血营气卫论"中如是说："心为血之主，肝为血之脏，肺为气之主，肾为气之脏，诚哉是言也！学人苟知血之出于心，而不知血之纳于肝；知气之出于肺，而不知气之纳于肾。用药模棱，往往南辕而北辙矣。"杨士瀛第一次明确提出了肾主纳气理论，可以认为是该理论成型的一个里程碑。

明清时期：该时期肾主纳气的理论和补肾纳气治法都趋向成熟。温补学派的代表人物赵献可在《医贯》中论述："真元耗损，喘出于肾气之上奔，其人平日若无病，但觉气喘，非气喘也，乃气不归元也。"而且赵献可对此还有明确的治法："且先以八味丸安肾丸、养正丹之类，煎人参生脉散送下，觉气若稍定，然后以大剂参补剂加破故纸、阿胶、牛膝等，以镇于下。又以八味丸加河车为丸，日夜遇饥则吞服方可，然犹未也。须远房帏，绝色欲。经年积月，方可保全。"至清代，华岫云在《临证指南医案》中总结喘证论治"喘症之因，在肺为实，在肾为虚，先生揭此二语为提纲……虚者，有精伤气脱之分。填精以浓厚之剂，必兼镇摄，肾气加沉香，都气入青铅，从阴从阳之异也；气脱则根浮，吸伤元海，危亡可立而待。"林珮琴在《类证治裁》中论述"喘证"的章节中如是说："肺为气之主，肾为气之根，肺主出气，肾主纳气，阴阳相交，呼吸乃和。若出纳升降失常，斯喘作焉。"明清时期是该理论成熟的时期，理论完备，方法成熟，方药明确。代表医家有赵献可、叶天士、林珮琴等。

（二）"肾主纳气"与呼吸系统疾病的临床研究

由于肾主纳气理论至少涉及肺肾两脏，到目前为止，描述性的研究，如观察哮喘、慢性阻塞性肺病的证型分布涉及肺肾两脏的较多，但肺肾相关、肾不纳气的机制研究很少。

复旦大学沈自尹、董竞成课题组研究表明，哮喘反复发作多表现为肾阳虚和气虚，微观辨证则表现为 HPA 轴和免疫功能多环节、多水平的紊乱和低下，而补肾益气汤（淫羊藿和黄芪）可以改善 HPA 轴功能和 NEI 网络的紊乱，沈自尹团队工作已经表明肾阳虚证和 HPA 轴功能的联系，因此 HPA 轴功能低下在肾虚哮喘、肾不纳气中可能发挥重要作用。张慧勇课题组选择 30 例肾不纳气型 COPD 患者作为实验组（简称肾不纳气组），30 例脾虚湿盛型 COPD 患者作为证型对照组（简称脾虚湿盛组），另外选择 30 例非 COPD 患者作为疾病对照组（简称非COPD 组）。采用逆转录－多聚酶链式反应（RT–PCR）检测外周血白细胞中糖皮质激素受体 GR 的含量，并分析 GR 与病程、肺功能、血清皮质醇之间的相关性。结果发现，肾不纳气组 GR 的含量显著低于脾虚湿盛组与正常组，而脾虚湿盛组与正常组之间无显著差。GR 与病程呈负相关；与肺功能第 1 秒用力呼气量与用力呼气量比值（FEV_1/FVC，11秒率）、第 1 秒用力呼气容积与预计值之比（$FEV_1\%$）呈正相关，与血清皮质醇呈正相关；肾不纳气型 COPD 患者急性加重期外周血白细胞中 GR 含量显著降低，且与血清皮质醇的含量呈同步下降趋势，可能与患者病情反复加重，长期应用糖皮质激素抑制肾上腺皮质功能，并下调 GR 的水平有关。GR 含量的下降降低了糖皮质激素的抗炎疗效，进而导致患者气道炎症控制不佳。杨春华对 7668 例哮喘患者的证候类型分布规律进行了研究，发现哮喘缓解期肺肾气虚证者居多，由此证实了肺肾两脏在生理及病理上对哮喘等肺系疾病的发生发展的影响。张伟等对 305 例 COPD 住院病人进行了证型分析，发现临床常见证型以肺脾两虚、肺肾两虚及肺脾肾俱虚为主，共计 278 例，占临床所观察病例的

91.5%。类似观察尚有许多，可见肺肾两虚是哮喘、COPD等常见呼吸系统疾病中的常见证型。

热点问题：肾主纳气理论从中医学来看，其理论内涵相对明确，分歧较少，但在研究方面，由于涉及肺、肾两个系统，进行机制探索本身具有超出一般问题的难度。中医学以五脏为中心将人体分为五大系统，五脏是相互关联的，如《素问·玉机真脏论》说："五脏相通，移皆有次。"在中医病理学上，也认为是相互影响的，如《素问·玉机真脏论》："五脏有病，则各传其所胜。"《金匮要略》说："夫治未病者，见肝之病，知肝传脾，当先实脾。"中医五脏之间在生理上相互关联、病理上易于转化的特征，和中医证候常以复合证型形式存在的特征相对应。但中医证候之间的关系和西医疾病之间的关系有本质的差异，假定有一个支气管哮喘患者，根据我们对现代医学的了解，我们必然能知道，无论该患者的支气管哮喘如何发展，支气管哮喘本身必然不能转变为肾癌，首先有解剖部位的不同，其次两种疾病在性质上截然不同；但假设该支气管哮喘患者，中医证候诊断为肺气虚证，根据中医学的一般认识，该肺气虚证将来完全有可能转变为肾阳虚证，因此我们可以看出，"证"之间的关系和现代医学脏器之间的关系，其性质是截然不同的。因此我们探讨中医肺肾的关系，不能受西医脏腑、疾病关系的左右。

七、"肾主生长、发育"与生长壮老的生理、病理关系

"肾主生长、发育"为"肾藏精"理论的重要组成部分。肾藏精，指肾贮存、封藏精的生理功能。《素问·六节藏象论》说："肾者，主蛰，封藏之本，精之处也。"肾对精气的闭藏，不使精气无故妄泄流失，从而维持肾精的促进人体生长、发育的功能。

（一）"肾主生长、发育"与生长壮老的生理基础

1. 生、长、壮、老的周期律

《素问·上古天真论》的生命周期律：《素问·上古天真论》将女子

以七、男子以八为序，详尽阐述人的生命活动过程中，生长发育、形体壮盛、衰退老化的生理变化状态，皆与肾气即肾精精衰有关。随着肾中精气的盛衰，齿、骨、发、天癸等出现相应的生理变化。因此，"生、长、壮、老"取决于肾，齿、骨、发、天癸等是肾中精气盛衰的外候。这段话强调了人体的生命过程是随着肾气旺盛而成长，继而随着肾气的衰弱而衰老，反映了肾气直接主宰着人体的生、长、壮、老，关系着人体的寿、夭、否、未。

《灵枢·天年》的生命周期律："生、长、壮、老"是人类生命活动的自然规律，这个过程同样与人体的五脏生理功能盛衰有密切的关系。早在《灵枢·天年》就有这样的论述："人生十岁，五脏始定，血气已通，其气在下，故好走。二十岁，血气始盛，肌肉方长，故好趋。三十岁，五脏大定，肌肉坚固，血脉盛满，故好步。四十岁，五脏六腑、十二经脉，皆大盛以平定，腠理始疏，荣华颓落，发颇斑白，平盛不摇，故好坐。五十岁，肝气始衰，肝叶始薄，胆汁始灭，目始不明。六十岁，心气始衰，喜忧悲，血气懈惰，故好卧。七十岁，脾气虚，皮肤枯。八十岁，肺气衰，魄离，魄离故言喜误。九十岁，肾气焦，脏枯，经脉空虚。百岁，五脏皆虚，神气皆去，形骸独居而终矣。"此篇将人的生命过程以十岁为一个年龄段划分，其中十岁到二十岁是人体生长发育阶段，三十到四十岁是人体壮盛时期，五十岁开始日趋衰老，直到一百岁可能是生命的尽期，形象概括了人在"生、长、壮、老"各阶段的生理变化以脏腑气血盛衰为生理基础的，脏腑气血盛则生则长，脏腑气血衰则衰则老，以及五脏衰老的顺序，最后及肾。

肾中精气促进机体生长、发育，对全身的生长发育有着重要推动作用，《素问·上古天真论》与《灵枢·天年》两篇提示先天之精气以及五脏六腑之精纳藏于肾，确定了肾中精气在人体之重要性。《素问·上古天真论》以"女子七七、男子八八"的生命节律论述了肾中精气对于人体的生、长、壮、老、已以及生殖的推动作用。人体生长发育的外在征象主要由"齿、骨、发"的变化所体现，随肾气的盛衰将人体生长发育分为幼年期、青年期、壮年期及老年期，幼年期肾气盛，人体生长发育快速；青年期随肾精的充盈二七天癸至，月经来潮，具备生育能力；至壮年期身体盛壮，骨骼强健，牙齿有光泽与头发浓密，发育完全；到了衰老期，肾精亏虚，五脏衰，齿发去，形体皆极，《灵枢·天年》亦称："九十岁，肾气焦，四脏经脉空虚。"

2. "肾主生长发育"与生即"生命发生"

中医学生命观认为，生命形成于"精"。精气是构成人体的基本物质，《素问·金匮真言论》说"夫精者，生之本也"，《灵枢·决气》说："两神相搏，合而成形，常先身生，是谓精。"《类经·藏象类·精气津液血脉脱则为病》说："精，天一之水也。凡阴阳合而万形成，无不先从精始，故曰常先身生是谓精。"《三才图会·养肾法言》进一步说明："肾于诸脏为最下，属水藏精，盖天一生水，乃人生身之本，立命之根也。"生命的形成决定于肾中所藏之精。肾所藏之精，从来源上讲，分为先天之精和后天之精，先天之精是与生俱来，禀受于父母的生殖之精，是构成人体胚胎的原始生命物质，即《灵枢·本神》："生之来，谓之精。"后天之精是指出生以后，来源于摄入的饮食物，通过脾胃的消化吸收后的水谷之精气，以及脏腑生理活动中化生的精气，通过代谢平衡后的剩余部分，藏之于肾，具有促进机体生长发育的功能。先后天之精，相互依存、相互促进，以保持人体之精气充盛。"命门得先天之气也，脾胃得后天之气也。是以水谷之海本赖先天为之主，而精血之海又必赖后天为之资。"（《景岳全书·脾胃》）人体出生后，受水谷之精微所充养。水谷从口入由胃受纳腐熟，经脾胃、肠的吸收消化，脾的运化功能将水液之水精，食物之谷精分布与全身各脏腑，《灵枢·五味》："谷始入于胃，其精微者，先出于胃之两焦，以溉五脏，别出两行，营卫之道。"后天之精不断充养先天之精，先天之精与后天之精共同作用于人体，维持人体的生长、发育与生殖。

生命的产生主要依赖于先天之精即父母之精的相合，父母之精是孕育新生命个体的物质基础。先天之精承载父母的遗传物质，促进人体五脏六腑、形体官窍的生成、发育与生长。"人之生也，合父母之精而有其身"（《类经·藏象》）。《医贯·玄元肤论》说："男女俱以火为先，男女俱有精，但男子阳中有阴，以火为主。女子阴中有阳，以精为主，谓阴精阳气则可。男女合，此二气交聚，然后成形，成形俱属后天矣。"《医门法律·阴病论》说："父母媾精时，一点真阳，先身而生，藏于两肾之中，而一身之元气，由之以生，故谓生气之原。"《傅青主女科·难产》说："夫胎之成，成于肾脏之精。"《侣山堂类辨·胎前论》说："肾主藏精，为生气之原，故胎之根本在肾，假血以成形。"《医宗必读·肾为先天本脾为后天本论》说："婴儿初生先两肾。未有此身，先有两肾，故肾为脏腑之本，十二脉之根，呼吸之本，三焦之源，而人资之以为始者也，故曰先天之本在肾。"从历代医家的论述中可以看出先天之精决定着生命的起始。

来源于父母的生殖之精结合，有了胚胎卵新生命的产生后，继而依靠肾精有了形体上的发育，"人始生，先成精，精成而脑髓生，骨为干，脉为营，筋为刚，肉为墙，皮肤坚而毛发长"（《灵枢·经脉》）。说明人的形体（髓、骨、脉、筋、肉、皮、毛）无不是由"肾精"发育而来。

3. "肾主生长发育"与长壮即"生命成长和壮盛"

人在出生以后，先天之精得到后天之精不断地培育充养，肾中精气渐渐充盛而生长发育，《类经·藏象类》："人之初生，先从肾始，女至七岁，肾气稍盛。"《医林改错·脑髓说》说："看小儿初生时，脑未全，囟门软，目不灵动，耳不知听，鼻不知闻，舌不言；至周岁，脑渐生，囟门渐长，耳稍知听，目稍有灵动，鼻微知香臭，舌能言一二字；至三四岁，脑髓渐满，囟门长全，耳能听，目有灵动，鼻知香臭，言语成句。"人体生长发育的过程中，随着肾中精气的逐渐充盛，精生髓，髓汇聚于脑，同时促进人体大脑的发育。机体从幼年期到青年期，首先在幼年时期出现了齿更发长的生长发育变化，发展进入青春期后达到一定阶段，随着肾中精气的充盛，产生了促进和维持生殖功能的物质——天癸，从而具备了生殖功能。肾气即肾精所化之气，称为"元气"，又名真气，是人体中最基本、最重要的气，能够推动人体的生长发育，促进各脏腑的生理活动，是人体生命活动的原动力，元气沿三焦升腾，布达全身，在人体生长发育过程中起到重要的作用。全身脏腑组织正是在肾精化生的元气的激发推动作用下，而产生相应的生理功能。只有肾精充足盈满，元气才能充沛，机体生命活动才能活跃而生命力旺盛。

肾气的推动作用对人体骨骼与牙齿发育、头发生长及生殖系统的发育有着促进作用。《小儿卫生总微论方·五气论·肾》曰："肾气盛者，囟小而合早，牙齿早生。肾气怯者，解颅而囟不合，牙久不生，生则不固，面惨，目睛多白，肾主骨髓，脑为髓海，怯则脑髓不成，故囟解而不能结也。解颅不瘥，而百病交攻，极难将护，此最为大病矣。又肾主骨，牙乃骨之余，怯则牙久不生也。"

人体在元气的激发和促进下，生长发育，直到形体达到了盛壮的极点，《素问·上古天真论》说女子在四七、男子在四八之时，"四七筋骨坚，发长极，身体盛壮……四八筋骨隆盛，肌肉满壮"。说明经过生长发育的过程，人体到达了盛壮的顶峰，骨骼在这个时期最强健有力，肌肉最丰满壮实，人体的肾中精气也是最充盛的阶段。

4."肾主生长发育"与老即"生命衰老"

生、长、壮、老、已是人类生命活动的客观过程，其中由"壮"而"已"是衰老的过程，也是衰老的最终结果。这一过程与肾中精气的盛衰变化密切相关。

衰老是指生命过程中，生长发育达到成熟期后，随着年龄的增长，机体在形态结构与生理功能方面呈现各种不利于自身的变化。在人体达到盛壮之后，随着肾中精气的衰减，人体也即将步入衰老阶段乃至生命的终结。《黄帝内经太素·伤寒》谓："肾间动气，人之生命，动气衰矣，则神志去之，故死也。"《重广补注黄帝内经素问卷第一·上古天真论》谓："肾气养骨，肾衰故形体疲极。"《类经·疾病类》谓："肾藏精，精衰则枯……精为元气之根也。"《类经·藏象类》谓："男为阳体，不足于阴，故其衰也自肾始，而发齿其征也。"在人体随着肾中精气渐衰而出现衰老时，如果养护肾中精气也可以做到老而益壮，《类经·摄生类》说："故善养生者，必宝其精，精盈则气盛，气盛则神全，神全则身健，身健则病少，神气坚强，老而益壮，皆本乎精也。"

总之，在整个生命过程中，由于肾中精气的盛衰变化，而呈现出生、长、壮、老、已的不同生理状态。人从幼年开始，肾精逐渐充盛，则有齿更发长、具备生殖能力等生理现象。到了青壮年，肾精进一步充盛，机体也随之发育到壮盛期，则筋骨强健，身体壮实，精力充沛。待到老年，肾精衰退，形体也逐渐衰老，齿摇发脱，形坏而丧失生育能力。由此可见，肾精决定着机体的生长发育。故《医学读书记·卷下》曰："元气是生来便有，此气渐长渐消，为一生盛衰之本。元精，与气俱来，亦渐长渐消，而为元气之偶。"

（二）"肾主生长、发育"与生长壮老的病理关系

1. 与"生"相关疾病

当人体肾中所藏之精异常，就会影响胚胎和形体的发育，如禀赋于父母的生殖之精质的异常或量的不足，可导致胚胎发育的异常而见到滑胎或早产，甚至也可以通过后天机体的健康状态来认识先天之精，胎儿出生之后，先天之精仍然存在，如《医宗金鉴》卷二十六《删补名医方论》说："后天之气得先天之气，则生生而不息；先天之气得后天之气，始化化而不穷也。"所以先天之精异常不仅会导致胎儿发育的异常，亦会影响到后天之精导致出生后的胎儿表现异常，例如儿童早老症为单基因遗传病，患者在生长过程中快速出现正常个体晚年时才

呈现的特征。

在实验研究方面,有学者研究采用"恐伤孕鼠"的方法复制出肾精亏虚模型,发现模型组孕鼠所生下的子鼠具有先天肾虚的表现,其长骨发育存在明显障碍,中药补肾填精方可逆转上述异常,有效阻断肾虚对骨正常发育的影响。还有学者发现在大鼠胚胎期给予补肾阴方左归丸干预对高脂饮食引发的 IGT 有预防作用,从现代医学角度为中医"肾为先天之本""肾主生长发育"等理论提供了实验依据。

临床上,预防和治疗习惯性流产和防治某些先天性疾病或生殖功能低下或一些原发性不孕症,以及优生优育等,都应从补养肾精肾气入手调理。

2. 与"长"相关疾病

若肾精及肾气不足时,则表现为小儿生长发育不良,五迟(站迟、语迟、行迟、发迟、齿迟)、五软(头软、项软、手足软、肌肉软、口软);在青年时期也会影响生殖功能,此外也可见到骨骼或肌肉的痿软无力等病症。

实验方面,有学者通过实验研究发现,恐伤肾联合力竭游泳所致的肾精亏虚证,可以使小鼠的生长发育迟缓,生长落后,肌肉筋骨疲劳而无力,免疫器官出现过早老化衰退,生殖功能下降。运用补肾填精中药滋补肾精方后,能够增加小鼠的体重及胸腺、脾脏、睾丸、附睾等脏器重量,生长超前,促使动物皮毛光泽、活动灵敏。证明补肾填精可以促进机体的生长发育,使其肌肉筋骨强健盛壮,延缓免疫器官的老化进程和保持生殖功能旺盛。

临床上,依据肾精及肾气主司人体生长发育和生殖的理论,治疗小儿生长发育迟缓、青壮年生殖功能低下等,都应从补肾填精肾入手调理。

3. 与"老"相关疾病

当衰老之际,肾气渐衰,他脏必受影响。因病而虚时,有"久病及肾"之说，实即久虚及肾。只是初时以表现他脏虚损为主，虚弱日久，肾中精气亏耗日盛，则最终肾脏本身的虚弱之象毕现。譬如，肝气始衰，目始不明。肝肾同源，肝血之旺赖肾精以化，肝血不足，不能养目，经又有"五脏六腑之精气皆上注于目"之说，而肾受五脏六腑之精而藏之，肾藏精不足，不能上注于目，则目始不明；心气始衰，血气懈堕。心气赖肾元以化，肾元不足，心气虚衰，血运无力，经脉涩滞。如此虽以他脏虚弱征于外，实是肾虚不资五脏之理隐其中。

实验方面，有学者研究发现，补肾填精中药复方可降低细胞衰老相关基因 P53、P21、P16 转录与表达水平，延缓 WI38 细胞衰老，促进细胞进入细胞周期。补肾可以影响胚胎干细胞 CRL–1825 增殖、衰老等生命活动，并与 Wnt、Oct4、CDKN2a（p16ink4A）等基因相关，肾与细胞衰老密切相关，补肾填精中药可通过延缓细胞衰老来延缓人体衰老。沈自尹院士研究发现，补肾复方对老年人与老年大鼠 T 细胞 Fasl 基因的转录具有负调控作用，表明补肾复方都可延缓老年 T 细胞凋亡，补肾法干预了衰老的进程，并证明衰老是生理性肾虚。

现代医学研究证明，老年人的大脑重量可减轻 20%～30%，大脑神经细胞数减少可达 35%～45%，老年痴呆实质上是脑生理性的老化反映。脑髓空虚是老年性痴呆的基本病理，肾精亏虚是老年性痴呆的基本病机。《医林改错》谓："年高无记性者，脑髓渐空。"可见，肾虚精亏、髓海不足在老年痴呆发病中占有重要的地位。年高体虚之人，因后天脾胃虚弱，导致水谷不化，气血生化乏源。气不足者，清阳不展；血不足者，脑失所养，清窍失灵；精不足者，脑髓不充，表现为痴呆神疲、沉默失语等征象。

临床上，大量药理学实验表明，补肾方药具有抗衰老的作用，可以改善自由基代谢，减少脂质过氧化损伤，修复基因损伤，抗细胞凋亡，增强机体免疫力，保护中枢神经胆碱能系统，延长细胞寿命或整体寿命以及改善细胞超微结构等作用。吴志奎等研究运用中医肾藏精、生髓、髓生血理论应用补肾药物在延缓衰老研究中获得明显效果，其研究结果提示补肾生血药可以影响基因的表达与调控，有利于提高机体的生命活力延缓衰老。

（三）"肾主生长、发育"的现代生物学基础

1. "肾主生长发育"与 DNA

DNA 承载的所有遗传信息，通过 DNA 复制传递给子代，成熟的精、卵细胞结合成为受精卵，受精卵中的 DNA 包含了来自于父母双方的遗传信息，DNA 稳定是维持机体稳态的中心，在体外物理、化学等多种因素影响下，DNA 修复通路正常，细胞才能正常生长、发育、分化，将遗传信息传给子代，保证 DNA 的正常遗传和机体的自稳态。肾所藏的先天之精与 DNA 在来源、维持生物正常生长发育与生殖、维持机体自稳态等方面都具有相似之处，类似于 DNA 上的碱基对或是碱基序列上所蕴含的遗传信息。

现代生物学对人体生长发育规律的认识基本与中医学相同，认为人的生长发育过程按照"出生、发育、成熟、衰老、死亡"程序进行，基因在这一过程中起着十分重要的作用。人体从受精卵发育成为一个成熟的机体，从胚胎细胞演变成各种专门化的细胞，并进一步组成各器官组织，是一种发育分化的过程，这一过程是由遗传基因决定的，基因中贮藏着许多信息的程序，随着年龄的增长有选择的被激活或抑制，在生命后期则成年基因关闭，衰老基因表达，遂使机体呈现衰老现象，最终的死亡则是遗传信息的耗竭终了。有人认为基因中存在着类似钟表的计时机构，调控着人体的生长发育规律。生物体的生、长、病、老、死等一切生命现象都与基因有关，基因是决定人体健康的内在因素，对生物体的整个发育过程起着重要的调节作用。基因表达的差异若超过了界限，就会造成个体生长发育的异常，或早熟、早衰，或某些疾病的发生。现代生物医学基因功能研究发现，有些基因敲除动物在胚胎中就死亡，有些则形成某些疾病（包括生长到一定年

龄后的晚发疾病），有些基因的敲除对动物的存活和生活质量没有明显影响，据中医学的认识，那些基因敲除后健康有问题，归咎于"先天之精"异常。

吴志奎等运用中医肾藏精、生髓、髓生血理论应用补肾药物治疗单基因遗传病（β-地中海贫血）研究中获得明显效果，在其研究中发现补肾生血药可明显提高大鼠脑组织 DNA 甲基化酶活力，也能明显提高该酶对热稳定性和对盐耐受性，研究结果提示补肾生血药可以影响基因的表达与调控，有利于提高机体的生命活力延缓衰老。张卫应用基因芯片技术筛选正常大鼠与 D-半乳糖造模衰老大鼠的差异表达基因谱，发现衰老大鼠与正常大鼠有 168 条基因发生了明显的变化，说明基因表达差异与衰老有一定的关系。卓勤研究显示，补肾益精中药可以减少老年小鼠 DNA 损伤程度，提高其损伤修复能力，改善其 DNA 结构的增龄变化，说明肾可能与遗传物质 DNA 有密切关系。

2. "肾主生长发育"与干细胞

干细胞是一类具有自我复制能力（self-renewing）的多潜能细胞。在一定条件下，它可以分化成多种功能细胞。根据干细胞所处的发育阶段分为胚胎干细胞和成体干细胞。根据其发育阶段，干细胞可分为胚胎干细胞和成体干细胞。胚胎干细胞包括 ES 细胞（Embryonic Stem Cell）、EG 细胞（Embryonic Germ Cell）；成体干细胞包括神经干细胞（Neural Stem Cell，NSC）、血液干细胞（Hematopoietic Stem Cell，HSC）、骨髓间充质干细胞（Mesen chymal Stem Cell，MSC）、表皮干细胞（Epidexmis Stem Cell）等。按其分化潜能的大小，干细胞可分为三类：一是全能干细胞（Totipotent Stem Cell），二是单能干细胞（Embryonic Stem Cell），三是多能干细胞（Multipotent Stem Cell）。干细胞（Stem Cell）具有再生各种组织器官和人体的潜在功能，医学界称为"万用细胞"。

中医学认为，肾藏精，主机体生长发育与生殖，而现代医学认为干细胞的"自我更新"与"定向分化"揭示了生物体生长发育与生殖的基本生命规律,二者具有很大的相关性。干细胞与肾精均关系着人的生、长、壮、老、已的生命规律。但越来越多的研究发现,干细胞所处的微环境(壁龛)对干细胞的分化调控十分重要。禀受于父母的先天之精逐渐发育,形成人体各脏腑系统。从干细胞角度看,受精卵作为全能干细胞,早期发育形成胚胎干细胞,它具有分化发育成三个胚层所有种类细胞的能力。胚胎在母体中依赖母体的营养而成长,胚胎干细胞分化成人体各个部位的干细胞,再分化成前体细胞或祖细胞,最终分化为各器官组织的终末细胞。从整体过程上看,一个全能干细胞最终发育成独立的个体,此即先天之精形成的过程,其内涵已蕴藏于人体的五个脏腑功能系统。干细胞在人体出生后以成体干细胞形式作为先天之精继续存在,在生、长、壮、老、已过程及损伤修复过程中起很重要的作用。各脏腑之中必然存在着干细胞,即先天之精。随着 10 年来干细胞生物学的发展,人体各脏腑中分别都发现了存在成体干细胞的证据。最早发现在终身具有造血功能的红骨髓中存在骨髓干细胞,其主要成分造血干细胞已在临床广泛运用,用于治疗血液系统疾病及自身免疫性疾病等。

沈自尹院士提出"肾所藏之精可相应于胚胎干细胞以及其他分化为各种组织器官的成体干细胞,干细胞具有先天之精的属性"的学术观点,并且在其团队研究过程发现,补肾益精之淫羊藿总黄酮(EF)可显著上调生长激素(GH)、生长激素释放激素(GHRH)及胰岛素样生长因子结合蛋白(GFBP)、神经生长因子(NGF)等促生长因子的基因表达,激活微环境,从而激活干细胞的增殖分化并迁移归巢。从功能角度,精的繁衍生殖功能由生殖干细胞完成(包括胚胎干细胞的功能);生长发育功能,与基因控制为主的成体干细胞的增殖分化机制相关,故肾在藏先天之精的基础上,又藏后天之精(包括成体干细胞的功能)。有学者研究发现,补肾可以影响胚胎干细胞 CRL–1825 增殖、衰老等生命活动，并与 Wnt、Oct4、CDKN2a（p16ink4A）等基因相关。

3. "肾主生长发育"与神经内分泌免疫网络

神经-内分泌-免疫网络（neuro-endocrine-immune network，NEI）最初由 Basedovsky 在 1977 年提出，是指神经、内分泌和免疫三大系统各司其职又相互调节，构成一个立体的网络结构，在自身保持协调平衡的同时，也完成着对内环境稳态及循环、呼吸、消化、泌尿、生殖等系统的调节整合。具体来说，神经、内分泌系统可调节免疫系统的功能，免疫系统也能反过来调控神经内分泌系统的某些功能，这种相互作用的功能联系是通过神经、内分泌和免疫三大系统共有的化学信息分子与受体实现的。故 NEI 网络功能稳定是保持机体内环境稳态的基本条件，该网络中任何环节的紊乱均不可避免地影响 NEI 网络的整体功能，导致相关疾病的产生。可见，现代医学对生命规律的认识，越来越重视对机体整合调控的探索，这也是现代生物学从局部观念到整体观念的一大发展和进步。NEI 网络是 20 世纪生物体自身调控机制研究领域最引人瞩目的焦点。它的出现，使人们逐渐认识到生命现象的复杂性，难以用对应的线性思维解释清楚。随着科技的推进，人们对生命现象的认识不断归统于整体、联系、动态，这与中医学的理论核心——整体恒动观是相契合的。可以说，NEI 网络研究拉近了中医与现代医学的距离。

中医学认为，肾藏精，主生长发育、生殖，生髓充脑、养骨且起亟、主外，而现代医学认为神经-内分泌-免疫网络（NEI）在人体生长发育、生殖、防御以及维持机体稳态中发挥着重要的调节作用，二者之间存在着本质联系，NEI 网络反映了中医"肾藏精"对人体生命活动的调节功能。

经典的 NEI 网络环路包括下丘脑-垂体-肾上腺皮质与单核-巨噬细胞环路、下丘脑-垂体-肾上腺皮质与胸腺环路、下丘脑-垂体与胸腺环路、下丘脑－垂体－性腺轴系与胸腺环路等。有实验研究发现，通过老年大鼠和青年大鼠之间的比较，可见老年大鼠在下丘脑－垂体－肾上腺皮质－胸腺轴各层次上与生长、发育、衰老相关的基因如神经递质和神经肽、GH、促性腺激素以及淋巴细胞抗凋亡、促增殖、参与免疫效应信号通路分子均呈低表达（差异表达2倍以上），反映了老年大鼠下丘脑－垂体－肾上腺皮质－胸腺轴上的基因表达谱是以衰退的表现为主。有学者从免疫学角度证实了肾虚患者免疫功能低下，下丘脑－垂体－肾上腺皮质－胸腺轴功能异常，下丘脑－垂体－性腺－胸腺轴功能异常。

神经、免疫、内分泌三大系统，通过细胞因子及其受体、肽类激素、神经递质等表达调控着机体的正常生理功能。肾精亏虚证时，机体的生长发育迟缓，影响机体骨骼生长发育，表现为骨骼及股四头肌重量减轻。脑组织抗氧化功能减退，瘦素（Leptin）及瘦素受体（Ob–R）和神经肽Y轴调节功能减弱；应用补肾方药可以达到促进机体生长发育和改善脑组织抗氧化功能，改善Leptin–Ob–R–NPY轴的调节功能。李庆阳等分析149例老年肾虚患者T淋巴细胞亚群变化，发现CD3[+]和CD4[+]显著下降，CD8[+]显著升高，CD4[+]/CD8[+]显著降低，并呈肾气虚、肾阴虚、肾阳虚逐渐加重的趋势，提示肾虚患者存在T淋巴细胞亚群表达水平的异常，肾虚与T淋巴细胞分子含量的异常表达密切相关。陈小峰等用ELISA方法测定28例肾虚病人外周血白细胞介素–2（IL–2）、可溶性白细胞介素–2（sIL–2）、白细胞介素–6（IL–6）的水平，并与正常人比较，结果显示，肾虚病人组外周血的IL–2水平低于正常人对照组（$P < 0.01$）；sIL–2水平与正常人对照组没有差异（$P > 0.05$）；IL–6水平高于正常人对照组（$P < 0.01$），说明外周血IL–2水平降低和IL–6水平升高是肾虚的免疫病理基础之一。

沈自尹院士团队多年研究表明：肾虚与衰老在神经内分泌轴上存在共性，主要体现在下丘脑－垂体－靶腺，补肾方药对衰老所致的NEI网络功能减退具有明显的改善作用。实验证明，调节肾阴肾阳可以改善 NEI 网络结构及功能异常状态。这种肾脏调节作用的可控性，说明肾脏调节确是机体内存在的一种与 NEI 网络调节密切相关的，但又不同于 NEI 网络调节。推测它可能是在 NEI 网络调节系统基础上形成的更高层次的调节控制系统，值得深入挖掘。

第三章

中医藏象理论研究的思路和方法学探讨

第一节　中医理论基础研究在中医药现代研究的现状

中医学的历史，是学术不断发展、不断创新的历史。

自中华人民共和国成立以来，中医学理论取得了长足的进步，在研究的广度和深度及方法上均超过了历史任何时期。当代中医学理论的研究，以系统整理、发扬提高为前提，运用传统方法和现代科学方法，多学科多途径地逐步揭示了中医学理论的奥秘，使中医学理论出现了不断深化、更新，并有所突破的态势。

在中医学文献的系统整理与研究方面，以中医高等院校统编教材《中医基础理论》《中医学基础》为标志，构筑了中医基础理论的基本体系。阐释经旨，赋予新义，开拓新境的阴阳五行、气血理论、藏象理论等许多理论创新与发展，反映了中医学理论水平的不断提高。

在中医学理论的研究方法上，除运用文献方法研究中医学理论的本源，进一步揭示其学术内涵外，利用多学科知识和方法研究中医理论则是当代研究的重要特点。中医基础理论蕴含着现代自然科学中某些前沿理论的始基，为哲学、天文学、气象学、数学、化学、物理学、系统科学、生命科学、信息学等，提供了一些思维原点或理论模式。诸如《内经》的哲学与中医学的方法、天文学与五运六气、太极阴阳理论、运气与气象、控制论与治法理论、气与场、气与量子力学等研究成果的发表，使中医学理论研究与当代前沿科学相沟通，具有强烈的时代特点和创新意识。

运用现代医学及其他现代科学知识和方法，特别是实验方法，研究中医学的气血、藏象、经络、证候、诊法、治法等，使中医基础理论研究的方法从经验的、自然哲学的方法上升为现代科学技术方法，初步阐明了中医学理论某些概念、原理的科学内涵。如从肌电、皮肤温度、皮肤电阻、血流图、超声波、激光及同位素追踪、微观解剖、内分泌、神经化学等多方面研究，证实了经络现象是客观存在的。关于经络的实质，则提出了神经体液说、低阻抗说、皮层内脏相关说、第三平衡系统论、波导论和液晶态说等学说，这些学说尚有待进一步验证、探索。中医藏象学说的研究，通过临床观察，特别是动物实验，在探讨中医脏腑的实质方面，取得了一定的进展，尤以脾肾研究为多。研究资料表明：在肾阳虚时，下丘脑–垂体–肾上腺皮质、下丘脑–垂体–性腺、下丘脑–垂体，甲状腺三轴可能出现功能紊乱与低下，肾阳虚证的主要发病环节是下丘脑的调节功能紊乱。脾虚则与胃、肠、胰等整个消化系统功能减退、免疫功能障碍、植物神经系统紊乱、生物膜的结构与功能异常有关。

为了推动中医学理论研究的发展，我国已经把中医藏象学、病因学、辨证学、诊法及治则治法、养生学、动物造模、经络研究、针刺麻醉机理研究以及文献研究等内容列入"九五""十五"期间国家中医药科研规划。

中医学理论研究已成为世界性的研究课题，各国学者多有建树。当代中医学理论研究成就非凡，随着研究的不断深入，中医学理论研究也必将取得重大突破，为生命科学的发展做出更大贡献。

第二节　中医药现代研究的目标、内容及关键性问题

中医现代化的总体目标是适应现代实践的需要。实现这一目标有两个核心问题：一是中医基础理论体系，二是中医临床诊疗体系。中医现代研究的关键是中医基础理论体系的现代化和中医临床诊疗体系的现代化。

一、中医基础理论体系的现代研究

中医基础理论体系如何现代化是中医现代化面临的第一个问题。在临床和科研中，理论是研究思路和实践的基础、核心及依据，它直接指导着对问题的理解、对结果的假说以及解决问题的方向、途径和手段，因此，基础理论的现代研究是首要问题。中医基础理论体系中来源于历史、文化以及民族的内容占了很大的比重，这是中医的特色和优势。

然而，从长期的医疗实践体会以及顺应时代发展的角度来看，作为自然科学的中医，特别是在中医实现其自身现代化的进程中，原有的理论体系已经在许多方面暴露了缺陷与不足，甚至严重滞后了中医的发展。传统中医学术理论体系中的不足主要体现在以下三方面。

（一）古代哲学指导思想和方法的不足与落后

中医基础理论现代研究必须去芜存菁，剔除原有古代哲学中不合理的成分，赋予其现代辩证唯物主义哲学理论和方法的合理内涵，从而提高原有哲学的指导高度。阴阳、五行以及天人相应等中医的哲学思想的现代化研究，将直接影响着中医工作者的思维，也是中医现代化进程的起点。

（二）观察和认识方法的不足

宏观性、抽象性、模糊性以及经验性是传统中医观察和认识方法的

基本特点，诚然，这些特点体现出一定的优势。然而，从中医现代化研究的角度来讲，传统的观察和认识方法却存在着显著的不足，中医在强调宏观的同时，对微观层次的观察不足，因而观察结果的描述过于笼统和模糊。因此，在指导思想现代化的前提下，中医观察和认识方法也应当更加全面、完善，进而达到在观察和认识方法上宏观与微观、整体与局部、抽象与具体、模糊与精确的有机统一，实现中医研究方法论的现代化。

（三）理论和方法的逻辑论证不足

中医学对脏腑组织器官功能和机体物质与能量代谢的表述以及对病理变化和方药治疗机制的阐释显示出很大的宏观性、形象性、经验性和推测性，在阐释物质与功能、现象与本质之间的关系上尚缺严密的逻辑论证，因此，中医发展在客观性和认同性上受到严重阻碍。中医现代化要使中医理论具有现代科技的特征，要充分吸取现代科技的成就，对中医学术理论进行证实与证伪的研究。

综上，中医基础理论的现代研究首先要构建现代中医学术理论体系，内容包括对中医固有学术理论体系的完善和改造，采用现代生命科学的语言对固有概念重新界定和阐释，以及有关新概念、新理论的提出，从而使中医学术理论具备现代科技的特征。

二、中医临床诊疗体系的现代研究

医学的最终评价标准是实践上的成功，不管是中医还是西医，疗效才是金标准。因此，疗效的提高是中医现代研究所带来的最直接、最现实、最有意义的成果，也是中医走上可持续发展道路的根本保证，中医强大的生命力就是建立在疗效基础上的。如何实现中医临床疗效的根本提高，是中医现代研究要解决的关键性问题。因此，在基础理论体系现代化的同时，就必须实现中医临床诊疗体系的现代化。中医临床诊疗体系的现代化包括中医诊断思维和方法以及中医治疗两发面的现代研究。

（一）中医诊断思维与方法的现代研究

传统的中医诊断思维是"有诸于内必形之于外"，因此，可以采用由表知里、司外揣内的方法进行诊断，具体手段是望、闻、问、切。这种传统的诊断思维和方法体现出宏观性和整体性强的特点，具有一定的优势。然而，望、闻、问、切所获得的信息并不能完全解释疾病的本质和现象之间的关系，存在着较大的模糊性和主观性，由此建立的辨证体系也缺乏规范性和现代科学的严谨性。中医诊断的现代研究要充分体现现代科技手段和成果的利用，既要采用现代科技完善中医固有的四诊系统，使得四诊信息标准化，又要利用现代科技弥补四诊的不足，建立传统与现代相结合的"双轨式"的诊断体系。通过宏观与微观的双重诊断，使得对病症的定位、定性以及定量更加规范化和科学化，诊断的结果也更加准确可信，使得中医诊断不再局限于辨证，还要包括辨病，以及对非疾病之证的亚健康状态的预见性诊断。

（二）中医治疗的现代研究

中医治疗现代研究的首要目标是提高疗效，而提高疗效的根本是在治疗上有所突破。中医现代研究需要用现代科学思想为指导，提高原有的长期以来主导中医治疗的辨证论治思想，形成"辨病与辨证相结合"的科学治疗思维，在具体的治疗上既要强调宏观整体，又要针对微观局部。现代西医辨病论治是以致病因子或病理损伤的特点，来区分不同的疾病并进行治疗，因而对以特异性病因或局部损伤为主导的疾病，治疗的针对性就很强，药物的作用机制也明确，具有显著的优势。但其不足之处在于没有充分考虑到机体的整体性及其内在的主动调节适应能力、个体反应状态的差异性，以及不同个体对治疗承受能力的差异性等。对于一些综合性因素引起的或原因不明的疾病，或形态学改变不能定位的功能性疾病，辨病论治则无从下手。而在这方面，恰恰是中医辨证论治的优势。中医的辨证论治着眼于机体对致病因子或病理损伤的宏观反应状态进行治疗，这种宏观性同样也存在着明显的局限，往往缺乏对疾病的病因、病理损伤的本质认识，所以，在临床上仅仅辨证论治有时是达不到中医所强调的"治病求本"的目的的。中医治疗手段多样，因此手段的综合运用及其技能的现代化，有助于提高中医疗效。为了达到提高疗效的最终目的，中医临床分科可以专业化，而中医技能手段却不能单一化，方药、针灸、推拿等手段在治疗疾病过程中要能综合运用。

第三节　中医理论基础研究的新模式

近几十年来，通过"攻关项目""攀登计划"以及国家"973""863"等计划项目的实施，中药学的现代研究取得了一定进展。但是，中医学基础理论具有理论构架、思维方式、逻辑推演等的特殊性和复杂性，给中医学基础理论的现代研究带来了极大困难。目前，中医学基础理论的创新型研究尚未出现重大突破，传统的理论框架尚未从现代意义上进行整理和翻新，对许多重大理论问题的研究和探讨往往限于争论而得不到深入的解决。

中医理论基础研究的思路是面向实践需要，以理论的自主创新为导向，选择重大科学问题，建立合理的科学假说，通过观察与实验而获取科学事实，进行科学抽象，创新科学理论，同时提出新的科学问题。这一思路是以临床实践的科学问题为科学探索的起点，以临床实践的解决为科学认识的归宿和新起点，遵循实践—认识—再实践—再认识的发展规律，体现了中医学的科学思想、科学精神、科学价值和科学思维的统一性。

中医理论基础研究的科学问题应基于稳定的认知目的，即满足社会需求、解决临床问题、创新原始理论而提出。科学问题包括问题范围、求解目标、应答范围和背景知识等，每个项目或课题应在问题具体明确、求解目标有限的前提下，寻找正确的解题方法、手段、途径和措施，应答范围应是确定而有限的，研究人员的背景知识应包括学科认识、专业知识和学科交叉知识。

"科学和知识的增长永远始于问题，终于问题，愈来愈深化的问题，愈来愈能启发新问题的问题"。科学问题是科学研究的始点，是科学理论发展的基本动力。中医理论基础研究的任何一个项目和课题，都必须建立起合理的科学假说。中医理论基础研究的科学问题属于复杂性问题，背景知识涉及中医学、现代医学、自然科学、社会科学和人文学科等多学科复杂知识系统，其思维方式应为探索复杂性问题的思维方式，即以系统思维和辨证思维为根本思维方式，综合运动逻辑思维和非逻辑思维。知识和思维的复杂性，决定了中医基础理论研究中建立科学假说的难度。

而今中医理论的继承与创新面临着一些必须解决而尚未解决的矛盾和冲突，如马克思主义哲学与中国古代哲学、中国古今文化、中西方文化的矛盾与冲突等。哲学是文化的指导思想，也是文化发展的思想基础。哲学范畴的矛盾与冲突属于基本矛盾与冲突。中医学植根于中国传统文化，气一元论、阴阳五行学说等古代哲学思想是中国传统文化的思想基础，也是中医学的哲学基础，是中医学的世界观和方法论。马克思主义哲学是最先进、最科学的哲学。在马克思主义哲学基本原理的指导下，如何认识和改造、继承与发扬中国传统文化，如何鉴别与吸收西方文化、西方哲学思想以及近现代科学知识，是我们当前面临的艰巨任务，迄今尚在探索之中，特别是哲学层面的矛盾和冲突，涉及中医理论继承与创新的指导思想、世界观、科学观和方法论等根本问题。这些尚未解决的矛盾和冲突，决定了中医理论基础研究的艰巨性。

一、中医理论基础研究的方法

科学方法有哲学方法、一般科学方法和具体科学方法三个层次。

（一）哲学方法

哲学方法是关于世界观和方法论。气一元论和阴阳五行的中国古代哲学为中医提供了世界观和方法论，形成了以整体观念和辨证论治为特点的朴素辩证唯物主义哲学方法，体现出朴素的系统思维方式。中医理论基础研究应在继承朴素辩证思维的基础上以辩证唯物主义为哲学方法，以整体思维为主导，整体思维与分析思维相统一的现代系统思维方式。从古代朴素的整体论，到近代的还原论、现代的整体论，把整体论和还原论统一起来，坚持整体—还原—整体的思维路线。中国古代哲学思维方式长于整体思维，乏于实体分析，反映在科学研究上则是详于整体观察，略于还原分析。因此，中医理论基础研究必须加强还原性研究，当然还原性研究的结果必须上升为整体。

（二）一般科学方法

一般科学方法，分为经验性科学方法、理论性科学方法、横断科学方法、交叉性科学方法。经验性科学方法是获取经验材料或科学事实的一般方法，如观察方法、实验方法、调查方法、测量方法等。中医理论基础研究的经验材料或科学事实，主要来自观察对象（以患者为主、动物模型为次）所反映出来的各种现象，要以临床研究为主，临床研究与实验研究相结合。理论性科学方法是指科学思维方法，如加工经验材料或科学事实和构建理论的思维方法。中医理论基础研究既要吸收思维科学研究成果，正确运用各种科学思维方法，又要体现中医科学思维的特点和优势。钱学森先生提出的"从定性到定量综合集成方法"和"从定性到定量综合集成研究体系"是处理复杂性问题的基本方法，是还原论与整体论辩证统一的方法，是现代科学特别是交叉科学重要的一般科学方法。这种方法也必须是中医理论基础研究的基本方法。

（三）具体科学方法

具体科学方法是指自然科学、社会科学和人文科学等各种学科所运用的特有方法。中医学的学科属性，决定中医理论基础研究必须综合运用各种学科的具体科学方法，并形成自身特有的科学方法，如文献分析法和临床调查法等。文献分析法是中医理论继承研究的重要方法，通过文献梳理，发古人之未发，在继承之中求创新。文献资料书面知识属于显性知识，利用知识工程方法既可研究显性知识，又可发现隐性知识。将传统的文献法与知识工程法相结合，便形成了中医理论基础研究的文献研究方法，可称为文献知识工程法。临床调查法应按照术语学的要求，运用规范的现代汉语来表述临床四诊所获得的症状和体征，即以中医学的科学术语为科学语言。根据中医基础理论术语、中医临床诊疗术语等国家标准和全国自然科学名词委发布的"中医药名词"等建立定义文本，是保证四诊资料科学性、可靠性的基础。文本定义四诊调查法是中医学特殊的调查法。

二、中医理论基础研究的新思路

（一）定性研究与定量研究

在大多数情况下，对生命现象的许多研究内容，需要定性研究的同时，更需要定量的研究。事实上，定性的东西是在大量定量研究的基础上产生的。相对于西医而言，由于中医学学科发展的特殊性使得中医学中定性的内容大多数建立在经验的基础上，没有足够的定量分析的研究基础做支撑。如证候的定义等，几乎都是定性的认识，缺乏定量的内容。而现代医学的概念大多数建立在精确的定量研究的基础上，如炎症定义中的有关白细胞数量等。因此，中医学基础理论研究中重要内容之一是加强对中医基础理论的定量研究。

定量研究是一种对事物可以量化的部分进行测量和分析，以检验研究者自己有关理论假设的研究方法。定量研究有一套完备的操作技术，包括抽样方法（如随机抽样、分层抽样、系统抽样、整群抽样）、资料收集方法（如问卷法、实验法）、数字统计方法（如描述性统计、推断性统计）等，正是通过这种测量、计算和分析，以求达到对事物本质的把握。经典的定量研究可以概括为，是一种演绎式思维方法：结论来自于先前的假设，研究者先形成一个假设，使用既有理论对结论进行预测，然后收集合适的数据，最后对数据进行量化分析，验证假设。定量研究一经确定，便有完整的计划，有固定的研究结构和程序。目前在中医学研究领域里，典型的定量研究应用莫过于随机对照试验（randomized controlled trial，RCT）的大量使用。RCT 被认为是评价干预措施效果的金标准，它对于评价简单的干预措施如西药的疗效是很适合的。但是，对于评价中医学中的复杂干预措施，如中医辨证论治干预时，这种寻求统计学上因果量化关联的评价方法就显现出局限性。此外，还有老中医的临床经验研究、中医古文献的研究、中医临床专家决策研究等，这些研究中存有大量的非数字化信息，都是 RCT 所望尘莫及的。

美国著名方法学者 D. Krathwohl 认为，定性研究与定量研究的两端对立，仅是方法学的表达需要，从方法学的角度看由质到量是一个连续的过程，纯描述的归纳与纯数量的演绎仅是连续中的两个极点，大多数的研究方法如调查研究、评估研究、纵向研究、行动研究等则是两极之内的中间，创造性地吸收了各自的优点。其实，从方法评估学的角度讨论两类方法各自的利弊，任何一种方法都是双刃剑，而方法评估者也意识到每一种方法，在针对某一研究问题时有着正负两种效应。近年来，方法学家不仅在研究范式上寻找定性研究与定量研究的对话与融通，而且在具体操作上也在探讨两种研究相结合的方式。

在实际研究中，我们结合二者各自的优缺点，提倡将定性研究与定量研究相结合。这样一来，可以在不同的层面和角度对同一研究问题进行研究；研究者可以根据需要，选择不同的方法对研究问题的不同侧面进行特定的分析，同时也可为研究设计和解决实际问题提供更多的灵活性；此外，还可以对相关的研究结果进行不同方法学上的检验，从而提高研究结果的可靠性，通常有以下几种方式进行结合。

1. 主辅式结合

根据在研究中所处的地位和研究性质以一种方法为主、另外一种方法为辅的研究形式进行定性和定量相结合。形成结论以一种方法为主导，使另一种方法处于补充、服务的地位，而不影响研究结果的产生。

2. 次序式结合

在研究中，两种方法的使用存在一个前后顺序，或前或后的不同阶段。实际中常用的形式是先做一个定性研究，得出理论假设，然后再用定量研究方法，对其进行验证。或者先定量研究，得出一个既有理论假设的验证，后用定性研究，对其进行延续性的充实和完善，使其整个研究过程更加丰富，也可以往返循环使用。

3. 平行式结合

从研究一开始，就确定使用定性研究和定量研究两种方法，而且具备两套研究设计方案。比如一边对某一研究群体进行问卷调查，同时又对个体进行深入访谈。对所得研究结果进行比较，或发现问题，或相互解释等。这样的研究点面整合，研究结果能够相互补充、相得益彰。但也可能会出现结论的不一致，这样的情况下要容忍研究结果分歧，因为在特定情况下，结果没有对错之分，我们可以修正整体的理论框架，将不同的研究结果整合到一个更高的概括水平。

4. 分流式结合

在研究开始的时候使用一种方法，然后在继续使用这种方法的同时使用另外一种方法。一方面可以基于前期研究方法所得的初步结果对研究领域进行拓展，另一方面可以对后期两种方法同时使用后所得结果进行相互补充。这对于一种探索性的新鲜领域的研究来讲比较合适，如可以先进行定性研究进行阶段性研究，当研究对象的系列指标可以明确后，进而分流进行定量研究对所获得的指标进行消化，同时定性研究继续前行，定量研究跟进，一直到研究目的达到，结束研究为止。

5. 各取其用式结合

根据研究的需要，将两种方法体系中可取部分分离出来，进行重新组合，然后重新形成一个完整的设计。一般来讲，研究分为 3 个阶段：设计、测量和结局评价。我们可以根据实际需要，采用定量研究的设计模式，利用定性研究进行测量，以及定性研究的结果分析或者定量研究的结果分析。同时我们还可以在不同的具体环节上，如研究问题、抽样过程、资料收集和分析同时使用定性和定量研究方法，两者互动为用。

总之，根据以上对定性和定量方法的知识，我们认为虽然两种方法之间从科学范式来看存在着分歧，但是作为技术性方法两者可以很好地结合和互相补充，为我们的医疗实践和医疗体系提供更为宽广、深入的知识和证据，希望这样的结合最终能够使病人获益。然而，这仍然是一种潜在的预先假定，医学和卫生保健领域研究团体内部和外部的科学家们，应当有智慧和勇气跨越这两种科学范式的界限。定性研究应该在中医学研究中发挥积极的作用，不是在与传统定量研究的对立中发挥作用，而是在与它的融通中发挥各自的长处，弥补各自的不足中发挥整合效应。

（二）宏观层次与微观层次的研究

在生命科学领域中，无论从个体、细胞、亚细胞或分子水平来探讨各种生命现象的机理和本质，都需要各个层次的观察结果做支持。微观的观察结果要接受整体宏观生命现象的检验，并整合到整体中加以解释。而对个体行为和群体特点研究的最终目标也要综合到系统中去解释客观现象的本质。

中医学中的许多理论，如阴阳学说、五行学说等都从宏观角度、整体层次上较好地阐述了复杂的生命现象。但是，却没有很好的微观上的数据结果用于支持中医学的宏观理论。现代医学也有许多宏观层次的理论和概念，如内稳态的概念。但它的产生是建立在大量的实证数据基础上，并随着科学研究的进展而不断改进和完善。因而，未来中医学的基础理论研究应侧重于在现有宏观理论的指导下进行微观层次的科学研究，同时，应根据微观层次的研究结果对宏观的理论和概念适当加以诠释、调整和完善。

1986 年，沈自尹院士首次明确提出微观辨证的概念，并定义：微观辨证在临床收集辨证素材过程中，引进现代科学，特别是现代医学的先进技术，发挥它们长于在较深入的层次上，微观地认识机体的结构、代谢和功能特点，更完整、更准确、更本质地阐明"证"的物质基础，从而为辨证微观化奠定基础。简言之，是试用微观指标认识与辨别证。之后，诸位学者纷纷对微观辨证提出了自己的看法。如：危北海指出微观辨证主要是运用各种现代科学方法，对各类中医证型病人进行内在的生理、生化、病理和免疫微生物等各方面客观征象的检查分析，旨在深入阐明证候内在机理，探讨其发生发展的物质基础和提供可作为辅助诊断的客观定量化指标。匡萃璋认为所谓微观辨证，实际上是企图用某种或某些生理生化指标作为描述证候的内在依据的一种方法。郭振球认为微观辨证是以中医经典辨证为向导，四诊司外揣内宏观辨证，结合应用现代新科技，深入到细胞化学、神经递质、激素、免疫乃至基因调节，以阐明病症传变规律的一种辨证方法。

尽管有多种描述，各位学者对于微观辨证的理解大致认为：微观辨证吸收了现代科学技术的检测手段，是中医宏观四诊的深化和扩展，对证的诊断起辅助作用。微观辨证不可能独立于宏观辨证而存在，应该在中医基础理论的指导下进行。

微观辨证可以提高临床诊断的准确率，并正确地指导治疗。内窥镜、X 线、CT、超声波等影像学检查内容，可分别对脏腑色泽、形态、位置及体内积聚、痈疡、水液停聚等情况，进行直接或间接探查，以弥补由外揣内之不足，为脏腑、气血病变提供更加可靠的辨证依据。中医对某些病轻而无临床症状可辨的疾病，如高血压、糖尿病、肾炎恢复期等，通过微观辨证，利用现代医学的一些检测手段，发现其潜在证候，可弥补以往中医对这些疾病的无症状情况下诊治的不足。微观辨证的应用有助于中医证候的疗效评价体系的科学制订，以利于提高中医药疗效评价的客观性和科学性。微观辨证弥补了宏观辨证之不足。将实验室指标纳入中医辨证，实现宏观辨证和微观辨证相结合，可以提高中医诊断水平；探讨中医证候的病理基础，可以将现象与本质、功能与结构统一起来；揭示脏腑、气血的本质，探寻各种证候的微观指标，有利于中医诊断的客观化、规范化。

微观辨证是对宏观辨证深化和补充传统的辨证过程时通过对四诊获取的信息进行分析，从而辨别证的方法，其重点是从整体把握人体的功能状态，是对证宏观层次的探索；随着科学技术的进步，对于疾病认识的深化，许多医学科学工作者，借助现代科学技术和手段，对四诊内容进行了深化和扩展，即从人体的不同层次和水平（系统、器官、细胞、亚细胞、分子等）去阐明证候在结构、代谢、功能诸方面的物质基础，并寻找对证候具有诊断价值的微观指标，以期建立证候的诊断标准，这是对证微观层次的探索。由此可见，相对于依赖四诊以获得信息的宏观辨证而言，它便是微观辨证，微观辨证对于传统的宏观辨证起到了发展、补充和深化的作用。

（三）概括的理论与精确的阐述

运用科学的、精确的实验和临床数据，从复杂生命现象中，总结出概括性的理论和定律，使人们更容易了解和把握生命现象的本质，这也是科学发展的基本途径之一。中医学的优势是将人与自然的关系进行了概括，其不足是这一概括并没有建立在精确数据的基础上。如：中医学运用"比类取象"方法，虽将许多复杂的生命现象进行了概括，但并不具备精确性。中医学认为，脾为后天之本，脾在五行中属土，而土主万物，以及脾主运化功能等。这是根据一些临床现象建立起来的一种概括性理论，但这一理论没有精确的临床数据和功能指标。在现代医学中，有相似的概括性理论，如延髓为生命中枢，它是建立在神经元功能、神经电等许多可重复性现象观察等事实和证据基础上总结出来的。从另一个角度来看，随着长期的对精确的实验数据的大量积累，可能使概括性的理论发生修改，这种修改有时是重大的。因而，概括的理论总结和精确的研究阐述应是互动的，是当前中医学基础理论的现代研究的重点之一。任何一种理论和概念都具有抽象的特性，但这种抽象性是建立在科学证据之上。如现代医学中免疫调节的概念，是建立在包括 T 细胞受体活性调节、B 细胞表面受体调节等许多具体的概念之上。而中医学中的很多概念，如阴平阳秘、精神乃治，并没有建立在具体的概念之上，使这种抽象概念的运用程度受到一定限制。因此，对中医学基础理论中不具备具体数据和证明的抽象性概念进行具体化和精确的阐述，是当前扩展中医学基础理论运用范围的主要研究内容之一。

（四）保持传统特色与多学科交叉渗透

任何学科，尤其是传统学科的发展一定要保持其本来的特色。但是，保持特色的同时，也一定要不断吸纳其他学科，如数学、物理、化学等的先进知识和技术，并接受其他学科的渗透和交叉。中医内科学四大经典中《内经》《伤寒论》等都独具特色，但如果当代的中医内科学只建立在自身特色的基础上，而不吸纳当代科学技术并与之交叉渗透的研究结果，那么其发展也就受到很大限制。人体解剖学是具有现代医学特色的传统学科，由于不断吸纳当代物理、数学、化学、信息技术等技术，人体解剖学不仅具有详细的人体结构图谱（包括超微结构图谱）；同时，也已经或即将描绘出人体的基因结构图谱。由此可见，中医学现代研究的重要指导思想之一应保持系统开放，吸纳其他学科的先进知识和技术，并接受其他学科的渗透和交叉。传统学科的发生发展在不同程度上受到传统文化的影响，在吸纳新知识、新技术的同时，要充分考虑传统文化的因素。毋庸置疑，推动传统学科的发展，需要运用传统的研究方法，但现代科学技术的运用也是必不可少的。文献的整理和临床经验的总结在推动中医学基础理论的发展过程中起着十分重要的作用，比如现在提倡的中西医结合和中医现代研究都是为了在保持传统特色的同时，强调研究中的不同学科的交叉和渗透。需要说明的是，由于中医研究中使用的方法不同，可有传统研究和现代研究之别，但提出"中医学现代化研究"的概念，似有不妥。因为，"现代化"往往含有对"传统"过多的否定，而中医学中的许多传统和特色是中医学的优势所在。建议提为"中医学基础理论的现代研究"似乎更为妥当。

（五）提高疗效与探求本质

由于中医学中许多基本理论，如证候、脏腑的病因等概念并不十分清晰。因此，中医基础理论的现代研究内容中，首先应该重视的是探索这些概念的实质，运用现代科学技术方法对研究过程中发生的各种共同的和不同的现象的机理进行探索，而不应把提高临床疗效作为中医学基础理论研究的唯一重要目标。对表面现象的本质探索与临床疗效的提高可能会存在一定距离。比如：对中药和中药方剂研究可以也应该把提高临床疗效作为研究的重要目标。但对临床基础理论研究的重要目标应放在发现现象和解释现象的发生和发展本质的研究，基础理论研究的结果与提高临床疗效之间有一定距离是允许的。

（六）各家学说与相对标准

中医学在其发展过程中，出现过良好的"百花齐放，百家争鸣"的局面，为中医学的发展提供了许多有益的素材，对中医学术发展起了非常重要的推动作用。但要看到，长期固守和拘泥于固有的学术流派对学术研究的长远发展会产生不利影响的。因为，固有的学术流派会限制学术发展过程中起重要作用的"创新思维"的发挥。不同学术流派的存在应处于不断更新过程中，即不同学术流派处于不断的循环和更新才是推动学科发展的动力。在这个循环和更新过程中的不同阶段需要不同的标准，学术流派争鸣的目标也应该是希望能够产生一个更符合科学发展的相对标准。只有有了这个相对标准，中医学基础理论的现代研究才能深入开展下去。与此同时，中医学基础理论的现代研究结果也可能会反过来充实和完善原来的相对标准。

三、总结

中医药是我国最具原创的科技优势领域之一，近年来国家重点基础研究发展计划项目的支持，给中医基础理论研究带来巨大推动作用。同时，生命科学领域的严峻挑战，中医药发展的不平衡，使基础理论研究凸显为中医药学发展的关键和瓶颈，面临最重要的系统发展时期，深入分析中医理论基础研究的独特性和复杂性，正确认识其长期性和艰巨性，坚持正确合理的目标方向，结合自然科学和社会人文科学的成果，理清中医理论基础研究的思路、方法和基本模式，对于提高中医理论基础研究的效率，促进中医理论的创新和跨越式发展，充分发挥中医理论基础研究的引领作用，提高中医药对人类社会的贡献度，具有非常重要的历史意义和现实价值。

第四节　评述与展望

一、中医理论研究方法发展史简述

（一）中医理论现代研究的进程

不知是中国医学发展到了一定高度，还是受西方医学的影响，中医出身、并未接受西方医学教育的王清任发现脏腑结构对医疗行为非常重要："治病不明脏腑，何异于盲子夜行"，认为古代医书中有关人体结构记述错误不少，于是他多次到乱葬岗中观察人体内脏形态、结构，于1830年著成《医林改错》来纠正古书中对脏腑位置、大小和重量的不确切描述。由此推测，他认为，医书之脏腑与实际的脏腑是一致的，并不存在功能上与解剖上差异，现代我们认为中医的脏器不仅包括解剖意义的概念，而且是建立在"象思维"基础上演变的功能器官。

也恰好就在那时，西方先进的科学技术带着西方医学如潮水一般涌进了中国国门，显而易见，如人体有两个肺，肺外并无行气的24孔，肝脏居于膈下、身体右侧，这与医书上写的"左肝右肺"格格不入，而这些解剖结构又是看得见、摸得着的"事实"。于是，"革新派"们开始跳出来反对中医，尤其是"新文化运动"时，激进分子将中医视为封建迷信、伪科学，要求全国范围内废止中医，并推行西医。无数次，中医面临消失的危险，历时一百多年的发展与变革，时至今日，中医仍逃摘不掉"伪科学"的帽子，时时遭受来自社会各界人的诘责"中医到底是不是科学"？中医人在低调与屈辱中被迫走向了一条险象环生的证明中医是"科学"的不归路。

由于中医学是一种经验医学，相关临床技术与方法千百年间得到了不断临床实践的验证，临床有效性得到一定的社会认可。现代基于循证医学的临床试验也表明中医药（中药、针灸推拿）具有一定的临床疗效，如2003年"非典"有关中医药疗效的队列研究用"有效的证据"表明中医药具有一定的临床实用价值。时至今日，已有更多的人反过头来重新思考中医，人们尝试着用现代科学技术手段解释中医，试图将这个目前独立于现代医学体系之外的"医学""科学化"。许多研究团队已开始围绕采用现代科技手段诠释中医，形成了"中医理论"这个中国传统医学所特有的时代产物。

（二）中医理论现代研究的思维与实践

研究方法包括研究中的思维方式和具体方法，思维方式始终指导着整个研究过程，支配着研究者的思维和具体方法的选择与应用。现代中医理论研究方法基于如下两个立场进行展开。

1. 基于中医理论落后基础

建立在中医理论落后、现代医学手段先进基础上，采用现代科学技术手段对中医理论进行更正和修改，对其"不合理"的部分进行修剪，保留"合理"的部分，对中医理论进行一番改头换面。以西医"还原论"为导向的思维模式充斥着此类研究的方方面面。"废医存药"是这类研究最极端做法，认为中医理论完全没有存在的必要，只需保留具有一定疗效的中药及中医治疗技术即可。

2. 基于中医理论先进基础

中医理论先进的、超前基础。现代研究的最终目的就是尽可能的采用一切先进的技术与方法"证明"中医理论的"正确性与合理性"。如果现阶段研究成果证明中医理论"不合理"，那是因为采用了不适合中医理论的研究方法。这时，人们所要做的就是尽可能寻求适合中医理论研究的技术与方法，甚至改变研究的思维模式。当人们欣喜的发现现代医学新理论、新观点都能在中医理论中找到依据，如系统论、信息论、全息理论及生物钟理论时，就更加坚定了中医理论是超前的与先进的信念。

二、中医理论现代化遇到的困境

（一）象思维与概念思维转化维艰

中医理论建立在象思维（取类比象，《素问·示从容论》称援物比类）基础上，象思维不存在逻辑上（就概念思维定义的"逻辑"）的意义。阴阳、五行学说来源于象思维，并对其各自理论不断发展完善，这些构成了中医理论思维模式。中医理论从"天"与"地"（"天为阳，地为阴，日为阳，月为阴"《素问·阴阳离合论》）概念上抽象出"阴静阳躁，阳生阴长，阳杀阴藏。阳化气，阴成形"（《素问·阴阳应象大论》）等一般属性，凡是具有"阳"属性的便为"阳"，凡是具有"阴"属性的变为"阴"，中医人用阴与阳的属性去解释人体的生理、病理、脉理及药性诸多方面问题。中医理论中，阴阳具有无限延展性，"数之可十，推之可百，数之可千，推之可万"，失去了其作为概念的基本属性和特征。

与阴阳学说相同，建立在五行基础上的藏象学说亦是如此，古人将世间万物按照木、火、土、金、水笼统地化为五类，并以相生相克解释各行之间的关系。引用至中医中，也就有了与之相对的五脏、五体、五窍、五藏神、五液、五志、人体五色、药之五味。由于"五脏之象可以类推"（《素问·五脏生成》），一旦把人体生理、病理、脉理中的某种归纳至五行中的某一行，则各行内部物与物之间就具备了"有机"的联系。由此可见，阴阳、五行成为捆绑世间万物的巨大符号系统，归于其中的"物"与"物"之间存在某种既定的非逻辑之间的"关系"。

基于此，来源于概念思维的阴阳、五行，经过抽象与概念的无限延伸后已不再具有概念属性，象思维与概念思维转化维艰。

（二）中医理论注释发展模式推波助澜

虽然中医学具有强烈的实践性，归属于自然科学领域，但中医发展过程中长时间受"儒医"禁锢，"《内经》《灵》《素》，犹儒家孔子之书，乃为医家必宜熟读（《顾氏医镜》顾靖远）"，中医理论研究以注释《内经》等经典为研究主体，学人以治医经为登堂入室之途径而趋之若鹜，宋至明末清初，注释诸家论著达 700 余种，而这种注释脱离了体系实践性质与临证务实要求。后世中医理论研究遵循"述而不作，信而好古"理念，医家主要依靠对经典著作注释进行学术研究，喜欢引经据典、烦琐考证，在传统的阴阳、五行基础上进行不断注释与诠释。可以说中医理论发展史就是一部注释与诠释史，缺乏重大性突破与革新。

而过度进行笼统、直观、思辨、臆测注释与诠释态度使中医藏象理论脱离了解剖实际，变成了功能概念。因此，中医理论虽历经近两千年发展，其核心理论体系从未发生过根本变革，追本溯源与牵强的注释模式使中医理论朝向模棱两可、似是而非的模式发展。由于缺乏概念属性，象思维中医理论可永久保持"正确性"，因为它是几乎不可被"证伪"的哲学理念。

（三）还原论主导下中医深陷"验证"怪圈

现代科学理论、方法和研究手段则建立在概念思维基础上，尤其是以还原论为导向的现代医学。基于"还原论"思维的研究，生理上强调以某一种或一组可定量微观指标对人体生命活动的复杂系统进行解析。病理上把多因素、多层次、多变量的疾病现象化繁为简，还原成某一种病理实质或致病因素。因此，西医研究可以采用人类疾病动物模型进行生理学、实验病理学和实验治疗学研究。人类疾病动物模型用在中医研究上道路还很漫长。目前，虽然动物模型建立的疾病种类能一定程度上还原中医证型，比如糖尿病动物模型、老年动物模型，但由于不能对动物神态、面色、声音、气味、舌苔、脉象等进行"四诊合参"与"辨证论治"，不能对其证型进行整体把握，因此不能拟方给药。

中医基础理论现代化研究希望将概念化、符号化的象思维与概念思维相互转化，试图采用现代医学观念和先进科学技术手段与方法解释中医理论中藏象、经络、气、血、痰、瘀等，继而实现象思维赋予的脏腑功能与依靠概念思维建立的现代科学理论、方法与指标之间的全面通约和准确对译。

然而在还原论占优势地位的西医模式导向下，中医理论研究变成了被动的"验证"式的发展模式。以西医为准则，验证中医理论合理与否，变成了中医理论现代化的主要目标。如从成骨细胞与破骨信号偶联探讨"肾主骨"科学内涵，从环磷酸腺苷（CAMP）与环磷鸟苷（CGMP）的比例探讨阴阳本质，从基因表达水平探究阴虚、阳虚科学内涵等。

这样的结果使人们发现中医理论现代化的研究始终跳不出"验证中医合理性"的怪圈。笔者认为始终处于验证阶段的中医不可能得到发展，而且在不断的削足适履过程中，只会让中医逐渐消融于西方医学洪流中，最多为西医发展提供只言片语的思路。事实也表明，采用最先进的现代科学技术手段，花费了大量人力、物力得到的众多中医"科学"

的"本质"的研究成果，对中医临床几乎没有任何指导意义。至今，依然没有人承认在中医寻求现代化进程的一百多年中理论有重大性突破。

三、中医理论现代化探索之路

（一）正本清源寻发展

中医是基于唯物的客观事实发展起来的一门学科。从中医发展史上看，中医认识疾病是唯物的、客观的。王莽时期对五脏的认识就是建立在解剖学基础上的（"莽使太医尚方与巧屠共刳剥之，量度五脏，以竹筵导其脉，知所终始"《汉书·王莽传》）。大抵古代医术的人体脏器位置也是基于当时粗浅的、尚未得到普遍认可的解剖学，古人始终认为他们认识的脏器就是实际解剖位置，不是所谓"藏象"（"藏象"是基于古代象思维体系在中医应用实践方面所认识到的）。由于中国传统文化长期以儒家文化为主导，儒家文化提倡"身体发肤，受之父母，不敢毁伤，孝之始也"的理念，严重限制了解剖学的发展，也限制了古代医家对人体解剖结构的认识。中医只能从人体外部生理与病理表现来推断脏器之间的形态、功能，进而形成特有的"藏象"现象。

中医理论是我国历代医学家在长期临床实践中所积累的经验和规律的总结，它指导着中医的临床实践，并且通过实践检验，不断补充和发展，推动了中医学科的发展。中医理论自形成后，一直延续诠释发展路线。中医理论传统发展模式是领悟法，具体就是读书与临证。读中医经典著作，中医经典首推《内经》。医家临床实践中运用假说、想象和推理方法提出新理论，然后将新理论反馈到临床实践中，丰富和发展中医理论。如温病学派叶天士的卫气营血、吴鞠通的三焦作为温病辨证纲领则是在继承《内经》有关卫气营血、三焦的理论及张仲景《伤寒论》"六经辨证"基础上发展的。

（二）抓住机遇敢诠释

现代科学技术突飞猛进的发展，各种先进仪器、设备的使用，使人类认识自然的水平达到了前所未有的高度。中医理论再采用诠释手段进行发展，与以往的诠释截然不同。因为诠释者使用的诠释手段在中医发展的两千多年历史中闻所未闻、见所未见。不仅诠释手段不同，诠释语言也发生了重大变化，由不尽严密的、具有隐喻性的自然语言（或哲学语言）转化成了数字，或看得见、摸得着的、具有明确指向的实物，这引起了中医人的极大恐慌，这样诠释还是不是中医？中医是不是被异化，进而消融于现代医学洪流中了？其实，诠释的发展道路古往今来得到医家的普遍认可，古代医家普遍也在临床实践的基础上注释中医经典著作视"大道"，因此诠释发展道路本身没有任何问题，关键在于诠释者及其诠释立场。

中医理论形成之初，就吸收了当时最先进的哲学思想和各门自然科学成果，呈现出极端的开放性与包容性。中医理论形成之前的先秦时期，中医理论（如果先秦之前的可以称之为中医理论的话）只是一些临床经验的总结，但在吸纳了当时最先进的阴阳、五行哲学理念后，将零碎临床经验进行归纳、总结、升华成较为成熟的中医理论，也是现代中医理论的基石。而在后续近两千年中，自然科学发展缓慢，人类认识自然水平没有质的改变。诠释者认识世界的角度几乎与中医理论形成之前相同，中医理论发展历时近两千年也没发生质的变化。

20世纪以来，科学技术飞速发展，人类认识自然的水平得到极大提高，采用现代科学技术成果对中医理论进行诠释，走的还是传统的中医理论发展模式，只是手段与以往大不相同。所以，我们要立足当下，抓住科技快速发展的机遇，敢于尝试用最先进的手段对中医理论进行诠释，敢于突破，勇于创新。

（三）中西医结合是方向

中医理论现代化是在现代科学，尤其是基于还原论西医模式冲击下提出来的，中医要"合理化"要"科学化"，就必须对中医理论进行现代化，因为理论是指导实践的至高准则。基于象思维与概念思维模式的差异，中西医结合的命题始终备受争议。笔者认为中医、西医研究的对象都是人，只是看人的角度不同而已，二者终将统一。

如果将人体的生命及病理现象本质视为真理，姑且将其比作大象，由于古代中医人对世界认知的有限，只能站在远远的距离观察大象日常活动，并从中总结出一套大象生活习性准则。现代科技手段给了我们一个直面大象的机会，现在不仅能近距离的观察大象，还能进入大象的身体内部去仔细剖析、探究内部器官形态、功能，甚至可以精确到细胞、亚细胞结构、蛋白及基因水平。如果采用这种先进的手段结合先前对大象习性的种种总结，则能将更加透彻的了解大象。事实上，西医在深入探索内部现象的同时，已经尝试站在离大象稍微远一点的距离，希望对大象来个全面认识。从 20 世纪 40 年代控制论和信息论的确立，现代医学开始从分析走上综合的道路，在不断细化微观的同时，也在重视宏观、重视辨证（是大样本的辨证—循证医学，而不是中医个体辨证）。中医发展可以在重视宏观、辨证基础上，不断向微观实物靠拢，中医西医将会在探寻真理的道路上相遇，相互融合成新的医学模式。

（四）立足当下寻突破

1. 明确中医理论中术语定义

由于用自然语言书写，中医很多名词术语缺乏规范明确的定义，对术语的理解很多中医人停留在"心中了了，纸下难明"的阶段。笔者认为这个"难明"说明两点，一是对这个问题本身理解不够深刻，二是对这个问题缺乏科学严谨的态度。如果对这个问题深入理解、思考，并采用科学严谨的态度去阐明，一定会达到纸下也"了了"的状态。中医专有名词的含糊不清，大大降低了中医作为一门自然科学的严谨性，极大程度上限制了中医的传播与发展。中医发展过程中具有浓郁的人文气息，但中医研究的对象是具有自然属性的人，在对人的研究中即使是以哲学的理念为指导，但落实到具体的临床上还是要基于实际出发。现代中医在临床诊疗中，不同医生对同一个病人的病情认识差异很大，遣方用药也是千差万别。尤其对疾病特征不典型的病人。这就不得不让人产生很大的疑虑，中医到底是一门自然科学还是人文科学？笔者认为解决这个问题的关键是规范中医名词术语，将中医从原始的自然理念还原出来，如中医中"证""气""血""痰"的概念。

明确术语的概念不仅有利于中医医生之间对疑难病情的深入探讨，也有利于中医的学习、交流和传播。

由于中医理论中术语长期未有明确定义，中医传统教学为师承式，不同人对术语的理解程度不一，且转换成文字后，现代人对文字含义解读也不尽相同。因此术语的定义存在极大的困难，方方面面难尽如人意。因此，对术语定义版本，褒贬不一，总是批判多，认可少。这里笔者认为，负有责任的中医人在批判的同时，应该积极想办法去补充、完善术语，而不仅仅是提出问题。毕竟，术语定义关乎中医未来的命运和发展。

2."拿来"的发展观

"拿来"的发展观是在保证中医学固有特色基础上，充分借鉴、吸收现代科学技术方法与成果，构建新的中医理论体系。新的中医理论体系不仅是临床经验的解释与复制，而且要成为临床技术发展的基石与加速器。

现代疾病谱宽广、致病因素繁杂多样，而中医致病因素内伤七情、外感风寒暑湿燥火六淫，显得太过于笼统。若将中医中宽而广的概念采用现代科学技术手段进行诠释，在总体把握的基础上进行将"藏象"具体化，对其本质进行探讨。在保持中医特色基础上进行"拿来"，在充分借鉴与吸收现代科技的方法和成果，实现中医理论现代化，即构建新的中医理论体系。如现代医学研究发现帕金森病及肝豆状核变形都有颤抖症状，这些疾病既非"风"也非"肝"能定位，中医理论中"诸风掉眩，皆属于肝"就不能完全涵盖。再如现代研究发现胃炎多由幽门螺杆菌引起，而中医理论中"脾胃内伤"就不能很好地解释这一现象。因此，需要在"拿来"基础上对新的医学现象进行思考、分析，进而为我所用，发展、修正中医理论。

3. 采用现代先进思维理念研究中医

由于以概念性思维为导向的现代中医理论研究始终走不出"发掘和验证中医"的怪圈，科学的思维模式种类很多，可认为以"象思维"为导向的中医理论现代化提供思路。比如，复杂性科学打破原有的简单线性、均衡、还原的传统思维模式，致力于研究非线性、非均衡和复杂系统问题。从复杂性科学角度看，中医是一个复杂性适应系统，中医学的发展始终处于"混沌的边缘"，在吸纳先进科学技术、理念同时，不断创新，不断更新规则，从而实现自我完善，复杂性科学从定性到定量综合集成法等，可能是未来中医理论现代化的一条通路。再如，以蝴蝶效应为关键理论部分的混沌理论。混沌理论是对复杂系统现象进行整体性研究的、非线性、跨学科的、研究表象紊乱无序的模糊和混沌状态中有序和规律性的研究方法。可以采用混沌理论中的初始条件敏感性的临界点研究经络腧穴等问题，以实现中医理论现代化，其他如整体不等于部分之和、交互作用是终极原因，结构就是过程流，有序稳态远离平衡，微观物质具有波粒二象性，粒子与场相互转化，质量与能量相互转化、系统论、信息论、控制论等。

4. 多维度的诠释

对于临床息息相关的临证理论进行诠释，比如脏腑、经络理论，将其从朴素的哲学辨证观中剥离开来，采用现代科学技术与方法对其本质进行探讨。从科学技术层面实践中产生新理论，然后将新理论应用于临床实践反过来促进中医理论发展，尽最大可能将实验室研究成果"转化"成中医临床所需。

对符号性的、具有象征意义的哲学理念的深究绝对不可能是1个或1组指标，而是庞大的数据体系，因为这些概念本来就是纯哲学领域的，如阴阳、五行，只是中医理论在发展的进程中，受限于当时的自然科学水平，而采取这些哲学概念对复杂的生命现象的生理、病理机制进行解释。若要深究其本质，则必须对其承载的高级生命复杂的运动形式通过哲学语言的描述还原成具有自然属性的概念。

当今，自然科学水平发展到了一定的高度，可以采取更为复杂的科学技术成果对曾经采用哲学语言描述的复杂的高级生命现象做出解释。这里不是指将高级运动形式还原成低级运动形式的还原论思想，而是基于古人对复杂生命活动认识基础上，采用现代科技手段进行复杂生命活动的还原。

临床上有"象"可见，理论上必能找到它的物质基础，其物质基础也必定是多指标、同步变化、具有内在规律性联系的结构。考虑到人与人之间的具体差异及环境影响等复杂因素，如只从某一指标或某几个指标来确定人的体质分型是不准确的、不可靠的，因为太精确的测量不一定就能反映人体特征。笔者认为采用从多维数据角度诠释中医理论，将符号化的具有临床实际意义的中医内涵进行具体化，比较适合经过两千年象思维模式的中医理论体系。

因为"象"经过抽象与诠释后，早丧失了原本的自然属性。因此，试图采用 1 个或 1 组现代科学研究指标对中医理论进行诠释和对译的结果让人啼笑皆非。如袁复初提出的"阴之为物即电核也，故电波与吸引力皆谓之阴。阳之为物即电子也，故磁波与辐射线皆谓之阳"以及 20 世纪 60 年代曾轰动一时的 cAMP、cGMP 是阴阳实质的研究，90 年代后期的"阴阳者，细胞之道也"及基因中的"阴阳"等，余云岫的"五行者，五原质也，今则化学明知成物之原质已有八十，然则已变为八十行，非复可墨守五行之旧目矣"。

这些对中医工作者提出非常高的要求，在熟练掌握中医传统理论前提下，洞悉中医理论发展轨迹，采用现代科学思维，灵活掌握最先进的科学技术手段将中医推向现代化进程。中医理论发展需要这样的伟大人物出现，这也是几代中医人不懈努力的方向。

四、结语

"创新是一个民族进步的灵魂，是一个国家兴旺发达不竭的动力"，立足中医理论立场不变，采用"拿来"主义对中医理论进行正确诠释是中医理论创新的基石。

虽然现代科学技术手段已达到先进水平，但认知事物尚未达到尽善尽美的水平。因此，延续中医理论发展的传统模式——诠释，不断的采用当下最前沿的技术手段、思维模式去发展中医显得十分必要。

有临床疗效的、具有实用价值的中医要实现中医理论现代化研究在保持自身特色同时，不断尝试新的方法，勇于吸收和采纳先进的思维理念，尝试用现代方法研究中医理论，进而实现中医理论现代化。

参考文献

1. 郑洪新，李敬林. 肾藏精基本概念诠释［J］. 中华中医药杂志，2013，28（9）：2548-2550.

2. 张进，徐志伟，丁富平."肾藏精"的现代实质新理论［J］. 世界科学技术——中医药现代化. 中医研究，2010，24（4）：550-552.

3. 易杰. 中医肾藏精理论的现代研究历程和思考［J］. 中国中西医结合杂志，2010，30（4）：419-422.

4. 张建伟. 肾主生殖的现代研究进展与研究思路［J］. 世界中西医结合杂志，2008，3（2）：113-115.

5. 刘晓燕，郭霞珍，刘燕池，等. 中医"肾应冬"调控机制与褪黑素受体关系的研究［J］. 北京中医药大学学报，2007，30（1）：25-28.

6. 易青. 肾主精理论探讨［J］. 湖北中医学院学报，2007，9（3）：16-17.

7. 张进，徐志伟，陈群，等. 干细胞与中医基础理论中的先天之精学说［J］. 中国临床康复，2006，10（7）：189-192.

8. 王键，胡建鹏，何玲，等."肾藏精"研究述评［J］. 安徽中医学院学报，2004，28（2）：1-5.

9. 李奕祺. 论肾藏象理论建构的哲学基础："精水合一"［J］. 山东中医药大学学报，2004，28（3）：169-171.

10. 范源，陈黎明. 从肾藏精探讨精的作用及研究思路［J］. 中国中医药信息杂志，2002，9（7）：3-5.

11.马淑然，郭霞珍，刘燕池，等.肾应冬调控机制的分子生物学实验研究
［J］.中国中医基础医学杂志，2001，7（12）：16-19.

12.江海身.天癸学说探讨［J］.中医杂志，2000，41（11）：645.

13.王琦.中医藏象学［M］.北京：人民卫生出版社，1997，659.

14.郑洪新：中医基础理论专题研究［M］北京：人民卫生出版社，2012，
74-91.

15.姜春华，沈自尹.肾的研究.第1版.上海：上海科学技术出版社，
1964.

16.郑洪新，王拥军，李佳，等."肾藏精"与干细胞及其微环境及 NEI 网
络动态平衡关系［J］.中华中医药杂志，2012，27（9）：2267-2270.

17.刘晓燕，郭霞珍，刘燕池，等.中医"肾应冬"调控机制与下丘脑 G
蛋白关系的研究［J］.中国医药学报，2002，7（11）：660-663.

18.沈自尹.有关证与神经内分泌免疫网络的研究［J］.中华中医药学刊，
2003，21（1）：10-11.

19.沈自尹，陈瑜，黄建华，等.EF 延缓 HPAT 轴衰老的基因表达谱研究
［J］.中国免疫性杂志，2004，20（1）：59-62.

20.刘瑜，战丽彬.基于神经内分泌免疫网络相关指标数据库的藏象本质研
究［S］.大连医科大学，2012.

21.白坚石，岩忠效，吴志奎，等.抗衰老药物对大鼠脑 DNA 甲基化酶的
影响［J］.中国中西医结合杂志，1996，6（20）：358-359.

22.孙玉文，冯全生.机体自稳态与肾精相关性研究——补肾填精法对小鼠
脾脏辐射损伤的修复调控［S］.成都中医药大学，2010.

23.沈自尹."肾"研究成果对中西医结合研究思路的启示［J］.中国中医
药导报，2010，5（1）.

24.徐志伟，张进，张明.从心肾相关探讨干细胞移植治疗冠心病心衰的中

医理论内涵［J］.云南中医学院学报，2009（5）：1-4.

25.郑洪新."肾藏精生髓主骨"的细胞信息传导与调控机制研究［J］.中医药优秀论文选，2009，上册：639-643.

26.师双斌，郑洪新.肾精盛衰的外在征象［J］.中国中医基础医学杂志，2012，18（9）：940-941.

27.陆金宝，周如倩.老年人肾虚及其证型的调查研究［J］.上海中医药大学学报，2002，16（1）：22-23.

28.张永如，田杨，李荣亨.补肾益寿胶囊改善肾气虚证患者生活质量的临床观察［J］.中国临床康复，2004，7（27）：3772-3773.

29.姜婷，纪文岩，卢英红，等.性激素水平对老年人高血压病肾气亏虚证证型诊断客观化影响的研究［J］.中西医结合心脑血管病杂志，2014，12（5）：546-547.

30.郭伟星，于杰，张磊，等.不同证型老年男性高血压病患者性激素相关调控因素的比较研究［J］.辽宁中医杂志，2012，39（7）：1202-1204.

31.戴霞，郭伟星.老年高血压病肾气亏虚证规范化诊断标准的建立方法探讨［J］.时珍国医国药，2011，22（6）：1490-1492.

32.于杰，郭伟星.老年人高血压发病机理与肾气亏虚的相关性探析［J］.时珍国医国药，2014，25（6）：1438-1439.

33.董宇秀，曹俊奇，曹子青.固肾汤治疗小便不禁肾气不固证100例［J］.中医杂志，2009，（1）：21-21.

34.倪伟，张惠勇，吴定中，等.补肾纳气方结合西药治疗慢性阻塞性肺疾病临床观察［J］.上海中医药杂志，2008，42（5）：15-17.

35.孙朔，张惠勇，耿佩华.肾不纳气型COPD患者外周血白细胞中糖皮质激素受体表达的临床研究［J］.上海中医药大学学报，2010，（1）：32-36.

36.贾临超，冷晓霞，陈民利，等.抗衰老片对肾虚小鼠空间学习记忆和脑自由基代谢的影响［J］.实验动物与比较医学，2012，31（6）：432-435.

37. 孙理军，王震，李翠娟，等.过度惊恐型肾虚质大鼠血清细胞因子水平变化的实验研究［J］.陕西中医学院学报，2012，（1）：30.

38. 王慧君，李先涛，赵铁牛，等.肾精亏虚证临床流行病学调查问卷的研制与评价［J］.天津中医药，2013，30（12）：711-713.

39. 刘金星，刘敏如，宋韬，等.养精汤促排卵的临床及实验研究［J］.中国中西医结合杂志，2001，21（2）：94-98.

40. 徐瑞荣，王琰，安玉姬，等.补肾益髓法治疗慢性再生障碍性贫血临床研究［J］.山东中医药大学学报，2006，30（4）：293-294.

41. 俞亚琴，孙伟正.补肾和解复方对再障患者 CD34$^+$ 细胞造血干/祖细胞调节作用的实验研究［J］.哈尔滨商业大学学报，2002，18（1）：8.

42. 王荣新，吴志奎，蔡辉国，等.中西医结合益髓生血灵治疗 β-地中海贫血进一步临床研究［J］.中国优生与遗传杂志，1998，2（2）：28-29.

43. 吴志奎，张新华，李敏.益髓生血颗粒治疗 β-地中海贫血156例临床观察［J］.中国中西医结合杂志，2006，26（6）：352-354.

44. 王际孝，林振福，于庆元，等.成年人群骨矿含量及中老年肾虚对骨矿影响的研究［J］.中医杂志，1990，31（9）：27.

45. 郭素华，李洪成，邹才华，等.肾虚证与骨密度的关系［J］.中国中西医结合杂志，1995，15（11）：655.

46. 卞琴，刘书芬，黄建华，等.3种补肾中药有效成分对去卵巢骨质疏松大鼠骨髓间充质干细胞的调控作用［J］.中华中医药杂志，2011，（5）：889-893.

47. 胡翔，陆华.含右归丸鼠血清对人 FTM-PVCs 体外分化为类卵细胞的影响［J］.中华中医药杂志，2014，29（5）：1640-1644.

48. 沈自尹.肾阳虚病人的垂体肾上腺皮质系统的改变［J］.上海中医药杂志，1979，（2）：34.

49. 蔡德培，季志英，时毓民.滋阴泻火中药及甲地孕酮治疗女性特发性性早熟的临床研究［J］.中国中西医结合杂志，2001，21（10）：732-733.

50. 俞瑾，孙月丽，邵公权，等.补肾化痰治疗多囊卵巢综合征中对下丘脑－垂体－卵巢功能的调节.中国中西医结合杂志，1986，6（4）：213-216.

51. 蔡德培，顾文化，郭怡清，等.滋阴降火与温补肾阳中药对长期应用糖皮质激素的肾病综合征患儿肾上腺皮质功能的影响［J］.中华儿科杂志，1982，20（4）：195-197.

52. 于立志，于春泉.肾阴虚证症状表现规律的系统评价［J］.天津中医药，2011，28（5）：430-432.

53. 陈小燕，严惠芳，杨春燕.糖尿病肾病肾阴虚证与内皮素-1相关性的临床研究［J］.中国厂矿医学，2007，20（4）：416-417.

54. 孔月晴，严惠芳，郭文娟，等，慢性肾炎患者血清TNF-α、IL-2和肾阴虚证的关系［J］.中国中西医结合杂志，2005，25（4）：310.

55. 郭文娟.慢性肾炎患者血浆心钠素（ANP）、血清白细胞介素-2（IL-2）与肾阴虚证相关性的临床研究［J］.山西中医学院学报，2005，6（3）：13-15.

56. 祁建生，黄恒清，吴作干，等，慢性胃炎女性患者肾阴虚证型机理初步探讨［J］.福建中医学院学报，1995，5（4）：15-17.

57. 吴水生，叶钦勇，林求诚.中老年男性性激素水平与不同肾虚证型关系研究［J］.福建中医药，2000，31（2）：3.

58. 邢薇薇，张宏，吴锦忠，等，二至丸对肾阴虚骨质疏松大鼠的影响［J］.福建中医药，2008，39（6）：45-46.

59. 史正刚，张士卿.知柏地黄丸对肾上腺皮质激素型肾阴虚幼龄大鼠血浆CORT、ACTH、CRH及肾上腺指数和组织学结构的影响［J］.中国中医基础医学杂志，2006，12（3）：167-170.

60. 沈自尹.中西医结合防治支气管哮喘探讨［J］.中国中西医结合杂志，1993，13（5）：296.

61. 沈自尹，黄建华，陈伟华.以药测证对肾虚和肾阳虚大鼠基因表达谱的比较研究［J］.中国中西医结合杂志，2007，2（27）：135-137.

62.钟历勇，沈自尹.补肾健脾活血三类复方对下丘脑－垂体－肾上腺－胸腺轴及 CRF 基因表达的影响［J］.中国中西医结合杂志，1997，17（1）：32-35.

63.蔡定芳，沈自尹.乌头碱对大鼠下丘脑促肾上腺皮质激素释放激素含量的影响［J］.中国中西医结合杂志，1996，16（9）：544-546.

64.沈自尹.EF 延缓 HPAT 轴衰老的基因表达谱研究［J］.中国免疫学杂志，2004，（20）1，16-18.

65.黄建华，沈自尹，陈伟华.基因表达谱揭示淫羊藿总黄酮对皮质酮大鼠肾上腺皮质再生的调控机制［J］.中国中西医结合杂志，2006，26（5）：423-426.

66.李德新.中医基础理论［M］.北京：人民卫生出版社，2011.

67.周仲英.中医内科学.第二版［M］.北京：中国中医药出版社，2007.

68.陈薇，付于，毕海，等.基于"肾生髓"理论浅述肾精与脑认知功能的关系［J］.天津中医药大学学报，2012，31（1）：54-56.

69.崔远武，张玉莲.从认知功能角度探讨"作强之官，伎巧出焉"［J］.江苏中医药，2011，43（9）：1-4.

70.郭汝宝，苏云放.试论中医肾脑的升降互济关系［J］.光明中医，2008，23（7）：924.

71.李林，魏海峰，张兰.中医"肾生髓，脑为髓海"现代生物学基础探讨［J］.中国中药杂志，2006，31（17）：1397.

72.黄建华，卞琴，沈自尹."肾精"涵义的再分析及其意义［J］.中华中医药杂志，2012，27（3）：522-524.

73.蔡光先，刘柏炎.从干细胞分化研究"肾通于脑"的策略［J］.湖南中医学院学报，2004，24（1）：30-31.

74.王康锋，张洪斌，张立娟.中医肾精理论与神经干细胞关系探讨［J］.

新中医，2005，37（12）：76-77.

75.张进，徐志伟，史亚飞，等.基于干细胞的"脏腑之精"理论内涵研究［J］.中医杂志，2012，53（5）：364-367.

76.宫健伟，叶蕾，樊巧玲.地黄饮子对脑缺血再灌注模型大鼠Bax，Bcl-2，Caspase-3蛋白表达的影响［J］.中国实验方剂学杂志，2013，19（5）：248-251.

77.沈自尹，黄建华，吴斌，等.淫羊藿激活内源性干细胞及其机制研究［J］.中国中西医结合杂志，2009，29（3）：251-254.

78.王永炎.中医内科学.第二版［M］.北京：人民卫生出版社，2010.

79.李利娜.浅谈肾精与脑的关系［J］.内蒙古中医药，2013，32（32）：113-114.

80.黄泰康，陶汉华.中医病因病机学［M］.北京：中国医药科技出版社，2002.

81.吕光荣.中医内科证治学［M］.北京：人民卫生出版社，2001.

82.许沛虎.中医脑病学［M］.北京：中国医药科技出版社.1998.

83.何慧，张玉莲，崔远武，等.老年性痴呆中医治则治法规律研究［J］.吉林中药，2012，32（2）：125-127.

84.冯新玲，杨立娜.肾脑相关理论的研究进展［J］.中医药导报，2006，12（6）：96-98.

85.冯新玲.肾脑相关理论初探［J］.湖北中医学院学报，2006，8（3）：36-37.

86.李瀚旻，张六通，邱幸凡."肝肾同源于脑"与肝肾本质研究［J］.中医杂志，2000，41（2）：69-71.

87.刘燕池，蒋云娜.脑与脾肾病机相关理论的探讨［J］.中国中医基础医学杂志，1999，5（11）：5.

88.张沁园，曹存梅.脑与脾肾的关系探讨［J］.中华中医药学刊，2008，

26（1）：180-183.

89. 盛浩，张沁园. 脑与脾肾相关的理论与实验探讨［J］. 光明中医，2008，23（11）：1857-1859.

90. 钱风雷，曾繁辉，冯炜权. 补肾中药对运动大鼠下丘脑－垂体－性腺轴功能的调节作用［J］. 中国运动医学杂志，2005，24（5）：571-575.

91. 刘俊. 补肾益智方对认知功能障碍小鼠海马神经元再生的影响［J］. 时珍国医国药，2013，24（10）：2412-2413.

92. 陈景华，李绍民. 归肾丸对衰老大鼠肝、脑组织中 SOD 活力、MDA 含量影响的实验研究［J］. 中国现代医药杂志，2008，10（5）：75-76.

93. 何小容. 补肾化痰法治疗轻中度血管性痴呆的临床疗效观察［D］. 北京中医药大学，2013.

94. 江爱娟，胡建鹏，王键，等. 两种中药复方对局灶性脑缺血再灌注大鼠 Nestin、NSE 和 GFAP 表达的影响［J］. 北京中医药大学学报，2009，32（10）：679-682.

95. 江爱娟，胡建鹏，申国明，等. 两种中药复方对脑缺血大鼠脑组织 BDNF 和 bFGF 表达的影响［J］. 辽宁中医药大学学报，2009，11（7）：188-190.

96. 江爱娟，胡建鹏，王键，等. 益气活血方和补肾生髓方对大鼠脑缺血恢复期 GAP-43 和 SYP 表达的影响［J］. 中国中医药科技，2008，15（6）：418-419.

97. 吴远华，朱广旗，邵勇，等. 活血补肾中药方联合低剂量美金刚治疗脑卒中后认知功能障碍［J］. 中国实验方剂学杂志，2012，（24）：337-339.

98. 沈双宏，沈晓东，吴同玉，等. 补肾健脾养血活血法改善血管性认知障碍大鼠行为学障碍的研究［J］. 中国医药导报，2011，（35）：24-26.

99. 田允，蔡晶，陈旭征，等. 补肾中药对帕金森病模型小鼠黑质－纹状体神经元的保护作用［J］. 中国老年学杂志，2011，31（3）：440-443.

100. 菅威，胡建鹏，王键，等.从肾精与脑髓关系谈补肾生髓法在缺血性中风恢复期治疗中作用［J］.安徽中医学院学报，2011，30（4）：3-5.

101. 李红梅.肾精化生脑髓的生理机制研究［D］.山东中医药大学，2005.

102. 潘婕，张玉莲，张连城.从肾精与脑髓之关系论治老年痴呆［J］.辽宁中医杂志，2013，40（10）：2031-2032.

103. 冯新玲，周安方，曹继刚.恐伤孕鼠对其仔鼠生长发育的影响［J］.湖北中医杂志，2008，（12）：10-12.

104. 印会河，张伯讷，张珍玉，等.中医基础理论［M］.上海：上海科学技术出版社，1984，39.

105. 江妙津，余赢鳌."肾藏精，精舍志"的现代观［J］.浙江中医杂志，2008，43（1）：18-19.

106. 李如辉，张光霁."肾藏志、应惊恐"理论的发生学剖析［J］.浙江中医学院学报，2001，25（1）：5-9.

107. 中国防治认知功能障碍专家组.中国防治认知功能障碍专家共识［J］.中华内科杂志，2006，45（2）：171.

108. 张进，徐志伟."肾藏精、主骨、生髓"理论内涵辨析［J］.中国中医基础医学杂志，2009，（11）：805-806+809.

109. 沈自尹."肾"研究成果对中西医结合研究思路的启示［J］.中国中医药报，2010-1-5（1）.

110. 隋潇徽，徐从高.再生障碍性贫血造血干细胞的研究现状［J］.中华血液学杂志，2006，27（4）：284-286.

111. 张旻昱，蒋文明.再生障碍性贫血的发病机制的研究进展［J］.湖南中医药大学学报，2013，33（10）：102-103.

112. 伍晓华，李彬彬.白细胞减少症治疗药物谁主沉浮［J］.中国医院用药评价与分析，2005，（3）：133-137.

113. 胡雯，汤毅.浅谈补肾法治疗血液病［J］.中医杂志，2011，52（8）：

717-719.

114. 田胜利 . 姚乃中运用补肾填精、凉血活血法治疗特发性血小板减少性紫癜经验［J］. 上海中医药杂志，2007，41（6）：12-13.

115. 陆嘉惠，胡令彦，周永明 . 健脾补肾活血解毒法为主治疗骨髓增生异常综合征［J］. 中国实验方剂学杂志，2010，16（9）：204-206.

116. 顾敏 . 周永明治疗骨髓增生异常综合征经验［J］. 辽宁中医药杂志，2010，37（12）：2300-2301.

117. 张新华，周英杰，李平萍，等 . 广西南宁市农村育龄人群地中海贫血筛查及基因型和血液学参数分析［J］. 中华流行病学杂志，2006，27（9）：769-772.

118. 王文娟，刘文军，吴志奎 . 中间型地中海贫血患者中医证候分布规律研究［J］. 中医杂志，2007，48（8）：726-729.

119. 王文娟，吴志奎，张新华 . 中间型 β - 珠蛋白生成障碍性贫血及其父母中医证候家系调查［J］. 中西医结合学报，2009，7（2）：116-120.

120. 吴志奎，刘咏梅，张新华，等 . 补肾益髓法治疗 β - 地中海贫血的平行对照临床研究［J］. 中西医结合学报，2007，5（2）：137-140.

121. 吴志奎，方素萍，刘咏梅，等 . 肾生髓、髓生血理论与治疗地中海贫血的临床实践［J］. 中医杂志，2008，49（2）：170-172.

122. 吴志奎 . 地中海贫血症的中医病机与治则治法［J］. 中医杂志，2009，50（1）：73-75.

123. 沈自尹 .21 世纪中西医结合进入后基因组时代［J］. 中国中西医结合杂志 .2000，20（11）：808-809.

124. 刘莉 . 益髓生血颗粒对 α 血红蛋白 H 病患者造血细胞因子活性与表达的影响［J］. 中医杂志，2013，54（10）：835-838.

125. 程艳玲，张新华，方素萍，等 . 益髓生血颗粒夏季治疗地中海贫血患者 57 例临床观察［J］. 医学研究杂志，2014，43（5）：44-48.

126. WANG Wen-Juan.Effect of YiSui Sheng Xue Granuleon the Oxidative Damage of Erythrocytes with hemoglobin HDisease［J］.Chin JIntegr Med，2012，1-7.

127. 吴志奎，张新华，蔡辉国，等.补肾益髓法治疗 β - 地中海贫血症分子基础与临床.国际生物信息与中医药论丛，2004，（11）：137-142.

128. 刘咏梅，吴志奎，柴立民，等.中药益髓生血颗粒对 β - 地中海贫血患者骨髓 α - 血红蛋白稳定蛋白（AHSP）及红系转录因子 GATA-1 基因表达的影响［J］.中西医结合学报，2006，4（3）：247-250.

129. 柴立民，吴志奎，张新华，等.中药益髓生血颗粒对 β - 珠蛋白生成障碍性贫血患儿基因表达的影响［J］.中国中西医结合杂志，2005，25（7）：591-593.

130. 柴立民，吴志奎.中药治疗对 β - 珠蛋白基因簇位点调控区 HS_2 位点与核蛋白结合作用的影响［J］.实用儿科临床杂志，2005，20（3）：239-241.

131. 刘咏梅，吴志奎，张新华，等.益髓生血灵对不同发育阶段小鼠血红蛋白珠蛋白表达的影响［J］.中国中医基础医学杂志，2006，12（8）：589-591.

132. 易杰，吴志奎，黄启福.益髓生颗粒 β – 地中海贫血对患者 SCF 及 EpoR mRNA 表达的影响［J］.辽宁中医杂志，2004，31（3）：197-199.

133. 邹阳，孙玉雯，方素萍，等.益髓生血颗粒对辐射损伤小鼠造血祖细胞增殖功能的影响［J］.中医杂志，2013，54（2）：155-158.

134. 王文娟，刘莉，邹阳，等.益髓生血颗粒对辐射损伤小鼠骨髓细胞周期的影响［J］.中国实验方剂学杂志，2013，19（6）：169-172.

135. 刘莉，邹阳，李俊丽，等.补肾益髓对辐射损伤小鼠造血功能的影响——对辐射小鼠外周血相影响的研究［J］.中国实验方剂学杂志，2012，18（19）：217-221.

136. 孙玉雯.益髓生血颗粒特定指纹图谱及特征峰分析［J］.中成药，2014，36（1）：125-129.

137. 孙玉雯.益髓生血颗粒血清 UPLC 特征图谱研究［J］.辽宁中医杂志，

2013，40（10）：2104-2106.

138. 孙玉雯 . UPLC 法同时测定益髓生血颗粒中 9 种成分的含量［J］. 中药材，2013，36（7）：1171-1173.

139. 张丰丰，赵宗江，张新雪 . 补肾益髓生血法对苯与 CXT 诱导 AA 大鼠造血与免疫功能影响的实验研究［J］. 中华中医药杂志，2013，28（11）：2623-2627.

140. 赵宗江，张丰丰，李慧君 . 补肾益髓防治再生障碍性贫血机制的实验研究［J］. 中华中医药杂志，2013，28（2）：625-629.

141. 田金洲，杨承芝，盛彤，等 . 可疑痴呆人群中阿尔茨海默病临床前的认识损害特征及其与中医证候的关系［J］. 湖北中医学院学报，1999，1（4）：49.

142. 盛国红，孙琳，朱丽萍 . 阿尔茨海默病的致病因素和发病机制研究进展［J］. 中国临床保健杂志，2014，17（2）：210-213.

143. 徐晶 . 左归丸加味治疗肾精亏虚型老年痴呆的临床观察［D］. 辽宁中医药大学，2013.

144. 周婧 . 参乌胶囊治疗老年性痴呆脾肾两虚痰浊血瘀证的Ⅲ期临床研究［D］. 湖北中医学院，2009.

145. 吴正治，李映红，李明，等 . 补肝养髓方对自发老年性痴呆模型突触可塑性的电镜定量研究［J］. 中国中医药科技，2007，（6）：444-446.

146. 刘一玄 . 益智胶囊治疗老年性痴呆（AD）（脾肾两虚，痰浊血瘀证）临床研究［D］. 湖北中医学院，2009.

147. 杨柏灿，林水淼，刘仁人，等 . Alzheimer 痴呆的中医病因病机探析［J］. 中国中医基础医学杂志，1999，5（1）：51.

148. 张玉莲，周震，韩文文，等 . 何首乌有效成分二苯乙烯苷对 Aβ（25-31）诱导神经干细胞定向分化的影响［J］. 中医杂志，2014，（4）：323-327.

149. 周岚，胡永年，王平，等 . 肾精亏虚型老年痴呆与 APOE 基因多态性的相关性研究［J］.中医杂志，2005，（11）：845-847.

150.刘英华，尹君，王丹玲，等.载脂蛋白 E 与阿尔茨海默病的关系［J］.生命的化学，2005，25（1）：10-12.

151.赵长安，李恩，薛伟彩.补肾填精方防治阿尔茨海默病模型大鼠学习记忆损害的分子机制［J］.中国临床康复，2002，6（5）：665-666.

152.官杰，刘剑刚，李浩，等.还脑益聪方提取物对阿尔茨海默病模型小鼠脑组织 Aβ、APP 及相关分泌酶表达的影响［J］.中药新药与临床药理，2011，22（3）：236-240.

153.郑超，王臻，张贻宇，等.暴发性Ⅰ型糖尿病临床流行病学调查［J］.中国糖尿病杂志，2009，17（9）：646-648.

154.周健，贾伟平，包玉倩，等.暴发性Ⅰ型糖尿病合并横纹肌溶解症一例［J］.中华内科杂志，2007，46（11）：944-945.

155.张玉莲，刘爽，张琳琳，等.补肾中药有效成分对 SAMP8 小鼠海马 APP 及 PS1 基因表达的影响［J］.天津中医药，2012，29（1）：59-61.

156.邢颖，张兰，李林.二苯乙烯苷对 APP 转基因小鼠学习记忆能力和脑内 β-淀粉样肽表达的影响［J］.中国新药杂志，2006，15（7）：510-513.

157.李浩，刘明芳，刘剑刚，等.还脑益聪方提取物对 APP 转基因小鼠脑组织 Aβ 生成相关因子和学习记忆行为的影响［J］.中国中西医结合杂志，2013，33（1）：90-94.

158.安红梅，张占鹏，史云峰，等.补肾填精方对 $Aβ_{1}$-40 所致老年性痴呆模型大鼠行为学及病理学的影响［J］.中华中医药学刊，2012，（1）：23-26.

159.袁海峰，李玺，张智燕.脑尔康对 AD 模型小鼠脑内 APP，Aβ 表达的影响［J］.中国实验方剂学杂志，2011，17（24）：140-143.

160.韩文文，张玉莲，周震，等.二苯乙烯苷对 Aβ25-35 致神经干细胞损伤的保护作用［J］.中国实验方剂学杂志，2013，19（11）：160-163.

161.张魁华，赖世隆，胡镜清，等.补肾益智方对 AD 动物模型大脑神经元 Tau 蛋白及其相关酶类的影响［J］.中国中医基础医学杂志，2002，8（6）：30-32.

162.王纯庠，吴士良，江国荣，等.健忆口服液对老年小鼠脑内 β–淀粉样蛋白和 Tau 蛋白的作用［J］.安徽医药，2005，9（10）：727-729.

163.胡慧，王平，孔明望，等.阿尔茨海默病模型大鼠 Tau 蛋白异常磷酸化表达及补肾化痰法的干预作用［J］.时珍国医国药，2010，21（10）：2681-2683.

164.谢瑞满.实用老年痴呆学［M］.上海：上海科学技术文献出版社，2010：46-66.

165.陈建平.阿尔茨海默病患者脑神经递质的无创性研究［J］.广州医药，2008，9（1）：7-9.

166.王多友.术后谵妄与认知功能障碍［J］.大连医科大学学报，2013，35（5）：409-415.

167.高娜，石红.围绝经期症状与激素替代治疗进展［J］.大连医科大学报，2009，31（1）：98-101.

168.程书珍，王丽君，刘恒，等.通经补肾复方对铝诱导阿尔茨海默病模型大鼠海马乙酰胆碱酯酶、胆碱乙酰转移酶、乙酰胆碱的影响［J］.中国老年学杂志，2012，32（21）：4673-4674.

169.张万勇，胡慧，王平，等.补肾化痰法对 Alzheimer 病模型大鼠海马皮质区胆碱能系统的影响及作用机制［J］.光明中医，2011，26（2）：239-241.

170.乔之龙，郭蕾，李菲.补肾益智汤对老年痴呆模型大鼠中枢神经递质的影响［J］.中华中医药学刊，2009，27（12）：2565-2568.

171.曲艳，刘萍.阿尔茨海默病生物学标志物研究进展［J］.医学与哲学，2013，34（10B）：55-57

172.杨晓娟，袁耀，张生林.健脑益智汤对阿尔茨海默病大鼠学习记忆和氧化应激的影响［J］.山西医科大学学报，2006，37（5）：456-458.

173. 程书珍，刘恒，王晓梅，等. 通经补肾复方对阿尔茨海默病模型大鼠氧化应激的影响［J］. 天津医药，2012，40（9）：919-922.

174. 尹刚，龚道恺，刘帮会，等. 肉苁蓉多糖对阿尔茨海默病大鼠学习记忆及氧化应激影响的实验研究［J］. 中风与神经疾病杂志，2013，30（6）：504-507.

175. 盛国红，孙琳，朱丽萍. 阿尔茨海默病的致病因素和发病机制研究进展［J］. 中国临床保健杂志，2014，17（2）：210-213.

176. 周志昆，曾红兵，黄兆胜，等. 补肾活血方对阿尔茨海默病模型大鼠脑内胶质细胞的影响［J］. 中国中医基础医学杂志，2005，11（6）：425-427.

177. 胡玉萍，王平，孔明望，等. 补肾化痰益智法对阿尔茨海默病细胞模型 NF-κB 表达的影响［J］. 中国老年学杂志，2013，33（24）：6190-6192.

178. 陈永红，邹丽琰，黄启福. 益肾降浊方对高脂血症大鼠脑缺血再灌流海马 M-R 的影响［J］. 中国病理生理杂志，1999，（5）：42.

179. 司银楚，朱培纯，许红，等. 聪圣胶囊对去皮层血管大鼠行为学及前脑 AchE、ChAT 的影响［J］. 北京中医药大学学报，2001，24（1）：21-24.

180. 张杰，马云枝，沈晓明，等. 复智胶囊对血管性痴呆模型大鼠学习记忆能力改善的作用机制［J］. 中国实验方剂学杂志，2014，20（2）：128-132.

181. 赵小贞，王玮，康仲涵，等. 黄精口服液对血管性痴呆大鼠学习记忆与海马突触可塑性的影响［J］. 神经解剖学志，2005，21（2）：147-153.

182. 戴建国，卞慧敏，戴晓明，等. 通脉益智方对 VD 大鼠学习记忆行为和海马 CA1 区突触结构的影响［J］. 现代生物医学进展，2009，9（11）：2044-2047.

183. 过伟峰，戴晓明，卞慧敏，等. 通脉益智方对血管性痴呆大鼠海马 Gray Ⅰ型突触结构参数变化的影响［J］. 中药药理与临床，2009，25（6）：75-77.

184. 高凤超，陈翔，田新英. 血管性痴呆危险因素及发病机制的研究进展

［J］.医学综述，2014，20（6）：1068-1071.

185.马婧怡，张万鑫，陈虹，等.松果菊苷对血管性痴呆大鼠氧化应激损伤的保护作用［J］.中国药理学通报，2014，30（5）：638-642.

186.张红，周森，李华，等.脑舒胶囊对血管性痴呆大鼠氧化应激损伤的保护［J］.泸州医学院学报，2013，36（6）：576-579.

187.张孟仁，郭赛珊.补肾活血方对拟血管性痴呆小鼠脑 NMDA 受体和一氧化氮合酶的影响［J］.中医杂志，2000，41（12）：745-747+8.

188.郑攀，封银曼，郑宏，等.补肾醒脑方对实验性血管性痴呆大鼠脑神经细胞凋亡的影响［J］.中国中医药信息杂志，2007，14（12）：19-20.

189.马云枝，史继鑫，孟闯，等.复智胶囊对血管性痴呆大鼠脑组织海马区神经细胞凋亡的影响［J］.时珍国医国药，2011，22（9）：2177-2178.

190.陈江瑛，闫振文，邓婉青，等.补肾化痰祛瘀法对血管性痴呆大鼠认知功能的保护作用［J］.中国现代医生，2013，51（31）：1-3+6.

191.胡久略.补肾醒脑方对血管性痴呆模型大鼠炎性反应调控研究［D］.湖南中医药大学，2011.

192.王保奇，程传浩，马云枝.复智胶囊对血管性痴呆大鼠炎性因子、胆碱能系统的时效性影响［J］.中国实验方剂学杂志，2011，17（8）：176-179.

193.雷宇，吴爱群.神经干细胞移植治疗血管性痴呆的最新理论研究［J］.中国组织工程研究与临床康复，2009，（27）：5361-5366.

194.王德刚，陆征宇，赵虹.补肾养肝息风方药治疗肝肾阴虚型帕金森病临床研究［J］.辽宁中医杂志，2012，39（8）：1462-1465.

195.朱丹雁，张翔南，杜悦，等.淫羊藿素诱导小鼠胚胎干细胞体外定向分化为神经细胞［J］.浙江大学学报（医学版），2007，（3）：217-223.

196.王文同.滋阴息风活血汤治疗早期帕金森病20例临床观察［J］.中医杂志，2004，45（4）：274-276.

197.李彬，冯毅.真武汤加减治疗帕金森病32例临床观察［J］.中国中医药信息杂志，2006，13（11）：73-74.

198. 朱建军，王缨. 地黄饮子加美多巴治疗震颤麻痹42例临床观察 [J].
江苏中医药，2004，25（12）：29-30.

199. 薛红，虢周科. 六味地黄丸对帕金森患者认知功能的影响 [J]. 中国
医药指南，2010，8（15），18-20.

200. 熊珮，陈忻，张楠. 帕金森病病理机制及中药防治帕金森病实验研究
进展 [J]. 中国中药杂志，2012，37（5），686-691.

201. 张旺明. 帕金森病与细胞凋亡 [J]. 国外医学：神经病学、神经外科
学分册，1997，（5）：249-252.

202. 李文伟，杨茹，蔡定芳，等. 苁蓉总苷对MPTP帕金森病模型小鼠脑
黑质多巴胺能神经元保护作用的研究 [J]. 中国中西医结合杂志，2008，28（3）：
248.

203. 封新颖. 松果菊苷对鱼藤酮诱导的大鼠帕金森病模型黑质多巴胺能神
经元的选择性保护作用 [J]. 中西医结合学报，2012，10（7）：777-783.

204. 杨明会，王海明，刘毅. 补肾活血饮对帕金森病大鼠酪氨酸羟化酶及
孤儿核受体mRNA的影响 [J]. 中国中西医结合急救杂志，2009，16（2）：72.

205. 田允，宋文婷. 补肾中药对帕金森病模型小鼠黑质-纹状体多巴胺的
影响 [J]. 中国实验方剂学杂志，2011，17（1）：134-137.

206. 刘方，武子斌，牛淑敏，等. 中药材抗氧化及自由基清除活性的研究
[J]. 中国药学杂志，2001，36（7）：442-445.

207. 耿海玉. 中西医结合治疗老年健忘症28例 [J]. 现代中西医结合杂志，
2001，10（11）：1058.

208. 蒋垂刚. 针刺太溪穴和人中穴对轻度认知障碍患者功能磁共振成像的
影响 [D]. 广州中医药大学，2011.

209. 张光银，张军平，李明，等. 补肾抗衰片对实验性动脉粥样硬化家兔
海马氧化应激的影响 [J]. 中华中医药杂志，2011，26（5）：1228-1231.

210. 陆金宝，林水淼，曹棣芳. 补肾益气方对消退兔动脉粥样硬化斑块作用的实验研究［J］. 中国老年学杂志，2002，22（5）：385-387.

211. 赵海兵. 健脑益智汤治疗慢性脑供血不足大鼠的实验研究［D］. 山西医科大学，2009.

212. 尹冬青，贾竑晓，周方. 中医"肾藏精、主志"的神经心理学内涵［J］. 中华中医药学刊，2014，32（1）：141-143.

213. 李斌，葛玉霞，伍文彬，等. 清脑复神液治疗轻度认知障碍（肾虚痰瘀证）的疗效观察［J］. 时珍国医国药，2013，24（12）：2950-2952.

214. 员晋锋，邵毓薇，谢文堂，等. 加用还少胶囊治疗轻度认知功能障碍临床观察［J］. 广西中医药大学学报，2013，16（4）：14-15.

215. 黄小波，陈文强，王芬，等. 脑康Ⅱ号治疗轻度认知障碍肾虚髓减证的临床研究［J］. 北京中医药，2013，32（9）：663-666.

216. 张俊龙. 从肾精虚动物模型揭示"肾在志为智"之本质［J］. 中国医药学报，2000，15（5）：15-18.

217. 孙鹏，张起明. 填补肾精治疗老年眩晕［J］. 吉林中医药，2004，24（6）：9.

218. 冯爱春，殷建权，褚春华. 颈性眩晕发病机制研究进展［J］. 浙江中西医结合杂志，2011，（7）：517-519.

219. 张洪庆，林玲，郎军添，等. 国内眩晕研究的文献计量学分析［J］. 中国耳鼻咽喉头颈外科，2010，（9）：462-465.

220. 杨一帆. 应用多维数据分析规范颈性眩晕的中医辨证规律［D］. 广州中医药大学，2010.

221. 阎骏. 滋肾平肝活血法治疗慢性脑供血不足性眩晕40例［J］. 浙江中医杂志，2012，（6）：421.

222. 傅应昌，孙芳. 滋肾益肝活血汤治疗老年性眩晕70例［J］. 新中医，2007，39（7）：70-71.

223. 赵国庆，杏金勇. 针刺治疗肝肾阴虚型颈性眩晕的临床观察［J］. 中医临床研究，2011，3（3）：24-25.

224. 胡玉英. 补肾填精法治疗椎–基底动脉供血不足性眩晕34例［J］. 中西医结合心脑血管病杂志，2007，5（8）：695-696.

225. 张怀亮. 中医药对椎–基底动脉供血不足性眩晕实验研究进展［J］. 辽宁中医药大学学报，2013，15（1）：24-27.

226. 周志彬，罗才贵，罗建，等. "大椎"振法改善颈性眩晕症家兔的实验研究［J］. 湖南中医杂志，2007，（5）：93-94.

227. 郑重，张泉，邓晓筑，等. 电针改善前庭功能障碍所致颈源性眩晕的实验研究［J］. 中国临床康复，2004，8（1）：102-105.

228. 江建春，李晨光，周泉，等. 益气化瘀补肾方对大鼠肾虚型颈椎病的作用机制［J］. 中西医结合学报，2008，6（12）：1280-1285.

229. 钱会南，吴海霞，王乐，等. 健脾与补肾对脑内神经肽Y水平和基因表达的影响［J］. 中国中医药信息杂志，2006，13（4）：29-31.

230. 何兴伟，谢强. 针灸治疗颈椎病从补肾通督论治探讨［J］. 江西中医学院学报，2011，23（5）：38-40.

231. 张华，高颖. 滋补肝肾益气升阳法治疗多系统萎缩［J］. 辽宁中医杂志，2006，33（5）：539-540.

232. 梁秀龄. 神经系统遗传性疾病［M］. 北京：人民军医出版社，2001：87-88.

233. 董江宁，刘啸峰，马力. 遗传性小脑共济失调的MRI表现附2个家系报告［J］. 中国CT和MRI杂志，2004，（4）：60-62.

234. 史庭慧，胡晓晴，孙昌兰，等. 遗传性小脑共济失调的多形式诱发电位研究［J］. 中华神经科杂志，1997，（3）：42-46.

235. 王桃娇，丁海峰，马晶，等. 老年性耳聋听力损失程度调查及中医辨证分型与治疗［J］. 中国老年学杂志，2011，15（31）：2840-2842.

236. 王彩云.聪耳止鸣丸治疗肾虚型耳鸣耳聋的临床观察［J］.中国中西医结合耳鼻咽喉科杂志，2007，5（15）：353-354.

237. 李云英，廖月红.干祖望教授运用化瘀法治疗耳鼻喉科疾病的经验［J］.广州中医药大学学报，2002，19（1）：69-70.

238. 魏炳洲，张健，丛品，等.通窍活血汤治疗老年性耳聋20例疗效观察［J］.中国中医药科技，2009，（5）：405-406.

239. 曾兆麟.中医"肾"与耳联系的实验性研究.上海中医药杂志［J］，1982，23（7）：18-21.

240. 莫启忠.中医"肾"与耳联系的物质基础的探讨［J］.上海中医药杂志，1982，23（7）：69-72.

241. 王先远，高兰兴.糖皮质激素受体表达与衰老［M］.国外医学·老年医学分册，2000，21（3）：127-130.

242. 孙爱华.从感觉神经性聋患者血清铁变化探讨中医肾与耳的关系［J］.中医杂志，1982：23（66）：45-47.

243. 刘鲁明.试从钙磷代谢角度探讨肾虚耳鸣的物质基础56例肾虚患者临床观察［J］.中西医结合杂志，1986，9（6）：25-27.

244. 李爱英.老年前期及老年期83例听力分析［J］.听力学及言语疾病杂志，1997，5（4）：219-221.

245. 孙爱华.从感觉神经性聋患者血清铁变化探讨中医肾与耳的关系［J］.中医杂志，1982，23（66）：45-47.

246. 王东方，感觉神经性聋铁生化测定与中医肾虚关系初探［J］.辽宁中医杂志，1995，22（2）：49-50.

247. 林文森，石志兴，马恩明，等.补肾聪耳片治疗感音神经性耳聋的临床和实验研究［J］.中国中两医结合杂志，1996，（11）：658-660.

248. 张美莉，庄剑青，阐天秀，等."补肾防治耳聋"的实验研究［J］.上海中医药杂志，1992，（2）：1-4.

249. 张美莉. 加味六味地黄丸对豚鼠卡那霉素中毒性耳聋的预防作用 [J]. 中国医药学报, 1988: 3 (6): 22-23.

250. 刘强和, 罗香林, 耿宛平, 等. 快速老化小鼠的听功能和耳蜗螺旋神经元的增龄变 [J]. 山东大学耳鼻喉眼学报, 2008, 22 (3): 215-217.

251. 刘强和, 罗香林, 耿宛平, 等. 快速老化小鼠的听功能和耳蜗毛细胞的增龄性变化 [J]. 华夏医学, 2008, 21 (2): 213-215.

252. 刘蓬, 卢标清, 邱宝珊, 等. 不同补肾法对肾阳虚豚鼠模型听力的影响 [J]. 现代康复, 2001, (21): 58-59.

253. 武内忠男, 小川和朗主编. 朱逢春译. 新酶组织学 [M]. 北京: 人民卫生出版社.1983, 62.

254. 邱芳, 刘洁, 康颂建, 等. 加减味耳聋左慈丸对耳蜗琥珀酸脱氢酶的保护作用 [J]. 中国新药杂志, 2004, (11): 991-993.

255. 王静, 施建蓉, 郭瑞新, 等. 补肾方对水杨酸模型大鼠甲状腺激素和睾酮的作用 [J]. 中国中西医结合耳鼻咽喉科杂志, 2003, (1): 5-7.

256. 宣伟军. 感音神经性聋中医中药研究进展 [J]. 中国中西医结合耳鼻咽喉科杂志, 2003, 11 (5): 256-260.

257. 梁晓春. 肾虚衰老与自由基的关系及补肾药对自由基的影响 [J]. 中西医结合杂志, 1990, 10 (8): 511-512.

258. 李莉. 补肾活血通窍中药复方对肾阳虚大鼠听力下降的作用机制研究 [D]. 成都中医药大学, 2004.

259. 李文, 吴承玉. 肾主纳气理论源流探析 [J]. 中医学报, 2011, 26 (6): 671-672.

260. 沈自尹, 胡国让, 施赛珠, 等. 温阳片预防支气管哮喘季节性发作及其原理研究 [J]. 中西医结合杂志, 1986, 6 (1): 17-20.

261. 谢瑾玉, 董竞成, 宫兆华, 等. 补肾益气中药仙灵脾和黄芪对哮喘大鼠 TNF-a 和 NF-kB 的影响 [J]. 中国中西医结合杂志, 2006, 26 (8): 723-

727.

262. 孙朔，张惠勇，耿佩华.肾不纳气型 COPD 患者外周血白细胞中糖皮质激素受体表达的临床研究［J］.上海中医药大学学报，2010，24（1）：32-36.

263. 杨春华，高振，李风森，等.近 10 年哮喘患者证候分布规律及所用中药的文献研究［J］.江苏中医药，2010，42（7）：52-54.

264. 张伟，李刚，涂晓龙.从 305 例 COPD 虚证患者临床参数看母病及子［J］.辽宁中医杂志，2006，33（10）：1223-1224.

265. 吕爱平，杜立英.肾藏精"形神合一"内涵的探究［J］.中国中医基础医学杂志，2013，19（7）：721.

266. 桑红灵.恐伤孕鼠对其仔鼠早期长骨发育的影响及其机理研究［D］.湖北中医学院，2009.

267. 许凯霞.补肾方药胚胎期干预预防高脂饮食诱发子代成年大鼠 IGT 形成的实验研究［D］.北京中医药大学，2012.

268. 苏小军.滋补肾精方对肾精不足证的生长发育治疗作用及其机理研究［D］.兰州大学，2011.

269. 胡兵，沈克平，安红梅.细胞衰老与肿瘤治疗及中医肾理论［J］.中国中医药信息杂志，2008，15（5）：8-9.

270. 沈自尹，郑振，郭为民，等.补肾法延缓免疫衰老的临床与实验研究［J］.中国中西医结合杂志，2002，2（3）：178-181.

271. 吴志奎，王蕾，方素萍，等.中医肾生髓理论在抗衰老与临床实践中的应用［J］.医学研究杂志，2009，38（4）：109-113.

272. 孙玉文，许爱琴，冯全生，等.从机体自稳态探讨肾精本质与 DNA 调控［J］.四川中医，2008，26（10）：43-45.

273. 张卫.应用基因芯片研究针刺涌泉延缓衰老的差异表达基因谱［D］.成都中医药大学，2002.

274. 卓勤.补肾益精药对老年小鼠 DNA 双链结构及损伤修复能力的影响

［J］.中国中医基础医学杂志，1998，（9）：40-44.

275.王剑，郑洪新，杨芳."肾藏精"藏象理论探析［J］.中国中医基础医学杂志，2011，17（2）：119-121.

276.张进，徐志伟，陈群，等.干细胞与中医基础理论中的先天之精学说［J］.中国临床康复，2006，10（7）：189-192.

277.张进，徐志伟，史亚飞，等.基于干细胞的"脏腑之精"理论内涵研究［J］.中医杂志，2012，53（5）：364-367.

278.沈自尹，黄建华.从淫羊藿激活内源性干细胞探讨"肾藏精"的科学涵义［J］.中医杂志，2010，51（1）：8-10.

279.沈自尹，黄建华，吴斌，等.淫羊藿激活内源性干细胞及其机制研究［J］.中国中西医结合杂志，2009，29（3）：251-254.

280.李瀚旻."肾藏精"的科学内涵［J］.中医杂志，2009，50（12）：1061-1064.

281.胡兵，沈克平，安红梅.细胞衰老与肿瘤治疗及中医肾理论［J］.中国中医药信息杂志，2008，15（5）：8-9.

282.付义，陈冰.神经－内分泌－免疫（NEI）网络研究促进中西医交融［J］.中华中医药学刊，2008，26（4）：821-822.

283.李志勇，李彦文，张嫚，等.神经免疫内分泌网络学说在中医研究中的应用［J］.中央民族大学学报（自然科学版），2010，19（4）：68-72.

284.沈自尹，黄建华，陈瑜，等.老年大鼠下丘脑－垂体－肾上腺－胸腺轴基因表达谱的研究［J］.中国老年学杂志，2004，24（2）：125-127.

285.蔡定芳，沈自尹.中西医结合神经内分泌免疫网络研究的思考［J］.中国中西医结合杂志，1997，17（7）：442-445.

286.李庆阳，郑家铿.老年肾虚与T细胞亚群关系［J］.福建中医学院学报，2001，11（2）：5-6.